U0319581

尤昭玲妇科临证用方

主　编　尤昭玲　文乐兮　魏飞跃

副主编　魏一苇　熊　桀　游　卉

编　委（以姓氏笔画为序）

王子朋　尤昭玲　文乐兮　邓菁瑛

龙　玲　付灵梅　刘红艳　苏绵珍

张延武　张紫娟　陈钦松　唐　诗

游　卉　熊　桀　魏一苇　魏飞跃

学术秘书　唐　诗

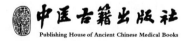

中医古籍出版社
Publishing House of Ancient Chinese Medical Books

图书在版编目（CIP）数据

尤昭玲妇科临证用方 / 尤昭玲, 文乐兮, 魏飞跃主编. — 北京:
中医古籍出版社, 2022.10
ISBN 978-7-5152-2483-1

Ⅰ.①尤… Ⅱ.①尤… ②文… ③魏… Ⅲ.①中医妇科学—
验方—汇编 Ⅳ.①R289.5

中国版本图书馆 CIP 数据核字（2022）第 060859 号

尤昭玲妇科临证用方

尤昭玲　文乐兮　魏飞跃　主编

责任编辑　杜杰慧　张雅娣
封面设计　驰康传媒
出版发行　中医古籍出版社
社　　址　北京市东城区东直门内南小街 16 号（100700）
电　　话　010-64089446（总编室）010-64002949（发行部）
网　　址　www.zhongyiguji.com.cn
印　　刷　北京印刷集团有限责任公司
开　　本　710mm×1000mm　1/16
印　　张　36
字　　数　610 千字
版　　次　2022 年 10 月第 1 版　2022 年 10 月第 1 次印刷
书　　号　ISBN 978-7-5152-2483-1
定　　价　150.00 元

尤昭玲先生简介

　　尤昭玲先生（尊称），女，全国名中医（第二届），享受国务院政府特殊津贴专家，第四批全国老中医药专家学术经验继承工作指导老师，中华中医药学会第二届全国妇科名医、首席健康科普专家，现任湖南中医药大学第一附属医院妇科二级教授、主任医师、博士生导师、医院终身教授、世界中医药联合会妇科分会会长、中华中医药学会妇科专业委员会名誉主任委员、世界中医药联合会生殖医学会名誉会长、中国中医药信息学会妇幼健康分会名誉会长等职。

　　主持国家及部省级重大科研项目8项，获国家及部、省级科技进步奖9项。发表学术论文300余篇，主编学术著作18部，是国家规划教材首版《中西医结合妇产科学》主编、《中医妇科学》副主编。指导并培养博士后9人、博士生61人、硕士生92人；指导国家名中医继承学徒2人；名师带徒27人。在不孕症、体外受精－胚胎移植（IVF-ET）辅助治疗、卵巢早衰、多囊卵巢综合征、宫腔粘连、假腔、内分泌失调等妇产科疑难病症的诊治上，有丰富的临床经验和极高的学术造诣。

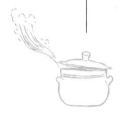

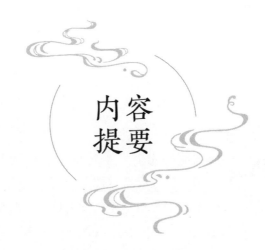

内 容
提 要

　　辨证论治是中医学认识疾病和处理疾病的基本原则。中医妇科名医尤昭玲先生妇科临床，既强调辨证论治，又讲究辨证与辨病相结合。本书基于妇科临床实用原则，遴选了尤昭玲先生特别推介并临证常用的古今经方、验方及其自创方正方 400 余首，类方近 200 首。

　　全书共 7 章。第一章除简要介绍妇科方剂的定义、起源与发展外，着重探讨了妇科临床组方思路、方剂与病症、治法、中药之间的关系。第二至六章按传统中医妇科经、带、胎、产、杂分类方剂，第七章按现代临床常见疾病与病理现象分类方剂。在探讨每一类疾病的组方配伍规律、用药特色的基础上，每一首方剂均从组成用法、功效主治、运用技巧等方面进行详细介绍，并以"编者按语"形式明确方剂来源、异名，阐述制方原理、配伍意义，并且附有便于记忆的汤头歌诀。该书内容丰富，特色鲜明，方剂配伍原理分析透彻，临床运用宜忌阐述简明，具有较高的临床实用性和学术参考价值，适合中医妇科、中西医结合妇科临床医师及相关研究人员阅读参考。

前言
Preface

　　吾师尤昭玲先生行医近50年，德艺双馨、蜚声业内，学界赠联云："大医精诚昭日月，送子观音玲珑心。"先生临床诊疗特色鲜明，遣药组方独具匠心。

　　首先是师古不泥、敢于创新。先生创新性提出"巢宫论""泡膜论""纳胎论""冰山论"四论，并创制相应方剂。如"纳胎论"，其核心思想为着眼于子宫内膜与胚胎之间的"协调、包容、兼容"，借由"纳胎二步"实现"容受"宗旨。先生倡导的"纳胎二步"，即以着床为界所采取的不同施治对策：排卵后着床前，重在"筑巢引凤"，组方以健脾为主，辅以补肾，以期通过脾所化生之气血精津改善内膜质量，摄、纳、托、养胚胎、胎元；着床后，重在务保"国泰民安"，因而遣药补肾为主，辅以健脾，旨在通过培补肾之精气以系、固、滋、养胚胎、胎元。

　　其次是擅长融合中西医理，把握时空。先生精通中西医妇产科学，在继承中医药传统理论的同时融合西医医理。如调经助孕时，注重把控卵泡发育的时空，针对卵泡的数量、大小、形态、位置，以及子宫内膜的厚度、结构、血流等，精准遣药组方。针对西医体外受精－胚胎移植（IVF-ET）辅助生殖技术的一些难以解决的瓶颈问题，先生率先提出IVF-ET中医调治的思路，构建系统规范的方案，并创制相对固定的专方专药以配合IVF-ET，提高临床妊娠率。

　　另外，特别值得一提的是先生在组方施治中，善用药对、花药，重视膳药结合。先生深谙药对配伍的作用和技巧，临证常以药对为最小用药单位（另有著作专论），出神入化地运用于临证方剂中；先生基于"花药"形质轻飘，气味芳香，性力平和，适合女性体质特点，对花药尤其推崇，称其"虽不如根茎枝蔓气味厚重、功效强大，但多禀性未改，唯药力和缓也"。故临证组方常用月季花、玫瑰花、代代花等，认为宣散脉络瘀滞而不伤，且汤色清美，口感良好，适宜"如花似水"的女性患者。先生用药在保证安全疗效的基础上，讲究药物的形色气味，创制有调经、助孕、安胎等作用的药膳煲或膏，寓治于养，治养结合，常用的有所谓"尤氏十三太煲"。

众所周知，妇科方药运用技能是妇科临床诊治水平提高的瓶颈之一。作为从事中医方剂学教学、科研的教师，作为中医妇科临床工作者，深感将中医妇科学、方剂学与名家经验有机结合的重要性。于是，在跟随先生学习、门诊的几十年里，一方面重点关注先生特别推介并临证常用的古今经方、验方，一方面带领同门精心收录先生融中西医理于一体而匠心独具的自创方。通过自己对这些方剂的反复揣摩和亲身实践，深感其方不仅行之临床常能如鼓应桴，确切有效，而且方旨深远，示人法度。鉴此，为让同道共享，特将有关方剂进行梳理，并在先生的指导下，从方剂学的角度对方剂的运用技巧，以及先生在遵循女性生理、病理特点和特有疾病的病因病机、诊断治疗特色的基础上，对病、证、症、方、药的创新认识及临床经验、学术思想进行探讨总结，以期为指导妇科临床医生更加有效地辨证用方，造福病患，聊尽绵薄。

基于妇科临床的实用原则及秉承"授人以渔"宗旨，我们不仅每方均配有朗朗上口的自编歌诀供读者参考记忆，而且还特意在谋篇布局中，设立了诸如"辨证导航""加减密钥"等专项，凸显先生用方技巧，以利读者尽可能迅捷而精准地领会、把握先生关于该方最基本的使用指征，熟悉先生如何依据不同病情、不同病理现象进行方剂加减化裁的用药特色。至于方剂中药物的配伍意义，以及先生对该方药物配伍的独特见解，则以"按语"形式进行简要分析阐述，旨在使读者能更深刻地领会方剂的制方原理，得以登堂入室，真正实现"使探宝者不止一藏，尝鼎者不仅一脔"（《医方集解序》）。

先生睿达，学贯中西，临证经验十分丰富。无奈笔者水平有限，时间仓促，对先生宝贵的学术思想和方药经验总结常挂一漏万，抑或谬误，敬请先生见谅垂教，并热忱欢迎读者批评指正，以待再版时修正完善。

湖南中医药大学　文乐兮　魏飞跃

目录
Contents

第一章
妇科临床用方概述

第二章
月经病组方规律与辨证用方

第三章
带下病组方规律与辨证用方

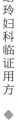

第四章
妊娠病组方规律与辨证用方

第五章
产后病组方规律与辨证用方

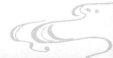

第六章
妇科杂病组方规律与辨证用方

第七章
其　他

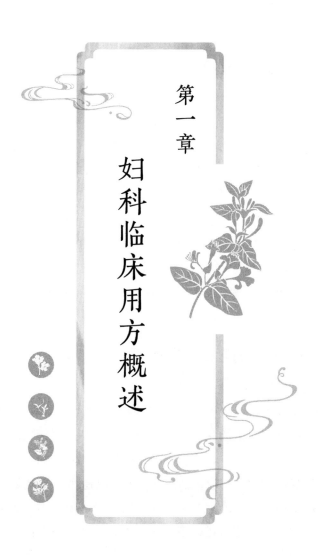

第一章

妇科临床用方概述

第一节　绪论

一、妇科方剂的概念

　　方剂又称医方、药方，俗称方子、处方，是中医运用中药防治疾病的主要形式，是中医辨证论治理、法、方、药四个环节中的重要一环。作为一个相对独立的有机整体，它是在治法理论的指导下，针对病症的发生机制，本着安全有效的原则，合理配伍相关药物而组成的。因此，妇科临床辨证用方是立足临床，在妇科基本理论和病证特征的认识和指导下，审因辨证，确定治法，选择符合妇女生理病理特点的药物，酌定用量、用法，按照组方结构的要求，妥善配伍成方，用于防治妇科疾病的重要工具。它包括历代医家为妇产科疾病创制的专门方和在防治妇产科疾病过程中较常使用的各科通用方。

二、妇科方剂的起源与发展

（一）肇源于商周，独立于秦汉

　　作为中医学重要组成部分的中医妇产科学，是在中医学的形成和发展中逐渐建立和充实起来的。考古学成果告诉我们，夏代除陶器已被广泛使用外，铜器亦有少量出现。这些客观条件的提供，使商周时代将药物煎煮成汤液以治疗疾病成为可能。《史记》中关于扁鹊使用"八减之齐"救疗虢太子的记载，提示相对稳定的配方至迟在晚周已经形成；而"扁鹊过邯郸，闻贵妇人，即为带下医"的叙述，则反映出当时"带下医"已经因其诊治、研究对象的相对固定而独立。正是在这样一种背景下，一种基于女性生理病理特点，用治妇产科疾病的专门方剂应运而生，即如孙思邈所云："妇人之病难疗，比之丈夫十倍费功，所以古人别立妇人之方焉。"20 世纪 70 年代初长沙马王堆三号汉墓出土的帛书《胎产书》，是迄今发现最早关于妇产科方面的文献，虽其残存的文字"以方苴（咀）时，取蒿、牡、卑（蜱）稍（蛸）三，冶，饮之，必产男"和"取逢（蜂）房中子、狗阴，干而冶之，以饮怀子，怀子产男"等内容的科学性难以服人，但其所具有的复方特点和妇产科属性，却毋庸置疑。更为重要的是，在载有诸如四乌鲗骨一藘茹丸之类妇科专方的《内经》中，有关妇女经孕生理病理的论述和方剂学基本理论亦与之辉映。

《内经》《神农本草经》都提出了君臣佐使的配伍原则。在其理论的指导下，秦汉时期专病专科方剂大量问世。就妇产科而言，《汉书·艺文志》记载时有"《妇人婴儿方》十九卷"。所惜该书失传，无从窥其原貌。仅以张仲景《金匮要略》专论妇产科疾病的三篇内容观之，便可见其时妇产科方剂质量之高。如用治月经病的温经汤、抵当汤；用治漏下的胶艾汤、胎动不安的当归散、妊娠呕吐的干姜半夏人参丸，以及用治癥瘕的桂枝茯苓丸、妇人脏躁的甘麦大枣汤，共计36首，无不属于用药精当，组织严谨，且疗效独特的经典名方。事实上，仲景之书的价值远非止此，其创造性地融理、法、方、药于一体的特色，对方剂学产生的影响尤为深远。

就剂型而论，《内经》十三方即已包括汤、丸、散、膏、丹、酒等诸多形式；而马王堆医书所载阴道给药法，更说明斯时人们已经充分注意到女性的生理解剖特点并加以利用。张仲景意识到了这种直接作用于患部之给药形式的优势，故将其广泛运用于妇产科杂病的治疗中。如用治"阴寒"的蛇床子散，即以蛇床仁"末之，以白粉少许，和合相得如枣大，绵裹内之"；用治"阴中蚀疮烂者"的狼牙汤，则取狼牙三两，"以水四升，煮取半升，以绵缠筯如茧，浸汤沥阴中"。

（二）积累于晋唐，拓展于宋金

东晋·陈延之的《小品方》、南齐·徐文伯的《疗妇人瘕》以及见诸《隋书·经籍志》的《范氏疗妇人方》《疗妇人产后杂方》，皆辑录了众多的妇产科专方。初唐，孙思邈著《千金要方》，列妇人门于卷首，载方557个；唐末，昝殷撰妇产科专著《经效产宝》，收方378首。此一时期不仅妇科方剂主治范围已较《金匮要略》及之后方书所涉病证更为广泛，而且比较注重方药与病证的对应，因而在一方一证或一方一病的基础上，逐渐积累了用以治疗许多具体病证的方药使用及外治经验。外治的主要用药部位为外阴及乳房，给药方法包括外洗、外敷和温熨，剂型常有水剂、粉剂、涂膏剂、膏药贴剂、熏剂、栓剂等等。显然，正是由于晋唐医家对妇科方药经验的这种刻意积累，从而为后世中医妇科学的形成及发展奠定了基础。

宋代是中医妇产科疾病治疗学从经验积累走向理论总结的时期，一大批妇产科专著相继问世。较为著名者有李师圣、郭稽中的《产育宝庆集》、

朱端章的《卫生家宝产科备要》、杨子建的《十产论》和陆子正的《胎产经验》等；至 1237 年陈自明《妇人大全良方》，不仅在集宋以前医学之大成的基础上创立了不少行之有效的方剂，构建了理法方药的证治体系，而且彻底改变了此前妇产科论著"纲领散漫而无统，节目谵略而未备"的状况，当之无愧地成为宋代妇产科学的杰作。从妇产科方剂学的角度来看，其最大贡献在于：提出了妇女各个特殊生理时期的总治则及妇产科临床多种疾病各类证候的具体治法。这一阶段，医家在组方用药上也呈现出一些带有共性的基本特点。首先是所创制使用的通用方如四物汤之类，比前代轻灵精炼，较少使用矿物及虫类攻逐药和寒凉攻下药。其次，是在辨证立法，依法处方的前提下，善于使用针对专病专症有独特疗效的药物，如全兔脑用于催产、炭类药物用于月经过多及崩漏的止血等。

宋代雕版印刷术的兴起和政府对医药学的重视，还促成了大批方书的编辑出版。诸如《圣惠方》《圣济总录》《普济本事方》《三因方》《济生方》《太平惠民和剂局方》，均载有大量妇产科专方、验方，进一步充实了妇产科方剂学。

金元时期，百家争鸣。刘完素、李东垣、张子和、朱丹溪各抒己见，丰富和发展了妇产科新理论，为立法制方拓展了新的思路。如：刘完素在《素问玄机原病式》中，首次提出白带病的湿热病机，主张以"清热除湿"为治；李东垣认定"百病皆由脾胃衰而生"，故治白带，亦以"温阳散寒，益气升提"为主。张子和认为妇人无子当责之痰食，主张先涌后泻去其结滞；朱丹溪则认为"妇人无子者，率由血少不足以摄精"，强调"欲得子者，必须调补阴血。"

宋金时期作为理论总结阶段的另一个标志，是在宋儒理学"致知格物穷理"思想的影响下，医家将研究的触角伸向方剂学更加深入的层面。金·成无己《伤寒明理论·药方论》开方论之先河，首次依据君臣佐使原则剖析组方原理。元末赵以德《金匮方论衍义》推阐《金匮》之立论制方，熔理法于一炉。李东垣遗稿《兰室秘藏》亦多于方下附出组方用药之旨。如在用治"白带久下不止，脐腹冷痛，阴中亦然"的"固真丸"下，书云："此病皆寒湿乘其胞内……治法当大泻寒湿，以丸药治之。故曰：寒在下焦，治宜缓，大忌汤散。以酒制白石脂、白龙骨以枯其湿；炮干姜大热辛泻寒水；以黄柏之大寒为因用，又为乡导……以柴胡为本经之使，以芍药五分导之，恐辛热之药太甚，损其肝经，故微泻之；以当归身之辛温大和其血脉，此用药之法备矣。"

（三）完善于明清，振拔于现代

明清时期药物学、方剂学和妇产科学方面都取得巨大成就，理所当然地促进了妇产科方剂学的发展。如编撰于1406年的《普济方》，分2175类、778法，载方61739首，是我国古代最大的一部方书，可谓15世纪以前的妇产科方剂集大成者。在中国药学史上有"里程碑"之称的《本草纲目》，载药1892种，附方11096首，其中妇科方剂800多首。特别是其新增的374种药物中，既收录了治妇女血崩的三七、治痛经的九香虫，以及半边莲、月季花、紫花地丁等"方物土苴"，又吸收了番红花、曼陀罗等外来药物，对后世加强妇产科用方的临床疗效，起到十分重要的作用；而该书序例对气味阴阳、升降浮沉、引经报使、配伍、禁忌、治法、治则等内容的介绍，则无疑又从理论上充实了方剂学。更令人欣喜的是，步成无己后尘，这一时期还陆续出现了如吴昆《医方考》、施沛《祖剂》、汪昂《医方集解》、王晋三《绛雪园古方选注》、罗东逸《名医方论》、吴仪洛《成方切用》、张秉成《成方便读》之类的方论专门之作。他们"考其方药，考其见证，考其名义，考其事迹，考其变通，考其得失，考其所以然"（《医方考》自序），在方剂学成为具有完整理论体系学科的进程中，起到关键作用。

明清时期，妇产科证治积累了许多新经验，著述甚丰。在现存的100余种妇产科著作中，卓卓者有万全的《万氏妇科》《广嗣纪要》、王肯堂的《妇科证治准绳》、武之望的《济阴纲目》、张介宾的《景岳全书·妇人规》、傅山的《傅青主女科》、沈尧封的《女科辑要》、沈金鳌的《妇科玉尺》、陈修园的《女科要旨》、吴谦的《医宗金鉴·妇科心法要诀》等。书中不仅提供了丰富多彩的临证治疗方法，体现了包括理、法、方、药在内的辨证论治体系；而且反思前代流传下来的治则、治法、治禁及各种治疗理论，提出了一些新的见地。如张介宾针对朱丹溪"黄芩白术乃安胎圣药"一说，指出"盖胎气不安，必有所因。或虚或实，或寒或热，皆能为胎气之病。去其病而药之，乃为至善。若谓白术、黄芩乃安胎之圣药，执而用之，鲜不误矣"（《景岳全书·妇人规》）。显然，医家著作中提供的方药、经验与见解，在丰富妇产科方剂学的同时，更促成了它的不断完善。

近百年来，一方面妇产科、方剂学各自继续取得一些新的成就，诸如潘爵的《女科要略》、严鸿志的《女科精华》、单南山的《胎产指南》和费伯雄的《医方论》、蔡陆仙的《中国医药汇海·方剂部》，不但明确了妇产科的一

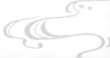

些通用治疗大法，而且于方剂学基本理论、方剂分类、方理、方义等，不乏创见。另一方面，在"西学东渐"的形势下，部分医家如唐容川、张锡纯等试图汇通中西医学，从理论到临证，从药物到处方，提出了一些汇通中西医学的见解乃至具体的方案，对其后妇产科的组方用药产生一定影响。

新中国成立以来，由于党和政府的高度重视，伴随系统的方剂学教材、理论专著及诸如《中医方剂大辞典》等一类大型工具书的编撰出版，大批中医妇产科专著、教材亦相继面世，大量在理论探索和临床研究方面的高素质人才脱颖而出。近年不但许多医家创制了不少妇产科新方新药，提高了临床治疗水平；而且有专家潜心探讨妇产科处方用药规律及方剂特色，对妇产科方剂进行理论总结；更有学者利用现代科学技术与方法，对妇产科专方从不同层次、不同角度进行临床及实验研究。刘氏报道，迄今方剂实验研究所涉及的古今复方1000余首，一方面由单一指标向多指标、多系统、多组指标上发展；另一方面，由整体药效研究向器官、细胞乃至分子水平上的机理探讨深入。如鉴于妇产科药对被广泛而灵活地运用到妇产科处方用药的各个环节，近年不少学者利用科学技术手段对某些药对的作用机理、用量比例进行了研究探索，用现代医学观点探究药对的配伍意义，进行疗效评价。毫无疑义，妇产科方剂学的研究进入了一个前所未有的新时期。

三、提高辨证用方技能的方法

（一）具备扎实的中医理论基本功，博览勤思

方剂是临床辨证论治的产物。因此，学习前人有效方剂，首先应把握方剂所治病证的病机、证候，这样才能深刻理解前人制方配伍的精髓，才能正确运用方剂治疗疾病。而要把握妇科方剂主治病证的病因病机、证候特点，首先要求我们应具备扎实的中医基础理论、中医妇科学和中医诊断学基本功。为此，我们不但要注意温习和夯实相关学科的基础知识，还要尽可能涉猎前人的医案心得、方论笔记，精思明辨，从中领略方剂特色和关键的运用指征。

（二）拥有坚实的中药学基础，把握妇科特色

在中医药学中，方剂与中药在理论上一脉相承，两者有着不可分割的密切关系。方剂是由药物配伍组成，它是根据病情的需要，利用中药的四气五味、升降浮沉、归经等性能，有选择地将药物配合应用。因此，方剂的功效是方内诸多中药综合作用的体现。如果不熟悉中药的性能，及其剂量与其功

用的关系，则无法理解方剂的功效、主治。

女性在脏器上有胞宫，在生理上有经、孕、产、乳等，因此，在病理上表现有经、带、胎、产和杂病诸方面。正是女性生理、病理上的这些特点，决定了它治疗用药的特殊性。如果不熟悉、不了解妇女生理、病理及其发病特点，就难以深入领会前人组织方剂的立法宗旨；不熟悉常用药物在妇科临床中的应用规律，如白术、黄芩、砂仁具有安胎的作用，当归、川芎、香附为调经要药，妊娠禁用三棱、莪术、川乌、草乌，经期慎用过寒过热、大辛大散之药等等，则无法理解妇科方剂的配伍用药。

（三）全面学习，抓住重点

方剂涉及的内容较多，包括诸如药物组成、药物用量、使用方法、功效、主治、制方原理、使用要点、使用注意等等。其中组成、功用、主治是方剂的基本要素，因此熟记组成、理解功效、掌握主治证，是学习妇科方剂学的基本要求。而加强对制方原理、配伍特色的理解，其根本目的在于：有利帮助我们更加准确地临证用方，同时也不失为提高我们理论水平及分析能力的有效途径。虽然它是学习中的难点，也是疑点较多之处，但决不能畏难浮躁，而应潜心摸索、含英咀华。

（四）注意比较，联系实践

不同的方剂有着不同的功效特点、主治特色，如同具调经的方剂，两地汤能养阴清热，补肾调经；固冲汤可补气健脾，固涩调经；温经汤则能温经散寒，养血化瘀调经。又如，皆能健脾祛湿止带的方剂，完带汤具有健脾疏肝，化湿止带的功效，主治脾虚肝郁，湿浊下注之带下；参苓白术散则以健脾利湿见长，主治脾虚水湿下注之带下。只有掌握它们的个性，临床才能适应纷繁复杂的病证。因此通过自己在学习过程中不断进行的归纳比较，不但对丰富的妇科方剂能收执简驭繁之功，更重要的是有利于妇科临证之时确保思路清晰、有的放矢地治疗疾病。

另外，单味中药的多种功用不一定在一首方剂中都得到发挥，同一中药在不同方剂中其作用不一定相同。如用治疗经行、产后血虚发热的当归补血汤，方中大剂量黄芪配伍小量当归，意在补气生血；而用治子宫下垂的补中益气汤，黄芪配伍升麻、柴胡，意在补气升阳举陷；可治产后气虚汗证的玉屏风散，黄芪则与白术、防风相伍，黄芪意在益气固表止汗。因此，我们还要注意同一药物在不同方剂中配伍作用的比较。

方剂源自临床，最后运用于临床。要想达到临床熟练灵活运用方剂的程度，在经过方剂的入门学习后，还需紧密联系临证实践，如可通过临证亲身处方、跟师就诊或研读名医医案等方式去体验领悟。由是既可加深对方剂配伍用药、功效、主治的理解，又可借以切实提高自己临证分析和解决问题的能力。

第二节　妇科临床组方思路与方法

一、组方目的

"药有利也有弊""方有利而无弊"，正说明组药成方的目的不外"增效""减毒"两个方面，即：既要充分发挥药物对治疗疾病有"利"的一面，又要尽可能减少甚或消除对人体有"弊"的一面。一般来说，药物通过配伍，有如下优势：

（一）增强药力

性味、归经、趋向、功用等基本一致的药物配伍运用，能相辅相成，相得益彰，直接增加治疗效果。如熟地黄配白芍，补血力增；芡实得金樱子，止带功著；当归伍川芎，尤擅调经；蒲公英配忍冬藤，则长于消盆腔痈肿和疏通卵管。

（二）全面兼顾

"药有个性之特长，方有合群之妙用"。如能将性味、归经、功用有一定差异的药物配伍运用，势必能完善治疗功效，全面照顾病情。如治月经量多、经期延长、崩漏属肾虚者，纯止纯补均非所宜，若能将补肾之补骨脂与止血之仙鹤草配伍，则标本兼顾，正中肯綮。又如阴道异常出血属阴虚而致者，其治疗若单止血则阴不复，纯养阴则血难止，倘将滋阴凉血之生地黄伍收涩止血之乌贼骨，则滋阴止血双功并奏。

（三）变生新效

《医学源流论》有言："方之既成，能使药各全其性，亦能使药各失其性。"药物配伍后既可增加药力、完善功效，也能产生单味药所不具备的特定功用。如桂枝为辛温解表药，若与剂量倍于它的泻下药大黄为伍，则桂枝走表之性受制，而显宣通血脉之功；大黄泻下之力被减，而具通瘀泻热之用。是以临床常用治瘀热互结之痛经、闭经，方如桃仁承气汤。若桂枝与其等量的养血敛阴药白芍相配，一散一收，调和营卫，常用于产后营卫不和之发热、汗出，方如桂枝汤。由此可见，药物因为配伍不同，用量、炮制等不同，其功用、主治可以发生完全不同的变化，这是各药单用所不能达到的治疗效果。妇科临床组药成方正是利用药物的这种配伍意义，扩大治疗范围，应付纷繁复杂的病证。

（四）解毒除弊

"药有利也有弊""是药三分毒"。这里所说的"弊""毒"是指某些药物具有一定的毒性或不良反应。通过恰当的配伍，常能消除或减轻药物对人体的不利影响。如半夏有毒，生姜解之；附子之毒，甘草可制。单用乌贼骨收敛止血，有止血留瘀之弊，伍以茜草止血化瘀，则可使血止而不留瘀；纯用熟地黄养血益阴，有腻滞之嫌，若与川芎相伍，则熟地黄补而不滞，川芎行而不伤。

二、组方原则

方剂是由药物组成的，但不是药物的无序拼凑与简单堆砌。而是立足于妇女生理病理特点，在辨证确立治法之后，按照一定的"规矩"，选择合适的药物，酌定剂量、剂型、用法等，妥善配伍而成。这种药物配伍组合所必须遵循的"规矩"，即为方剂的组成原则。

方剂的组成原则，即"君、臣、佐、使"。妇科方剂按照这一"规矩"组方，就能做到主次分明，全面兼顾，扬长避短，提高疗效。兹据各家论述，将君、臣、佐、使的具体含义分析归纳如下。

1. 君药 即针对病因病机，或主病，或主证起主要治疗作用的药物，为方中必不可少之品。

2. 臣药 有两种意义，一是辅助君药加强治疗主病或主证作用的药物；二是针对重要的兼病或兼证起主要治疗作用的药物。

3. 佐药 有三种意义，一是佐助药，即协助君、臣药以加强治疗作用，或直接治疗次要兼证的药物；二是佐制药，即用以消除或减缓君、臣药的毒性或烈性的药物；三是反佐药，即根据病情需要，配伍与君药性味相反，但在治疗中起相成作用，或防止药病格拒的药物。

4. 使药 有两种意义，一是引经药，即能引方中诸药药力以达病所的药物；二是调和药，即具有调和诸药作用的药物。

综上所述，一个方剂中药物的君、臣、佐、使，主要是以药物在方中

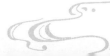

所起作用的主次地位为依据。除君药外，臣、佐、使药都具两种以上的意义。在遣药组方时并没有固定的模式，既不是每一种意义的臣、佐、使药都必须具备，也不是每味药只任一职。每一首方剂药味的多少，以及君、臣、佐、使是否齐备，全视具体病情及治疗要求的不同，以及所选药物的功能来决定。但是，任何方剂组成中，君药不可缺少。在组方体例上，君药宜少，一般只用一味，若病情复杂，亦可用至二三味，多则药力分散，而且互相牵制，影响疗效。臣药可多于君药，佐药常常多于臣药，而使药则一二味足矣。

三、组方思路

临床组方时，不仅要考虑方剂组成的原则性与其结构的完整性，也要考虑组方用药对疾病病情的针对性与适应性，此二者密不可分，缺一不可。君臣佐使强调了组方的原则性与其结构的严谨性，而临床针对病、证、症等遣药组方的思路，则有主有次地把握了组方对疾病的针对性与适应性。

（一）因病遣药组方

"病"是对疾病全过程的特征与规律等本质所作的概括。任何一种疾病，皆有贯穿其全过程的病因病机，有其自身发展、变化的规律。临床异病同证，固可采取相同的治疗方药，如经、带、胎、产诸疾，证属血虚者，皆可立补血之法，投四物汤之类。但不同疾病出现相同证候，其证的内涵并不完全一致，如肾虚证既可见于月经后期、闭经，也可见于带下过少、滑胎，还可见于产后汗证、不孕症等。此时若不顾及疾病本身的特殊性，一味拘泥"有是证，立是法，用是药"，仅立补肾之法，选用相同的补肾药物组方，则恐难取得理想疗效。若针对不同疾病，如月经后期，立补肾调经法，选用当归、熟地黄、山茱萸、牛膝等；滑胎，立补肾安胎法，选用菟丝子、杜仲、续断、桑寄生等，则针对性更强，疗效将更显著。

在长期医疗实践中，人们逐渐摸索和积累了针对某一疾病所应该使用的治疗方法以及某疾病的专属性方药。如针对月经不调、不孕、崩漏、妊娠或产后小便淋痛等疾病而拟定的调经、助孕、固崩、通淋等治法；安胎用寿胎丸，产后调治用生化汤，乳痈用蒲公英、忍冬藤，子宫肌瘤用王不留行、夏枯草等等，这些大多是来自实践并被反复证明切实有效的经验总结。因此，临证立法组方时，既要重视辨证施治，也要充分考虑不同疾病的特殊性，尽可能熟悉、掌握一些常见疾患的专属治法与方药，这样才能真正做到方药与病证的一致性。

"病"包括中医的"病"与西医的"病"。随着中西医结合工作的不断深化，立法组方融合西医医理是现代妇产科临床的常见思维模式。如不孕症属西医无排卵者，治疗多以补益肾气，平衡肾之阴阳，调整"肾－天癸－冲任－胞宫"生殖轴以促排卵为主；若属黄体功能不全者，则以补肾疏肝为主要治法；而输卵管阻塞性不孕，治疗多配伍疏肝理气，化瘀通络药物。

现代中药药理研究成果也使因病制法组方遣药成为可能。如带下因滴虫性阴道炎引起者，可立灭滴杀虫法，配伍苦参、蛇床子等药物；若因盆腔炎引起，且伴有炎性包块者，则立清热解毒、化瘀散结之法，可选用银甲丸、银翘红酱解毒汤等。

（二）因证遣药组方

"辨证论治"是中医学的特点与精华，是立法遣药组方的主要手段。作为中医学重要组成部分的妇产科学，无疑其立法组方亦主要依赖于对证候的辨识。

"证"为疾病发生发展过程中一组具有内在联系的，能够反映疾病在某一阶段病理本质的主要症状和体征。它是对疾病发展过程中某阶段的病位与病性等本质所作的概括，反映了疾病不同阶段的病情状态。因证立法遣药组方，即以疾病当时的综合反应状态为调节要点，综合考虑证候病机中的病因、病位、病性、病势等诸要素，有主有次地确立治法，组织方剂，务使"法证对应""方证相关"。

在漫长的医疗实践中，前人认识到许多中药即以治"证"为专长，如丹皮、赤芍长于清热凉血，活血散瘀，月经病、胎前产后疾病辨证属血分热盛或血热瘀滞者可选用；半夏、天南星皆能燥湿化痰，带下过多、不孕等辨证属湿痰、寒痰证者可选用。正是因为这些具有鲜明治"证"特色的药物，才使因证立法遣药组方成为可能；换而言之，也正是因为妇产科临床强调因证立法遣药组方，才使药物的治"证"功效得以证实，并不断发现他们新的功效。

综观古今文献资料，因证立法遣药组方者比比皆是，如调补冲任、温化冲任、清泄冲任、疏通冲任，是针对证的病位在冲任，并依据寒热虚实的不同病性而确立的治疗大法。艾附暖宫丸、温胞饮之温肾暖宫或散寒温胞；育宫片、滋肾育胎丸之补肾育宫；益气升提汤、升麻汤之益气举胞；桂枝茯苓丸、脱花煎之逐瘀荡胞；清经散、清热调血汤之泻热清胞；大补元煎、寿胎丸之补肾固胞等等，无不是因其证候病机中的病因、病位、病性而确定的治法与方药。

长期临床实践告知，治疗方法、方药配伍与证候病机之间的相关程度，是决定治疗效果的关键。临证只有辨证清楚，才能立法无误；只有立法无误，才能组方有据，遣药精当，方显疗效。历代有名的妇产科方剂之所以疗效卓著、流传至远，就是因为这些方剂的配伍及其所体现的治法与其主治的病证之间有着高度的选择性。因此，学习前人有效方剂，应首先把握病证的机理，才能深刻理解其立法旨意和配伍精髓；临证运用成方时，应充分考虑到目前证候机理与原方所体现的治法之间的对应程度，并需随证变化；遣药组方中，也只有充分认识当前病证的病机，才能做到有的放矢，创制出高效的处方。

（三）因症遣药组方

"症"包括症状与体征，是机体患病时所表现的各个现象，症是组成证候的单位和辨识证候的重要依据，一个证由多个症状所构成。尽管单个症状对于疾病证候只有部分意义，但症状的轻重常常能反映证候的变化和病情的缓急，或对证候的形成、发展起到重要作用，并成为导致患者痛苦的主要因素。因此，临床立法遣药组方亦不可忽略对"症"的治疗，兼顾或重视对某些症状的处理以解当务之急是必要的。在现今常用的中草药中，有相当一部分，恰恰正以治"症"见长，如仙鹤草止血，麻黄根止汗，砂仁止呕，禹余粮止带，麦芽回乳，王不留行下乳等，均有确切疗效。临证可以酌情选用，冀收标本同治之功。

"病"在一定阶段总是表现为一定的"证"，而"证"总是有其特定的"主症"，病、证、症三者既有区别，又有联系，但都统一于"疾病"总概念之中，都由疾病的病理本质所决定。因此，临证立法遣药处方时，要注意把握疾病发展演变规律，根据病、证、症及其之间的关系，将三者结合起来考虑，采用分进合击的立法遣药组方思路，以提高处方对病情的针对性与适应性。

（四）因时遣药组方

因时遣药组方不是指依据春、夏、秋、冬不同的季节气候遣药组方，而是根据女性一生所处的不同时期，以及经期、妊娠期、产褥期等特殊生理时期，顺应其气血阴阳脏腑的变化，来立法遣药组方。

1. 七期三段　女性一生的生长发育早在《素问·上古天真论》中明确

指出："女子七岁，肾气盛，齿更发长；二七而天癸至，任脉通，太冲脉盛，月事以时下，故有子；三七，肾气平均，故真牙生而长极；四七，筋骨坚，发长极，身体盛壮；五七，阳明脉衰，面始焦，发始堕；六七，三阳脉衰于上，面皆焦，发始白；七七，任脉虚，太冲脉衰少，天癸竭，地道不通，故形坏而无子也。"这段论述划分了女性各年龄阶段的生长发育状态，是描述女性生理特征的最早记载。现代将女性一生分为 7 个时期：胎儿期、新生儿期、儿童期、青春期、性成熟期、绝经过渡期、老年期，每个时期均有不同的生理病理特征。金代刘河间将女子一生划分为三个阶段，并提出在此三个阶段患病时应采用的相应基本治疗法则："妇人童幼天癸未行之间，皆属少阴；天癸既行，皆从厥阴论之；天癸已竭，乃属太阴经也。"

"天癸至"之前，属童幼青春前期阶段。此时肾气初盛，齿更发长，第二性征开始发育，逐渐呈现女性体态特征，此期的治疗重在补肾；"天癸至"至"天癸竭"这一年龄阶段为青壮中年阶段，在生理上出现经带胎产乳，心理上开始成长成熟，生活上工作学习，接触社会，在病理上常可见月经不调、不孕、胎动不安等病症。因为此阶段，生活重担，学习、工作压力相对较大，故妇科疾病多与情志有关。因此，河间提出此期当"从肝论治"。其后，清代医家叶天士亦有"女子以肝为先天"（《临证指南医案》）之论述。

刘河间将女子一生分为三个阶段来论治的观点影响着历代妇科专家，至今对妇科临床组方用药仍具有指导意义。

2. 月经四期　月经具有周期性、节律性，是女性生理过程中肾阴阳消长、气血盈亏规律性变化的体现。其行经期、经后期、经间期、经前期四个不同时期具有各自的生理特点。如行经期血海蓄极而溢，子宫泻而不藏，呈现"重阳转阴"特征；经后期血海空虚渐复，子宫藏而不泻，呈现阴长的动态变化；经间期为氤氲之时，是重阴转阳、阴盛阳动之际；经前期阴盛阳生渐至重阳，此时阴阳俱盛。为此，临床立法遣药组方，常须根据月经周期的变化，而有所宜忌。如经前阳气易于偏盛，肝气易于郁结，阴血易于瘀滞，治当行气疏肝，活血调经为主，即宜于疏导，勿滥补。经后血海已泄，阴血偏虚，宜立滋肾养血，充养冲任之法，待阴血渐复，则在滋阴之中佐以温阳益气，以促进阴阳的转化，此期总的原则宜予调补，勿滥攻。经期血室正开，宜和血调气，或引血归经，过寒过热、大辛大散之剂宜慎。经间期阳气渐长，冲任气血活动显著，故主以活血化瘀，以疏通冲任气血，并配合激发兴奋肾阳之品，使之施泄而促排卵。

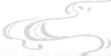

目前所采用的中药人工周期疗法，即是因时遣药组方的典范。在月经不调、不孕等疾病治疗中广泛应用。各中药人工周期疗法的应用与药物选择虽不尽相同，但多遵循"滋肾养血－活血化瘀－补肾助阳－活血化瘀"的序贯遣药组方原则。

3. 妊娠期　女性在妊娠期，母体内环境有着特殊改变，如《沈氏女科辑要》所言："妊娠病源有三大纲：一曰阴亏。人身精血有限，聚以养胎，阴分必亏。二曰气滞。腹中增一障碍，则升降之气必滞。三曰痰饮。人身脏腑接壤，腹中遽增一物，脏腑之机栝为之不灵，津液聚为痰饮。知此三者，庶不为邪说所惑。"妊娠血聚养胎，阴血相对匮乏；胎体有碍气机，因见气滞、血瘀、水停。妊娠期立法遣药组方应处理好治病与安胎的关系，宜用补肾健脾，调理气血之法，慎用峻下、滑利、祛瘀、破血、耗气、散气之法。

4. 产褥与哺乳期　新产之后，营血必亏；生产之时，每易受邪；产后脉络胞宫中必有未排尽瘀浊败血之物。故产后特点，多虚、多瘀、易寒、易热。其治疗本着"勿拘于产后，亦勿忘于产后"的原则。行气勿过于耗散，化瘀勿过于攻逐，寒证不宜过用温燥，热证不宜过用寒凉，解表不过于发汗，攻里不过于削伐，时时注意照顾胃气，消导必兼扶脾。产后立法用药还应注意"三禁"：即禁大汗以防亡阳，禁峻下以防亡阴，禁通利小便以防亡津液。哺乳期立法用药，在治病的同时，要考虑药物对婴儿的影响，而且应避免使用麦芽、山楂等回乳的药物。

综上所述，妇科临床常依据病、证、症、时的不同来立法遣药组方。其中病、证、症三者，可单独运用，但更多的是根据病情需要，病、证、症、时四者结合组方。此外，妇科临证还需考虑患者体质类型与体质状态等因素遣药组方。

四、组方变化

选用成方是妇科临床有效的一种处方思路。人们之所以重视临证选用成方，不仅因为成方，特别是优秀古方，其疗效确切，而且在立法、配伍及使用方面法度严谨，技巧高超。然而，不依病机、治法选用成方，谓之"有方无法"；不据病情加减而墨守成方，又谓"有方无药"。徐灵胎说："欲用古方，必先审其所患之证相合，然后施用，否则必须加减，无可加减，则另择一方。"说明临证处方不可囿于成方，应当根据患者体质状况、年龄长幼、四时气候、地土差异，以及病情变化而灵活加减，做到"师其法而不泥其方，师其方而不泥其药。"妇科临床方剂的运用变化主要有以下形式。

（一）药味加减变化

方剂的功效是药物配伍后综合作用的反映，当增加或减去某味药物时，全方的功效也随之发生变化。临床常根据方剂的这种特性，通过增减原方的某些药物，使方剂更适合病情变化的需要。即：当原方所治主证与现证大体相同时，减去原方中某些与现证不相适宜的药物，或加上某些现证需要而原方中又没有的药物。由于这类药物在方中大多处于佐使药的地位，其变化不至于引起原方功效的根本改变，故又称为"随证加减"。例如四物汤，该方由熟地黄、当归、芍药、川芎组成，具有补血调血的作用，主治月经不调、经行腹痛属营血虚滞者。若血瘀较重，见月经色紫质黏稠、舌黯淡、脉细涩者，则在原方基础上加桃仁、红花，加强活血祛瘀的作用，名桃红四物汤。值得注意的是：药味的加减若引起了原方君药或其主要配伍关系改变，则会导致原方功效发生本质变化。所以，临床在对成方中药物进行增减时，应当很好地把握方中各药的配伍关系，君药是不可变化的，否则就不能说是某方加减，而是另组新方了。

（二）药量加减变化

药量加减变化是指一个方剂在组成药物不变的情况下，增加或减少方中某味药物的用量，以适应病情变化的一种形式。药量的加减变化对于方剂功效的影响主要有两种情况：一是由于药量的加减而使药力增强或减弱。如四逆汤，该方用量为附子1枚，干姜1.5两，炙甘草2两，主治少阴四逆证。若兼见"身反不恶寒，其人面色赤"等阴盛格阳之危象者，可将附子加量为"大者1枚"，干姜加量至3两，此即为通脉四逆汤，主治少阴四逆重证。两方相比，其君药、主证并没有变化，只是因病情较重，而加重姜附的用量。临床尚可根据患者年龄、体质、地区、气候之不同，加减原方药物的用量。二是由于药量的增减导致原方君药的改变，从而使其主要功用、主治发生变化。如小承气汤与厚朴三物汤，两方都由大黄、枳实、厚朴三药组成。但小承气汤中大黄4两为君，枳实3枚为臣，厚朴2两为佐。而厚朴三物汤中厚朴八两为君，枳实五枚为臣，大黄4两为佐。两方相比，组成药物虽同，但由于用量不同，使得其配伍关系改变，功用、主治随之也发生变化。前方功在轻下热结，主治阳明腑实轻证；后方功在下气通便，主治气滞便秘证。

（三）剂型更换变化

剂型更换变化，是指同一方剂，由于病情需要或其他原因（如煎煮不便、外地出差等）而选用其不同剂型，以达到相应治疗目的者。无须质疑，不同的剂型具有不同的特点。丸剂力缓，作用持续，对证情轻缓而不必急于求效者比较合适。汤剂力峻，作用迅捷，于证情急重而需要紧急救治者为宜。这种根据病情轻重缓急而更换剂型的形式，在妇科方剂运用中极为普遍。此外，由于剂型的选择常决定于病情的需要和药味的特点，所以剂型更换的变化，有时也能改变方剂的功效和主治。如《金匮》桂枝茯苓丸，以活血祛瘀，缓消癥块见长，本为治疗瘀阻胞宫证而设，但经《济阴纲目》改为汤剂，则变成催生汤，常用于产妇临产，见腹痛、腰痛而胞浆已下时。

以上药味、药量、剂型等的变化形式，可以单独应用，也可以相互结合使用，有时很难截然分开。但通过这些变化，能充分体现出妇科临床用方的特点，只有掌握这些特点，才能制裁随心，以应妇科临证万变之病情，以期达到预期的治疗目的。

第三节　妇科临床辨证用方

中医的精髓在于整体观念和辨证论治。中医妇科治病与其他科属一样是在整体观念指导下进行辨证论治的。因此，妇科用方必须辨证用方。从药物治疗的角度，辨证论治具体表现为辨证、立法、选方、遣药四个环节。此四者相互联系，不可分割，即前人所谓"法随证立，方从法出，方以药成"。临证只有辨证清楚，才能立法无误，只有立法准确，才能用方或组方有据，遣药精准，方显其效。因此，认识方剂与病证、治法、药物之间的关系，是妇科临床辨证用方的前提与基础。

一、方剂与病、证、症的关系

任何一首方剂的产生都是以辨证为依据的，是针对某个具体的病、证、症所作出的针对性治疗用药方案。因此，方剂与病、证、症总是相提并论。如果一首方剂离开了所针对的病、证、症，它就失去了存在的意义；病证没有用针对性强的方药治疗，就达不到康复的目的。方剂与病、证、症之间的这种关系，被称为"方证相关""方证对应"，即前人所谓"有是证，用是方"，现今学者则把方与证的关系比喻为"锁钥""形影"关系。

无疑，方剂与病证病机的相关程度，是决定方剂疗效的基础、前提。因此，学习古今名医成方，首先应把握成方所治病证病机，唯此才能深刻理解其立法旨意和配伍精髓；临证运用成方、创制新方时，应充分考虑当前病证与方剂功效主治的相关程度，力求方剂的配伍用药与所治病证病机丝丝入扣。只有当二者高度一致时，才能做到有的放矢、疗效迅捷。

值得一提的是，由于妇女特殊的生理、病理特点，妇科临床常常是以辨证论治为主，兼顾辨病与对症治疗。例如，"绝经前后诸证"一病，临床辨证常可分为肾阴虚、肾阳虚二型，其治疗首先固然应该辨证论治，分别拟定滋肾阴、补肾阳的治疗方法，即针对其所对应的"证"而设；但因临床此类患者常出现失眠、心悸、汗出等症状，故又须辨"症"论治，配伍安神、定悸、止汗等对症治疗的药物。

如前所述，"病"是对疾病全过程的特征与规律等本质所作的概括。不同的疾病有贯穿其全过程的病因病机，有其自身发展、变化的规律。如带下过多，临床辨证虽可分为脾阳虚、肾阳虚、阴虚夹湿、湿热下注、湿毒蕴结等证型，但湿浊下注，脾肾功能失常是带下过多的基本病机，故治疗应针对这一病机，无论何型均可选用健脾利湿药物，以辨证与辨病结合。当带下量过多难止之时，又应对症配伍收涩止带药物。

二、方剂与治法的关系

治法是指临床辨明证候之后，在治疗原则的指导下，针对病证的病因病机所拟定的治疗方法。毫无疑义，治法在今天是我们临证运用成方和创制新方的依据，对选方用药具有非常重要的指导作用。

（一）治法的形成与发展

1. 意义　探寻治法形成、发展脉络时，却可以发现一个不争的事实，即治法的形成后于方剂。因为，古人在用动植物充饥的过程中，便产生了完全依赖于经验的早期医疗；而恰恰由于这种医疗，人们对植物、动物和矿物治疗作用的认识不断扩展。及至商周，相对单味生药更加安全有效的复方"汤液"已然走进先民的生活。现存最早的方书《五十二病方》估计载方数量原在300个以上，由于布帛残缺，字迹毁损，今存283首。仅依所存内容观之，涉药247种，涉病103个，涵盖内外妇儿五官各科。据此足以说明，此时方药知识已颇富足。但客观审视，它只是西汉以前先民医药经验的一种记载，因为书中不仅没有方名，而且组方尚显稚朴，更不见治法内容。

从现存文献来看，治则、治法之研究，始于《内经》。《内经》不但提出了适用于指导治疗各种疾病的总则，诸如"治病必求于本""无盛盛，无虚虚""无致邪，无失正"；而且还提出了一系列针对病机的原则性治法，如《素问·至真要大论》所云"寒者热之，热者寒之……""其高者，因而越之；其下者，引而竭之……"。不过，作为一部中医基本理论专著，该书较少也不可能针对各种具体病证提出烦琐的具体治法。即便是在《素问·腹中论》中谈到治疗妇女血枯经闭，虽完整地叙述了妇科第一方四乌贼骨一藘茹丸的药物组成、合药方法及服法，亦不曾言及治法。

真正融理法方药于一体，体现出因证立法、以法系方精神的著作，首推东汉·张仲景《伤寒杂病论》。且不说《金匮要略》中的"下瘀血汤""温经汤""小建中汤"，其方名本身已暗寓治法；在其治疗妇科疾病的有关原文里，于方证前后明示治法者亦屡见不鲜。如《妇人妊娠病脉证并治》云："（妊娠）所以血不止者，其癥不去故也。当下其癥，桂枝茯苓丸主之。""妇人怀娠六七月，脉弦发热，其胎愈胀，腹痛恶寒者，少腹如扇……当以附子汤温其藏。"《妇人产后病脉证治》云："妇人乳中虚，烦乱，呕逆，安中益气，竹皮大丸主之。"《妇人杂病脉证并治》云："……此名转胞，不得溺也。以胞系了戾，故致此病，但利小便则愈，宜肾气丸主之。"书中对瘀阻胞宫之"胎漏"，主张以桂枝茯苓丸"下其癥"；对阴寒内盛之妊娠腹痛，提出"当以附子汤温其脏"；对实质属于妇女癃闭的"转胞"，提出用肾气丸"利小便"，分别开启了后世医家确立"化瘀消癥""暖宫散寒""温肾化气行水"等治法的思路。因此，可以认为，在妇科治法发展史上，该书洵为奠基之作。

2. 晋、唐时期　自晋至唐，内容关乎经带胎产各个方面的医著日丰。这时期的著作基本沿袭了张仲景模式，即：治则、治法多在病因病机的探讨或方证甚至方名中体现。如《小品方》用治妊娠腰腹痛之"安胎止痛汤"，系以方名体现"安胎止痛"之法；治妊娠恶阻，主张"宜先服半夏茯苓汤两剂，后将茯苓丸"（见《医心方》卷二十二引），指出"淡水（痰水）消除，便欲食也"，实则通过方中半夏、茯苓等主要药物能令"淡水消除"的功用特点，暗示"化痰健胃"的治疗大法。孙思邈于《千金翼方·妇人篇》推介"羊肉生地黄汤"为"主产后三日，补中理藏，强气力，消化血方"，明显又昭示出治疗产后病的一个通法：补虚化瘀。整理分析此时期医家治疗同一病种的方药时不难发现，其治法确已相当丰富。以治疗妊娠恶阻为例，不但有上述《小品方》半夏茯苓汤与茯苓丸合用所体现的化痰健胃，降逆止呕法；而且有《集验》青竹茹橘皮生姜茯苓汤所体现的清热化痰，降逆止呕法；有橘皮竹茹人参白术生姜厚朴汤所体现的健脾益气，降逆止呕法和《古今录验》柴胡汤所体现的散风疏肝，温中止呕法。对治疗崩漏，仅从《小品方》所载的七方中，就可以大致总结出四种治法：活血化瘀法（单味芎䓖汤）、收涩止血法（炭类及煅动物骨壳）、清热凉血法（生蓟根汁、生地黄汁）、益气养血法（由大枣、阿胶、黄芪、甘草组成的大枣汤）。用以治疗疑难病证的通用方，往往更是一方面兼具众法。如《千金方》之小牛角䚡散就集清热凉血、温肾壮阳、养血益阴、收敛止血等法于一体。

3. 宋代　宋代开始注重对妇科疾病治法的总结。此期相应专著的显著特点是，治法一般以病因病机所涉理论作为基础，且多在总论中明确提出，具体方药则另置于方证各论中。如《胎产大通论》对月经不调者首先提出，"先期而行者，血热故也，法当清之；过期而行者，血寒故也，法当温之"。《女科百问·第七十三问》："或因风冷堕胎者，血冷相搏，气虚逆上，则血结不出，抢上攻心，则烦闷，亦多致死。当温经逐寒，其血自行也。"《妇人大全良方·卷三》："此一卷论中风……今之治法，先宜顺气，然后治风，万不失一。"散布于宋代医著中的妇科治法还有许多，不仅有对前代医家所创治法进行忠实继承者，更有突破前人理论桎梏，提出不同治疗观点的创新一派。如关于产后调治，前人基于产时血水俱下的直观认识，大多强调"血气皆损，故阴阳俱虚"（《诸病源候论》），孙思邈为此主张"产后虚羸，唯得将补"。宋代医家如陈自明、陈无择、杨士瀛等，则意识到败血为患的危害，反对补之太早，力倡祛瘀。《妇人大全良方》云："疗产后气血俱虚，慎无大补，恐增客热，别致他病，常令恶露快利为佳。"

4. 金元时期　金元时期，刘、李、张、朱四大医家具有独特见解的学术理论体系形成。受其影响，妇科治法亦相应得到充实、完善和发展。刘完素率先提出应视妇女各生理阶段的特点而分别从肾、肝、脾论治。张子和本着人身气血"贵流不贵滞"的观点，主张攻邪不分性别："陈莝去而肠胃洁，癥瘕尽而荣卫昌……可吐则吐，可下则下，岂问男女乎？"（《儒门事亲·凡在下者皆可下式》）但虑及女性生理特点，多采取先攻后补的步骤。如治疗妇人月事沉滞不行，他主张首先以桃仁承气汤加当归下之，继则投服四物汤调补。李东垣于崩漏、带下病不但有论，而且有法有方。如他认为暴崩属火，久崩则化为寒。前者当除湿祛热，益气升阳，方用升阳除湿汤、凉血地黄汤；后者"宜大补脾胃而升举血气"(《兰室秘藏》)，方用益胃升阳汤、升阳举经汤。其在"补其中，升其阳"治法思想指导下创制的补中益气汤，更成为后世妇科临床治疗气虚不摄、气虚下陷等病证的名方。朱丹溪在带下、不孕症、闭经、月经不调诸病的治疗中，倡导燥湿化痰，行滞开闭；对妊娠安胎，主张"产前当清热养血"等，大大丰富了妇科临床疑难病证的治法，无一不对后世具有深刻影响。

5. 明清时期　明清时期，由于脏腑病机制论的发展完善和八纲辨证纲领的确立，辨证论治体系走向成熟。前代流传下来纷繁少序的理法方药内容，经过这一时期医家的整理、提炼和补充，不仅内容更加完整精当，而且显示了较强的逻辑性与条理性。如关于调经，张介宾曰："调经之要，贵在补脾胃以资血之源；养肾气以安血之室"(《景岳全书·妇人规》)。关于崩漏，明代·方广提出三步治崩法："初用止血，以塞其流；中用清热凉血，以澄其源；末用补血，以还其旧"(《丹溪心法附余》)。关于胎产，晚清·单南山《胎产指南》总结其通用治疗大法为："胎前专以清热补脾为主，盖热清而胎安，脾健则不堕也；产后专以大补气血，兼行滞为主，盖产后气血大虚，且有瘀滞，虽有诸症，皆以末治"。至于治疗带下病，明·王肯堂《女科证治准绳》梳理出先攻后补及燥、涩、润、补、凉、温、补涩、排脓、消瘀十大治法；清代《傅青主女科》则主张视带下之色分别立法，书云："夫白带者，乃湿盛而火衰，肝郁而气弱……治法宜大补脾胃之气，稍佐以疏肝之品……方用完带汤""夫黄带，乃任脉之湿热……法宜补任脉之虚，而清肾火之炎……方用易黄汤""夫青带，乃肝经之湿热……解肝木之火，利膀胱之水，则青绿之带病均去矣……方用加减逍遥散""夫赤带，亦湿热之病也……治法须清肝火而扶脾气……方用清肝止淋汤""夫黑带者，乃火热之极也……治法惟以泻火为主，火热退而湿自除矣。方用利火汤"。傅氏辨证详明，理法严谨，由此可见一斑。值得注意的是，此时不但立法与遣方用药密切结合，用药灵活机动；而且往往通过在某同一名方基础上进行不同的用药加减变化，而变生出多种多样的不同治法来。如清代徐灵胎《女科旨要》治疗闭经采用四物汤作为主方，却根据血之寒、热、瘀、枯，分别加减药物，从而展示出不同的治疗方法：血热者，加山栀子、牡丹皮，以示凉血；血寒者，加炮姜、肉桂，以示温经；血瘀者，加桃仁、五灵脂，以示破消；血枯者，加阿胶，以示润补。另外，兼风，加荆芥、防风以祛风；兼湿，加苍术、白芷以除湿；兼暑，加香薷、藿香以祛暑；兼气滞，加香附、木香以行气。不言而喻，这种辨病与辨证结合，以病定方、因证立法、度越纵舍、机圆法活的特色，给予了后世妇科医者不少启迪。

6.现代　现代中医妇科工作者在继承前人成就的基础上，不断发扬创新，促进了妇科治法的发展。随着对月经机制、带下机制、"肾主生殖"实质及"肾－天癸－冲任－胞宫"生殖轴的研究日益深入，对补肾促排卵机制、安胎机制、活血化瘀机制的探讨逐次展开，一个融入了现代科学技术和思维方法的新的中医妇科治法体系正在逐步形成。如近来有学者关于妇科内治法应突出一个"调"字，以调补脏腑、调理气血、调治冲任督带、调养胞宫、调控"肾－天癸－冲任－胞宫"生殖轴为主线的主张，就在一定程度上反映了这种新的治法体系的一个侧面。

（二）方剂与治法的关系

从临床辨证论治的程序来看，应该是"先有法，后有方"，但从治法形成的源流来看，则多为"先有方，后有法"。治法是方剂发展到一定数量的基础上产生的，是从众多方剂和大量临床实践中总结出来的带有规律性的认识。从有方到有法，是由实践上升到理论的一次飞跃。而治法理论一旦形成，则完成了病证与方药之间的衔接，并成为临证运用成方和创制新方的依据。但无论如何，方不能离法，法不能离方，二者辩证统一，相互为用。具体表现在：

1.治法为组方的依据　妇科治法是在治疗原则的指导下，针对病证的病因病机所拟定的治疗方法。妇科每一次临床处方的过程，也就是一次辨证立法的过程。只有通过立法才能组方，只有立法准确，临床才能开出有效处方。因此，没有立法，就不可能有处方，离开立法则无从处方，且处方必定无效。这种方不离法的关系，正体现了中医治疗的特色。所以，治法是妇科临床运用方剂、组织方剂的依据。例如，月经过多的患者，临床除月经量多、色淡红、质清稀外，兼见面色㿠白、气短懒言、肢软无力、舌淡、脉细。经辨证审因，确定该证病机为气虚冲脉不固，应拟益气摄血固冲为治法。在这一治法指导下，可选用张介宾举元煎加味治疗，或自创益气固冲方剂，以使气旺血固而经量正常。若选用滋阴清热，固经止血之固经丸，或固崩止带，暖宫化瘀之震灵丹，因方剂功效与所拟治法不符，临床治疗必然无效，甚或病情加重。当然，一个治法，有时可由数个方剂来体现，这就是在妇科临床实践中，不同医者采用不同方剂治愈同种病证的原因所在。既然同一治法的范围内有多组功效近似的方剂，故医师在临证处方时尚需根据患者

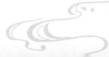

的年龄、体质、病情缓急、用药时间、地域季节气候、配伍宜忌等斟酌选方和组方。

2. 方剂是治法的体现　如前所述，治法是妇科临证选用方剂或配伍新方剂的指导纲领，而临证所立治法是否正确得当，在一定程度上通过体现该治法的方剂实施后的疗效加以验证。因此，方剂体现验证治法。

综上所述，不难看出妇科方剂与治法的关系：治法是指导遣药组方的原则，方剂是使治法付诸实施的工具。临证不可有法无方，亦不可有方无法。如果是有治法而无方剂，那治法成为空头理论，施治必达不到预期目的；如果是有方剂无治法，那么这种方剂的组成必是药物的随意凑合，"散兵游勇"不可能取胜。

此外，治法与方剂的关系，还体现在以法类方、以法释方两个方面。"以法组方""以法遣方""以法类方""以法释方"这四方面，就构成了中医学历来所强调的"方从法出，以法统方"的全部内容。随着妇科治法理论的日趋完善，方剂的理论水平和数量必然逐渐提高和增加。与此同时，由于方剂数量的日益增多，妇科治法理论亦将不断丰富和深化。

（三）妇科治法特点

女性在脏器上有胞宫，在生理上有经、孕、产、乳等。因此，在病理表现上有经、带、胎、产和杂病诸方面。正是女性生理、病理上的这些特点，决定了它治疗方法的特殊性。

1. 调补冲任　冲为血海，任主胞宫，二脉皆起于胞中。当妇女受到体内外某种致病因素侵袭时，常导致脏腑功能失常，血气失调，通过直接或间接地损伤冲任，致使胞宫、胞脉、胞络发生病理性变化，出现经、带、胎、产、杂诸病。陈自明一言以蔽之，曰："妇人病有三十六种，皆由冲任劳伤所致。"基于冲任二脉损伤是妇科疾病中最重要的发病机制，故调理冲任无疑成为防治妇科疾病的总的法则。正因为如此，温经汤以其功专温补冲任，主治冲任虚损，而有"妇科调经祖方"之称；四物汤具有补益冲任的功用，得以广泛运用于妇科诸证。近代张锡纯深得其中精华，创有理冲汤、温冲汤、安冲汤、固冲汤等系列调理冲任的妇科专方。

剖析调补冲任诸方，不难发现：所谓调补冲任，主要体现于调肝、健脾、补肾之中。这是因为：冲脉虽为血海，但血的生成，必然依赖脾胃的化生；血的贮存与排泄，又有赖肝的调节、脾的统摄和肾的闭藏。如果脾不生化则经血无源；肝不藏血则血海盈亏无度；脾不统血，肾失封藏则经血外溢失控。任脉虽主胞宫，但脾为孕育之源，肾为孕育之根。肾之阴阳是妇女生长发育和生殖的基本物质和功能。肾阴肾阳既要充盛，也必须相对平衡协调，才能维持机体的正常。若肾阳虚衰，或肾阴亏损，或阴虚阳亢，或阴阳两虚，则肾气虚惫，精血耗损，致天癸、冲任失调，而发生经、带、胎、产、杂诸病。

（1）调肝者　首先，顺肝之特性以治之。肝为将军之官，性喜条达而恶抑郁。若抑郁愤怒，则使肝气郁结，冲任失畅，出现月经后期、痛经、不孕等病，此时治当疏肝解郁，方如四逆散、柴胡疏肝散等。若肝郁化火，而致热伤冲任，或气火上逆，形成月经先期、崩漏、行经吐衄等，治宜疏肝泻火，方如丹栀逍遥散、清肝引经汤等。若肝郁化热，肝气犯脾，导致脾虚湿盛，湿热互结而下注冲任，引起带下、阴痒等疾病，则又当以泻肝、清热、除湿法治之，方如止带汤、龙胆泻肝汤。其次，视肝之阴阳盛衰而调之。肝主藏血，肝血不足、冲任血虚，可致月经后期、月经过少、闭经、胎动不安、不孕等，此时治宜养血柔肝。若肝血亏虚日久，肝阴不足；或肝血本虚之人，孕后血聚养胎，使阴不潜阳，肝阳偏亢，导致妊娠眩晕、产后痉证等，又当滋阴潜阳。若阴虚阳亢、肝风内动，而致妊娠痫证者，则宜专事镇肝息风。

（2）健脾者　健脾和胃之谓也。所谓健脾，或通过健脾益气以复脾之统摄，用治脾胃虚弱，冲任不固之胎产崩伤诸病，如固冲汤。或以健脾养血为主，用治脾胃虚弱、化源不足、冲任血虚所致之经、带、胎、产诸病，如归脾汤。或以健脾利湿为主，用治脾阳不振、水湿内停之妊娠肿胀、经行泄泻、带下过多等，如参苓白术散、完带汤。或以健脾豁痰除湿为主，用治脾阳不振、湿聚为痰、壅塞胞脉而致之月经后期、闭经、不孕等，如苍附导痰丸。和胃者，或温中和胃，用治胃中积寒，受纳失权之经行泄泻、妊娠呕吐等，如理中丸。或清热和胃，用治胃中郁热或邪热入里所致之妊娠呕吐、产后便秘、产后发热等，如苏叶黄连汤、增液汤。或养阴和胃，用治因妊娠恶阻，久吐伤阴，或热邪损伤胃阴所致之胃气不降等，如麦门冬汤等。

（3）补肾者　有滋肾补肾之意。肾气不足可影响天癸的成熟、泌至，进而影响冲任的充盈和通畅，故当补肾助阳，以壮肾气，方如肾气丸。肾阳不足、命门火衰，可致冲任胞宫虚寒凝滞，治当温肾助阳，散寒暖宫，方如右归丸。肾阴精血不足，可致冲任血虚，胞宫胞脉失养，治宜滋肾益阴，填精益髓，方如六味地黄丸、左归丸。

调肝、健脾、补肾，理论上虽然三法相对独立，但临证运用中，往往三法彼此结合。肝肾同司下焦，且乙癸同源，共为冲任之本，滋肾养肝即是益冲任之源，源盛则流自畅。故妇科方剂中常有体现肝肾同治者，如杞菊地黄丸、一贯煎等。肝脾二脏，相制相成。肝郁气滞、疏泄失常，往往横逆犯脾；脾虚失运、化源不充、血不养肝，亦每令疏泄失常。二者皆致肝脾不和、冲任失司，常引发月经不调、经行泄泻、不孕等疾病，凡此治当肝脾兼顾，既疏肝养血，又益气健脾，逍遥散为其代表方。脾主湿，肾主水，命门火衰，脾土失煦，水湿因此内停，或下注冲任，或浸渍肠间，或泛滥肌肤，或日久化为痰浊，而致带下过多、经行泄泻、妊娠水肿、月经后期、闭经、不孕等疾病，此时又宜肾脾同治，立温肾化浊，健脾除湿之法，方如真武汤之类。

2. 调和气血　经、孕、产、乳无不以血为本，以气为用。如月经为气血所化，妊娠需气血养胎，分娩靠血濡气推，产后则气血上化为乳汁。妇女只有气血和调、冲任通盛，经孕产乳才能正常。故调理气血也是治疗妇科疾病的重要治法。

生理上，气为血帅、血为气母。病理上，血病可以累气，气病可以及血。血病累气，病在血分为主，有血虚、血瘀（滞）、血热、血寒等；气病及血，病在气分为主，有气虚、气陷、气滞、气逆等；气血同病者，又有气虚血亏、气陷血脱、气滞血瘀等。为此，相应的治法常有补血和血、活血化瘀、破血下瘀、化瘀生新、化瘀消癥、清热凉血、温经散寒、健脾益气、升阳举陷、理气降逆，以及气血并补、益气固脱、行气活血等。如少腹逐瘀汤即以活血化瘀，温经止痛之功，常治痛经、崩漏；下瘀血汤、桃核承气汤则以其能破血下瘀，用以治疗产后腹痛或血瘀经闭、痛经。它如鳖甲煎丸、桂枝茯苓丸化瘀消癥；生化汤化瘀生新；枳实芍药散行气活血；补中益气汤益气升阳；清经散清热凉血调经等等，无一不是围绕调理气血这一核心而成的妇科名方。

临证需重视的是，基于妇人以血为本，而经、孕、产、乳无不易损阴血，故上述诸法中，以补血和血为最常用的基本治法。综观历代各种妇科名方，亦不难发现，其中一个最具特色的规律就是，组方常以补血和血药作为基础。诸如温经汤、四物汤、归脾汤、生化汤、泰山磐石散等，几无例外。

3. 解毒杀虫，内外合治　湿热蕴郁，或瘀热壅积，日久不愈，可以生虫积毒。虫毒之为害，既影响整体，也影响局部。浸淫阴中，不但可引起崩中漏下，而且常致带下五色，臭秽难闻；甚或腐蚀肌体，致脓血俱下，疼痛难忍。故临床治疗，既要考虑用内治法进行整体调治，亦应酌情采取局部外治，或内外合治之法。

妇科外治之法，形式多样。除推拿、针灸、热熨、贴敷、拔火罐等一般外治法外，为使药物直达病所，常可采用外阴熏洗法、阴道冲洗法、阴道纳药法、肛门导入法、切开排脓、割治或药物离子导入等。所用药物多取清热解毒，祛湿杀虫，消瘀散结之品。代表方如狼牙汤、蛇床子散、塌痒汤等，通常具有清热解毒、杀虫、止痒、止血、止痛、祛寒、止带、消肿、排脓、生肌等功效。

三、方剂与中药的关系

方剂是由中药组成的。中药的发现是方剂产生的基础，方剂在临床的广泛运用，促进了对中药性能的进一步确定和新的发现。因此，方剂与中药的关系极为密切，主要体现在以下两方面。

1."方以药成" 方剂由药物组成，方中药物是全方效用的基础。单味中药性能的认识是临床选药组方的依据，不少情况下方剂效用是单味中药效用的集合，方与药表现为整体与部分的关系。如四物汤，方中补血养血之熟地黄、白芍，配伍活血调经之当归、川芎，可见该方具有补血调血的作用，主治营血虚滞证。

2."方药异同" 清代医家徐灵胎曾指出："药有个性之特长，方有合群之妙用……故方之既成，能使药各全其性，亦能使药各失其性。"因此，另一方面说明方剂的功效不等于方中药味各自功能的简单相加，而是方内诸多药物综合配伍作用的体现。药物的多种功效在一首方剂中不一定都得到发挥，药物通过配伍还可能产生单味药不曾有的新功用。如桃核承气汤中桂枝配伍大黄，桂枝本为辛温解表药，但是与用量倍于它的大黄配伍，大黄之苦寒制约桂枝走表，使其发挥辛散温通、通行血脉的作用，助方中桃仁活血化瘀。反过来，大黄本为峻下荡涤积滞之品，但是被辛温的桂枝制约，使其泻下作用减缓，而发挥逐瘀泻热之用。正因为如此配合，桃核承气汤具有逐瘀泻热的功效，主治下焦蓄血证。

现代学者将方剂与中药的这种复杂关系概括为"离合关系"。所谓"合"是指方剂整体功效是其所组成的中药功用的叠加，此时方中药味基本上保留或发挥其原有的性能效用，方与药在效用上表现出趋同或一致性。"离"是指方剂的整体功效与其所组成的中药性能或效用有一定的差异或分离。此时方中药物的性能发生了一定程度的改变，或其效用在方剂中被选择性的发挥。方药"离合"普遍存在于方剂配伍与运用的实践中，其产生的原因可能与中药多种性能、药物不同配伍和炮制，以及所主病证的病机等有关。

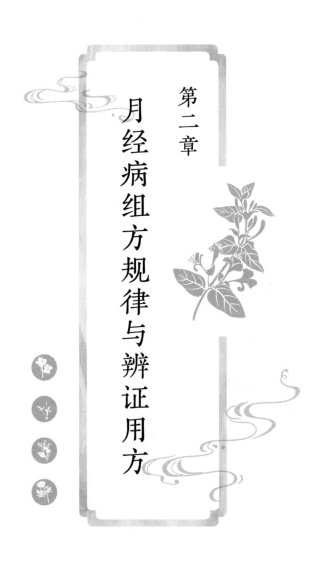

第二章

月经病组方规律与辨证用方

第一节　月经病组方规律

凡月经的周期、经期和经量发生异常，以及伴随月经周期出现明显不适症状的疾病，称为月经病，是妇科临床最常见的疾病。常见的月经病有月经先期、月经后期、月经先后无定期、月经过多、月经过少、经期延长、经间期出血、崩漏、闭经、痛经、经行乳房胀痛、经行头痛、经行身痛、经行感冒、经行发热、经行口糜、经行泄泻、经行水肿、经行风疹块、经行吐血、经行情志异常、绝经前后诸证、经断复来等。

月经病的治疗原则重在调经。调经应遵循《内经》"谨守病机"及"谨察阴阳所在而调之，以平为期"的宗旨进行。常用的方法有补肾、健脾、疏肝、理气、和血等。故其方剂多由补肾温阳、健脾益气、疏肝理气、养血活血等药物为主组成。需要注意的是，临证时应重视月经周期的不同阶段斟酌用药：一般情况下，经前血海充盛，勿滥补，宜予疏导；经期血室正开，大寒大热之品当慎；经后血海空虚，勿强攻，宜于调补。

一、补肾治其根本

《素问·上古天真论》曰："女子七岁，肾气盛，齿更发长。二七而天癸至，任脉通，太冲脉盛，月事以时下，故有子……肾藏精，主生殖，既为天癸、冲任之本，又为气血、五脏之根，而且"胞络者，系于肾。"（《素问·奇病论》）简言之，肾气的盛衰决定着天癸的至与竭，影响着气血的盈与虚。只有肾之精气充盛，五脏气血和调，天癸应时泌至，任通冲盛，才能"月事以时下"。无疑调经之本在肾。

若先天肾气不足或后天损伤肾气，每致精不化血而使冲任血海匮乏，表现为闭经、月经迟发、月经过少等；若肾气虚弱而使封藏失职，则冲任不固，形成月经先期、月经过多、崩漏等。凡此皆宜补肾益气，固冲调经，常选菟丝子、肉苁蓉、覆盆子、人参、山药、熟地黄、阿胶、艾叶等药，方如固阴煎、归肾丸、加减苁蓉菟丝子丸。

若先天不足，素体阴虚；或房劳多产及久病、热病、大病之后，耗伤肾阴，均可使精血亏虚，导致冲任血海不能按时满溢之月经后期、月经过少、闭经，或冲任、胞宫胞脉失养之痛经。此时治宜滋阴养血，填精益髓，常用熟地黄、黄精、山茱萸、枸杞子、桑寄生等，配伍诸如龟板胶、阿胶等血肉甘润之品成方，方如六味地黄丸、大补阴丸、左归丸、左归饮等。若阴虚生热，热伏冲任，迫血妄行，而致崩漏、经间期出血，治宜于滋阴清热的同时，配伍寒凉清热药如牡丹皮、黄柏、知母等；若阴精亏损，阴不敛阳，以致阳失潜藏，而出现阴虚阳亢诸候，治宜滋阴潜阳，配伍生龙骨、生牡蛎、珍珠母之类。

若肾阳不足，命门火衰，胞宫虚寒；或上不暖土，致水湿下注，痰湿阻滞冲任、胞宫，可使月经不调、闭经、经行浮肿、经行泄泻。凡此治宜温壮肾阳，补益命火，常于滋阴药中配以肉桂、附子、仙茅、淫羊藿、菟丝子、巴戟天、覆盆子等温补之品，方如右归饮、右归丸、温冲汤。

若肾之阴阳两虚，自当阴阳并补。由于阴阳互相依存，互相转化，阴损可以及阳，阳损可以及阴，因此应注意滋阴不忘阳，补阳不忘阴。滋阴药多腻滞，补阳药多温燥，故滋阴方中，宜少佐温阳行气之药；补阳方中宜佐以滋阴养液之品。张景岳"善补阳者，必于阴中求阳，则阳得阴助，而生化无穷；善补阴者，必于阳中求阴，则阴得阳升，而泉源不竭"正是此意。

🌱 二、健脾资其化源

薛立斋说："血者水谷之精气也，和调五脏，洒陈六腑。在男子则化为精；在妇人则上为乳汁，下为月水。故虽心主血，肝藏血，亦皆统摄于脾。补脾和胃，血自生矣。"（《校注妇人良方》）可见，月经正常与否亦与脾胃功能密切相关。脾气虚弱，血失统摄，则可出现月经先期，月经过多，崩漏等。若气虚血失所化，可致气弱血虚；若气虚无力推动血行，又可形成气虚血瘀，二者均可引发月经后期、月经过少、痛经、闭经、经行身痛等病症。若气弱阳虚，水湿不运，则或湿渗大肠而致经行泄泻，或水泛肌肤而成经行水肿，或湿聚成痰使清阳不升而出现经行眩晕。凡此治疗，皆当顺应脾之特性，选择益气、温阳、升清、化湿之品为主，而视寒热虚实具体情况辅以相应药物。其益气者，可选人参（党参）、黄芪、白术、山药等；温阳者，可选炮姜、艾叶、吴茱萸等；升清者，可选升麻、柴胡、葛根等；化湿醒脾者，可选苍术、厚朴、陈皮、佩兰等。

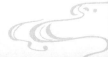

三、调肝和其气血

肝对胞宫的生理功能有重要的调节作用。一方面肝之经脉通过冲、任、督与胞宫紧密相连；另一方面，肝体阴而用阳，既能贮藏有形之血，又可疏泄无形之气，从而直接影响胞宫之行经。因此，清代叶天士云："女子以肝为先天。"（《临证指南医案》）毫无疑义，欲求气血调和，经行如常，调肝为临证需要考虑的重要一环。

肝的生理特性，决定肝具有易虚、易郁、易亢、易化火的病理特点。如肝气郁结，则血为气滞，冲任不畅，出现月经先后无定期、痛经、经行乳房胀痛、闭经等，治宜疏肝解郁，常配伍疏解理气之品如柴胡、香附、玫瑰花、月季花、郁金等，方如柴胡疏肝散、四逆散；其气滞血瘀重者，宜酌加行气活血之品如川芎、乌药、枳壳、当归、桃仁、红花、延胡索、五灵脂等。若肝郁化火，火热之邪或下扰冲任血海而致月经先期、月经过多、崩漏等，或上逆而发为行经吐衄、经行头痛、经行情志异常等，治当疏肝泻火，宜配伍泻肝凉血之药如桑叶、牡丹皮、栀子、黄芩等，方如清肝引经汤、清热固经汤。若肝血不足或肝肾阴亏，血海不盈而致月经后期、月经过少、闭经等，治宜养血滋阴柔肝，可配伍益肝补肾之品如白芍、当归、熟地黄、女贞子、旱莲草、桑椹子、枸杞子等，方如当归地黄饮、六味地黄丸、二至丸；其血虚生风化燥而出现经行风疹者，治宜养血疏风止痒，常选当归、生地黄、荆芥、防风、白蒺藜等，方如当归饮子、四物消风散。若肝血素虚，肝阳偏亢而出现经前头痛、经行眩晕等，治宜滋阴潜阳，常于滋阴养血药中配伍平肝潜阳以及祛风止痛之品，如天麻、钩藤、石决明、牛膝、蔓荆子、白芷等，方如天麻钩藤饮。

总而言之，月经病病变多种多样，病证虚实寒热错杂。临证治疗时，首先应注重治本调经，采用补肾、健脾、疏肝、调理气血、调理冲任等法以调治；其次宜分清先病和后病，即因月经不调而后生他病者，当先调经，若因他病而致经不调者，当先治他病；再则应本着"急则治其标，缓则治其本"的原则立法组方，如痛经剧烈，应以止痛为主，若经血暴下，当以止血为先。症状缓解后，则审证求因。此外，不同年龄阶段的妇女有不同的生理、病理特点，其脏腑虚实各异，治疗侧重点也随之而不同。古代医家强调青春期少女重治肾，生育期重治肝，更年期或老年期重治脾。月经病虽然复杂，但可分为虚实两大类论治，虚证以补肾健脾养血为主，实证以疏肝理气活血为重。

第二节　月经先期辨证用方

月经周期提前 7 天以上，甚至 10 余天一行，连续 3 个周期以上者，称为"月经先期"，亦称"经期超前""经行先期""经早""经水不及期"等。西医学月经频发可参照本病辨证治疗。

月经先期多因气虚、血热致冲任不固，或血瘀致血不归经所致，故治以益气、凉血、活血，常由益气健脾补肾，或滋阴清热泻火，以及活血化瘀止血之品组成方剂，尤应注重突出安冲之法。代表方如归脾汤、固阴煎、两地汤等。

一、气虚证

（一）脾气虚

◆ 补中益气汤 ◆

补中益气芪术陈，升柴参草当归身；
升阳举陷功独擅，气虚发热亦堪珍。

【组成用法】黄芪 18g，人参 6g，升麻 6g，柴胡 6g，橘皮 6g，当归身（酒洗）10g，白术 10g，炙甘草 6g。水煎服，其中人参宜另炖；亦可作丸剂，10~15g/ 次，2~3 次 / 天，温开水或姜汤下。

【功效主治】补气升阳，固冲摄血。月经先期证属气虚失摄者。症见经期提前，量多色淡、质稀无臭，小腹空坠，伴气短懒言，神疲肢倦，纳少便溏，舌淡苔薄白，脉缓弱。

【运用技巧】

1. 辨证导航　本方通过补气升阳，固冲摄血而达到治疗目的。临床以月经先期而至，色淡质稀，少气懒言，食少体倦，面色萎白，舌淡苔白，脉虚软无力为使用依据。

2. 加减秘钥　月经先期伴经量过多者，去当归，重用黄芪、党参以益气摄血；经行期间去当归，酌加艾叶、阿胶、乌贼骨以止血固摄；便溏者，加山药、砂仁、薏苡仁以健脾止泻。

3.适用病症　中医月经先期、月经量多、崩漏、经行发热、产后小便不通、阴挺等；西医功能失调性子宫出血、盆腔炎症所致子宫出血、习惯性流产、妊娠及产后尿潴留、子宫脱垂等，辨证属气虚下陷者。

4.临床禁忌　月经先期属血热者禁用。

【编者按语】本方源自《内外伤辨惑论·卷中》，异名医王汤（《伤寒论今释·卷七》引《方函口诀》）。本方治证系由脾虚气陷，统摄失职，冲脉失固而致。脾胃为后天之本，乃气血生化之源，而冲脉又隶于阳明。妇女脾胃健运，气血充盛，则血海满盈，经候如期。若脾虚气陷，气不摄血，冲任不固，则见经期提前而量多；气虚火衰，血失温煦，则色淡，质清稀；脾虚气陷，故神疲肢倦，气短懒言，小腹空坠；运化失职，则纳少便溏；舌淡红，苔薄白，脉细弱均为脾虚之征。治宜补气升阳，固冲摄血。

方中君以黄芪，臣以人参、白术、炙甘草，君臣相伍，共建补中益气之功；气为血帅，血为气母，气虚日久则血亦亏虚，加之月经量多，使营血愈亏，胞失温养，故以当归补血和血，温养调经；陈皮理气醒脾，既助气机升降，又使诸药补而不滞，其与当归相伍，气血并调，皆为佐药；升麻、柴胡用量较小，意取轻清升提，与黄芪、人参等相配，一补一升，标本兼顾，使补气升阳之功倍增，在方中为佐使。综观全方，以补气升阳为务，辅以行气养血。意在使气旺阳升，统摄有权，冲任和调，月水应时而下。

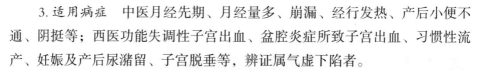

◆ 归脾汤 ◆

归脾汤中参术芪，归草茯神远志宜；

酸枣木香龙眼肉，煎加姜枣益心脾。

【组成用法】人参10g，白术15g，白茯苓10g，酸枣仁（炒）15g，龙眼肉20g，黄芪（炙）20g，当归（酒洗）10g，远志6g，木香10g，炙甘草6g，生姜3片，大枣5枚。水煎服。

【功效主治】健脾养心，固冲调经。月经先期证属心脾两虚者。症见月经提前，量多色淡，或淋漓不止，心悸怔忡，失眠健忘，多梦易惊，四肢倦怠，饮食减少，面色萎黄，舌淡苔薄，脉细弱。

【运用技巧】

1.辨证导航　本方主治思虑过度，劳伤心脾，气血两虚引起的月经先期。临床以月经先期而至，或淋漓不止，量多色淡，心悸失眠，倦怠食少，面色萎黄，舌淡，脉细弱为使用依据。

2. 加减秘钥　经量过多者，去茯苓，加煅龙骨、煅牡蛎、赤石脂以固涩止血；小腹冷痛、形寒肢冷者，加炮姜、艾叶、补骨脂以温经止血。

3. 适用病症　中医月经先期、月经量多、崩漏、经间期出血、产后抑郁、妊娠贫血等；西医功能失调性子宫出血、妊娠合并贫血、产褥期抑郁症等，辨证属心脾气血两虚者。

4. 临床禁忌　阴虚火旺、湿热蕴蒸所致者忌。

【编者按语】本方源自《正体类要·卷下》，异名有归脾散、加味归脾汤、归脾饮、归脾养营汤。本方针对心脾两虚所致诸症而设。原出于宋代严用和的《济生方》，后经明代薛己于《正体类要》中纳入当归、远志而沿用至今。心脾两脏，有相互滋生的关系，脾为后天之本，气血生化之源，主思而统血；心藏神，主血脉。劳思久虑，心脾两伤。脾虚失于统摄，则血溢脉外，而致月经先期而至，或淋漓不止，量多色淡；心血不足，心神失养，则惊悸怔忡，健忘失眠，多梦易惊；心脾气血两虚，则四肢倦怠，饮食减少，面色萎黄，舌淡脉细弱。治宜心脾气血并补。由于脾主统摄血液，且心血是由脾气转输精微所化，故治以健脾补气为主，益气可以统血、生血，补脾可以养心安神。

方中人参、黄芪、白术、茯苓、炙甘草均系味甘之品，功擅补气健脾，使脾胃强健，则气血自生，气能统血固经；当归、龙眼肉补血养心，其中当归与黄芪相伍，又寓当归补血汤之意；酸枣仁、远志功专养心安神；木香理气醒脾，使诸补益之品补而不滞，滋而不腻；生姜、大枣调和脾胃，以资化源。诸药合用，而有健脾养心，固冲调经的功效。综观本方，心脾同治，重在补脾；气血并补，重在益气。脾气旺而血有所摄、血有所生，血脉充则神有所舍，血有所归，月经自调。

本方与补中益气汤同用人参、黄芪、白术、甘草健脾益气，均可治脾气虚弱证。但本方以补气健脾药配伍养心安神药，意在气血并补，心脾同治，使心脾得补，而生血、统血有权，主治心脾气血两虚证，临床除月经超前而致，或淋漓不止外，尚伴有气血两虚，心神不安之表现。而补中益气汤以补气健脾药配伍升阳举陷药，意在补气升阳，标本同治，使脾气旺清阳复位，而脾之统摄复常，故治脾胃气虚，清阳下陷证，临床除月经超前，或淋漓不止外，尚伴有中气下陷，甚或脏器下垂之证候。

类方

圣愈汤（《医宗金鉴》）　组成：熟地黄20g，白芍15g，川芎6g，人参

第二章　◆　月经病组方规律与辨证用方

6g，当归 15g，黄芪 20g。用法：水煎服。功效：益气补血摄血。主治：月经先期而至，量多，色淡，四肢乏力，体倦神衰。

◆ 平补心脾汤 ◆

平补心脾当归杞，杜仲白术与熟地；

蜜炒五味酒白芍，续断炙草加丹皮。

【组成用法】当归 9~15g（若血热者用 4.5g），熟地黄 15~21g，白术 6~9g，杜仲（盐炒）6g，枸杞子 6g，白芍（酒炒）6g，甘草（炙）3g，五味子（蜜炒）2.4g，续断（酒浸）6~9g，牡丹皮 6g。水煎服。

【功效主治】补益心脾，益肾固冲。月经先期证属心脾气虚，肾气不固者。症见月经先期，量少、色淡黯、质稀薄，伴心悸怔忡，腰骶酸痛，或溲多便溏，舌淡而嫩，脉沉细。

【运用技巧】

1. 辨证导航　本方通过补益心脾，益肾固冲而达到治疗目的。临床以月经先期，量少色淡黯，腰骶酸痛，舌淡而嫩，脉沉细为使用依据。

2. 加减秘钥　经血有块，加益母草、茜草。

3. 适用病症　中医月经先期、月经量多、崩漏、不孕症等；西医功能失调性子宫出血等，辨证属心脾气虚，肾气不固者。

4. 临床禁忌　阴虚火旺、湿热蕴蒸所致者忌用。

【编者按语】本方源自《罗氏会约医镜·卷十四》，治证系由心脾两虚，气血不足，肾气不固而致。心主血，脾统血，脾又为气血生化之源。如思虑过度，劳伤心脾，则气血不足，统摄无权，经血失于固摄而致月经先期，量少；病延日久，脾损及肾，而肾藏精，精化血，"经水出诸肾"，肾气不足则经色黯淡，质稀薄；腰为肾之外府，膀胱与肾互为表里，肾虚则腰骶酸痛，溲多；心主神志，气血亏虚，心神失养，则心悸怔忡。便溏，舌淡而嫩，脉沉细为脾肾气虚之征。治宜平补心脾，益肾固冲，诚如《妇人规》所说："调经之要，贵在补脾胃以资血之源，养肾气以安血之室。"

方中当归、白术益气养血，健脾养心，为君药。熟地黄、五味子滋阴补肾；杜仲、续断补肝肾，壮筋骨，固冲任，为臣药。白芍、枸杞子养血敛阴，补肝益肾；牡丹皮凉血清肝，使温热之品无动血之忧，为佐药。炙甘草健脾益气，且调诸药，为佐使。本方虽方名"平补心脾"，实际上是心脾肝肾同健，气血并补。

◆ 加味四君子汤 ◆

加味四君加归芍，月经先期气血弱；

参苓术草益脾气，归芍调经功效卓。

【组成用法】党参 15g，白术 9g，茯苓 9g，甘草 6g，秦当归 6g，酒白芍 6g。水煎服。

【功效主治】补气健脾，养血调经。月经先期证属气血两虚者。症见月经超前，色初淡后红，量不太多、质稀，时或凝块，头晕，神疲气短，舌淡苔白润，脉虚缓。

【运用技巧】

1. 辨证导航　本方系由著名补气健脾方剂四君子汤加味而来。以月经先期，量少色淡质稀，神疲气短，舌淡苔白润，脉虚缓为辨证要点。

2. 加减秘钥　经量过多者，加黄芪益气摄血，乌贼骨收涩止血。

3. 适用病症　中医月经先期、经期延长、崩漏等；西医功能失调性子宫出血等，辨证属气血两虚者。

4. 临床禁忌　阴虚火旺、湿热蕴蒸所致月经先期、量多者忌用。

【编者按语】本方源自《中医妇科治疗学》。其所治系由素体虚弱，或劳倦过度，饮食失调，思虑伤脾，以致脾气亏虚，化源不足而致。冲为血海，隶于阳明。脾气虚弱，冲脉不固，故月经先期；脾为后天之本，气血生化之源，脾气虚则化源不足，故经量不多，质稀；气血亏虚，失其濡养，故头晕，神疲气短，舌淡苔白润，脉虚缓。治宜补气健脾，养血调经。

方中君以党参，补气健脾，脾旺气足，则能统血、生血。白术苦温，健脾燥湿；当归补血调经，二药为臣。君臣相伍，气血并补。茯苓甘淡，渗湿健脾，助党参、白术益脾气；白芍酸甘，补血敛阴，助当归养阴血；甘草甘温，益气健脾，三药共为佐药。甘草和中调药，兼为使。全方药少力专，共奏补气健脾，养血调经之效。

（二）肾气虚

◆ 固阴煎 ◆

固阴煎擅固冲任，君以熟菟补肝肾；

远志山药山茱萸，参味炙草解恚恨。

【组成用法】人参 10g，熟地黄 15g，山药 10g，山茱萸 10g，远志 6g，炙甘草 6g，五味子 6g，菟丝子 12g。水煎服。

【功效主治】补肾益气，固冲调经。月经先期证属肾气虚弱者。症见经期提前，量少、色淡黯、质清稀，腰酸腿软，头晕耳鸣，小便频数，面色晦暗或有黯斑，舌淡黯苔少，脉沉细。

【运用技巧】

1. 辨证导航　本方为治肾气不足，冲任不调之月经先期的常用方。临床以月经先期，量少，腰酸腿软，头晕耳鸣，舌淡黯，脉细为使用依据。

2. 加减秘钥　偏于肾阴亏者，去人参，加女贞子、旱莲草、枸杞子、龟板滋阴退热；偏于肾阳虚者，加附子、肉桂、巴戟天温阳散寒；经量多者，加炮姜、乌贼骨补肾温经，固冲止血；腰痛甚者，加续断、杜仲补肾而止腰痛；夜尿频数者，加益智仁、金樱子固肾缩小便。

3. 适用病症　中医月经先期、经期延长、月经量多、崩漏、不孕等；西医功能失调性子宫出血、盆腔炎症所致子宫出血、经前期综合征、原发性或继发性不孕症等，辨证属肾气虚弱者。

4. 临床禁忌　血热以及湿热者忌用。

【编者按语】本方源自《景岳全书·卷五十一》。其所治之证系由肾气亏虚，冲任不固所致。"冲任之本在肾"，若先天肾中精气不足，或后天房劳多产伤肾，则封藏失司，冲任不固，故月经提前；肾虚精血不足，故量少，经色淡黯，质稀；腰为肾之府，肾主骨，肾虚故腰酸腿软；肾虚精血不足，髓海失养，故头晕耳鸣；肾虚则气化失常，故小便频数；肾水之色上泛，故面色晦暗或有黯斑。舌淡黯，脉沉细亦为肾虚之征。治宜补益肾气，固冲调经。

方中熟地黄色黑味厚，为"补肾家要药""益阴血之上品"；菟丝子液浓似脂，既能补肾阳，又能滋肾阴，于肝肾亏虚者，实为滋润之良药。二药配伍，温而不燥，滋而不腻，为君。山茱萸酸温，养肝血，且能涩精，配熟地黄肝肾同治，精血互生；伍菟丝子则阴阳并补，固精生精。肾为先天之本，内藏精血之充盈旺盛，必须依赖后天脾胃之水谷精微不断补充，故配伍人参、山药补后天养先天以固命门，其中人参甘温，大补元气；山药甘平，平补气阴且性兼涩，能益肾固精。正如《本草正义》所言："山药能健脾补虚，滋精固肾，治诸虚百损，疗五劳七伤。第其气轻性缓，非堪专任，故补脾肺必主参、术；补肾水必君茱、地"。上三药共为臣。五味子温肾敛精；远志交通心肾，使心气下通，以加强肾气固摄之力；炙甘草健脾益气，共为佐药。甘草调和诸药兼为使。全方肾肝脾并补，阴阳并调，使肾气旺，精血充而经自调。

◆ 归肾丸 ◆

归肾杜仲苓萸肉，山药归地与枸菟；
壮腰健肾有奇功，精血充足妇无忧。

【组成用法】熟地黄250g，山药120g，山茱萸肉120g，茯苓120g，当归90g，枸杞子120g，杜仲（盐水炒）120g，菟丝子120g。先将熟地黄熬成膏，余药共为细末，炼蜜同熟地黄膏为丸，10g/次，3次/天；亦可作汤剂水煎服，用量按比例酌减。

【功效主治】补肾益精，养血调经。月经先期证属肾虚精衰血少者。症见月经先期，量少色淡、质稀薄，头晕耳鸣，腰酸脚软，足跟疼痛，形容憔悴，舌淡，脉沉细而弱。

【运用技巧】

1. 辨证导航　本方主治肾虚精衰血少之月经先期。临床以月经先期而至，量少色淡，头晕耳鸣，腰膝酸软，舌淡，脉沉细为使用依据。

2. 加减秘钥　偏肾阴虚者，加阿胶、龟板胶、女贞子、旱莲草等，以加强滋阴养血之力；偏肾阳虚者，加补骨脂、巴戟天、淫羊藿、仙茅等，以温壮肾阳。

3. 适用病症　中医月经先期、经期延长、月经量多或量少、不孕等；西医功能失调性子宫出血、盆腔炎症所致子宫出血、原发性或继发性不孕症等，辨证属肾虚精衰血少者。

4. 临床禁忌　血瘀、血热之月经先期不宜使用。

【编者按语】本方源自《景岳全书·卷五十一》，证系由肾虚精衰血少而致。肾精不足，肾气亏虚，封藏失职，冲任失养而不固，故月经不及期而至，且量少色淡，质稀薄；肾主脑生髓，开窍于耳，精血不足，髓海失养，故头晕耳鸣，形容憔悴；肾主骨，腰又为肾之府，精衰血少，则腰酸脚软，足跟疼痛。舌淡、脉沉细弱均表示肾之精衰血少。治宜补肾益精，养血调经。

方中重用熟地黄养阴补肾，填精生髓，为君。臣以枸杞子、山茱萸，前者补肝肾，益精血，后者补肝肾的同时，又能固冲任，二药一专于补，一长于涩，共助君药补肾益精。菟丝子、杜仲，益精气，温肾阳，壮筋骨；山药、茯苓补气健脾，养后天以资先天，其中山药尚可益肾固精；当归补血调经，以上共为佐药。诸药合用，既能补肾阴而填精，又可补肾气而助阳，阴阳并调，精血并补，使冲任得养，阴阳调和，月经自调。

本方由六味地黄丸加减化裁而来。六味地黄丸三补配三泻，以补肾阴为主；本方阴阳并补，重在益精养血调经。

◆ 安冲调经汤 ◆

奉五安冲调经汤，山药术草健脾脏；

椿根白皮乌贼骨，石莲牡断熟地黄。

【组成用法】山药 15g，白术 9g，炙甘草 6g，石莲 9g，川续断 9g，熟地黄 12g，椿根白皮 9g，生牡蛎 30g，乌贼骨 12g。水煎服。

【功效主治】平补脾肾，固冲调经。月经先期证属脾肾不足者。症见月经先期，量多质稀，面色萎黄，疲乏倦怠，四肢无力，纳少腰酸，舌质淡，脉细弱。

【运用技巧】

1. 辨证导航　本方主治脾肾两虚之月经先期。以月经先期而至，量多质稀，神疲纳少，腰酸无力，舌淡脉细弱为辨证要点。

2. 加减秘钥　脾虚甚者加人参、黄芪；肾虚甚者加山茱萸、杜仲；月经淋漓不净加龟甲、川柏、知母；夹瘀块者，加三七粉、茜草根炭。

3. 适用病症　中医月经先期、月经量多、经间期出血等；西医功能失调性子宫出血、自然流产、原发性或继发性不孕症等，辨证属脾肾两虚者。

4. 临床禁忌　脾胃虚寒者慎用。

【编者按语】本方源自《刘奉五妇科经验》，其治证系由脾肾两亏所致。脾主统摄，肾主封藏。若脾失统摄，肾失封藏，则冲任不固，故月经先期而至。脾肾两虚，失其滋养，故面黄倦怠，纳少腰酸，舌淡脉弱。对此脾肾两亏之证，用药既不能过于温补，又不能过于凉润，治当平补脾肾，固冲调经。

方中君以山药、熟地黄，前者味甘入脾，液浓益肾，性涩收敛；后者色黑入肾，质润不燥，为"补肾家要药"，两药相伍，脾肾同补。白术健脾燥湿，助山药；续断补肾强腰，助熟地黄，且为治崩漏带下之要药，此二药为臣。石莲、椿根白皮、生牡蛎、乌贼骨收敛固涩，为佐。其中石莲系莲子坠入泥土多年后而出土，性苦偏寒，健脾补肾而不温燥；椿根白皮凉血止血之中又有固涩之效；生牡蛎收涩止血而能平肝。炙甘草健脾和药为使。全方用药，脾肾同健，标本兼顾，则冲脉自安。故名以安冲调经汤。

二、血热证

（一）阳盛血热

◆ 清经散 ◆

清经丹皮地骨皮，青蒿白芍大熟地；

黄柏茯苓均可加，清热凉血降火气。

【组成用法】牡丹皮 9g，地骨皮 15g，青蒿 6g，黄柏（盐水浸炒）3g，大熟地黄 9g，白芍（酒炒）9g，茯苓 6g。水煎服。

【功效主治】清热降火，凉血调经。月经先期证属血热者。症见经期提前，量多、色深红或紫红、质黏稠，心胸烦闷，渴喜冷饮，小便短赤，大便燥结，舌红苔黄，脉数或滑数。

【运用技巧】

1. 辨证导航　本方适用于血热型月经先期而又见阴血亏虚者。临床以经期提前，量多、色紫红质稠，舌红苔黄，脉数为使用依据。

2. 加减秘钥　血热甚者，熟地黄改生地黄，再加赤芍以清热凉血；月经过多者，去茯苓，酌加地榆、茜草根以凉血止血；渴甚而舌干者，加玄参、知母清热生津止渴；经行腹痛，经血夹瘀块者，酌加炒蒲黄、三七以化瘀止血。

3. 适用病症　中医月经先期、经期延长、月经量多、崩漏、产后恶露不绝、产后盗汗、经行发热等；西医功能失调性子宫出血、急慢性盆腔炎、阴道炎等，辨证属血热者。

4. 临床禁忌　脾虚血寒者忌用。

【编者按语】本方源自《傅青主女科》，所治之证系由血热亢盛而致。热盛扰乱冲任、胞宫，使冲任不固，胞宫不藏，经血妄行，故月经提前而来，量多；血为热灼，故经色深红或紫红、质稠；热扰心肝二经，故心胸烦闷；热邪伤津，故渴喜冷饮，大便燥结；热灼膀胱，故小便短赤。舌红，苔黄，脉数均为热盛之征。治宜清热凉血，热清血自安。

方中牡丹皮凉血清热，《本草纲目》谓其"凉血，治血中伏火"；地骨皮清泄胞热，元·王好古《汤液本草》云其："泻肾火，……去胞中火。"二药配伍，相辅相成，使清热凉血之功倍增，为君。黄柏苦寒，善清下焦之火，盐水浸炒更助其走下；青蒿辛苦微寒，气味芬芳，伍牡丹皮内清外透血分邪热，此二药为佐。傅青主言："妇人有先期经来者，其经甚多，人以为血热之极也，谁知是肾中水火太旺也。然而火不可任其有余，而水断不可使之不足。"故配伍熟地黄滋阴血，补肾水，白芍养肝血，敛肝阴，二者滋水以制火；茯苓一味，既能利水助泄热，又可宁心而安神，上三药为佐。综观全方，少少清火而水不伤，略略滋肾而火不亢，正如青主所言："此方虽是清火之品，然仍是滋水之味，火泄而水不与俱泄，损而益也。"

类方

清热安荣汤（《罗氏会约医镜·卷十四》）　组成：当归（血热宜少用为引）2~3g，川芎2.4g，麦冬3.6g，赤芍3.6g，生地黄6g，青蒿2.4g，牡丹皮2.1g，甘草1.8g，地骨皮3g。用法：水煎服。功效：清热凉血。主治：血热，经水先期而行，脉证俱实。

◆ 先期饮 ◆

先期饮芍麦栀芩，大黄升麻泽泻苓；

清热凉血治标急，经净五日服方灵。

【组成用法】黄芩、生山栀子（酒炒）各10g，大黄、升麻各1g，麦冬、白芍各12g，茯苓15g，泽泻9g。水煎服。于月经干净后第5天开始服药，连进7~15剂，经期停药。

【功效主治】清热凉血，养阴止血。月经先期证属血热妄行者。症见月经先期，量多、经色鲜红，烦热口渴，大便艰难，小便短黄，舌红，脉弦数。

【运用技巧】

1. 辨证导航　本方主治月经先期属血热妄行者。临床以经期提前，经色鲜红，经量较多，舌红，脉弦数为使用依据。

2. 加减秘钥　可酌加海螵蛸、茜草炭、陈棕炭、仙鹤草等以加强止血作用。

3. 适用病症　中医月经先期、经期延长、月经量多、胎漏、产后恶露不绝等；西医功能失调性子宫出血以及盆腔炎症所致子宫出血、先兆流产、产后子宫复旧不全等，辨证属血热妄行者。

4. 临床禁忌　脾虚胃弱者慎用。

【编者按语】本方源自《浙江中医杂志》1988，（7）：304。本证是由血分有热，冲任不固而致。血热妄行，则月经先期，量多色鲜；热伤津液，则口渴；里热炽盛，则心烦，便艰，尿黄，舌红，脉弦数。治宜清热凉血止血。

方中黄芩苦寒，清热凉血止血，善治疗火毒炽盛，迫血妄行的出血证，为君。山栀子通泄三焦之火，凉血止血，且能利尿；大黄稍稍与之，既可泄热降火，导热自大便而出，又不致因其泻下而加重出血。二药助君清热泻火，为臣。茯苓、泽泻利水以泄热；麦冬、白芍滋阴养血，既防热邪灼耗阴血，又防清利损伤阴血；少量升麻升阳止血治其标。以上为佐。全方重在清热泻火，热去血自安，血安冲自固，冲固经自调。

◆ 清经四物汤 ◆

清经四物用"四物"，再加胶艾与香附；

知母黄柏芩连草，先期量多标本顾。

【组成用法】当归10g，白芍（炒）12g，黄柏（炒）9g，知母（炒）9g，黄芩（炒）9g，黄连（炒）6g，川芎6g，阿胶（炒）10g，艾叶、香附各10g，炙甘草6g，生地黄15g。水煎服。于经净后5天开始服药。若经血量多，经期亦可服。连服7~15剂。

【功效主治】清气凉血，养血调经。月经先期证属气血两燔者。症见月经先期而来，经量偏多，经色鲜红或紫红，质黏稠有灼热感，头晕目眩，心悸少寐，面红唇赤，口渴心烦，小便短赤，大便秘结，舌质红苔黄，脉滑数。

【运用技巧】

1. 辨证导航　本方为治月经先期属阳盛血热型的常用方剂。临床以月经先期，量多，经色鲜红或紫红，面红唇赤，口渴心烦，舌红苔黄，脉数为使用依据。

2. 加减秘钥　如阴血偏虚，重用地黄、阿胶、白芍；火热偏盛，重用黄芩、黄连、知母、黄柏；肝郁气滞较甚者，重用香附、川芎、当归，并可加郁金、川楝子；如经量多而夹瘀块者，加三七、熟大黄炭。

3. 适用病症　中医月经先期、经期延长、月经过多、胎漏、崩漏、经间期出血等；西医功能失调性子宫出血、盆腔炎症所致子宫出血、先兆流产等，辨证属气血两燔者。

4. 临床禁忌　脾胃虚寒者慎用。

【编者按语】本方源自《古今医鉴》，异名有调经散（《松崖医径·卷下》）、安经汤（《医学正传·卷七》）、先期汤（《准绳·女科》）。本证多由阳亢热盛，气血两燔而致。患者素体阳盛，或过食辛热刺激性食物，或误服辛温暖宫之品，或外感热邪，以致气血俱热，热伏冲任，扰动血海，迫血妄行，故月经先期而来，经量偏多，经色鲜红或紫红，质黏稠有灼热感；火热

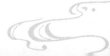

炎上，则面红唇赤，口渴心烦；火热下迫，则小便短赤，大便秘结；火热灼耗阴血，失其濡养，故头晕目眩，心悸失眠。治宜气血两清，养血调经。

本方是由《金匮要略》胶艾四物汤加味变化而成。方中生地黄清热凉血以解血分热邪；黄芩、黄连、黄柏、知母泻火除烦以祛气分热毒，两组药物相配，气血两清，热清则血宁。其中生地黄伍知母又能滋阴生津，可使"三黄"清热而无苦燥伤阴之弊。当归、白芍养血柔肝调经；香附、川芎理气疏肝调经。二者配伍，气血并调。阿胶、艾叶养血止血；炙甘草和中调药，防寒凉败胃。综观全方，清气凉血以止血，养血疏肝以调经，对火热亢盛，气血两燔，而又兼有阴血亏虚之月经先期最为适宜。

类方

1. 芩连四物汤（《古今医统大全·卷八十八》） 组成：当归、生地黄、川芎、白芍、黄芩、黄连各10g。用法：水煎服。功效：养血凉血。主治：月经先期证属血热，症见量多色黑者。

2. 知柏四物汤（《叶氏女科证治·卷一》） 组成：熟地黄12g，当归12g，川芎6g，赤芍10g，知母（酒炒）10g，黄柏（酒炒）10g，木通6g，甘草6g。用法：水煎服。功效：清热泻火、凉血调经。主治：月经先期属冲任伏火者。

3. 凉血清海汤（《名医名方录》） 组成：桑叶10~30g，地骨皮12g，牡丹皮10g，生荷叶10g，槐米12g，元参12g，紫草根10g，生白芍10g，生地黄10g，旱莲草15g，炒玉竹20g，竹茹10g。用法：水煎服。功效：凉血清热，滋阴固冲。主治：月经先期、月经过多、经期延长等属血分实热之证

4. 二连四物汤（《医方集解》） 组成：生地黄10g，当归10g，白芍12g，川芎6g，黄连6g，胡黄连10g。用法：水煎服。功效：凉血调经。主治：月经先期属于血热伴骨蒸潮热者。

（二）阴虚血热

◆ 两地汤 ◆

两地生地地骨皮，玄参麦冬芍胶宜；

滋阴清热兼养血，不叫月经再先期。

【组成用法】大生地黄30g，玄参30g，麦冬15g，阿胶10g，地骨皮10g，白芍药15g。水煎服。

【功效主治】养阴清热，凉血调经。月经先期证属阴虚血热者。症见经期提前，量少色红、质黏稠，颧赤潮热，手足心热，咽干口燥，舌红苔少，

脉细数。

【运用技巧】

1. 辨证导航　本方主治"火热而水不足"之月经先期。临床以经期提前，量少色红，颧红潮热，舌红苔少，脉细数为使用依据。

2. 加减秘钥　潮热盗汗者，加龟甲、白薇以滋阴退热；淋漓日久不净者，加蒲黄炭、海螵蛸、牡蛎、生地黄榆以收涩止血。

3. 适用病症　中医月经先期、经期延长、月经过多、胎漏、胎动不安、滑胎、经期发热、产后发热等；西医功能失调性子宫出血、盆腔炎症所致子宫出血、先兆流产等，辨证属阴虚血热者。

4. 临床禁忌　热盛血瘀之月经先期不宜使用。脾胃虚弱，大便溏泄者慎用。

【编者按语】 本方源自《傅青主女科·调经》，所治之证系由阴虚内热，热扰冲任所致。热扰冲任，冲任不固，故月经提前；阴虚血少，冲任不足，血海满溢不多，故经血量少；血为热灼，故经色红而质稠；虚热上浮，故两颧潮红；阴虚内热，故手足心热；阴虚津少，故咽干口燥。舌红苔少，脉细数，亦为阴虚血热之征。治宜养阴清热，凉血调经。

方中生地黄滋阴清热凉血，地骨皮养阴退热除蒸，"两地"配伍，既"清骨中之热，又滋肾中之水"，为君药。玄参、麦冬滋阴清热，伍生地黄使"水盛而火自平"，为臣。阿胶滋阴养血止血，白芍补血敛阴柔肝，亦助君臣滋阴养血之功，为佐。全方致力于滋阴壮水，水足则火自潜，阴复则阳自秘。正如《傅青主女科》在方前解释所言："治之法不必泻火，只专补水，水既足，而火自消矣，亦既济之道也。"

两地汤与清经散是《傅青主女科》治疗月经先期的著名方剂。清经散以清肾中之火为主，主治"先期而来（量）多者"；本方以补肾中之水为主，主治"先期而来（量）少者"。

类方

约阴丸（《景岳全书·卷五十一》）　组成：当归、白术（炒）、芍药（酒炒）、生地黄、茯苓、地榆、黄芩、白石脂（淬）、北五味、丹参、川续断各等分。用法：上为末，炼蜜为丸，6~9g/次，2次/天。功效：滋阴降火，固冲调经。主治：妇人血海有热，经血先期或过多者。

◆ 地骨皮饮 ◆

地骨皮饮四物丹，《医宗金鉴》用心良；

养阴清热调经血，可疗经早兼盗汗。

【组成用法】当归、生地黄各 10g，白芍 6g，川芎 3g，牡丹皮、地骨皮各 10g。水煎服。

【功效主治】养阴清热，凉血调经。月经先期证属阴虚血热者。月经先期而至，量少或多、色红质稠，颧红唇赤，烦热盗汗，舌红少苔，脉细数。

【运用技巧】

1. 辨证导航　本方主治月经先期证属阴虚血热者。临床以月经先期，色红质稠，烦热盗汗，舌红少苔，脉细数为辨证要点。

2. 加减秘钥　月经过多者，加炙龟板、女贞子、旱莲草等以补肾滋阴止血；经血夹有瘀块，小腹疼痛者，加丹参、赤芍、益母草以清解瘀热。

3. 适用病症　中医月经先期、经间期出血、经行发热、产后发热等；西医功能失调性子宫出血、盆腔炎症所致子宫出血等，辨证属阴虚血热者。

4. 临床禁忌　血虚有寒者忌用。

【编者按语】本方源自《医宗金鉴》，所治系因阴虚血热而致。阴液不足，水亏火旺，虚热内扰血海，火迫血行，则月经先期，色红质稠量多；阴血不足，血海亏虚，则月经量少；虚火上浮，则颧红唇赤；虚火迫津外泄，故盗汗。治宜养阴清热，凉血调经。

方中地骨皮甘寒清润，主在清降，善清阴中之虚热，血中之虚火，为退虚热，疗骨蒸，止盗汗之佳品，为君。牡丹皮辛苦寒，凉而能散，凉血中伏热，散血中瘀滞；生地黄清热凉血，兼能滋阴，二者助地骨皮凉血清热，为臣。君臣合用，凉而不遏，清而不伤。当归、白芍、川芎养血补肝调经，为佐。诸药合用，使热清血凉，血足阴旺，冲任固摄复常，故月经应时而下。

本方即由四物汤（生地黄易熟地黄）加地骨皮、牡丹皮而成，使一首补血和血调经之方成为一首养阴凉血调经之剂。

◆ 生地黄散 ◆

生地黄散二地好，杞子天冬地骨草；

黄芪黄芩白芍药，养阴止血疗经早。

【组成用法】生地黄、熟地黄、枸杞子、地骨皮、天门冬、黄芪、白芍、黄芩各 10g，甘草 3g。水煎服。

【功效主治】清热养阴，益气调经。月经先期证属阴虚血热兼气虚者。症见月经超前而来，血色鲜红而多，面色潮红，或午后有轻微潮热，头晕耳鸣，气短乏力，舌质红、苔薄黄或无苔，脉细数无力。

【运用技巧】

1. 辨证导航　本方所治系因气阴两虚，虚热内扰而致。临床以月经超前而来，色鲜量多，气短乏力，舌红，脉细数无力为辨证要点。

2. 加减秘钥　月经量多，且经期延长者，加椿根白皮、牡蛎、乌贼骨以收涩止血；动则气促汗出者，加重黄芪用量，并加白术、麻黄根等以益气固表止汗。

3. 适用病症　中医月经先期、胎漏、经间期出血、经行发热等；西医功能失调性子宫出血、急慢性盆腔炎症、先兆流产等，辨证属阴虚血热兼气虚者。

4. 临床禁忌　阳气亏虚者不宜使用。

【编者按语】本方源自《素问病机气宜保命集》，所治之证系由气阴两虚，虚热扰乱冲任所致。阴虚血热，热迫血行，加之气不摄血，故见月经超前而来，血色鲜红，量多；阴虚火旺，虚热上浮，则面舌色红，午后潮热，头晕耳鸣，脉细数；气虚不养，则气短乏力，脉无力。治宜清热养阴，益气调经。

本方由三组药物配伍而成。方中生地黄、熟地黄、枸杞子、天门冬、白芍为第一组，功在滋阴养血，补益肝肾；地骨皮、黄芩为第二组，意在清热泻火退虚热，二组药物配伍，滋阴以制火，泻火以保阴，对阴虚血热之证最为适宜。第三组为黄芪、甘草，健脾益气，以摄血生血。三组药物配伍，气阴并补，但以滋阴清热为主。

◆ 加味纯阴汤 ◆

加味纯阴疗先期，玄参麦冬牡丹皮；

熟地山萸五味子，滋阴清热功效奇。

【组成用法】熟地黄、玄参、麦冬各 15g，山茱萸 6g，北五味子 3g，牡丹皮 15g。水煎服。

【功效主治】滋阴补肾，清热固冲。月经先期证属肾阴虚者。症见月经超前而来，量少色红无血块，头晕目眩，腰膝酸软，心烦失眠，舌质少津，

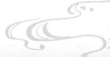

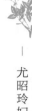

脉细或细数。

【运用技巧】

1. 辨证导航　本方主治月经先期属肾阴亏虚者。临床以月经先期，量少，心烦失眠，腰膝酸软，脉细为使用依据。

2. 加减秘钥　虚火旺盛者，可加黄连、黄芩、黄柏以清热泻火；潮热盗汗者，加龟甲、白薇、牡蛎滋阴敛汗。

3. 适用病症　中医月经先期、月经先后无定期等；西医功能失调性子宫出血等，辨证属肾阴虚者。

4. 临床禁忌　脾胃虚弱，大便溏泄者忌用。

【编者按语】本方源自《辨证录·卷十一》。本证多由肾虚阴亏而致。肾主封藏，与冲任关系密切。若素体阴虚，或失血伤阴，或久病阴亏，或多产房劳耗伤精血，以致肾虚封藏失司，冲任不固，故见月经先期而至；肾精亏虚，不能上充下濡，故头晕目眩，腰膝酸软无力；肾阴亏虚，不能上济于心，加之阴虚火旺，故心烦不眠。治当补肾滋阴，清热固冲。

方中熟地黄、玄参为君，二者配伍，擅长滋阴补肾，填精益髓，其中玄参尚可凉血清热。麦冬甘寒，质润多液，善滋肺胃之阴以充肾；牡丹皮辛苦凉，凉血清热而不滞。此二者助君药滋阴清热，为臣。山茱萸、五味子味酸性涩，养肝益肾涩精，其中性温之山茱萸，得牡丹皮则无助热之忧。以上为佐。诸药配合，共奏滋阴补肾，清热固冲之功。

本方肝肾并补，补涩同行，滋清兼备，但以滋肾补阴为主，阴充则火自清，火清肾旺则冲任自固，而经血得摄，月经依时而至。

◆ 腹痛丸 ◆

医学正印腹痛丸，地麦胶艾茰淮山；

银柴鳖甲枇杷枳，杜仲蒿芍香味参。

【组成用法】杜仲、北五味子、青蒿子、山茱萸肉、枳壳各90g，阿胶（蛤粉炒）、生地黄（酒洗）各180g，鳖甲、麦冬各120g，白芍（半生，半酒炒）240g，银柴胡30g，艾叶60g，香附150g，枇杷叶（去毛，蜜炙）300g。上为末，醋煮山药粉糊为丸，如梧桐子大。9g/次，2次/天，空腹淡醋汤送下。亦可作汤剂水煎服，用量按比例酌定。

【功效主治】滋阴退热，理气止痛。月经先期证属阴虚内热兼气滞者。症见月经先期而致，量少质稠，腰腹疼痛，骨蒸潮热，或低热日久不退，咳嗽盗汗，舌红苔少，脉细数。

【运用技巧】

1. 辨证导航　本方主治阴虚内热而兼气滞之证。临床以月经先期而来，腰腹疼痛，骨蒸潮热，咳嗽盗汗，舌红苔少，脉细数为使用依据。

2. 加减秘钥　经期延长，或漏下不止者，可加荆芥炭、棕榈炭以收敛止血；肝郁气滞重者，尚可加郁金、柴胡以疏肝解郁。

3. 适用病症　中医月经先期、月经过多、痛经、经期发热、产后发热等；西医功能失调性子宫出血、急慢性盆腔炎症、继发性痛经等，辨证属阴虚内热兼气滞者。

4. 临床禁忌　阳亢血热属实证者忌用。

【编者按语】本方源自《妙一斋医学正印种子编·卷下》。肝藏血，肾藏精。肝虚不能藏血，则血海开泄无度；肾虚不能藏精，则冲任奇经失固；虚热内扰，则迫血妄行，故月经先期而至；肝肾阴血亏虚，加之热邪灼耗阴血，使血海亏虚，经血化源不足，故经量少质稠；阴血不足，肝失所养，疏泄失常，气机瘀滞，故腰腹疼痛；阴虚内热，虚热蕴蒸，故骨蒸潮热，或低热不退；虚火上灼肺金，则咳嗽；虚火迫津外泄，则盗汗。对此阴虚火旺又兼气滞之证，若纯用滋阴退热，则气机不畅；若单用理气止痛，则香燥之品又加重阴伤，故治宜养阴退热与理气止痛并行。

方中白芍味酸入肝，养肝血，敛肝阴，柔肝而止痛；生地黄甘寒，滋阴生津，凉血止血。二药滋阴血，清虚热，为君。鳖甲咸寒，直入阴分，滋阴退热；青蒿苦辛而寒，其气芳香，清中有透散之力，清热透络；银柴胡甘苦微寒，直入阴分而清热凉血除蒸，本品"退热而不苦泄，理阴而不升腾，固虚热之良药。"（《本草正义》）三药相配，滋阴清热使阴分伏热有外达之机，共为臣药。麦冬、阿胶、五味子、山茱萸滋阴养血，敛肺止咳；杜仲补肝肾，强筋骨，善治腰痛脚弱；枇杷叶味苦性降，长于下气清肃肺金，且"气下则火降"；艾叶伍阿胶功擅止血，其性虽温，但配伍大量寒凉之品，则无助热之虞；枳壳、香附疏肝止痛，理气调经，其与白芍等配伍，散收结合，与肝体阴用阳正为合拍。以上皆为佐。以山药粉糊为丸，既取其健脾固肾涩精之功，又借其益胃之效而防寒凉之品败胃，为使药。

本方滋阴退热与行气止痛于一方，使养阴而不滞，行气而不伤，阴复热去气畅而经自调。方名虽以"腹痛"为名，但用药重点不在止痛，体现治病求本之法则。

第二章　月经病组方规律与辨证用方

（三）肝郁血热

◆ 加味逍遥散 ◆

加味逍遥归芍苓，柴栀丹草白术拼；

养血疏肝除郁热，月经不调功效明。

【组成用法】当归 6g，白芍 10g，茯苓 10g，白术（炒）6g，柴胡 6g，牡丹皮 8g，山栀子（炒）8g，炙甘草 3g。水煎服。

【功效主治】疏肝清热，活血调经。月经先期证属肝郁血虚，化火生热者。症见月经先期，量多或有时偏少，经色深红或紫红、质黏稠，有小血块，或经血排泄欠畅，心烦易怒，口苦咽干，头痛目涩，或胸胁不舒，乳房及少腹胀痛，舌质偏红，苔薄黄，脉弦虚数。

【运用技巧】

1. 辨证导航　本方为疏肝健脾，解郁养血，兼清血热之剂。以月经先期，经色深红或紫红，胸胁不舒，乳房及少腹胀痛，舌质偏红，苔薄黄，脉弦数为辨证要点。

2. 加减秘钥　若月经过多者，经时去当归，酌加牡蛎、茜草、炒地榆以固冲止血；经行乳房胀痛甚者，酌加瓜蒌、王不留行、郁金以解郁行滞止痛；若肝郁甚者，加香附、郁金；肝火甚者，加黄芩、龙胆草；脾虚甚者，加人参；血虚甚者，加生地黄、熟地黄；赤白带下者，加椿根皮、砂仁；乳房胀痛、有结节者，加夏枯草、牡蛎、橘络、青皮。

3. 适用病症　中医月经先期、月经先后无定期、痛经、经行乳房胀痛、绝经前后诸证、经行头痛、产后恶露不绝等；西医功能失调性子宫出血、原发性或继发性痛经、经前期综合征、围绝经期综合征、产后子宫复旧不良、胎盘残留、产后期出血等，辨证属肝郁血虚，化火生热者。

4. 临床禁忌　血寒血瘀者忌。忌气恼、劳碌。

【编者按语】本方源自《内科摘要》，异名有丹栀逍遥散、八味逍遥散、加味逍遥饮。本方所治之证系由肝郁化热，热扰冲任所致。肝郁日久，化火生热，热扰冲任，迫血妄行，故月经提前，量多；郁热耗伤阴血，血海亏虚，故经量偏少；血为热灼，故经色紫红、质稠；气郁血瘀，故经血排泄欠畅，夹有血块；胸胁少腹为肝经循行之处，肝郁气滞，故经前乳房、胸胁、少腹胀痛；肝郁化火，则烦躁易怒，口苦咽干。舌红，苔黄，脉弦数均为肝郁化热之象。治宜疏肝清热，活血调经。

本方由《和剂局方》"逍遥散"去生姜、薄荷，加入牡丹皮、山栀子而成，故又名丹栀逍遥散。逍遥散具有疏肝健脾养血之功，主治肝郁脾虚血弱证。对此肝郁化火生热之证，逍遥散不足以平其郁火，故加牡丹皮、栀子。牡丹皮能入肝胆血分，以清泄肝经血分之火邪，并伍当归活血调经；山栀子助牡丹皮清肝泻火。诸药合用，共奏疏肝养血，清热调经之功。

本方与逍遥散相比，都有疏肝健脾，养血调经之功效，均可治肝郁脾虚血弱之证。所不同者，本方能清泄郁火，适于肝郁血虚，化火生热者。

类方

1. 加减清经散（《医学探骊集·卷六》） 组成：熟地黄 15g，白芍 9g，黄芩 9g，地骨皮 12g，益母草 9g，万年灰 9g，郁金 9g，柴胡 9g，青蒿 6g。用法：水煎服。功效：清热疏肝，凉血调经。主治：月经先期属肝郁化火者。

2. 奇效四物汤（《妇人大全良方》） 组成：当归 10g，白芍 10g，生地黄 12g，川芎 6g，黄芩 10g。用法：水煎服。经前 5 天开始服药，连服 7~10 剂，行经后期停服。功效：清热养阴，止血调经。主治：肝经虚热，血热沸腾而崩久不止。

◆ 四物加柴胡汤 ◆

四物柴胡汤人参，黄连甘草配条芩；

疏肝清热兼养血，可疗经早月再行。

【组成用法】归身 12g，川芎 6g，白芍 10g，生地黄 12g，柴胡 6g，人参 6g，条芩 8g，黄连 8g，生甘草 3g。水煎服。

【功效主治】疏肝养血，清热凉血。月经先期证属肝郁化热者。症见月经先期，或一月而经再行，量或多或少、色红或紫红，心烦易怒，口苦咽干，舌红苔薄黄，脉弦数。

【运用技巧】

1. 辨证导航 本方主治月经先期证属肝郁化热者。临床以月经先期而来，色红或紫红，烦躁易怒，舌红，脉弦数为使用依据。

2. 加减秘钥 月经先期量多者，加地榆、侧柏叶、蒲黄炭；经行不畅，夹有血块者，酌加泽兰、益母草以活血化瘀；若头晕耳鸣，重用白芍。

3. 适用病症 中医月经先期、月经过多、胎漏、崩漏、经间期出血等；西医功能失调性子宫出血、急慢性盆腔炎症、先兆流产等，辨证属肝郁化

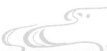

热者。

4.临床禁忌　肝郁血虚未化热者忌用。注意保持精神乐观。

【编者按语】本方源自《万氏女科·卷一》，所治之证系由性急多怒，伤肝以动冲任之脉所致，正如原书所云："如性急躁，多怒多妒者，责其气血俱热，且有郁也。"肝为将军之官，性喜条达而恶抑郁。若其人性躁多怒，则肝失条达，肝气郁结，气郁化火，火扰冲任，故月经提前而至，或一月再行。治宜疏肝养血，清热凉血。

方中柴胡疏肝解郁助肝之用；白芍柔肝养血补肝之体，二者散收结合，使肝气条达，为君。生地黄清热凉血，滋阴生津；条芩"上行泻肺火，下行泻膀胱火"；黄连善清心胃之火，三者相配，气血两清，使热清血宁而经调，为臣。君臣配伍，肝气条达，肝热得清。当归、川芎补血活血调经；人参、甘草健脾益气，既可生血，又寓"培土抑木"之意。二者相伍，气血并调，为佐。甘草调和诸药兼为使，其生用还可助清热之效。本方疏清并行，疏肝使肝气条达而不化热，清热使热不迫血而经自调。

◆ 清肝达郁汤 ◆

清肝达郁柴胡丹，焦栀薄荷菊花参；

当归白芍炙甘草，橘白橘叶助君安。

【组成用法】焦山栀子 9g，生白芍 9g，归须 6g，川柴胡 6g，粉牡丹皮 10g，清炙草 3g，广橘白 6g，苏薄荷（冲）4g，滁菊花 5g，鲜青橘叶 6g。水煎服。

【功效主治】疏肝凉血，通络调经。月经先期证属肝郁血热者。症见月经先期，色紫红，经前胸胁、乳房胀痛，腹满而痛，舌质偏红，苔薄黄，脉弦数。

【运用技巧】

1.辨证导航　本方主治肝郁化热，热扰冲任之证。临床以月经先期，胸胁、乳房胀痛，舌质偏红，苔薄黄，脉弦数为辨证要点。

2.加减秘钥　乳房疼痛甚者，加炒橘核、炒香荔枝核以疏肝理气止痛；血虚甚者，重用白芍，再加熟地黄；肝火上炎而见头痛目赤，可加夏枯草、龙胆草以清肝泻火。

3.适用病症　中医月经先期、月经过多、痛经、经前乳房胀痛、崩漏、经间期出血、产后恶露不绝等；西医功能失调性子宫出血、急慢性盆腔炎症、输卵管炎、阴道炎、经前期综合征等，辨证属肝郁血热者。

4. 临床禁忌　脾阳不足或血虚而月经过少者不宜使用。

【编者按语】本方源自《通俗伤寒论》，所治之证系由肝郁化热，热扰冲任所致。郁怒伤肝，木火妄动，下扰血海，迫血下行，致使月经先期来潮，色紫红；胸胁、乳房为肝经所布之处，肝郁气滞，则胸胁乳房胀痛。舌红，苔薄黄，脉弦数亦为肝热之征。治宜疏肝凉血，理气通络。

本方用药体现疏肝通络、柔肝养血、清肝凉血三法。方中柴胡、橘白、橘叶疏肝解郁，通络止痛。牡丹皮、栀子、滁菊花、薄荷清透肝经郁火，凉血而止血，其中薄荷辛散轻清，又助柴胡疏肝解郁；牡丹皮兼能活血散瘀，可使凉而不遏。白芍、当归柔肝补血调经，补肝体和肝用。炙甘草配白芍一则酸甘化阴，以养肝体，二则缓急以止疼痛。全方配伍，疏肝而不劫肝阴，养肝而不碍肝气，凉肝既无伤胃之忧，又无滞血之弊。对肝郁血热，肝络不畅之月经先期甚为适宜。

🌿 三、血瘀证

◆ 香南桃红四物汤 ◆

桃红四物入丹皮，血瘀经早用之宜；

化瘀止痛五灵脂，通因通用藏深意。

【组成用法】生地黄 12g，归尾 9g，赤芍 9g，川芎、桃仁、红花各 6g，牡丹皮、五灵脂各 9g。水煎服。

【功效主治】化瘀清热，调经止痛。月经先期证属血瘀而兼热者。症见月经先期，经色紫黯，质黏稠，夹有血块，腹痛拒按，舌质红或略带紫色，苔黄而干，脉沉数或弦滑有力。

【运用技巧】

1. 辨证导航　本方主治瘀热所致月经先期。临床以月经提前而来，经色紫，质黏稠，腹痛拒按，舌质红，脉数为辨证要点。

2. 加减秘钥　血瘀甚者，酌加三棱、莪术；热盛者，加黄芩、黄连。

3. 适用病症　中医月经先期、痛经、月经过少等；西医功能失调性子宫出血、急慢性盆腔炎症、原发性或继发性痛经等，辨证属血瘀而兼热者。

4. 临床禁忌　月经先期属虚或血瘀而兼寒者忌用。

【编者按语】本方源自《中医妇科治疗学》引张香南方，所治之证系因

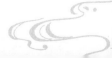

血瘀夹热所致。热盛则煎熬血液成瘀；瘀血内停日久则化火生热，瘀热阻滞冲任胞宫，则血不归经，而见月经先期，经色紫，质黏稠，夹血块；瘀血内停，不通则痛，故经来腹痛拒按。舌红带紫，苔黄而干，脉沉数或弦滑有力亦为瘀热之征。治宜清热化瘀。

方中君以桃仁、红花，前者破瘀力强，后者行血力胜，行血助破瘀，瘀去则血行，相辅相成，使活血祛瘀力增强。生地黄清热凉血兼滋阴；牡丹皮、赤芍清热凉血兼活血，三药伍君达化瘀清热之功，为臣。归尾、川芎行气通络，养血调经；五灵脂活血化瘀长于止痛，为治妇科痛证之要药，共为方中佐药。诸药合用，共奏清热凉血，活血化瘀之功。

本方系《玉机微义》桃红四物汤（生地黄易熟地黄）加牡丹皮、五灵脂组成，其化瘀清热之力益强。

类方

加味四物汤（录自《玉机微义》又名桃红四物汤）　组成：四物汤加桃仁9g，红花6g。用法：水煎服。功效：养血活血。主治：血虚兼血瘀证。妇女经期超前，血多有块，色紫稠黏，腹痛等。

◆ 加味牛膝逐瘀散 ◆

加味牛膝逐瘀散，丹皮桂心赤芍掺；

桃仁当归艾芎木，主治先期瘀偏寒。

【组成用法】牛膝9g，桂心6g，赤芍6g，桃仁6g，当归6g，木香6g，牡丹皮6g，川芎3g，焦艾叶9g。水煎服。

【功效主治】温经逐瘀。月经先期证属血瘀夹寒者。症见月经先期，经色黑而有块，少腹冷痛，得热稍轻，舌质黯，苔白润，脉沉紧。

【运用技巧】

1. 辨证导航　本方主治月经先期属血瘀夹寒者。临床以月经先期而至，少腹冷痛，苔白，脉沉紧为辨证要点。

2. 加减秘钥　小腹作胀明显者，加乌药、青陈皮以理气疏肝；小腹冷痛甚，加入吴茱萸、细辛以温经散寒止痛；月经量多者，加三七、茜草、蒲黄以化瘀止血。

3. 适用病症　中医月经先期、月经过少、月经后期、痛经等；西医功能失调性子宫出血、原发性或继发性痛经等，辨证属血瘀而偏寒者。

4. 临床禁忌　月经先期属血瘀而兼热者忌用。

【编者按语】本方源自《中医妇科治疗学》，所治因寒凝经脉，瘀血阻滞而致。血得热则行，得寒则凝。若寒凝经脉，气血运行不畅，瘀血阻滞冲任及胞宫脉络，血不归经，故月经先期而至，经色黑而有块；寒凝血瘀，不通则痛，故少腹冷痛，得热稍轻。舌黯、苔白润，脉沉紧亦为寒凝血瘀之象。治宜温经逐瘀。

方中牛膝性善下行，活血通经，引瘀血下行，为治妇科经产要药，为君。肉桂辛甘而热，既能温经散寒，又可温通血脉，用心者，温而不燥；桃仁活血破瘀，两者相伍，一长于温经，一善于化瘀，共助君药之力，为臣。当归、川芎，行气活血调经，当归尚能补血，可使活血而不伤血；焦艾叶温经暖宫止血，散寒调经止痛；赤芍、牡丹皮活血散瘀，因其性凉，可防全方温性太过而有动血之忧；木香功擅行气，气行则血行，气畅而腹痛止，以上共为佐药。全方配伍，共奏温经散寒，活血化瘀之功，寒去瘀化，血得归经，故月经依时而下。

类方

五味调经散（《中医临床妇科学》）组成：丹参、赤芍、五灵脂各10~15g，艾叶6~10g，益母草15~30g。用法：水煎服。功效：温经化瘀。主治：月经先期证属血瘀者。

第三节　月经后期辨证用方

月经周期延长7天以上，甚至3~5个月一行，连续出现3个周期以上，称为"月经后期"，亦称"经行后期""月经延后""经迟"等。月经后期如伴经量过少，常可发展为闭经。青春期月经初潮后1年内，或围绝经期，周期时有延后，而无其他证候者，不作病论。西医学月经稀发可参照本病辨证治疗。

月经后期多因精血不足或邪气阻滞，血海不能按时满盈而致，其治疗可循"虚者补之，实者泻之"，常由补肾养血、温经散寒、理气行滞、燥湿化痰之品组方。用药不宜过用辛燥及破血之品，以免劫阴伤津或损伤气血。代表方如当归地黄饮、大补元煎、温经汤、乌药汤等。

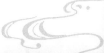

一、肾虚证

◆ 当归地黄饮 ◆

景岳当归地黄饮，山萸山药杜仲引；

更加牛膝炙甘草，滋肾养血经期近。

【组成用法】当归6~9g，熟地黄9~15g，山茱萸3g，杜仲6g，山药6g，牛膝5g，炙甘草3g。水煎服。

【功效主治】补肾益精，养血调经。月经后期证属肾气不足者。症见月经错后，经来量少，不日即净，或点滴即止，血色淡黯，质稀，腰膝疼痛，面色晦暗，舌淡苔薄，脉沉细。

【运用技巧】

1. 辨证导航　本方主治肾气不足之月经后期。临床以月经错后，经来量少，腰膝疼痛，舌淡，脉沉细为使用依据。

2. 加减秘钥　肾气不足，日久伤阳，见腰膝酸冷者，可加菟丝子、巴戟天、淫羊藿以温肾阳强腰膝；精血亏损严重者，可加紫河车、阿胶以补肾益精养血；夜尿频数者，酌加益智仁、桑螵蛸以固精缩尿；带下量多者，酌加鹿角霜、金樱子温肾固涩止带。

3. 适用病症　中医月经后期、月经过少、闭经、不孕、产后身痛等；西医功能失调性子宫出血、不孕症等，辨证属肾气不足者。

4. 临床禁忌　脾胃运化乏力者慎用。

【编者按语】本方来自《景岳全书·卷五十一》，治证系由肾气不足，精血亏虚而致。先天肾气不足，或房劳多产，损伤肾气，肾虚精亏血少，冲任不足，血海不能按时满溢，故月经后期而至，经量明显减少，或点滴即净；血失温煦，故经色淡黯质稀；肾虚腰腿失养，故腰膝疼痛。面色晦暗，舌淡，脉沉细均为肾虚之征。治宜补肾益精，养血调经。

方中熟地黄甘温质润，补肾益精生血，故重用为君。山茱萸温而不燥，补而不峻，补益肝肾，并能涩精，取"肝肾同源"之意；山药补脾滋生化之源，养后天而滋先天，共为臣药。三药配合，肾肝脾并补，补肾为主，此即六味地黄丸中"三补"。当归养血活血，为妇科调经圣药；牛膝性善下行，长于活血通经，引血下行，其与杜仲配伍还能补肝肾，强腰膝，共为佐药。甘草和中调药为使。全方药少力专，作用平和，对肾气不足，精血亏损之证甚为适宜。

◆ 左归丸 ◆

左归丸内山药地，萸肉牛膝与枸杞；

菟丝龟鹿二胶合，壮水之主是名剂。

【组成用法】熟地黄 250g，山药 120g，枸杞子 120g，山茱萸 120g，菟丝子 120g，鹿角胶 120g，龟板胶 120g，川牛膝 90g。共研细末，炼蜜为丸，每服 9g，2 次 / 天；亦可水煎服，用量按比例酌减。

【功效主治】滋阴补肾，填精益髓。月经后期证属肾阴不足者。症见月经延后，量少色红稍黏，平时带下量少，头晕目眩，腰酸腿软，口燥咽干，舌红少苔，脉细带数。

【运用技巧】

1. 辨证要点　本方主治真阴不足证。临床以月经后期，量少，头晕目眩，腰酸腿软，舌红少苔，脉细为辨证要点。

2. 加减秘钥　真阴不足，虚火上炎者，去枸杞子、鹿胶，加女贞子、麦冬以养阴清热；阴虚燥咳者加百合润肺止咳；骨蒸者加地骨皮退热除蒸。

3. 适用病症　中医月经后期、月经过少、闭经、崩漏、带下过少、不孕、绝经前后诸证等；西医功能失调性子宫出血、原发性或继发性闭经、卵巢功能早衰、先天子宫发育不全、围绝经期综合征等，辨证属肾阴不足者。

4. 临床禁忌　脾胃运化乏力者慎用。

【编者按语】本方源自《景岳全书·卷五十一》，证为真阴不足，精髓亏损所致。傅青主言，"经本于肾""经水出诸肾"。肾为冲任之本，气血之根，与胞宫相系。肾阴不足，精血亏虚，则冲任不足，血海不能按时满溢，故月经后期，量少；肾之精亏血少，阴液不充，任带失养，不能滋润阴窍，故带下过少；肾主脑生髓，腰为肾之府，肾阴亏虚，失其所养，故头晕目眩，腰腿酸软；阴虚则热盛，血为热酌，故经色红质黏，口燥咽干。舌红，脉细带数亦为阴虚有热之象。治宜壮水之主，培补真阴。

方中重用熟地黄，滋肾填精，大补真阴，使经水来源充足，为君药。山茱萸养肝滋肾涩精；山药补脾益肾固精；枸杞子补肾益精，养肝明目；龟板胶、鹿角胶为血肉有情之品，能峻补精髓，其中龟胶偏于滋阴潜阳，鹿胶偏于补阳益血，取"阳中求阴"之意，以上均为臣药。川牛膝活血通经，引血下行，与菟丝子配伍，可益肝肾，强腰膝，俱为佐药。诸药配伍，共奏滋阴补肾，填精益髓之功效。肾阴充，精血足，血海满溢，故月经应时而潮。

本方是张景岳在六味地黄丸基础上化裁而成。张氏认为，"补阴不利水，利水不补阴，而补阴之法不宜渗"，故去牡丹皮、泽泻、茯苓，加入枸杞子、龟板胶、川牛膝以加强滋补肾阴之力；加入菟丝子、鹿角胶补阳益阴，即"善补阴者，必于阳中求阴，则阴得阳升而泉源不竭"之意。张景岳认为左者为肾为阴，右者为命门为阳，本方峻补肾阴，故命名"左归"。

二、血虚证

◆ 大补元煎 ◆

大补元煎参熟地，萸肉山药甘枸杞；

尚有杜仲与当归，补肾滋阴益元气。

【组成用法】人参3~60g，山药6g，熟地黄6~90g，杜仲6g，当归6~9g，山茱萸3g，枸杞子6~9g，炙甘草3~6g。水煎服。

【功效主治】益气生血，健脾调经。月经后期证属血虚气弱者。症见经期延后，量少、色淡红、质清稀无块，经后少腹隐痛；或头晕眼花、心悸少寐，面色苍白或萎黄，舌质淡，脉细弱。

【运用技巧】

1. 辨证导航　本方所治系因血虚气弱，气不生血，以致血海不充而致。临床以经期延后，量少色淡，头晕心悸，舌淡，脉细弱为使用依据。

2. 加减秘钥　脾虚而见食少便溏者，去熟地黄，加白术、砂仁、扁豆以健脾祛湿；心悸少寐加远志、五味子、酸枣仁以养心安神；血虚阴亏，兼有潮热、盗汗、心烦者，加女贞子、旱莲草、何首乌、地骨皮以养阴清虚热；带下量多者，酌加鹿角霜、金樱子、芡实固涩止带；若月经错后过久者，酌加肉桂、牛膝以温经活血，引血下行。

3. 适用病症　中医月经后期、月经过少、闭经、不孕、阴挺等；西医功能失调性子宫出血、排卵障碍性不孕、原发性或继发性闭经、子宫发育不良症、卵巢功能早衰、子宫脱垂、绝经后骨质疏松症等，辨证属血虚气弱者。

4. 临床禁忌　气滞血瘀而月经后期者不宜使用。

【编者按语】本方源自《景岳全书·卷五十一》，原治"男妇气血大坏，精神失守"。脾为后天之本，气血生化之源。若脾气虚弱，化源不足，则营血亏虚，冲任不充，血海不能如期满溢，遂使经期延后，量少色淡质稀。《丹溪心法》所言"过期而来，乃是血虚"即是指此而言。其他证候均为血虚气弱失其濡养所致。治宜补血益气而调经。

大补元煎顾名思义，即大补元气之谓也。方中人参大补元气，补气以生血，为君。熟地黄、当归补血养营，使经血有源，为臣。君臣相伍，气生血长，气血并补。山药补脾益气，佐人参以益气血生化之源；枸杞子、山茱萸肉滋肝肾，益精血；杜仲补肝肾，调冲任，共为佐药。炙甘草既助人参补气健脾，又调和诸药，为佐使。全方肝脾肾三脏同治，气血阴精同补，健脾益气以生血，滋肾养肝以充血，血足冲任盛，血海按时满溢。

◆ 七物汤 ◆

七物归地芍川姜，川芎莪术共木香；

血气虚弱夹瘀滞，月经错后药等量。

【组成用法】当归 10g，川芎 10g，白芍 12g，莪术 10g，川姜 6g，熟地黄 12g，木香 10g。水煎服。

【功效主治】养血活血，行滞调经。月经后期证属血虚血滞者。症见经水后错，量少不畅、时而夹块，行经腹痛，头晕眼花，心悸失眠，皮肤不润，面色无华，舌淡黯苔薄，脉细涩。

【运用技巧】

1. 辨证导航　本方主治月经后期属血虚夹滞者。临床以月经错后，量少或夹块，行经腹痛，脉细涩为使用依据。

2. 加减秘钥　原书各药用量等分，意在示人大法。临床可以依据病情灵活运用。如血虚为主者，重用熟地黄、白芍；血瘀为主者，当归、莪术重用；血虚有寒者，加肉桂、吴茱萸以温通血脉。

3. 适用病症　中医月经后期、月经先后无定期、痛经等；西医功能失调性子宫出血、原发性或继发性痛经等，辨证属血虚气滞者。

4. 临床禁忌　血虚有热者不宜使用。

【编者按语】本方源自《女科百问·卷上》，所主之证皆因血虚夹瘀滞所致。营血虚少，冲任不充；血行瘀滞，冲任不畅，以致冲任不能按时通盛，血海不能如期满溢，故月经错后，量少有块；营血虚滞，"不荣则痛""不通则痛"，故经来腹痛；头晕眼花，心悸失眠，皮肤不润，面色无华等，均为血虚不养之征。治宜养血活血调经。

本方由四物汤加木香、川姜、莪术而成。以四物汤补血调血，加木香，一则理气止痛，二则气行血行，加强当归、川芎行气活血之功；血得热则行，故加川姜暖宫散寒；莪术活血化瘀，瘀化经通，瘀化痛止。全方配伍，

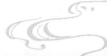

益营补血而不滞血，行气化瘀而不伤血。血海充盈，冲任通畅，则月经如期而至。

三、血寒证

（一）虚寒

◆ 温经汤 ◆

温经归芍桂萸芎，姜夏丹皮及麦冬；

参草扶脾胶养血，调经亦可治崩中。

【组成用法】吴茱萸 10g，当归 10g，白芍 6g，川芎 6g，人参 6g，桂枝 6g，阿胶 10g，牡丹皮 6g，生姜 6g，甘草 6g，半夏 6g，麦冬 10g。水煎服。

【功效主治】温经散寒，养血祛瘀。月经后期证属冲任虚寒，瘀血阻滞者。症见月经错后，经期或经后小腹冷痛，喜按，得热则舒，经量少，经色黯淡而有块，腰酸腿软，小便清长，舌淡苔白，脉沉迟。

【运用技巧】

1. 辨证导航　本方为妇科调经常用方，临床以月经错后，经色黯淡有块，经期或经后小腹冷痛，舌淡偏黯为辨证要点。

2. 加减秘钥　月经量少色黑有块者，加牛膝、桃仁、红花以活血化瘀；小腹冷痛甚者，去牡丹皮、麦冬，加艾叶、小茴香，或桂枝易为肉桂，以增强散寒止痛之力；寒凝气滞者，加香附、乌药以理气止痛；气虚甚者，加黄芪、白术以益气健脾。

3. 适用病症　中医月经先期、月经后期、月经先后无定期、月经量少、经期延长、月经过多、崩漏、闭经、不孕、经断复来等；西医功能失调性子宫出血、原发性或继发性闭经、痛经、慢性盆腔炎、不孕症等，辨证属冲任虚寒，瘀血阻滞者。

4. 临床禁忌　阴虚或血热之崩漏及月经不调者不宜。

【编者按语】本方源自《金匮要略》，证因冲任虚寒、瘀血阻滞所致。冲为血海，任主胞胎，二脉皆起于胞宫，循行于少腹，与经、产关系密切。冲任虚寒，血瘀气滞，血海不能按时满溢，故月经错后，量少，色淡黯；寒凝瘀阻冲任胞宫，不通则痛，故经期或经后小腹冷痛。腰酸腿软，小便清长，舌淡苔白，脉沉迟亦为虚寒之象。治当温经散寒，养血祛瘀而调经。

方中吴茱萸、桂枝温经散寒，通利血脉，其中吴茱萸长于散寒止痛，桂枝善于温通血脉，共为君药。当归、川芎行气活血，养血调经；芍药、阿胶补血养阴，柔肝止痛，四药配伍，补而不滞，行而不伤，共为臣药。冲任二脉均与足阳明胃经相通，故以人参、甘草益气健脾，以滋生血之源；半夏、生姜通降胃气而散结，有助于祛瘀调经；牡丹皮祛瘀通经；麦冬养阴润燥，且可制吴茱萸、桂枝之温燥，共为佐药。甘草调和诸药，兼为使。诸药合用，具有温补冲任，散寒祛瘀之效。

本方用药温清消补并用，温而不燥，寒而不滞；补而不腻，行而不伤，但以温养化瘀为主。

类方

后期饮（《经验方》）组成：当归 12g，川芎 6g，艾叶 12g，甘草 6g。用法：水煎服。功效：温经暖宫调经。主治：血虚有寒，月经错后，而其他症状不明显者。

◆ 艾附暖宫丸 ◆

艾附暖宫四物强，芪桂吴萸川断良；

米醋糊丸醋汤下，子宫虚冷酌加姜。

【组成用法】艾叶 90g，香附 180g，吴茱萸、川芎、酒炒白芍、黄芪各 60g，续断 45g，生地黄酒洗 30g，官桂 45g，当归酒洗 90g。上为细末，米醋打糊为丸，如梧桐子大，每服 6~9g/ 次，空腹时用淡醋汤下，2~3 次 / 天；亦可作汤剂水煎服，用量按比例酌减。

【功效主治】暖宫散寒，养血调经。月经后期证属冲任虚寒，血海不充者。症见经期延后，量少、色淡红，质清稀、无血块，小腹隐痛，喜热喜按，腰酸无力，小便清长，大便稀溏，舌淡苔白，脉沉迟或细弱。

【运用技巧】

1. 辨证导航 本方原治子宫虚寒不孕，现用治月经后期量少、痛经属虚寒者。临床以经行延后，量少色淡，小腹冷痛，温按则舒，舌淡苔白，脉沉迟弱为辨证要点。

2. 加减秘钥 血虚甚者，熟地黄易生地黄，以加强补血益阴之力；溲清便溏者，加补骨脂、白术以温肾健脾；腰脊冷痛者，加淫羊藿、鹿角霜、菟丝子以温肾壮阳；室女初潮较迟，既潮又延后多歇，乃肾气未充，本方加肉苁蓉、紫河车、紫石英温阳补肾益精。

3. 适用病症 中医月经后期、月经过少、痛经、不孕症、妊娠腹痛、胎萎不长等；西医功能失调性子宫出血、原发性或继发性痛经、慢性盆腔炎、不孕症等，辨证属冲任虚寒，血海不充者。

4. 临床禁忌　血瘀或化热者不宜使用本方。

【编者按语】本方源自《沈氏尊生书》，所主之证系由冲任虚寒，血海不充所致。阳气不足，阴寒内盛，使气血生化不足，运行无力，故经行后期，量少、色淡红，质清稀；阳虚胞失温煦，故小腹隐痛，喜热喜按；阳虚肾气不足，膀胱失煦，外府失养，故小便清长，腰酸无力；阳虚脾失健运，清气不升，故便溏。舌淡脉沉迟细弱，均为阳虚不能生血行血，血脉不充之象。治宜扶阳抑阴，温宫养血。

方中艾叶温经散寒，暖宫止痛；香附辛香疏肝，调畅月经，二者为君。当归、生地黄补养阴血，使阴血足而冲任充；吴茱萸、肉桂温经暖宫，使阴寒散而冲任通，四药为臣。黄芪健脾益气，伍当归补气生血，配肉桂扶阳行血；白芍补血柔肝，缓急止痛；续断补益肝肾，强壮腰膝；川芎行气活血，调经止痛，以上共为佐使。诸药配合，共奏扶阳祛寒，调经暖宫之效。

本方补气温阳与滋阴养营相须为用，具阳生阴长，互生互化之义。冲任虚寒得除，营血得补，则经血充盈而经气调和，月经自无来迟之患。本方药力较温经汤缓和，宜于久服。

类方

1. 艾附丸（《医略六书·卷二十七》）组成：熟地黄 15g，当归 9g，白芍（酒炒）5g，艾叶 5g，丁香 3g，香附（酒炒）6g，木香 3g，藿香 5g。用法：上为末，醋为丸。6~9g/次。功效：温经养血，调经助孕。主治：血虚宫冷，月经来迟，不孕。

2. 艾附暖宫丸（《妇科玉尺·卷一》）组成：艾叶、香附、当归、白芍、川芎、吴茱萸、官桂、续断各 150g，黄芪、熟地黄各 200g。用法：共研细末，蜜丸如梧桐子大，6~9g/次，2~3次/天。功效：温宫散寒，养血调经。主治：冲任虚寒，血海不充。症见经行后期，量少、色淡质稀，面色不华，畏寒，小腹冷痛，温热则舒，腰膝酸楚，舌质淡红，苔薄，脉沉迟无力。

◆ 过期饮 ◆

过期饮中香附桂，炮姜附子四物随；

酒炒艾叶理血气，虚寒经迟诸症绥。

【组成用法】熟地黄 15g，当归 9g，白芍（酒炒）5g，川芎 3g，肉桂 3g，炮姜 3g，附子 3g，香附（酒炒）6g，艾叶（酒炒）3g。水煎服。

【功效主治】温阳养血，暖宫散寒。月经后期证属阳虚宫寒者。症见月经后期，量少质稀，腰酸背冷，小腹冷痛，四肢不温，头晕心悸，舌淡边有齿痕，苔白，脉沉迟。

【运用技巧】

1. 辨证导航　本方是温阳祛寒，养血调经之重剂。临床以月经后期，量少，小腹冷痛，脉沉迟为使用依据。

2. 加减秘钥　经来不畅，夹有血块者，可加桃仁、红花、牛膝以活血化瘀通经；血虚盛者，可去附子、肉桂，加阿胶、枸杞子以补血养阴。

3. 适用病症　中医月经后期、月经过少、闭经、痛经、不孕等；西医功能失调性子宫出血、原发性或继发性闭经、痛经、慢性盆腔炎、不孕症等，辨证属阳虚宫寒者。

4. 临床禁忌　月经先期量多有热者忌用。

【编者按语】本方源自《医略六书·卷二十七》，证系因阳虚宫寒而致。阳气不足，阴寒内盛，一则气血生化不足，二则冲任胞宫失其温养，使血海不能按时满溢，而见月经后期，量少质稀；胞宫虚寒，外府失养，则见腰酸背冷，小腹冷痛，四肢不温；血虚不荣，则头晕心悸。舌淡边有齿痕，脉沉迟均为阳虚有寒之象。其治疗若单纯温阳，则温燥之品更伤阴血，单纯补血，则滋腻之药碍阳，故治当温阳养血并行。

本方主要由温阳散寒、补血和血、理气调经三方面药物组成。方中肉桂、附子、炮姜、艾叶性温热，擅长温阳暖宫，散寒行血，因恐温燥耗阴血，故用量较小；熟地黄、白芍、当归、川芎即四物汤，长于补血和血调经，因补血药量小，仓促间难以奏效，故用量较重；香附乃"气病之总司，女科之主帅"，善于疏肝理气，调畅月经。诸药配合，主以温阳补血，佐以理气活血调经，如此，宫暖血足，冲任通盛，则月经按时来潮。

类方

理阴煎（《景岳全书》）　组成：熟地黄 10~30g，炒当归 6~21g，干姜 3~9g，肉桂 3~6g。用法：水煎服。功效：温经养血，助阳建中。主治：血寒经迟，经行不畅。

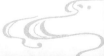

◆ 加味十全大补汤 ◆

加味十全大补良，益气养血温肾阳；

参苓术草芪肉桂，归地芍芎胶艾裹。

【组成用法】 党参、黄芪各15g，肉桂3g，白术、茯神各9g，当归6g，川芎3g，白芍9g，熟地黄（砂仁炒）12g，阿胶（化冲）9g，蕲艾、炙甘草各6g。水煎服。

【功效主治】 温阳益气，养血调经。月经后期证属气血俱虚夹寒者。症见月经后期，经来色淡，量多质稀，头晕目眩，神疲气短，心悸怔忡，倦怠食少，自汗盗汗，四肢不温，面色萎黄，大便溏薄，舌淡苔白，脉迟细而虚。

【运用技巧】

1. 辨证导航　本方主治月经后期属气血虚弱夹寒者，临床以月经后期，经来色淡，量多质薄，头晕目眩，倦怠短气，四肢不温，舌淡，脉迟而虚为使用依据。

2. 加减秘钥　经来不畅，小腹疼痛有瘀者，加桃仁、红花以活血化瘀；心悸失眠重者，加远志、五味子以宁心安神；经量多者，加乌贼骨、蒲黄炭、茜草炭以收涩止血。

3. 适用病症　中医月经后期、月经过多、闭经、不孕、绝经前后诸证等；西医功能失调性子宫出血、原发性或继发性闭经、不孕症、妊娠贫血、围绝经期综合征等，辨证属气血俱虚夹寒者。

4. 临床禁忌　阴虚火旺者忌用。

【编者按语】 本方源自《中医妇科治疗学》。《薛氏医案》言：月经"过期而至者有因脾经血虚，有因肝经血少，有因气虚血弱"；《景岳全书》言："阳气不足，则寒从内生而生化失期"。素体阳虚，或久病伤阳，阳虚内寒，脏腑失于温养，生化失期，气虚血少，冲任不足，血海满溢延迟，遂致月经后期；阳气亏虚，不能摄血，则经来色淡，量多质稀。其他证候均系气血不足，阳虚有寒之象。治宜温阳益气，养血调经。

本方系十全大补汤加阿胶、艾叶而成。全方用药可分三组：第一组为党参、黄芪、白术、茯神、炙甘草，功擅健脾益气，既滋气血生化之源，益气又可统血摄血；第二组为熟地黄、白芍、当归、川芎、阿胶，五药配伍，补血和血，既使经血有源，又可除头晕目眩、心悸怔忡等血虚证候；第三组为肉桂、艾叶，二者温阳散寒，暖宫通经，与补气药配伍可恢复亏损之阳气。

诸药相合，气血并补，阴阳并调，但以温阳益气养血为主，阳旺气足血充，则冲任按时满溢，月经自调。

◆ 归附丸 ◆

女科切要归附丸，当归炮附药等量；

温润结合匠心具，经迟责之血中寒。

【组成用法】当归、附子（炮）各等分。上为末，炼蜜为丸。3~5g/次，2次/天。

【功效主治】祛寒养血。月经后期证属血虚有寒者。症见经期延后，量少、色黯有块，小腹冷痛，得热减轻，舌淡红苔白，脉沉细。

【运用技巧】

1. 辨证导航　本方治"妇人血寒，经水过期而来"者。临床以经期延后，量少，小腹冷痛，脉沉细为使用依据。

2. 加减秘钥　寒甚者，重用附子，酌加吴茱萸、桂枝等以温经散寒；血虚甚者，重用当归，酌加熟地黄、白芍等以补血益阴；经色黯有血块属瘀甚者，重用当归，酌加桃仁、红花、牛膝等以活血调经。

3. 适用病症　中医月经后期、痛经等；西医功能失调性子宫出血、原发性或继发性痛经等，辨证属血虚有寒者。

4. 临床禁忌　一切阳证、火热证、阴虚证皆不宜使用。

【编者按语】本方源自《女科切要·卷一》，针对月经错后，证属血寒而设。素体血虚，冲任不足，寒邪乘虚而入，寒凝血滞，故血海不能按时满溢，而见经期延后，量少；寒凝血滞于胞中，故经来有块，小腹冷痛，得热则减。其治疗若单温阳，恐伤其阴，只养血，则虚冷不除，故温阳散寒与养血活血并举。

方中附子味辛甘，性大热，入心、肾、脾三经。有峻补元阳，益火消阴之效；当归辛温柔润入肝，养血补虚，活血调经。二者温润结合，肝肾同治，温阳不伤阴，补血不腻滞。全方药简、力专、效宏，使血海充盈，胞宫温暖，则月经自调。

◆ 温经摄血汤 ◆

傅氏温经摄血汤，温脾补肾疏肝良；

地芍术柴芎断味，还有肉桂暖元阳。

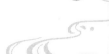

【组成用法】熟地黄 30g，白芍 30g，川芎 15g，白术 15g，柴胡 1.5g，五味子 1g，肉桂 1.5g，续断 3g。水煎服。

【功效主治】补血调经，温经摄血。月经后期证属血虚有寒者。症见月经后期，量多色淡质稀，头晕目眩，小腹冷痛，得温减轻，四肢欠温，倦怠乏力，舌淡苔白润，脉沉细。

【运用技巧】

1. 辨证导航　本方是傅青主专为月经后期而创。临床以月经后期，量多色淡，伴见头晕目眩，小腹冷痛，四肢欠温，舌淡苔白，脉沉细为使用依据。

2. 加减秘钥　原书言："倘元气不足，加入参一、二钱亦可"；肾阳虚而见腰酸脚软、头晕耳鸣者，加炮附子、小茴香以温肾助阳；气不摄血而见漏下不止者，去川芎、柴胡，加黄芪、阿胶、棕榈炭等以补气止血。

3. 适用病症　中医月经后期、月经过多、闭经、痛经等；西医功能失调性子宫出血、原发性或继发性闭经、痛经、慢性盆腔炎等，辨证属血虚有寒者。

4. 临床禁忌　血瘀化热或阴虚火旺者不宜使用本方。

【编者按语】本方源自《傅青主女科·上卷》，所治之证系因营血不足，阳气亏虚所致。血虚冲任空虚，血海不能按时满溢，故月经愆期；阳气不足，统摄无权，故量多色淡质稀。即青主所言："夫经血本于肾，而其流五脏六腑之血皆归之，故经来而诸经之血尽来附益，以经水行而门启不遑迅阖，诸经之血乘其隙而皆出也……"血虚不荣，则头晕目眩，舌淡脉细；阳虚寒生，则小腹冷痛，四肢不温，倦怠乏力，苔白润，脉沉。治宜补血调经，温经摄血。

方中重用熟地黄、白芍为君。前者甘温质润入肾，善补血滋阴益精；后者酸苦微寒入肝，养血调经敛阴，两者配伍之妙，正如《成方便读》所言："补血者，当求之肝肾。地黄入肾，壮水补阴；白芍入肝，敛阴益血，二味为补血之正药。"白术健脾益气；肉桂温经散寒，补火助阳以去其寒。二者配伍，阳气恢复，生化有源，统摄有权，为臣。川芎活血调经，行气止痛；五味子、续断温补肝肾而固精血；柴胡稍稍予之，并配伍于大队补血养阴之中，疏肝解郁，"是补中有散，而散不耗气"（傅青主），以上均为佐。全方相配，温补并用，标本兼顾，共达温经摄血之效。寒，补中有泄，泄不损阴，则补之有益，温之收功，川芎配伍肉桂、续断，有调经化瘀防止固经摄血药留瘀之弊。

《傅青主女科》曰：“此方大补肝、肾、脾之精与血，加肉桂以祛其寒，柴胡以解其郁，是补中有散，而散不耗气；补中有泄，而泄不损阴，所以补之有益，而温之收功，此调经之妙药也，而摄血之仙丹也。凡经来后期者，俱可用。”

（二）实寒

◆ 温经汤 ◆

良方温经汤丹皮，桂心当归川芎膝；

人参甘草共莪术，温经散寒复阳气。

【组成用法】当归 10g，川芎 6g，桂心 6g，牡丹皮 6g，莪术 9g，川牛膝 10g，人参 10g，甘草 3g。水煎服。

【功效主治】温经散寒，活血调经。月经后期证属寒凝血瘀者。症见经期错后，量少、经色紫黯有块，小腹冷痛拒按，得热痛减，畏寒肢冷，舌黯苔白，脉沉紧或沉迟。

【运用技巧】

1. 辨证导航　本方主治寒凝血瘀之月经不调，临床以经期错后，量少、经色紫黯有块，小腹冷痛，舌黯苔白，脉沉为使用依据。

2. 加减秘钥　经行腹痛甚者，酌加小茴香、香附、延胡索以散寒行滞止痛；月经过少者酌加丹参、益母草、鸡血藤养血活血调经；经量过多者去莪术、川牛膝，加炮姜、艾叶炭以温经止血；若腹痛拒按，时下血块，加蒲黄、五灵脂以化瘀止痛。

3. 适用病症　中医月经后期、月经过少、闭经、痛经、不孕等；西医功能失调性子宫出血、原发性或继发性闭经、痛经、慢性盆腔炎、不孕症、贫血等，辨证属寒凝血瘀者。

4. 临床禁忌　瘀血化热或阴虚有热，或血虚无瘀者不宜使用。

【编者按语】本方源自《妇人大全良方·调经门》，异名有指迷温经汤、小温经汤。本方所治之证系由寒气客于血室，以致血气凝滞所致。寒邪客于冲任，血为寒凝，运行不畅，血海不能按期满溢，故月经推迟而至，量少，经色紫黯有块；寒邪客于胞中，气血运行不畅，“不通则痛”，故小腹冷痛，得热后寒散血行，故小腹痛减；寒为阴邪，易伤阳气，阳气不得外达，故畏寒肢冷。舌黯，苔白，脉沉紧或沉迟也为寒凝血瘀之征。治宜温经散寒，活血调经。

方中肉桂温经散寒，通脉调经为君。当归补血活血，调经止痛；牛膝活血祛瘀，引血下行，二者助肉桂温经活血，为臣。川芎乃血中之气药，善活血行气调经；牡丹皮、莪术活血化瘀止痛；气属阳，故以人参大补元气，伍肉桂使阳气振奋，而寒邪去，以上为佐。甘草和中调药为使。全方共奏温经散寒、活血调经之效，故宜用于寒气客于血室，以致血气凝滞，月经错后、脐腹作痛之证。

本方与仲景温经汤组成中均有当归、川芎、牡丹皮、人参、甘草等，皆有温经散寒，祛瘀养血之功，均可用于治疗寒凝血瘀之月经不调证。但《金匮》温经汤的组成中还有吴茱萸、生姜、阿胶、麦冬、白芍等，故以温经散寒养血之功见长；而本方则配伍莪术、牛膝，故以活血化瘀，通经止痛之力为强。

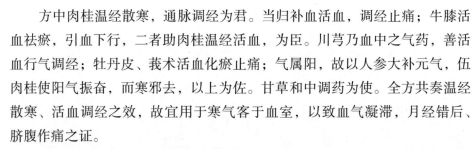

◈ 红花汤 ◈

妇科玉尺红花汤，桃仁苏木没麝香；

桂枝琥珀当归芍，活血化瘀宫寒攘。

【组成用法】红花 6g，琥珀 3g，白芍 10g，麝香 0.1g，没药 6g，当归 10g，桂枝 10g，桃仁 10g，苏木 6g。水煎，麝香随汤吞服。

【功效主治】活血化瘀，暖宫调经。月经后期证属血瘀偏寒者。症见经期错后，量少色黯有块，经前小腹冷痛，畏寒肢冷，口不渴，舌淡紫，边有瘀斑，苔白，脉沉迟而涩。

【运用技巧】

1. 辨证导航　本方适用于血瘀偏寒的"经行过期及不月"。临床以经期错后，伴见小腹冷痛，舌淡紫，脉沉迟而涩为使用依据。

2. 加减秘钥　寒甚者，可酌加吴茱萸、小茴香以温经散寒；兼有气滞者，可酌加香附、川芎、乌药以疏肝行气。

3. 适用病症　中医月经后期、月经过少、闭经、痛经等；西医功能失调性子宫出血、原发性或继发性闭经、痛经等，辨证属血瘀偏寒者。

4. 临床禁忌　阴虚有热，或血虚无瘀者不宜使用。

【编者按语】本方源自《妇科玉尺·卷一》，治证系因寒客胞脉，血行不畅所致。血得热则行，得寒则凝。寒邪客于冲任胞脉，血行不畅，血海不能应时满溢，故经期错后，量少；瘀血阻滞，则经血色黯夹有瘀块；经前气血下注冲任，寒凝血瘀，则胞宫气血更加壅滞，不通则痛，故经前小腹冷痛；

寒邪内盛，阳气不足，故畏寒肢冷，口不渴。舌淡紫边有瘀斑，脉沉迟而涩为血瘀夹寒之象。治当活血化瘀，暖宫调经。

方中桃仁活血破瘀；桂枝既可温经散寒，又能温通血脉，二者一长于化瘀，一善于温经，瘀去寒除而冲任调畅，为君药。苏木、当归活血祛瘀调经，其中当归尚能补血，可使瘀去而阴血不伤，红花行血助桃仁化瘀。三药相辅相成，使活血化瘀之力倍增，为臣。麝香辛香走窜，可行血中之瘀滞，开经络之壅遏，以通经散结止痛；琥珀、没药活血通经，化瘀止痛；"肝为女子之先天"，且化瘀之品易伤阴血，故以白芍养血敛阴柔肝，上四药为佐使。本方药少力专，共奏活血化瘀、暖宫调经之效。

四、气滞血瘀证

◆ 乌药汤 ◆

月经后期乌药汤，木香香附归草帮；

治以理气兼调经，用于胸胁乳腹胀。

【组成用法】乌药 15g，木香 10g，当归 10g，甘草 5g，香附（炒）20g。水煎服。

【功效主治】疏肝理气，活血调经。月经后期证属肝郁气滞者。症见经期错后，量少，经行不畅，乳房、胸胁胀闷不舒，小腹胀痛，精神抑郁，舌淡红苔薄白，脉弦。

【运用技巧】

1. 辨证导航　本方主治肝郁气滞之月经后期、痛经。临床以经期错后，量少不畅，胸闷乳胀腹痛，精神抑郁，舌淡红，脉弦为使用依据。

2. 加减秘钥　若小腹胀痛甚者，酌加莪术、延胡索以理气活血行滞止痛；乳房胀痛明显者，酌加柴胡、郁金、川楝子、王不留行以疏肝解郁，理气通络止痛；月经过少、有块者酌加鸡血藤、川芎、丹参以活血调经；若月经量多，色红，心烦者，为肝郁化火，行经期酌加茜草炭、地榆、焦栀子以清热止血。

3. 适用病症　中医月经后期、痛经、经前乳房胀痛等，西医功能失调性子宫出血、原发性或继发性痛经、经前期综合征等，辨证属肝郁气滞者。

4. 临床禁忌　阴虚火旺、湿热蕴蒸者忌用。

【编者按语】本方源自《兰室秘藏·卷中》，所主之证系因肝郁气滞，经

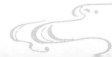

脉不畅所致。肝主疏泄，性喜条达，与冲任胞宫关系密切。肝郁气滞，冲任气血运行不畅，血海不能按时满溢，故月经错后，量少不畅；肝脉循行于胸胁、乳房、少腹，肝气郁结，气机不畅，故胸胁、乳房胀闷不舒，小腹胀痛；肝与情志关系密切，气郁不舒，情志不畅，故精神抑郁。治宜疏肝理气，活血调经。

方中乌药辛散温通，下通少阴肾经，上理太阴脾气，功擅理气行滞止痛，为君。重用香附为臣，因香附为"气病之总司，女科之主帅"，长于疏肝理气调经。君臣配伍，疏肝理气，使气行郁解而月经正常。木香助君臣理气行滞止痛；当归活血调经，其养血之效又可防理气之品伤阴血，共为佐。甘草调和诸药为使。全方主以疏肝行气，佐以活血调经，且理气活血又无伤正之忧，切中病情，疗效显著。

类方

乌药散（《陈素庵妇科补解》） 组成：乌药、香附、苏子、陈皮、柴胡、牡丹皮、焦山栀子、木香、当归、川芎、薄荷、生甘草各等分。用法：水煎服。功效：行气开郁。主治：妇人七情郁结，经水或先或后，或多或少，久则闭绝不行。

◆ 过期饮 ◆

证治准绳过期饮，血瘀气滞脉沉紧；

四物桃红莪术草，香附木通桂温经。

【组成用法】熟地黄、白芍药、当归、香附各 10g，川芎 6g，红花 6g，桃仁泥 6g，蓬莪术、木通各 3g，甘草 3g，肉桂 2g。水煎服。

【功效主治】行气化瘀，养血通络。月经后期证属气滞血瘀者。症见月经后期，甚或闭经，量少，经色黯红、有瘀块，经前胸胁胀闷，小腹胀痛拒按，舌淡苔白，脉细涩。

【运用技巧】

1. 辨证导航 本方治月经后期属气滞血瘀者。临床以月经后期，甚或闭经，量少，经色黯红，有瘀块，小腹胀痛，舌淡苔白，脉细涩为使用依据。

2. 加减秘钥 气滞甚，以乳房、胸胁胀闷为主者，可加乌药、玫瑰花、佛手以疏肝行气；血虚重，伴头晕心悸者，去莪术，加龙眼肉、鸡血藤以养血安神；血瘀偏重，见腹痛剧烈，经行不利夹块者，加重桃仁泥、红花、蓬莪术用量，稍佐五灵脂、延胡索以化瘀止痛。

3. 适用病症　中医月经后期、月经过少、闭经、痛经、经前乳房胀痛等；西医功能失调性子宫出血、原发性或继发性闭经、痛经、慢性盆腔炎等，辨证属气滞血瘀者。

4. 临床禁忌　气郁血瘀化热、阴虚火旺、湿热蕴蒸者忌用。

【编者按语】本方源自《证治准绳·女科·卷一》，所治乃气滞血瘀而致。气机瘀滞，血行不畅，则冲任不通；瘀血不化，新血不生，则冲任血少，如此，血海不能按时满溢，故月经后期，甚或闭经，量少色黯红，有瘀块；气血瘀滞，于经前气血下注冲任之时，则壅滞益甚，故经前胸胁胀闷，小腹胀痛拒按。舌淡，脉细涩示虚瘀兼夹。其治疗若单纯理气化瘀，则营血益虚；若单纯补虚养血，则滋腻之品更碍气血运行，故以行气化瘀，养血通络为法。

本方由桃红四物汤加味而成。取四物汤以补血活血，调理冲任，使经血有源；配桃仁、红花、莪术、香附、木通以化瘀止痛，行气通络，使冲任通畅；血得热则行，得寒则凝，故少佐肉桂温经散寒，温通血脉，以助化瘀通络之效；甘草和中调药。诸药相伍，既能补血固冲以治其本，又能行气化瘀以治其标，标本同治，虚实兼顾，使补虚不壅滞，通行不伤正，血充气行，瘀散络通，则自无经迟之苦。

五、痰滞证

◈ 芎归二陈汤 ◈

芎归二陈功效清，燥湿化痰主调经；
专攻血滞与痰阻，经期延后湿痰停。

【组成用法】川芎6g，当归、半夏各10g，陈皮、茯苓各6g，甘草3g。水煎服。

【功效主治】燥湿化痰，和血调经。月经后期证属痰阻经络者。症见经期延后，经来量少、色淡稠黏，平素带下量多，胸闷呕恶，脘胀口淡腻，舌淡胖，苔白腻，脉滑。

【运用技巧】

1. 辨证导航　本方主治月经后期属痰湿阻滞经络者。临床以经期延后，经来量少，色淡质黏，胸闷呕恶，舌苔白腻，脉滑为使用依据。

2. 加减秘钥　若脾虚食少，神倦乏力者，酌加人参、白术以健脾益气；

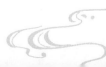

白带绵绵不断者，酌加薏苡仁、苍术、车前子以祛湿止带；兼有瘀血而见腹痛夹有血块者，加益母草、桃仁、红花以活血化瘀；气滞甚见有乳胀脘腹胀痛者，加柴胡、香附、佛手以行气化滞。

3. 适用病症　中医月经后期、闭经、不孕等，西医功能失调性子宫出血、原发性或继发性闭经、不孕症等，辨证属痰阻经络者。

4. 临床禁忌　阴虚火旺或脾肾阳虚者忌用。

【编者按语】本方源自《中医妇科治疗学》，所主之证系由痰湿阻滞而致。痰停湿聚，气机壅塞，血随气滞，痰瘀互结，经血下行受阻，故经期错后，色淡质黏；痰湿流注下焦，带脉失约，故带下量多；痰湿内停，气机升降失常，故胸闷脘胀呕恶。舌淡胖，苔白腻，脉滑均为痰湿之征。治宜燥湿化痰，和血调经。

方中半夏、当归为君，半夏辛温性燥，善能燥湿化痰，降逆和胃止呕；当归味甘辛性温，甘补辛散，质润温通，既补血和营，又活血调经，为妇科要药。二者一针对痰阻，一针对血滞。陈皮理气燥湿，使气顺而痰消，伍半夏燥湿化痰之力倍增；川芎行气活血，调经止痛，配当归和血调经之功益甚，为臣。"脾不留湿不成痰"，故以茯苓渗湿健脾，湿去脾旺则痰无由生，治痰之源。其与半夏、陈皮配伍，为"二陈汤"主要药物，为佐药。甘草和中益气，调和诸药，为佐使。全方配伍，既化痰湿以治其本，又和气血以治其标，痰湿化，气血畅，则经血应时而下。

类方

1. 黄连化痰丸（《丹溪心法》）　组成：半夏10g，陈皮10g，黄连6g，吴茱萸3g，桃仁10g。用法：水煎服。功效：清热化痰，活血调经。主治：痰湿化热之月经后期证。

2. 导痰调经汤（《中医妇科治疗学》）　组成：秦当归、丹参各9g，橘红4.5g，建石菖蒲3g，竹茹9g，泽兰12g。用法：水煎服。功效：养血祛痰。主治：妇人月经错后，色淡量少质黏稠，白带甚多，身体肥胖，胸闷脘胀，痰多，胃纳减少，面色苍白或淡黄，头晕心悸，舌质淡红，脉细滑。

◆ 芎归六君子汤 ◆

芎归六君半夏陈，苓草姜术共人参；

再添芎归活经血，脾虚痰湿效如神。

【组成用法】当归10g，川芎6g，人参10g，白术12g，茯苓12g，甘草

6g，橘红 10g，半夏 10g，生姜 10g。水煎服。

【功效主治】补气化痰，活血调经。月经后期证属脾虚痰湿阻滞者。症见月经后期，经量涩少，色多淡白，质似涎黏，胸闷呕恶，倦怠乏力，食欲缺乏食少，形体肥胖，舌淡苔白腻，脉滑。

【运用技巧】

1. 辨证导航　本方主治"痰滞经络"之月经后期。临床以妇人形体肥胖，经水后期，经量涩少，色多淡白，胸闷呕恶，舌淡苔白腻，脉滑为使用依据。

2. 加减秘钥　病程较长者，可加天南星、石菖蒲、红花其效更佳；脘腹胀满者，加枳壳、桔梗，一升一降，理气祛痰；月经不畅，腹疼甚者，加鸡血藤、川牛膝活血通经，引血下行；癥瘕者加海藻、昆布、红花、丹参、三棱、莪术、牡蛎活血化痰，软坚散结。

3. 适用病症　中医月经后期、月经过少、闭经、妊娠呕吐等；西医功能失调性子宫出血、原发性或继发性闭经、妊娠剧吐等，辨证属脾虚痰湿阻滞经络者。

4. 临床禁忌　痰蕴化热、阴虚火旺者忌用。

【编者按语】本方源自《医方集解》，所主之证皆脾虚失运，痰湿内停，阻碍气血所致。"肥人多痰""肥白之人多气虚"。脾气亏虚，运化失职，湿停痰聚，阻滞经络，使气血运行不畅，故月经后期，量少质黏；痰湿内停，气机阻滞，升降失常，故胸闷呕恶，食欲缺乏食少。倦怠乏力，舌淡，苔白腻，脉滑皆为脾虚痰湿内停之征，治宜健脾益气，化痰活血。

本方即六君子汤加当归、川芎、生姜而成。方以人参、白术、茯苓、甘草健脾益气祛湿以治痰之源，半夏、橘红、生姜行气燥湿和胃以化其痰；当归、川芎行气活血调其经。诸药合用，脾气旺，痰湿化，气血行，则冲任通畅，经来正常。

类方

苍莎导痰丸（《万氏女科》）组成：苍术 15g，香附 12g，陈皮 10g，半夏 10g，茯苓 15g，天南星 6g，枳壳 10g，生姜少许，甘草 6g。用法：水煎服。功效：开痰散结，祛湿解郁。主治：痰湿俱盛，月经后延，或数月一行，亦治湿痰白带。

第四节　月经先后无定期辨证用方

　　月经周期时或提前、时或延后 7 天以上，交替不定且连续 3 个周期以上者，称为"月经先后无定期"，又称"经水先后无定期""月经愆期""经乱"等。西医学排卵障碍性异常子宫出血出现月经先后无定期征象者可参照本病辨证治疗。

　　本病主要是肝肾功能失调，冲任功能紊乱，血海蓄溢失常而成，其治疗以疏肝、补肾、调理气血为主，常用疏肝理气、补肾滋阴、益气养血等药物组成方剂，代表方如固阴煎、归脾汤、逍遥散等。

一、肝郁证

◆ 逍遥散 ◆

> 逍遥散用当归芍，柴苓术草加姜薄；
>
> 疏肝解郁又健脾，调经每用此妙招。

　　【组成用法】柴胡、当归、白芍、白术、茯苓各 30g，甘草（微炙赤）15g。共为散，每服 6~9g，煨生姜、薄荷少许，共煎汤温服，3 次 / 天；亦可做汤剂，水煎服，用量按原方比例酌减；亦有丸剂，每服 6~9g，2 次 / 天。

　　【功效主治】疏肝解郁，养血健脾。月经先后无定期证属肝郁血虚者。症见经行或先或后，经量或多或少、色黯红，有血块或经行不畅，胸胁、乳房、少腹胀痛，神疲食少，舌淡苔薄，脉弦而虚。

　　【运用技巧】

　　1. 辨证导航　本方是治疗妇科月经不调的常用方。临床以经行或先或后，经量或多或少，胸胁、乳房胀痛，神疲食少，舌淡，脉弦虚为辨证要点。

　　2. 加减秘钥　肝郁气滞较甚者，酌加香附、郁金、陈皮以疏肝解郁；血虚甚者，加熟地黄以补益营血；夹有血块者，酌加泽兰、益母草以活血化瘀；肝郁化热，见经量增多，色红质稠者，去当归、煨姜之辛温行血，加牡丹皮、栀子、茜草以清热凉血止血。

　　3. 适用病症　中医月经先后无定期、月经先期、月经后期、月经过多、月经过少、闭经、痛经、绝经前后诸证、经行乳房胀痛、经行情志异常、产后抑郁等；西医功能失调性子宫出血、原发性或继发性闭经、痛经、围绝经期综合征、经前期综合征、产褥期抑郁症、周期性精神病等，辨证属肝郁脾虚血弱者。

4. 临床禁忌　阳虚血寒者忌。

【编者按语】本方源自《太平惠民和剂局方·卷九》。肝藏血，司血海，主疏泄。脾为后天之本，气血生化之源，"冲脉隶于阳明"。肝气条达，疏泄正常；脾气健运，化源充足，则血海按时满溢，月经正常。若情志抑郁，或愤怒伤肝，以致肝气逆乱，疏泄失常；肝失疏泄，横逆犯脾，肝脾不和，气血失调，血海蓄溢失常，故月经或先或后，经血或多或少；肝气瘀滞，经脉不利，故经行不畅，色黯有块；肝郁经脉涩滞，不通则痛，故胸胁、乳房、少腹胀痛；肝木乘土，脾虚胃弱，故神疲食少；脾虚化源不足，营血亏虚，故见舌淡，脉弦虚。对此肝郁脾虚血弱之证，治当疏肝解郁，养血健脾。

方中柴胡疏肝解郁，为君。当归、白芍养血补肝，其中当归为调经要药，共为臣。君臣配伍，"补肝体以和肝用"，使血和则肝和，血充则肝柔，肝体柔和，疏泄正常，血海定期蓄溢。木郁不达致脾虚不运，故以白术、茯苓健脾益气助运，既滋气血生化之源，又可使脾强而肝不能乘之，共为佐药。用法中加入少许薄荷、煨生姜亦为佐，薄荷助柴胡疏散郁遏之气，并防肝郁化热；生姜煨过，温运和中之力益专，且能辛散达郁。用炙甘草者，一则助益气补中之效；再则伍白芍缓急止痛；三则调和诸药，为佐使。诸药合用，使肝郁得疏，血虚得养，脾弱得健，气血兼顾，肝脾同调，则月经如期而潮。

类方

抑气散（《济生方》）　组成：香附子（炒净）120g，茯神（去根）、甘草（炙）各30g。用法：上为末，6g/次，2~3次/天，食前用沸汤调服。功效：疏肝解郁，理气调经。主治：气盛于血，月经前后不如期，不孕。

◆ 解郁调经汤 ◆

解郁调经汤栀柴，丹皮归芍术苓来；

月经先后无定期，泽兰为佐定血海。

【组成用法】牡丹皮、秦当归各6g，白芍9g，白术、柴胡各6g，山栀子仁9g，黄芩6g，红泽兰12g。水煎服。

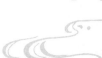

【功效主治】清肝解郁，养血调经。月经先后无定期证属肝郁化火者。症见经来时先时后，时多时少，色较正常、间有凝块，两胁胀痛，口苦咽干，头晕，精神抑郁，舌红苔薄微黄，脉弦数。

【运用技巧】

1. 辨证导航　本方主治肝郁化火兼血瘀之月经先后无定期。临床以经来时先时后，时多时少，两胁胀痛，口苦咽干，舌红苔薄黄，脉弦数为辨证要点。

2. 加减秘钥　肝郁气滞者，可加香附、郁金、川楝子以疏肝理气；脘闷纳呆者，酌加枳壳、厚朴、陈皮以理气健脾。

3. 适用病症　中医月经先后无定期、月经过多、痛经等；西医功能失调性子宫出血、原发性或继发性痛经等，辨证属肝郁化火者。

4. 临床禁忌　虚寒者忌用。

【编者按语】本方源自《中医妇科治疗学》，所治之证系由肝气郁结，气郁化火所致。肝主疏泄，性喜条达，肝气失于疏泄，则气机逆乱，血海蓄溢紊乱，故月经前后无定期，经量时多时少；肝郁气滞，气滞血瘀，故经行不畅，或夹血块；肝脉壅滞不通，故两胁胀痛；肝郁情志不畅，故精神抑郁；气郁化火生热，故口苦咽干，舌红苔黄，脉弦数。治宜疏肝郁，清肝火，调气血。

方中柴胡条达肝气，疏肝解郁，为君。当归补血活血，调经止痛；白芍养血敛阴，柔肝止痛，二药配伍，补肝血，和肝用，为臣。气郁化火，火不清则血不宁，故以牡丹皮清肝凉血，活血散瘀；黄芩、栀仁泻热降火，导热下行。红泽兰活血化瘀调经；白术健脾益气，防木旺贼土，以上为佐。诸药配合，清肝解郁，健脾养血，活血调经，肝气调畅，肝火得清，则气血运行正常，月经按时而至。

本方系"丹栀逍遥散"化裁而成，但其清热化瘀作用益强，对肝郁化火生热而又兼血瘀者更为适宜。

类方

加减乌药汤（《中医妇科治疗学》）组成：乌药、延胡索各6g，当归、白芍各10g，砂仁、木香、槟榔、甘草各3g。用法：水煎服。功效：理气调冲。主治：冲气瘀滞，血运不畅。月经先期或后期，或先后不定期，行而不畅，夹有少量血块，少腹胀楚，胀甚于痛，苔薄，脉沉或弦。

🌱 二、肾虚证

◆ 固阴煎 ◆

【组成用法】参见"月经先期·肾气虚"。

【功效主治】补肾益气，养血调经。月经先后无定期证属肾虚者。症见经行或先或后，量少，色淡黯，质清稀，头晕耳鸣，腰骶酸痛，舌淡苔白，脉细弱。

【运用技巧】

1. 辨证导航　本方主治肾气不足，血海蓄溢失常之月经先后无定期。临床以经行或先或后，量少，头晕腰酸，舌淡，脉细弱为辨证要点。

2. 加减秘钥　腰骶酸痛甚，加川续断、桑寄生、杜仲以补肾强腰；带下量多者，加鹿角霜、金樱子以补肾固涩止带；小便频数者，加益智仁、桑螵蛸以固肾缩尿。

3. 适用病症　参见"月经先期·肾气虚证"。

4. 临床禁忌　血热以及湿热者忌用。

【编者按语】本方所治之证系由肾气虚弱所致。肾为先天之本，主封藏，从经血而论，肾又主施泄，正如《景岳全书·妇人归》所言："经血为水谷之精气……施泄于肾。"若素体肾气不足，或多产房劳，或大病久病伤肾，或少年肾气未充，或绝经之年肾气渐衰，肾气亏损，藏泄失司，冲任失调，血海蓄溢失常，若当藏不藏，则经水先期而至，当泻不泻，则月经后期而来，以致月经先后无定期；肾气不足，精血亏虚则经血少；阳气不足则质清稀，色淡黯。肾虚则髓海不足，故头晕耳鸣；腰为肾之外府，肾主骨，肾虚则腰骶酸痛。治宜补肾调经。

方中熟地黄为"补肾家要药""益阴血之上品"；菟丝子既能补肾阳，又能滋肾阴，于肝肾亏虚者，实为滋润之良药。二药配伍，温而不燥，滋而不腻，为君。山茱萸酸温，养肝血，且能涩精，配熟地黄肝肾同治，精血互生；伍菟丝子则阴阳并补，固精生血。肾为先天之本，需赖后天水谷精微不断补充，故配伍人参、山药健脾益气，补后天以养先天，其中人参甘温，大补元气；山药甘平，平补气阴且性兼涩，能益肾固精，上三药共为臣。五味子温肾敛精；远志交通心肾，使心气下通，以加强肾气固摄之力；炙甘草健脾益气，共为佐药。甘草调和诸药兼为使。全方肾肝脾并补，阴阳并调，肾

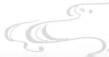

气旺，精血充则藏泄有度，血海蓄溢正常，故月经应时而至。

◆ 干地黄汤 ◆

干地黄汤延胡索，木香当归木耳撮；

附桂大腹王不留，威灵桔梗精雕琢。

【组成用法】生干地黄 15g，延胡索 10g，大腹皮 10g，当归 12g，桑耳（木耳）10g，威灵仙 12g，桔梗 10g，木香 10g，附子 5g，王不留行 6g，桂心 3g，生姜 3 片。水煎服。

【功效主治】补肾温阳，行气活血。月经先后无定期证属肾虚阳亏，气血不畅者。症见月水不调，或在月前，或在月后，乍多乍少，色黯有块，头晕耳鸣，腰膝酸痛，少腹胀痛，夜间尿多，大便不实，舌淡苔白，脉沉弱无力。

【运用技巧】

1. 辨证导航　本方主治月经先后无定期证属肾虚阳亏，气血不畅者。临床以月经先后无定期，经量时多时少，色黯有块，腰膝酸痛，舌淡苔白，脉沉弱无力为辨证要点。

2. 加减秘钥　若腰骶酸痛甚者，酌加杜仲、巴戟天以补肾强腰；带下量多者，酌加鹿角霜、沙苑子、金樱子补肾涩精止带。

3. 适用病症　中医月经先后无定期、痛经、产后身痛等，西医功能失调性子宫出血、原发性或继发性痛经等，辨证属肾虚阳亏，气血不畅者。

4. 临床禁忌　肾阴虚火旺者忌用。

【编者按语】本方源自《圣济总录·卷一五一》，所治系因肾虚阳亏，气血不畅而致。"经水出诸肾""经血为水谷之精气……施泄于肾"。肾虚阳亏，封藏失司，施泄无度，冲任不调，血海蓄溢失常，当藏不藏，当泻不泻，故月经或前或后，或多或少；阳气不足，无力鼓动气血，则气血运行不畅，故经色黯有块，少腹胀痛；肾阳不足，失其温养，则头晕耳鸣，腰膝酸痛；肾司二便，肾虚阳亏，固摄无力，则夜尿频多，大便不实。舌淡苔白，脉沉弱亦为肾虚之征象。治宜补肾温阳，行气活血。

方中重用干地黄补肾益精；附子温肾壮阳，二者阴阳并补，阴中求阳，为君药。当归养肝血以助干地黄补肾，并活血调经；桂心温而不燥，助附子温肾壮阳，共为臣。君臣相配，补肾温阳，温阳不伤血。延胡索、王不留行活血化瘀调经；大腹皮、桔梗、木香宣畅气机，气行则血行瘀化，气行则胀除痛止；桑耳入肝肾，补中寓泻，泻中寓补，既可养血益气，又可活血消积，且其凉血止血之功，又可防温热、化瘀之品动血；威灵仙通行十二经脉，并止痛。以上共为佐药。生姜和胃调中而为使。诸药相伍，共奏温阳补肾，行气活血之功。

◆ 定经汤 ◆

青主定经黑芥穗，经无定期它为最；

山药柴胡熟地菟，归芍茯苓八味汇。

【组成用法】菟丝子（酒炒）30g，白芍（酒炒）30g，当归（酒洗）30g，大熟地黄15g，山药15g，白茯苓10g，荆芥穗（炒黑）6g，柴胡3g。水煎服。

【功效主治】补肾养血，疏肝调经。月经先后无定期证属肾虚肝郁者。症见月经先后无定期，经量或多或少，色暗红或黯淡，或时断时续，头晕眼花，经行乳房胀痛，腰酸脚软，情绪抑郁，舌淡苔白，脉弦细。

【运用技巧】

1. 辨证导航　定经汤是《傅青主女科》用来治疗月经先后无定期的主要方剂。临床以经期或断或续，或前或后，经量或多或少，头晕腰酸，乳房胀痛，舌淡苔白，脉弦细为辨证要点。

2. 加减秘钥　肾精亏虚重者，加枸杞子、女贞子、何首乌等以补肾益精；肝郁重者，加香附、郁金、玫瑰花等以疏肝解郁。

3. 适用病症　中医月经先后无定期、月经过少、闭经、痛经、经前乳房胀痛、不孕等；西医功能失调性子宫出血、原发性或继发性痛经、经前期综合征、不孕症等，辨证属肾虚肝郁者。

4. 临床禁忌　阴虚有热，或瘀血引起者不宜使用。

【编者按语】本方源自《傅青主女科·上卷》，所治之证系由肾虚肝郁所致。肝主藏血，主疏泄；肾主藏精，主封藏。肾精不足，精血不能养肝柔肝，使肝失疏泄；肝失疏泄，则藏血之功失常，血不化精，加重肾精亏虚。肾虚肝郁，则疏泄与封藏失职，血海蓄溢失常，以致月经先后无定期，量或多或少，时断时续；肾虚不养，则头晕眼花，腰酸脚软；肝郁气滞，则乳房作胀，情绪抑郁。治宜补肾养血，疏肝调经。

方中重用菟丝子、熟地黄为君，菟丝子温而不燥，既补肾阳，又滋肾阴；熟地黄"益阴养血之上品"，滋阴补肾，填精益血。二药相辅相成，使补肾气，益精血，养冲任之力倍增。当归、白芍养血柔肝调经；山药、茯苓

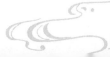

一长于补脾，一善于利湿，二者健脾助运，意在补后天以资先天，与熟地黄相合，寓六味地黄丸配伍之妙。四药共为臣。少佐柴胡、荆芥穗，以其清芬之气、轻清之体助肝气疏散条达，其中芥穗炮黑具有收涩之性，二者配伍，是于疏泄之中寓收涩之意，对经量或多或少，经期或前或后者较为适宜，共为佐药。诸药合用，重在补肾益精养血，佐以疏泄肝气，使肾精足，冲任调，肝气舒，而月经定期而至。正如青主所言："此方疏肝肾之气，非通经之药也；补肝肾之精，非利水之品也，肝肾之气舒而精通，肝肾之精旺而水（指月经）利。"

◆ 丹地乌梅四物汤 ◆

丹地乌梅四物汤，生熟二地白芍当；

补肾敛阴兼凉血，经无定期此方尝。

【组成用法】白芍（醋炒）6g，生地黄 9g，熟地黄 6g，乌梅 5 个，牡丹皮 9g，当归身 15g，地骨皮 9g。水煎服。

【功效主治】补肾养血，凉血调经。月经先后无定期证属肾虚血热者。症见月经周期错乱不定，或先或后，量多色红，头晕耳鸣，时有潮热，唇红口燥，舌红苔黄，脉细数。

【运用技巧】

1. 辨证导航　本方主治肾虚血热之月经先后无定期。临床以月经先后无定期，量多色红，头晕耳鸣，口燥咽干，舌红苔黄，脉细数为辨证要点。

2. 加减秘钥　潮热盗汗者，加青蒿、白薇、知母以清热止汗；血虚甚者，加何首乌、女贞子、枸杞子以养血补肾。

3. 适用病症　中医月经先后无定期、月经量多、绝经前后诸证、经行发热等；西医功能失调性子宫出血、围绝经期综合征等，辨证属肾虚血热者。

4. 临床禁忌　阳虚有寒者忌用。

【编者按语】本方源自《医门八法·卷四》，所治之证系由肾虚血热而致。肾阴不足，封藏失司，施泄无度，故月经前后无定期；阴虚血热，热扰血海，故量多色红；肾虚不养，则头晕耳鸣；虚热伤津，则唇红口燥。潮热，舌红苔黄，脉细数均为阴虚有热之征。治宜补肾敛阴，凉血调经。

本方由四物汤去川芎，加生地黄、牡丹皮、地骨皮组成。四物汤去川芎，功专补肾养血，重加生地黄者，一则助补肾益阴之力，再则取其清热凉血之效；乌梅酸甘，长于敛阴生津止渴，且其收涩之性，又可止血，对经量多以及崩漏者较为适宜；牡丹皮、地骨皮为清热凉血，养阴退热之常用药对。诸药配合，补肾益血治其本，清热凉血治其标，肾阴充足，血热清退，则封藏有权，施泄有度，自无月经不调之苦。

第五节　月经过多辨证用方

月经量较正常明显增多，或每次经行总量超过 80mL，而周期、经期基本正常者，称为"月经过多"，亦称为"经水过多"或"月水过多"。西医学排卵障碍性异常子宫出血、子宫肌瘤等疾病及宫内节育器引起的月经过多，可参考本病辨证治疗。

本病多因冲任不固，经血失于制约引起，常见病因有气虚、血热、血瘀。其治疗经期以辨证止血固冲为主，慎用温燥动血之品，平时辨证治本。本类方剂常由健脾益气、清热养阴、活血化瘀、调经止血等药物为主组方，代表方如举元煎、保阴煎等。

一、气虚证

◆ 举元煎 ◆

举元煎中芪草升，更加白术与人参；

气虚下陷亡阳证，舌淡脉细由血崩。

【组成用法】人参、炙黄芪各15g，炒白术、炙甘草各6g，炒升麻2g。水煎服。

【功效主治】补气升阳，摄血固冲。月经过多证属气虚者。症见经来量多，色淡红，质清稀，面色㿠白，气短懒言，肢软无力，或小腹空坠，舌淡，脉细弱。

【运用技巧】

1. *辨证导航*　经来量多、色淡红，气短懒言，舌淡，脉细弱。

2. *加减秘钥*　如兼虚寒者，加附子、肉桂、干姜等。但血崩量多时，肉桂辛温动血，用者当慎；干姜宜改为炮姜，加强温经止血之力。如兼滑脱者，加乌梅、文蛤收涩止血。如正值经期量多，加阿胶、焦艾叶、乌贼骨、炮姜

炭以固涩止血；经期过长，日久不断，加炒蒲黄、益母草，以活血止血。

3. 适用病症　中医月经过多、崩漏、经期延长、月经先期、子宫脱垂、胎动下坠等；西医功能失调性子宫出血、子宫肌瘤、子宫肥大症、盆腔炎、子宫内膜异位症等疾病及宫内节育器引起的月经过多、经期延长等，辨证属气虚下陷者。

4. 临床禁忌　证属阴虚火旺、肝经湿热偏盛者忌。

【编者按语】本方源自《景岳全书·卷五十一》，所治之证系由气虚所致。气虚则冲任不固，经血失约，故量多；气虚火衰不能化血为赤，故经色淡而清稀；气虚清阳下陷，故面色㿠白，气短懒言，小腹空坠。肢软无力，舌淡，脉虚弱，均为气虚之征，治当益气升阳，固冲摄血。

方中重用黄芪为君，黄芪甘温入脾，大补元气，益气摄血而兼能升阳。配以人参为臣，人参甘平，大补元气，培补脾胃中气而兼能养阴，二药相须，具有强大的补气助元作用。白术苦温，健脾燥湿；升麻气轻，升阳举陷，二者相辅，补中益气，升阳举陷，为佐。甘草益气补中，调和诸药，为佐使。综观全方，乃宗《内经》"虚则补之""劳者温之"，以及"土位之主，其补以甘"的原则而立法，据李东垣补中益气汤化裁而成；唯用药更加精练，治疗主旨更紧扣健脾以治气虚之本，升阳以复摄血之职。

◆ 安冲汤 ◆

安冲汤用黄芪术，续断茜草芍龙牡；

生地海螵共九味，升提固涩融一炉。

【组成用法】白术（炒）18g，生黄芪18g，生龙骨（捣细）18g，生牡蛎（捣细）18g，大生地黄18g，生杭芍9g，海螵蛸（捣细）12g，茜草9g，川续断12g。水煎服。

【功效主治】益气固冲，养阴止血。月经过多证属气虚冲任不固，兼阴亏者。症见行经量多、色淡红、质清稀、无瘀块，神疲乏力，腰酸肢倦，眩晕心悸，气短懒言，面色㿠白，舌淡红苔少，脉沉细或数。

【运用技巧】

1. 辨证导航　行经量多，质稀无瘀，神疲眩晕，舌淡红，脉细。

2. 加减秘钥　若经行有瘀块或伴有腹痛者，酌加泽兰、三七、益母草；兼腰骶酸痛者，酌加鹿角霜、补骨脂、桑寄生；兼头晕心悸者，生地黄易熟地黄，酌加制何首乌、五味子；血崩可加人参、仙鹤草。淋漓不断，加蒲黄、三七。眩晕烘热汗多，加龟甲、白薇；面㿠白、畏寒、自汗，加附片、炮姜。

3. 适用病症　中医月经量多、经期延长、崩漏等；西医功能失调性子宫出血、子宫肌瘤、子宫肥大症、盆腔炎、子宫内膜异位症等疾病引起的月经过多，辨证属气阴两虚，冲任不固者。

4. 临床禁忌　证属血热者忌用。

【编者按语】本方源自《医学衷中参西录·上册》，所治之证系由气虚不摄，失血伤阴所致。脾主统摄血液，脾气亏虚，冲任不固，则经血失于制约，故经行量多，经色淡红，质清稀；气虚中阳不振，故面色㿠白，神疲乏力，气短懒言；月经量多，日久伤阴耗血，阴血不足，故眩晕心悸，腰酸肢倦，脉沉细或数，治宜益气摄血，补血养阴。

本方之要，在于立足气阴，标本同治。方中黄芪甘温，补脾肺，升清阳；白术苦温，功偏燥湿健脾，以守见长，两者和合，补气健脾，固冲摄血，为君。生地黄甘苦寒，白芍苦酸微寒，两药养血凉血，敛阴安冲，为臣。君臣相伍，共建摄血安冲之功。川续断苦辛微温，归肝、肾经，补肾固冲，强壮腰膝；龙骨、牡蛎性涩，海螵蛸味酸，收敛止血；茜草根苦寒，归肝经，活血通经，化瘀止血，使止血而不留瘀。四者协力以助君药固摄之助，为佐。全方以益气摄血固冲为主，辅以养阴补血，故对气虚不固、失血伤阴者较为适合。

◆ 固冲汤 ◆

固冲汤用海螵蛸，龙牡术茜芪芍药；

萸萸五倍棕炭合，崩中漏下此方挑。

【组成用法】白术（炒）30g，生黄芪18g，龙骨（煅，捣细）24g，牡蛎（煅，捣细）24g，萸肉（去净核）24g，生杭芍12g，海螵蛸（捣细）12g，茜草9g，棕榈炭6g，五倍子（轧细，药汁送服）1.5g。水煎服。

【功效主治】固冲摄血，健脾益肾。月经过多证属脾肾亏虚，冲脉不固者。症见月经量多难止，色淡质稀，头晕肢冷，心悸气短，神疲乏力，腰膝酸软，面色苍白，舌淡，脉微弱。

【运用技巧】

1. 辨证导航　月经量多，色淡质稀，腰膝酸软，舌淡，脉微弱。

2. 加减秘钥　若肢冷汗出，脉微欲绝，为阳气虚衰欲脱之象，需加重黄

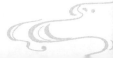

芪用量，并与参附汤合用以益气回阳。

3. **适用病症** 中医月经量多、经期延长、崩漏等，西医功能失调性子宫出血、子宫肌瘤、子宫内膜异位症等疾病及宫内节育器引起的月经过多，辨证属脾肾亏虚，冲脉不固者。

4. **临床禁忌** 证属阴虚火旺、肝经湿热偏盛者忌用。

【编者按语】本方源自《医学衷中参西录·上册》，所治之证系由脾虚不摄，肾虚不固，冲脉滑脱而致。"冲脉隶于阳明"，而脾胃为后天之本，气血生化之源，脾气健旺，则冲脉盛，血海盈；肾为先天之本，"胞脉者，系于肾"，肾气健固，封藏有司，则月经正常。若脾虚不摄，肾虚不固，以致冲脉滑脱，故月经量多，色淡质稀；脾虚不能化生气血，出血量多，气随血脱，气血不足，故见头晕肢冷，心悸气短，神疲腰酸诸症。舌淡、脉微弱亦为气血不足之象。张锡纯言"此证诚至危急之病也"，治宜"急则治标"，以固冲摄血为主，辅以健脾补肾。

方中山茱萸肉味酸性温，因得木气最厚，收涩之中兼具条畅之性，大能收敛元气，振作精神，固涩滑脱，故重用为君。龙骨味甘涩，牡蛎咸涩收敛，配伍用之，可"收敛元气，固涩滑脱"，善"治女子崩带"，二药煅用，收涩之力更强，共助君药固涩滑脱，为臣；白术甘苦温，健脾燥湿，黄芪甘温，益气升阳，两药合用，健脾扶中治本，以复中宫统摄之权，亦为臣药。生白芍味酸收敛，伍山茱萸肉，补益肾肝，敛阴止血；棕榈炭、五倍子味涩收敛，功专固涩止血；海螵蛸、茜草固摄下焦，既能止血，又能化瘀，可使血止不留瘀，以上共为佐。

本方配伍特点有二：一为标本同治，治标为主。方中大队涩敛止血药为主，健脾益气补肾药为辅，意在急则治标；二为大量收涩止血药配伍小量化瘀止血药，有血止不留瘀之妙。

◆ 干姜丸 ◆

圣济总录干姜丸，茯苓石脂烧白矾；
人参熟地乌贼骨，益气固冲血海暖。

【组成用法】干姜（炮）、白矾（烧灰）各15g，白石脂60g，熟干地黄（焙）、白茯苓（去黑皮）、人参、乌贼骨各30g。上为末，醋煮面糊为丸。6~9g/次，食前用温酒或米饮送下。

【功效主治】温脾益气，固冲止血。月经过多证属中焦虚寒者。症见经水过多，色淡质清稀，连绵不绝，脐腹作痛，倦怠面白，四肢不温，舌淡苔白，脉沉迟。

【运用技巧】

1. 辨证导航　月经过多，色淡质稀，四肢不温，倦怠乏力，舌淡苔白，脉沉迟。

2. 加减秘钥　腰腹冷痛，加续断、补骨脂、艾叶补肝肾，固冲任，温经止血。

3. 适用病症　中医月经量多、经期延长、崩漏等；西医功能失调性子宫出血、子宫肌瘤、子宫内膜异位症等疾病及宫内节育器引起的月经过多，辨证属中焦虚寒者。

4. 临床禁忌　证属血热，以及阴虚火旺者忌用。

【编者按语】 本方源自《圣济总录·卷一五一》，所治之证系由脾胃气虚，脾阳不振所致。气虚火衰，冲任不固，故经水过多，连绵不绝，色淡质稀；气虚阳亏，加之出血伤血，使得肢体肌肤失其温养，故倦怠面白肢冷；阳虚生寒，寒凝气滞，故脐腹作痛。舌淡、苔白、脉沉迟均为阳气虚弱之征。治宜温中益气，固冲止血。

方中人参、干姜、茯苓温中健脾，益气摄血，并资化源；白矾、白石脂、乌贼骨收涩固冲止血，其中白矾烧灰，则收涩止血之力更强；熟地黄填精养血，以补出血所耗之血。全方共奏温中健脾、养血固冲之效。气旺摄血则月水自止，血海温暖则脐腹不痛，气血充足则面色红润，四肢温暖有力。

二、血热证

◆ 保阴煎 ◆

保阴二地山续断，芩柏芍草来做伴；

崩漏胎漏经过多，滋阴清热操胜算。

【组成用法】 生地黄、熟地黄、芍药、山药各10g，川续断12g，黄芩、黄柏各9g，生甘草6g。水煎服。

【功效主治】 清热凉血，固冲止血。月经过多证属血热阴亏、冲任不固者。症见经行量多，色鲜红或深红，质稠，或头晕耳鸣，或心烦不寐，口干咽燥，便秘尿黄，舌质红，苔黄或少，脉滑数。

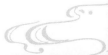

【运用技巧】

1. 辨证导航　本方系张景岳所制的著名方剂，适用于血热阴虚月经量多者。临床以月经量多，色红质稠，舌质红苔黄，脉数为辨证要点。

2. 加减秘钥　原书加减："如小水多热，或兼怒火动血者，加焦山栀子一二钱；如夜热身热，加地骨皮一钱五分；如肺热多汗者，加麦冬、枣仁；如血热盛者，加黄连一钱五分；如血虚血滞，筋骨肿痛者，加当归二三钱；如气滞而痛者，去熟地黄，加陈皮、青皮、牡丹皮之属；如血脱血滑及便血久不止者，加地榆一二钱，或乌梅一二个。"

3. 适用病症　中医月经先期、月经过多、胎漏、胎动不安、崩漏、经间期出血、产后恶露不绝、带下色赤、痔疮便血等；西医功能失调性子宫出血、急慢性盆腔炎、宫颈炎、阴道炎、先兆流产、产后子宫复旧不良、胎盘残留等，辨证属水亏火旺者。

4. 临床禁忌　脾虚血寒者忌用。

【编者按语】本方源自《景岳全书》，所治之证系由血热阴虚，热扰冲任而致。热盛于里，扰及血海，迫血妄行，故月经量多；血被热灼，则色鲜红或深红，质稠；热扰心神，则心烦不寐；热盛阴虚，失其滋养，则头晕耳鸣，咽干口燥。便秘尿黄，舌红苔黄或少，脉滑数均为热盛阴虚之象，治宜清热凉血，滋阴固冲。

方中君以生地黄、熟地黄，前者甘凉长于清，清热凉血养阴，后者甘温专于补，补肾滋阴益精。二药相配，共达清热凉血，滋阴补肾之效。黄芩清热泻火以止血；黄柏善治肾中相火以退虚热。二药相伍，清热凉血之功倍增，为臣。肝藏血，肾藏精，精血互生，肝肾同源，故配伍白芍养血敛阴柔肝，助二地补肾养阴；肾为先天之本，脾为后天之本，故伍山药健脾固肾涩精；续断补肾固冲止血，且有助阳之效，乃张氏"阳中求阴"之意，三者共为佐药。甘草调和诸药而为使。诸药相伍，既清血热以止血，又滋肾水以退热，火清血宁，冲任得固，月经正常。

◆ 固经丸 ◆

固经丸内龟板君，黄柏椿皮香附芩；

更加芍药糊丸服，漏下崩中均可宁。

【组成用法】炒黄芩、炒白芍、炙龟板各30g，炒黄柏10g，椿根白皮20g，香附子8g。上为细末，酒糊为丸。6~9g/次，3次/天，经前经行时空腹用白开水送服；亦可做汤剂水煎服，用量按比例酌定。

【功效主治】滋阴清热，固经止血。月经过多证属阴虚内热者。症见月经过多，或崩中漏下，血色深红或紫红，质黏稠，手足心热，腰膝酸软，口渴心烦，舌红，脉弦数。

【运用技巧】

1. 辨证导航　月经过多，色深红或紫黑稠黏，舌红，脉弦数。

2. 加减秘钥　阴虚甚者，可加女贞子、旱莲草以滋阴凉血止血；出血日久者，可加龙骨、牡蛎、乌贼骨、茜草炭以收涩止血。

3. 适用病症　中医月经过多、经期延长、崩漏、经间期出血、胎漏、产后恶露不绝等；西医功能失调性子宫出血、慢性附件炎、子宫肌瘤、子宫内膜异位症等疾病引起的月经过多，或先兆流产、产后复旧不良而出现阴道流血者，辨证属阴虚内热者。

4. 临床禁忌　出血证属血瘀者忌，脾胃虚寒者慎用。

【编者按语】本方源自《丹溪心法·卷五》，方名见于《医方类聚·卷二一〇》引《新效方》，异名樗白固经丸（《简明医彀·卷七》）。月经过多虽责之冲任二脉为病，但有虚实寒热之异。《素问·阴阳别论》云："阴虚阳搏谓之崩。"本方证即由肝肾阴虚，相火炽盛，损伤冲任，迫血妄行而致，故临床除见月经量多，或崩中漏下外，尚见一派阴虚火旺之象，治宜滋阴清热、止血固经。

方中重用龟板、白芍、黄芩为君。其中龟板甘咸性寒，滋阴益肾降火；白芍酸甘性寒，养血补肝敛阴；黄芩苦寒，清热泻火止血。三药配伍，为滋阴清热止血之常用组合。黄柏苦寒，泻火坚阴，既助黄芩清热，又协龟板降火，为臣。椿根白皮苦涩而凉，清火坚阴，止血固经；香附疏肝理气调经，并防本方用药寒凉太过而有留瘀之患，以上三味为臣佐。全方可使水旺而制火，清火而保阴，热清阴生则无经血妄行之患。

类方

1. 除烦汤（《嵩崖尊生全书·卷十四》）　组成：四物汤倍白芍、生地黄，加胡黄连3g。用法：水煎服。功效：滋阴清热，止血除烦。主治：经水过多，五心烦热。

2. 清经止血汤（《中医妇科治疗学》）　组成：生地黄18g，牡丹皮6g，黄芩6g，黄柏12g，茅根15g，地榆、炒蒲黄各9g，益母草12g，棕榈炭6g。用法：水煎温服。功效：清热凉血止血。主治：血热气实，经血暴下，

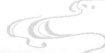

精神不爽，烦热口渴。

◆ 加减两地汤 ◆

加减两地益母艾，地骨地黄胶芍在；

玄参养阴又清热，脾虚血寒反生害。

【组成用法】生地黄15g，玄参、白芍、地骨皮各9g，阿胶（化冲）6g，焦艾、益母草各9g。水煎服。

【功效主治】养阴清热，止血固经。月经过多证属阴虚血热者。症见月经过多，或过期数日不净，色红或深红、质黏稠，手心烦热，口渴咽干，舌红，苔黄或无苔，脉细数。

【运用技巧】

1. 辨证导航　月经过多，口渴咽干，舌红，脉细数。

2. 加减秘钥　腹痛，经血色黑有块，去阿胶，加延胡索、蒲黄炭；如经期持续过久，量不太多，加乌贼骨、茜草根（炒炭）。

3. 适用病症　中医月经过多、经期延长、崩漏等，西医功能失调性子宫出血、子宫肌瘤、子宫内膜异位症等疾病引起的月经过多等，辨证属阴虚血热者。

4. 临床禁忌　证属脾虚者忌。

【编者按语】本方源自《中医妇科治疗学》，所治之证系由阴虚血热所致。营阴不足，阴虚火盛，热迫血行，故见月经量多，色红质稠；阴虚火旺，故手心烦热，口渴咽干。舌红苔黄或无苔，脉细数均为阴虚血热之象。治宜养血滋阴清热。

方中生地黄甘寒，养阴清热凉血；地骨皮甘淡寒，凉血清热降火，两药为君。白芍苦、酸、甘、微寒，养血敛阴调经；阿胶甘平，补血滋阴止血；玄参苦寒，清热生津凉血，三药共助君药养阴清热，为臣。焦艾苦辛而温，益母草苦辛微寒，二者俱长调经止血，且焦艾之温，可制君臣诸药寒凉之过；益母草兼能活血，既使止血不留瘀，又令全方无滋腻滞血之虞，故为佐。综观全方，清热之力逊而滋阴之力强，于阴虚较甚而热势未猖之月经过多者尤宜。

三、血瘀证

◆ 失笑散 ◆

失笑五灵及蒲黄，心腹结痛效相当；

活血祛瘀消癥结，经产停瘀皆可尝。

【组成用法】五灵脂（酒研）、蒲黄（炒香）各6g。为细末，6g/次，用黄酒或醋冲服；亦可每日取8~12g，用纱布包，水煎服。

【功效主治】活血止痛，化瘀止血。月经过多证属血瘀者。症见经行量多，色紫黯有血块，经行腹痛，或平时小腹刺痛，舌紫黯或有瘀点，脉涩。

【运用技巧】

1. 辨证导航　经行量多，色紫黯，有血块，舌紫黯或有瘀点，脉涩。

2. 加减秘钥　临证常加血余炭、茜草、三七、益母草等以化瘀止血；若经行腹痛甚者，酌加延胡索、香附以理气止痛；血瘀夹热兼口渴心烦者，酌加黄芩、黄柏、炒地榆以清热凉血；兼寒者，加肉桂、干姜以温里散寒；血虚不任攻伐者，加当归、熟地黄以补血养阴；如见舌红无苔，口干咽燥、五心烦热、自汗、盗汗等阴虚症状者，酌加沙参、麦冬、五味子或女贞子、旱莲草等以滋阴生津止血。

3. 适用病症　中医月经量多、痛经、产后腹痛等，西医功能失调性子宫出血、子宫肌瘤、子宫内膜异位症等疾病，辨证属瘀血停滞者。

4. 临床禁忌　出血无血瘀征象者忌。

【编者按语】本方源自《太平惠民和剂局方·卷六》，异名有断弓弦散（《苏沈良方·卷八》）、失笑膏（《中藏经·附录》）、经验失笑散（《金匮翼·卷六》）。瘀血阻于冲任，新血难安，故经行量多；瘀血内结，故经色紫黯有块；瘀阻胞脉，"不通则痛"，故经行腹痛，或平时小腹刺痛。舌紫黯，或有瘀点，脉涩亦为血瘀之征，治宜活血化瘀。

方中五灵脂味苦咸而甘，性温，功擅通利血脉，散瘀止痛；蒲黄为"蒲之精华所聚"，甘平入肝、心二经血分。味甘无峻烈之弊，性平无寒热之偏。因其体轻气香，故能"通经脉，消瘀血"，炒用并能止血。二药相须为用，既能活血止痛，又能化瘀止血。用醋或酒调服，意在活血脉，行药力，化瘀血。全方药少力专，使瘀血去，冲任畅，而血得归经。前人运用本方，患者每于不觉中，诸症悉除，不禁欣然失笑，故名"失笑"。

类方

加味失笑散（《实用妇科方剂学》）　组成：炒当归、赤白芍、制香附、五灵脂各 10g，蒲黄（包煎）6~10g，茜草 10~30g，大小蓟各 12g，益母草 15~30g。用法：水煎服。功效：化瘀止血。主治：月经过多、崩漏、产后恶漏不绝等病证属血瘀者。

第六节　月经过少辨证用方

月经周期正常，经量明显少于平时正常经量的 1/2，或少于 20mL，或行经时间不足 2 天，甚或点滴即净者，称为"月经过少"，又称"经水涩少""经水少""经量过少"。西医学中子宫发育不良、性腺功能低下、卵巢储备功能低下、子宫内膜结核、炎症或刮宫过深等引起的月经过少可参照本病辨证治疗。

本病发病机制或因血海空虚、经血乏源，或因冲任壅塞、血行不畅。治疗须分辨虚实，虚证重在补肾益精，补血益气，以滋经血之源；实证重在活血祛瘀，化痰行气，以通调冲任；虚实夹杂者，则攻补兼施，代表方如归肾丸、滋血汤、桃红四物汤、苍附导痰汤等。

一、肾虚证

◆ 归肾丸 ◆

归肾丸中倍熟地，山药山萸归枸杞；

杜苓菟丝滋肾水，经少色淡疗效奇。

【组成用法】熟地黄 30g，山药 15g，枸杞子 15g，山茱萸肉 15g，茯苓 15g，当归 12g，杜仲（盐水炒）15g，菟丝子（制）15g。炼蜜为丸。6~9g/ 次，空腹时淡盐汤送下；亦可作汤剂水煎服，用量按比例酌定。

【功效主治】补肾益精，养血调经。月经量少证属肾气亏虚，精血不足者。症见月经量少，色淡红或黯红、质稀薄，腰脊酸软，足跟痛，头晕耳鸣，或小腹冷，或夜尿多，舌淡，脉沉弱或沉迟。

【运用技巧】

1. 辨证导航　月经量少，色淡质稀，头晕耳鸣，腰膝酸软，舌淡，脉沉弱。

2. 加减秘钥　以经色黯红，小腹冷痛，夜尿多等肾阳虚证候为主者，选加温肾阳药，如淫羊藿、巴戟、仙茅、补骨脂、益智仁等；如以经色红，手足心热，咽干口燥，舌红，苔少，脉细数等肾阴虚证候为主者，则加生地黄、玄参、女贞子等滋养肾阴药；阴虚火盛者，去杜仲、菟丝子，加牡丹皮、知母。

3. 适用病症　中医月经量少、闭经、不孕等，西医子宫发育不良症、不孕症、性欲减退症等，辨证属肾阴不足，精血衰少者。

4. 临床禁忌　血瘀、痰阻之月经量少不宜使用，脾虚便溏者忌用。

【编者按语】 本方源自《景岳全书·卷五十一》，所治之证由肝肾亏损，精血不足，冲任失养，无血可下所致。《傅青主女科》曰："经水出诸肾。"肾气亏虚，精血不足，故经来量少，色淡红，质薄；肾主骨生髓，脑为髓海，督脉贯脊络肾，肾之精气亏虚，失其所养，故头晕耳鸣，腰脊酸软，足跟痛；肾虚阳亏，既令胞失温煦，又使膀胱之气不固，故小腹冷，夜尿多。舌淡，脉沉弱或沉迟为肾虚之象，治宜补肾益精，养血调经。

方中熟地黄补肾填精养血，重用为君；枸杞子、山茱萸助熟地黄滋养肝肾，补益精血，为臣。菟丝子、杜仲既能滋肾阴而填精血，又可补肾气而助阳，而且还可强壮腰膝；山药、茯苓补脾益肾，养后天以资先天；当归补血调经，其活血之功又可使诸补益之品补而不滞，以上共为佐使。本方由六味地黄丸加减变化而成，体现阴阳并补，肾肝脾同治，但重在补肾益精养血之治法。如此，冲任得补，阴阳协调，则月经正常，

◆ 温肾丸 ◆

温肾丸中远益智，蛇床鹿茸菟丝子；

茯杜山药山茱萸，续断巴戟归二地。

【组成用法】 巴戟60g，当归、菟丝子、鹿茸、益智仁、杜仲、生地黄、茯神、山药、远志、蛇床子、续断各30g，山茱萸、熟地黄各90g。上为末，炼蜜为丸，6~9g/次，空腹温酒送下；亦可作汤剂，用量按比例酌定。

【功效主治】 温肾助阳，补益精血。月经量少证属肾阳虚者。症见经来量少，腰脊冷痛，畏寒肢冷，倦怠乏力，食欲不振，便溏，水肿，小便不

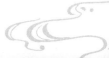

利，或失眠多梦，夜尿频多，带多清稀，舌淡苔薄，脉沉细。

【运用技巧】

1. 辨证导航　经来量少，腰脊冷痛，畏寒肢冷，倦怠乏力，舌淡，苔薄，脉沉细。

2. 加减秘钥　若形寒肢冷者，酌加肉桂、淫羊藿、人参。

3. 适用病症　中医月经后期、月经过少、闭经、不孕等；西医子宫发育不良症、不孕症、性欲减退症等，辨证属肾阳虚弱者。

4. 临床禁忌　证属阴虚火旺者不宜使用。

【编者按语】本方源自《医学入门·卷七》，所治之证皆由肾阳不足，命门火衰所致。肾阳不足，精血不化，故见经来量少，腰脊冷痛，畏寒肢冷；阳虚气不化水，故见小便不利，水肿；火不暖土，脾阳不足，运化失司，故见倦怠乏力，食欲不振，便溏，带多清稀；阳虚不摄，故夜尿频多；阳虚精血不生，神失所养，故失眠多梦。舌淡，苔薄，脉沉细皆为肾阳虚，精血亏之象。治宜温补肾阳，益精养血。

肾为水火之脏，内寓元阴元阳，阴阳一方的偏衰必将导致阴损及阳，或阳损及阴，而且肾阳虚一般病程较长，多可由肾阴虚发展而来，故欲温补肾阳，须于"阴中求阳"。正如张景岳所言："善补阳者，必于阴中求阳，则阳得阴助而生化无穷。"方中重用熟地黄、山茱萸补肾益肝滋阴；巴戟天温肾壮阳益精，三药配伍，补肾填精，温肾助阳，不仅可借阴中求阳而增补阳之力，而且阳药得阴药之柔润则温而不燥，阴药得阳药之温通则滋而不腻，二者相得益彰，共为君药。鹿茸、蛇床子温肾阳，补命火；菟丝子、杜仲、续断益肾气，强腰膝。以上共助君药温肾益精之能，为臣药。生地黄、当归滋阴养血补肾；益智仁、山药固肾缩尿止带；茯神、远志宁心安神定志，为佐使。诸药合用，脾肾双补，心肝兼顾。肾阳足，精血生，则经血复常；肾阳足，火能生土，脾气健运，故倦怠乏力、食欲缺乏、腹胀、便溏诸症可除；水湿得运，故水肿、小便不利、夜尿频多诸症速去而带下自止。

二、血虚证

◆ 滋血汤 ◆

滋血汤主经量少，四物参芪苓山药；

头晕眼花面色黄，补血益气经自调。

【组成用法】人参、白茯苓、川芎、当归、白芍、山药、黄芪、熟地黄各等分。水煎服。

【功效主治】补血调经，健脾益气。月经量少证属血虚气弱者。症见经来量少，不日即净，或点滴即止，经色淡红、质稀，头晕眼花，心悸失眠，体倦乏力，皮肤不润，面色萎黄，舌淡苔薄，脉细无力。

【运用技巧】

1. 辨证导航　经来量少，不日即净，或点滴即止，皮肤不润，面色萎黄，舌淡苔薄，脉细无力。

2. 加减秘钥　若心悸失眠者，酌加炒枣仁、五味子以养心安神；如经来过少，点滴即止者，为精血亏虚将成闭经之象，加枸杞子、山茱萸、何首乌以滋养肝肾，填精益血。

3. 适用病症　中医月经量少、月经后期、痛经、妊娠腹痛、产后发热等；西医子宫发育不良症、痛经、性欲减退症等，辨证属血虚气亏者。

4. 临床禁忌　证属寒凝血瘀者忌用。

【编者按语】本方源自《御药院方·卷十一》，所治之证皆由脾虚血亏，冲任气血不足所致。脾为后天之本，气血生化之源。脾气亏虚，化源不足，血海满溢不多，故月经量少，经色淡红，质稀；血虚上不荣清窍，则头晕眼花；内不养心，则心悸失眠；外不荣肤，则面色萎黄，皮肤不润。脾主肌肉四肢，脾气亏虚，则体倦乏力。舌淡苔薄，脉细无力，均为气血亏虚之征。治宜补血调经，健脾益气。

证属气血两虚之证，治宜益气与养血并重，益气以生血。方中人参与熟地黄相配，益气养血，共为君药。黄芪助人参益气健脾胃，益生化之源；当归助熟地黄补血滋肝肾，调冲任之血，为臣药。山药补脾益肾；茯苓健脾宁心；白芍养血柔肝；川芎活血行气，既助调经，又可使诸药补而不滞，以上共为佐药。全方气血并补，肝脾肾同调，气充血足，则经自调。

类方

人参滋血汤（《产宝百问》）组成：人参10g，怀山药15g，茯苓10g，熟地黄20g，当归12g，川芎6g，芍药12g。用法：水煎服。功效：补益气血。主治：血虚月经过少。

◆ 小营煎 ◆

【组成用法】参见"带下病·带下过少"。

【功效主治】补血养阴。月经量少证属血虚者。症见月经错后，量少色淡，小腹隐痛，头晕心悸，面色萎黄，舌质淡红苔少，脉细缓或细弦。

【运用技巧】

1. 辨证导航　月经量少，色淡，小腹隐痛，舌淡红，苔少，脉细缓或细弦。

2. 加减秘钥　如经来仅数滴者，加山茱萸、何首乌以滋肾填精益血。

3. 适用病症　参见"带下病·带下过少"。

4. 临床禁忌　腹痛便溏、形寒肢冷者忌用。

【编者按语】本方所治之证皆由三阴不足、血海空虚所致。阴血亏乏，冲任气血不足，血海难以满溢，则经行量少，色淡质稀；经行胞脉失养，则小腹绵绵作痛，余证候均为血虚之象，治宜补血以养冲任。

方中熟地黄甘温入肾，补血滋阴填精，为君。枸杞子润而多液，养血益肝；山药性平不燥，健脾益肾，两药为臣。君臣相配，三阴并补。当归甘温而润，补血和血调经；芍药性凉而滋，养血敛阴，共补血海之空虚，为佐。炙甘草甘温，益气和中，调和诸药，为使药。六药合用，滋补三阴，养血滋阴，血海充足，则月经依时而潮，诸症悉瘥。

类方

养荣健脾丸（《医学六要·卷七》）组成：人参、白术各120g，枳实45g，当归90g，白芍90g，川芎30g，麦冬60g，柏子仁30g。用法：生地黄煎汤熬膏，神曲糊丸，6~9g/次，米饮或白开水送下。功效：补气养血。主治：血少肠胃枯涩，口干便秘，皮肤干燥，食不能运；妇人经血干涸，色淡量少。

◆ 四物加人参汤 ◆

万氏四物加人参，香附炙草一钱称；

姜枣为引水煎服，脾虚食少加砂陈。

【组成用法】人参15g，归身10g，川芎8g，白芍12g，生地黄12g，香附（童便炒）3g，炙草3g。生姜、大枣为引，水煎服。

【功效主治】补气养血。月经量少证属血虚者。症见月经量少，点滴即止，色淡，小腹空痛，皮肤干燥不润，头晕眼花，心悸怔忡，不寐，面色萎黄，唇舌爪甲苍白无华，气短，自汗，疲倦无力，舌质淡苔薄白，脉细无力。

【运用技巧】

1. **辨证导航** 经水量少，唇舌爪甲苍白无华，倦怠乏力，舌质淡，苔薄白，脉细无力。

2. **加减秘钥** 脾虚食少者，加鸡内金、砂仁、陈皮以行气健脾。

3. **适用病症** 中医月经后期、月经量少、经期腹痛、妊娠腹痛、产后发热、产后腹痛、难产、胞衣不下等；西医子宫发育不良症、痛经、产后子宫复旧不良、性欲减退症等，辨证属气血亏虚者。

4. **临床禁忌** 腹痛便溏、形寒肢冷者忌。

【编者按语】 本方源自《万氏女科·卷一》，所治之证皆由脾胃虚弱，化源不足，营血虚少，血海不能按时充盈所致。气血虚少，血海不满，故月经量少，色淡，质稀；血虚胞宫失养，故小腹空痛；皮肤失濡，则干燥不润；脑髓不充，则头晕眼花；心失所养，心神不宁，则心悸怔忡、不寐；血虚不能上荣头面，则面色萎黄，唇舌淡白；肝主爪甲，肝血不足，则爪甲苍白无华；脾气虚弱则气短不足以息；气不敛阴则自汗；脾主肌肉四肢，脾虚则疲倦无力。舌淡、苔薄白，脉细无力，皆气虚血少之征象，治宜补益气血。

方中当归为血分药，具有养血活血之功；人参为气分药，补气之力最峻。二药相伍，共奏补气养血之功，为君药。白芍酸寒柔润，入肝养血补血；生地黄甘寒多汁，滋阴生津，二者合用，同为当归补血之助，为臣药。川芎为气中血药，主行气中之血；香附为血中气药，主行血中之气，二者协同，行气活血，调经止痛，并可令诸药补而不滞，为佐药。炙草、生姜、大枣甘温补脾，以益气血生化之源，共为佐使。诸药合用，既可补气养血，又能使气血通畅。如此，冲任通盛，血海充盈，则月经顺利下达。

三、血瘀证

◆ 加味四物汤 ◆

桃红四物配伍精，补虚祛瘀一并行；

月经量少色紫黑，血块排出痛减轻。

【组成用法】 当归 12g，熟地黄 15g，白芍 10g，川芎 8g，桃仁 6g，红花 4g。水煎服。

【功效主治】 活血化瘀，养血调经。月经量少证属血瘀而虚者。症见经行量少，色或淡红，或紫黑有血块，舌质淡，或紫黯，或有小瘀点，脉细涩或弦涩。

【运用技巧】

1. 辨证导航　经行量少，色紫黑，有血块，舌紫黯，或有小瘀点，脉涩。

2. 加减秘钥　如小腹胀痛以胀为甚或兼胸胁胀满者，为气滞血瘀，可加香附、台乌药以理气行滞；小腹冷痛，得热痛减，为寒凝血瘀，可加桂枝、吴茱萸以温通血脉。

3. 适用病症　中医月经不调、经行量少、经期延长、月经先期、痛经等；西医子宫发育不良症、痛经、功能失调性子宫出血等，辨证属血瘀者。

4. 临床禁忌　肾虚所致之月经量少不宜使用。

【编者按语】 本方源自《玉机微义·卷三十一》引《元戎》，异名有桃红四物汤（《医宗金鉴·卷四十四》）、四物加桃仁红花汤（《方症会要·卷二》），所治之证皆由营血虚滞，经隧不畅所致。"血虚多滞，每多经脉不畅"，血海不盈则无血可下，冲任不畅则经血阻滞，故经来量少，色或淡或紫。舌淡，脉细为营血亏虚之征；舌紫黯有瘀点，脉涩，乃瘀血内停之象。治宜养血活血并行，使活血不伤血，补血不滞血。

方中熟地黄甘温味厚，长于滋阴养血；当归辛香而润，补血养肝，活血调经，二者补血活血，为君。桃仁助当归活血化瘀；白芍资熟地黄养血敛阴，为臣药。红花活血通经；川芎行气活血，二药助君臣化瘀调经，为佐使。综观全方，分两组药物组成，一组养新血，一组去恶血，去恶血而不伤血，养新血而不滞血。恶血去，新血生，则月经自调。

◆ 通瘀煎 ◆

景岳全书通瘀煎，归泽香附红花鲜；

乌药山楂青皮木，临服加酒在餐前。

【组成用法】 当归尾9~15g，山楂、香附、红花（新者，炒黄）各6g，乌药3~6g，青皮4.5g，木香2g，泽泻4.5g。水煎，加酒20mL，食前服。

【功效主治】 活血化瘀，理气调经。月经量少证属血瘀气滞者。症见经行涩少，色紫黑有块，小腹刺痛拒按，血块下后痛减，或胸胁胀痛，舌紫黯，或有瘀斑紫点，脉涩有力。

【运用技巧】

1. 辨证导航　经行涩少，色紫黑有块，舌紫黯，或有瘀斑紫点，脉涩有力。

2. 加减秘钥　兼寒滞者，加肉桂、吴茱萸以散寒通滞；瘀久化热者，加赤芍、牡丹皮以清热凉血；血虚涩滞者，加芍药、枸杞子以养血敛阴。

3. 适用病症　中医月经量少、月经后期、痛经、闭经等；西医子宫发育不良症、痛经等，辨证属血瘀气滞者。

4. 临床禁忌　肾虚血亏者忌用。

【编者按语】本方源自《景岳全书·卷五十一》，所治系由瘀血内停，冲任阻滞而致。"血在脉管里运行不畅，环周不休"，若气机不畅，或寒邪凝滞，则血行瘀阻，故经行涩少，色紫黑有血块，小腹刺痛拒按；血块下后瘀滞稍通，故疼痛减轻；瘀阻气滞，故胸胁胀痛。舌紫黯或有瘀斑紫点、脉涩有力，皆为血瘀之征。治宜活血化瘀，理气调经。

方中重用当归尾，活血通络，调经止痛，为君。臣以山楂、红花，其活血化瘀之功，既助君药化瘀通经之力，又可止瘀血疼痛。香附辛散苦泄，乃"气病之总司，女科之主帅"，兼入血分，为"血中气药"，故能疏肝理气调经；乌药味辛性温，辛开温通，通理上下诸气；青皮味辛而温，善疏达下焦之郁；木香行气止痛，四药合用，理气为主，以达到气行血行之目的，使郁结开，经脉利，共为佐药。"血不利则为水"，泽泻甘淡性寒，分利水湿，有利于排出瘀血所产生的代谢产物，为使药。加酒煎服，增强活血通利之力。全方共奏理气化瘀调冲之功。

◆ 加味泽兰汤 ◆

加味泽兰汤丹参，当归白芍共五灵；

蒲黄通草与甘草，活血逐瘀擅调经。

【组成用法】泽兰、丹参各9g，当归、酒芍药各6g，甘草1.5g，五灵脂、蒲黄、通草各6g。水煎服。

【功效主治】活血逐瘀，养血调经。月经量少证属血瘀者。症见经量过少，经色紫暗，质稠有小块，小腹胀痛，得热或经水流出后胀痛减轻，舌正常或有小瘀点，苔薄白，脉或弦或涩。

【运用技巧】

1. 辨证导航　月经过少，经来色黯，小腹胀痛，脉或弦或涩。

2. 加减秘钥　若为寒凝血瘀，少腹冷痛，脉沉迟者，酌加良姜、附片、肉桂、吴茱萸等，以温经散寒；若气滞血瘀，胸腹胁肋胀痛甚者，酌加柴胡、香附、木香等，以理气止痛。

3. 适用病症　中医月经量少、月经后期、痛经等；西医子宫发育不良症、痛经，辨证属血瘀者。

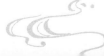

4.临床禁忌　月经量少单由血海亏虚而致者忌用。

【编者按语】本方源自《中医妇科治疗学》，所治系由瘀血阻滞，冲任不畅而致。气为血帅，气行则血行；"血得热则行，得寒则凝"。若气滞或寒凝，则血行不畅，冲任胞宫瘀滞，经血下行受阻，故经量减少，经色紫暗，质稠有块；瘀血阻滞，不通则痛，故小腹胀痛。舌有瘀点，脉弦或涩亦为瘀血阻滞之象。治宜活血化瘀调经。

方中泽兰辛散温通，味苦降泄，功擅活血调经，对瘀血阻滞之证尤宜；丹参味苦，性微寒，入心、肝二经，活血化瘀而不伤气血，善调妇女经水，为妇科要药。两药共用，活血化瘀，养血调经，为君。五灵脂味咸甘，性温，主入肝经血分，活血散瘀；蒲黄为"蒲之精华所聚"，入肝、心二经血分，味甘性平，体轻气香，故能"通经脉，消瘀血"，长于行血消瘀。二药配伍即"失笑散"，善于化瘀通经止痛；通草甘淡，为滑利通导之品，功擅通经。三药合用，活血化瘀，通经下血，为臣。当归养血活血调经；白芍敛阴养血，二药既助活血化瘀，又生新血，有助于血海的满溢，而月经自调，为佐。甘草调和诸药，为使。全方配伍，具有活血逐瘀，通经下血之功用。

四、痰湿证

◆ 苍附导痰丸 ◆

苍附导痰记端详，陈苓枳草曲星姜；

带下经少不孕症，燥湿行气二竖降。

【组成用法】苍术、香附、枳壳（炒）各60g，陈皮、茯苓各45g，胆星、甘草各30g。上药共为末，姜汁和神曲为丸。3~5g/次，2次/天，淡姜汤下；亦可做汤剂水煎服，用量酌减。

【功效主治】化痰燥湿调经。月经量少证属痰湿阻滞者。症见月经量少，色淡红，或带多黏腻如痰，形体肥胖，胸闷呕恶，舌淡苔白腻，脉滑。

【运用技巧】

1.辨证导航　月经量少，胸闷呕恶，带多黏腻，舌淡苔白腻，脉滑。

2.加减秘钥　腰酸痛者，加续断、菟丝子；面目水肿、四肢肿胀者，加白术，防己，赤小豆。

3.适用病症　中医月经量少、闭经、不孕症、缺乳证、癥瘕等；西医子宫发育不良症、原发性或继发性不孕、输卵管闭塞、月经期合并肠胃炎、慢性盆腔炎、卵巢囊肿等，辨证属痰湿阻滞者。

4. 临床禁忌　证属阴虚火旺、心肝郁火、津液亏耗者忌用。

【编者按语】本方源自《叶氏女科证治·卷一》，所治系因痰湿阻滞冲任而致。素多痰湿，或脾失健运，湿聚成痰，痰湿阻滞经络，气血运行不畅，血海满盈不足，故经量减少，色淡；痰湿下注，任带二脉受损，则带下量多而黏腻；脾失健运，痰浊中阻，则胸闷呕恶。舌淡苔腻，脉滑，为痰湿内停之象。治宜健脾燥湿，化痰调经。

方中苍术苦温，气味雄烈，功擅燥湿健脾，朱丹溪云其为"足阳明经药，气味辛烈，强胃健脾，发谷之气，能径入诸药，疏泄阳明之湿"；香附辛苦微甘，疏肝解郁，理气调经，为"气病之总司，女科之主帅"，方中用之，一是疏理全身气机，使气行则湿化，湿化痰自消，二则有助于调经。两药合用，燥湿健脾，理气化痰，重用为君。陈皮辛苦而温，理气健脾，燥湿调中；茯苓甘淡，益脾培土，利水渗湿，二药相伍，使气行湿除，共为君药之助，是为臣。枳壳苦辛微寒，归脾胃，理气行滞；胆南星苦辛性温，燥湿化痰；生姜温中和胃；炙甘草益气和中，俱为佐使。全方燥湿健脾，行气消痰，使痰湿消除，经隧通畅，则诸症自愈。

◆ 二陈加芎归汤 ◆

万氏二陈芎归汤，姜附枳壳滑石帮；

肥人经水来少者，痰化湿除经脉畅。

【组成用法】陈皮10g，白茯苓10g，归身10g，川芎6g，香附10g，枳壳6g，半夏10g，甘草2g，滑石3g。生姜为引，水煎服。

【功效主治】健脾化痰，养血调经。月经量少证属痰湿者。症见月经量少，色淡、质黏，或经血中混杂黏涎，形体较肥胖，胸闷，脘腹胀满，胃纳减少，或呕恶痰多，或平素带下量多，苔白腻，脉滑。

【运用技巧】

1. 辨证导航　月经量少，呕恶痰多，苔白腻，脉滑。

2. 加减秘钥　口淡黏腻，恶心食少，痰湿中阻者，加川朴、蔻仁；白带量多，偏于寒者，加桂枝（后下）、泽泻、车前子（包煎）；口苦心烦，黄白带下，偏于热者，加苦参、黄柏。

3. 适用病症　中医月经量少、月经后期、经闭、不孕、癥瘕等；西医子宫发育不良症、子宫内膜炎、卵巢功能早衰等，辨证属痰湿内停者。

4. 临床禁忌　证属阴虚火旺、精血亏损者忌用。

【编者按语】本方源自《万氏女科·卷一》，异名芎归二陈汤（《会约医镜·卷十四》）。本方证由素体痰湿内盛，或感受湿邪，脾土受困，运化无力，痰湿内停所致。痰湿壅滞经络、胞宫，气血运行受阻，经血排出不畅，故经来量少，混杂黏涎；痰湿阻滞中焦，气机升降不利，则胸脘满闷，呕恶食少，痰多；湿痰流注于胞宫，则白带量多。苔腻，脉滑为痰涎内盛之象。治宜健脾燥湿化痰。

原书云："肥人经水来少者，责其痰碍经隧也，用二陈加芎归汤主之。"方中陈皮、半夏燥湿化痰，理气和中，为君。枳壳味苦辛，性微寒，主入中焦气分而能行气宽中除胀；香附入三焦经，能畅达三焦之气。两药助陈皮行气，使气行湿化痰消，为臣。茯苓、滑石利水渗湿健脾，以杜生痰之源；当归性温体润，既可活血调经，又能补血润燥，使诸燥湿化痰理气之品而无伤阴耗血之虑，为佐药。川芎辛温香窜，主入肝经，"上达巅顶，下行血海"，行气活血，引诸药归于血海，为使。全方共奏健脾燥湿化痰，理气活血调经之功。痰化湿除，经脉通达，脾气健运，血无亏乏，月经自然通行有常。

类方

归芍六君子汤（《笔花医镜·卷二》）　组成：归身、白芍各6g，人参、白术、茯苓各4.5g，陈皮、半夏各3g，炙草1.5g。用法：水煎服。功效：益气健脾，燥湿化痰。主治：脾胃不健，痰湿内盛所致月经过少，色淡而晦，咳嗽，纳少，神疲，腹胀满，呕吐。

◆ 半夏苍术汤 ◆

半夏苍术汤朴草，芎归地芍加姜枣；

健脾通经豁痰湿，心中嘈杂经量少。

【组成用法】半夏10g，苍术10g，当归10g，白芍10g，熟地黄10g，川芎6g，川朴6g，甘草3g。加生姜、大枣。水煎服。

【功效主治】燥湿豁痰，补血调经。月经量少证属痰湿阻滞，营血亏虚者。症见妇人经水量少，如黄浆汁，心中嘈杂，或呕恶，舌淡苔白，脉细滑。

【运用技巧】

1. 辨证导航　月经过少，如黄浆汁，嘈杂呕恶，舌淡，脉细。

2. 加减秘钥　脾虚甚者，加山药、白术、砂仁（后下）；形体肥胖者，加薏苡仁、大腹皮、赤小豆。

3. 适用病症　中医月经量少、月经后期、经闭、不孕等；西医子宫内膜炎、子宫发育不良症、继发性不孕等，辨证属血虚而又痰湿内阻者。

4. 临床禁忌　证属瘀血内停者忌用。

【编者按语】本方源自《医钞类编·卷十六》引东山妇科方，所治之证皆由痰滞血虚所致。脾虚不能正常运化，精微物质不能化生气血，反而成痰，故经水量少，色淡如黄浆汁；痰湿内盛，阻滞中焦，则气机升降失常，因而心中嘈杂，呕恶。舌淡，脉细滑为血虚痰湿之征，治宜豁痰除湿，补血调经。

本方由四物汤加味而成。方中半夏辛温，燥湿化痰，降逆止呕；苍术苦温，燥湿健脾；川朴苦辛性温，理气燥湿。三药合用，理气燥湿化痰，使痰除湿去，而经隧通畅。地、芍、归、芎补血活血，使冲盛任通。生姜开胃醒脾，散豁痰涎；大枣、甘草扶中以益化源。诸药配合，燥湿豁痰，补血通经。对痰湿阻滞而又血虚之月经量少较为适宜。

第七节　经期延长辨证用方

月经周期基本正常，经期超过7天以上，甚或淋沥半月方净者，称为"经期延长"，亦称"月水不断""经事延长""月水不绝"等。西医学排卵障碍性异常子宫出血、盆腔炎等疾病，以及宫内节育器和输卵管结扎术后所引起的经期延长可参照本病辨证治疗。

本病的发病机制多由气虚冲任失约；或热扰冲任，血海不宁；或瘀阻冲任，血不循经所致。治疗以固冲止血调经为大法，重在缩短经期，以经期服药为主。本类方剂多由补气升阳、滋阴清热、活血化瘀、止血等药物为主组方。代表方如举元煎、两地汤、固经丸等。

一、气虚证

◆ 举元煎 ◆

【组成用法】参见"月经过多·气虚证"。

【功效主治】补气升提，固冲调经。经期延长证属气虚下陷者。症见经行时间延长，量多、经色淡红、质稀，肢倦神疲，气短懒言，面色㿠白，舌淡苔薄，脉缓弱。

【运用技巧】

1. 辨证导航　经期延长，量多色淡，肢倦神疲，气短懒言，舌淡苔薄，脉缓弱。

2. 加减秘钥　临证应用，常加阿胶、艾叶、乌贼骨以固冲止血；若经量多者，可加炮姜炭、五味子等以温经收涩止血；伴有经行腹痛，有块者，酌加三七、茜草根、益母草以化瘀止血；兼血虚者，症见头晕心悸，失眠多梦，酌加制何首乌、龙眼肉、熟地黄、酸枣仁以养血安神。

3. 适用病症　参见"月经过多·气虚证"。

4. 临床禁忌　证属阴虚火旺、血热妄行者忌用。

【编者按语】 本方所治之证系气虚所致。素体虚弱，或饮食不节、劳倦、思虑过度伤脾。脾气不足，中气下陷，冲任不固，经血失于制约，故经行时间延长、量多；气虚火衰不能化血为赤，故经色淡而质稀；脾虚气弱，故肢倦神疲，气短懒言，面色㿠白，舌淡，脉缓弱。治宜甘温之品温养脾胃，补中益气，升阳举陷。

方用黄芪健脾补气，升阳举陷为君。臣以人参甘温，大补元气。张景岳云："阳虚而火不盛者，自当用参为君；阳虚而火稍盛者，但可用参为佐。"本方两药相合，即为参芪汤，能升阳举陷，使脾气充而清阳复位。白术健脾燥湿，炙甘草补中益气，二药与参、芪配伍，大补后天之本，以培气血生化之源，为佐药。升麻升提清阳，与益气健脾药相配，能鼓舞胃气使清阳上升，以助参、芪升举，为使药。诸药合用，共奏补气升提之功，使气旺而能固冲摄血调经。

◆ 参术散 ◆

素庵补解参术散，四君四物合牡丹；

陈皮香附麦冬知，补气摄血崩漏安。

【组成用法】 人参10g，白术10g，茯苓15g，炙甘草10g，川芎5g，当归15g，白芍10g，生地黄15g，广陈皮6g，牡丹皮10g，知母10g，香附6g，麦冬10g。水煎服。

【功效主治】 补气摄血，养血调经。经期延长证属脾虚失摄者。症见月经延久不止，量少色淡、质清稀如水，食少，烦热，口燥咽干，便溏，神疲乏力，思睡嗜卧，舌质淡，苔薄白，脉缓弱。

【运用技巧】

1. 辨证导航　经行后劳役过度，四肢倦怠，经血六七日不止。

2. 加减秘钥　经量多者，可酌加生牡蛎、五味子、棕榈炭以收涩止血。

3. 适用病症　中医经期延长、崩漏、月经过多、人流后出血及产后恶漏不绝等；西医功能失调性子宫出血、产后子宫复旧不良等，辨证属气虚血亏者。

4. 临床禁忌　证属血热妄行者忌用。

【编者按语】本方源自《陈素庵妇科补解·卷一》，所治之证系由经行后劳役过度，耗伤脾气所致。劳则伤脾，脾虚不摄，血不循经而妄行，则月经延久不止；月经日久不止，失血耗气，气血不足，则量少色淡，质清稀如水；血虚阴亏，虚热内生，故烦热，口燥，咽干；脾失健运，则食少，便溏；气血不足，无以养神，则神疲乏力，思睡嗜卧。舌质淡，苔薄白，脉缓弱，乃脾虚之征象，治宜健脾益气，助脾摄血为主。

方中四君补气健脾，使脾气旺盛，固摄有权；四物养血活血调经，补因经期延长所耗之阴血，其中生地黄易熟地黄尚能清热凉血。麦冬甘寒滋润，知母苦寒质润，二者合用，既滋肾生津以助补血，又合牡丹皮以清虚火。香附理气调经，广皮顺气快膈，不但有助于中焦气机畅达，防补益之药滋腻碍胃，以复脾气之升，而且有助妄行之血归顺常道。

类方

归芍二黄汤（《女科旨要·卷四》）　组成：黄芪4.5g，白术、苍术、当归、白芍、陈皮各3g，熟地黄15g，生地黄、炙甘草各9g，柴胡6g。用法：水煎服。功效：补血益气，升阳摄血。主治：妇人经水不止，其色鲜红，气短气逆，自汗不止，身体发热，大便泄泻，四肢无力，不思饮食。

二、虚热证

◆ 固经丸 ◆

【组成用法】参见"月经过多·血热证"。

【功效主治】养阴清火，凉血固经。经期延长证属阴虚内热，血海不宁者。症见月经淋漓过期不净，量多色红质稠，或夹紫黑瘀块，潮热颧红，手心灼热，或咽干口燥，舌质红少津苔少，脉细数或弦数。

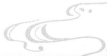

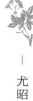

【运用技巧】

1. 辨证导航　经期延长，淋漓不止，色红质稠，手心灼热，口燥舌红，脉细数。

2. 加减秘钥　量多难止者，可加生地黄、女贞子、旱莲草；经血夹有小瘀块者，加三七、蒲黄炭。

3. 适用病症　参见"月经过多·血热证"。

4. 临床禁忌　证属脾虚或血瘀为主者忌用。

【编者按语】 本方所治之证是由于肝郁阴虚，虚热内扰，迫血妄行而致。阴虚不足以制胞络之火，肝郁久而化火生热，火热迫血妄行，故月经过期不止，量多色红质稠；阴虚火旺，虚火上炎内扰，灼耗津液，故咽干口燥，潮热颧红，手心灼热，舌质红少津苔少，脉细数或弦数。治宜滋阴清热，固经止血。

本方用药虽只六味，但兵分四路：龟甲、芍药滋阴益血，敛阴柔肝，"壮水以制阳光"；黄芩，黄柏苦寒性降，清热泻火，泻火以坚阴；椿皮性涩而寒，既可清热凉血，又能固经止血，与前四药配伍，标本兼治；香附疏肝解郁，理气调经，与芍药散收结合，复肝之生理功能，与黄芩、黄柏相伍，可解肝经郁热。诸药配伍，使阴虚得养，火热得清，肝气得舒，经量减少，经期复常。综观全方，清热之力强而滋阴之力弱，惟内热较甚，而阴伤不严重者宜之。

类方

1. 固经丸（《医级·卷九》）　组成：黄芪90g，当归60g，白芍60g，黄芩60g，黄柏60g，生地黄120g，龟甲（炙）120g，香附（童便炒）60g，椿根皮60g。用法：上为末，酒为丸。9g/次，白浓汤送下。功效：滋阴泻火，凉血调经。主治：阴虚火旺，经期延长，经水过多，潮热盗汗，燥渴，眩晕。

2. 龟板丸（《妇科玉尺·卷一》）　组成：龟板（醋炙）、条芩、白芍、椿根皮各30g，黄柏（蜜炙）9g。用法：炼蜜为丸，淡醋汤送下。功效：滋阴降火，凉血止血。主治：妇人经水来而过多不止，淋漓不尽。

三、血瘀证

◆ 棕榈散 ◆

素庵补解棕榈散，四物汤合蒲黄炭；

活血祛瘀调经血，牡丹秦艽杜泽兰。

【组成用法】棕榈皮、蒲黄（俱炒黑存性）各6g，归身（酒炒）10g，炒白芍12g，川芎8g，生地黄12g，黄芩10g，牡丹皮10g，秦艽10g，泽兰10g，杜仲10g。水煎服。

【功效主治】祛瘀清热，调经止血。经期延长证属瘀热互结者。症见经行不断，淋漓至半月，甚或一月，量多、经色紫黯有块，腰骶酸痛，小腹疼痛拒按，舌紫黯或有瘀点，脉涩有力。

【运用技巧】

1. 辨证导航　经期延长，量多色黯，舌紫黯，脉涩有力。

2. 加减秘钥　热较轻者，减黄芩、牡丹皮用量，甚或去之。

3. 适用病症　中医经期延长、月经先期、月经过多、崩漏、宫环出血、赤白带下等；西医功能失调性子宫出血、宫内节育器所致阴道出血等，辨证属瘀热夹阴血虚者。

4. 临床禁忌　证属气虚不摄者忌用。

【编者按语】本方源自《陈素庵妇科补解·卷一》，异名棕蒲散。本方所治之证是由外邪入里化热，煎熬阴液，血液瘀结所致。瘀热阻于冲任，一则瘀血不去，新血难安，再则瘀热迫血妄行，故经行时间延长，量多色黯有块；瘀血阻滞，气血运行不畅，"不通则痛"，故腰骶酸痛，经行小腹疼痛拒按。舌紫黯有瘀点，脉涩有力，亦为血瘀之征。治宜化瘀清热，调经止血。

方中酒炒当归活血调经；蒲黄炭化瘀止血，二者配伍，活血化瘀不动血，止血调经不留瘀，为君药。生地黄、牡丹皮、黄芩清热凉血，其中生地黄伍当归滋阴养血，既补经期延长、经量过多耗伤之阴血，又可使化瘀不伤血；牡丹皮尚能助活血散瘀之功；黄芩还可止血，以上三味共为臣药。川芎、秦艽、泽兰活血通经；棕皮炒黑收敛止血；杜仲补肾强腰，调冲固经，以上诸药无非助君臣化瘀止血调经，共为佐药。诸药合用，共建祛瘀清热、调经止血之功。

103

第二章 ◆ 月经病组方规律与辨证用方

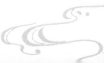

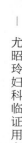

◆ 桂枝茯苓丸 ◆

【组成用法】参见"胎漏、胎动不安·血瘀证"。

【功效主治】活血化瘀，缓消癥块。经期延长证属瘀阻胞宫者。症见妇人素有癥块，每次月经来潮日久淋漓不断，色紫黑有块，小腹疼痛拒按，块下痛减，舌紫暗有瘀斑，脉弦或涩。

【运用技巧】

1. 辨证导航　经期延长，经色紫黑有块，小腹痛拒按，舌紫暗有瘀斑，脉弦或涩。

2. 加减秘钥　腹痛甚者，加制乳香，制没药，香附；出血多者，加茜草、蒲黄等以活血止血。

3. 适用病症　参见"胎漏、胎动不安·血瘀证"。

4. 临床禁忌　虚证忌用。

【编者按语】本方原治妇人素有癥块，致妊娠胎动不安或漏下不止之证。瘀血癥块停留于胞宫，冲任失调，血不归经，故经血淋漓不断，色黯有块；瘀血癥块停滞，气血运行不畅，故腹痛拒按；块下气血稍畅，故痛减。舌紫暗有瘀斑，脉弦或涩，均为瘀血内阻之象。

方中桂枝温经通络，以行瘀滞，为君药。桃仁为化瘀之要药，助君药以化瘀消癥，为臣。牡丹皮、芍药既能散血行瘀，又能清退瘀久所化之热，芍药尚可缓急止痛；"水为血之侣"，故用茯苓之甘淡，利水消痰，渗湿健脾，以助消癥之力。正如《金匮要略论注》所言，"癥之成，必夹湿热为窠囊，苓渗湿气，丹清血热"。以上共为佐药。以白蜜为丸，可缓和诸药破泄之力，为使药。诸药相合，共奏活血祛瘀消癥之效。

综观全方，其配伍特点有二：一为既用桂枝温通血脉，又佐牡丹皮、芍药凉血散瘀，寒温并用，寒不留瘀，温不动血，且无耗伤阴血之弊。二为漏下之症，采用活血之法，体现"通因通用"之法则，使癥块得消，血行常道，则经期缩短。

第八节 经间期出血辨证用方

两次月经中间，即氤氲之时，出现周期性少量阴道出血者，称为"经间期出血"。经间期出血大多出现在月经周期的第 10~16 天，即月经干净后 5~7 天。如出血量很少，仅仅 1~2 天，或偶尔一次者，不作病论。反复经间期出血，持续时间较长，连续 3 个月经周期者，当及时治疗。西医学的围排卵期出血，属异常子宫出血的范畴，可参照本病辨证治疗。

本病的发生多因肾阴不足，或湿热内蕴，或瘀血阻滞而致。其治疗重在经后期，以滋肾养血为主，兼热者清之，兼湿者除之，兼瘀者化之。故本类方剂常由补肾养阴、清热利湿、活血化瘀、收涩止血等药物组成。遣方用药时需考虑氤氲之时的病理生理特点，补阴不忘阳，配伍适当的补阳药。代表方如加减一阴煎、清肝止淋汤等。

一、肾阴虚证

◆ 加减一阴煎 ◆

加减一阴生熟地，芍草知麦地骨皮；

养阴清热兼调经，出血正值经间期。

【组成用法】生地黄、芍药、麦冬各 6g，熟地黄 9~15g，炙甘草 2~3g，知母、地骨皮各 3g。水煎服。

【功效主治】滋阴补肾，清热止血。经间期出血证属肾阴虚者，症见经间期出血量少，色鲜红质稠，头晕耳鸣，腰腿酸软，手足心热，夜寐不宁，舌红苔少，脉细数。

【运用技巧】

1. 辨证导航 经间期出血量少，色鲜红质稠，舌红苔少，脉细数。

2. 加减秘钥 如火盛烦躁者，入真龟胶化服；如气虚者，兼用人参；如虚烦不得眠者，加枣仁、当归；如汗多烦躁者，加五味子，或加山茱萸、山药；如水亏火旺甚者，加女贞子；虚火上浮，吐血、鼻出血不止者，加泽泻、茜根，或黄芩；血燥血少者，加当归；崩漏不止者，加龟甲、黄柏、地榆炭、棕榈炭。

3.适用病症 中医月经先期、经间期出血、崩漏等，西医功能失调性子宫出血、排卵期出血等，辨证属肾阴不足，阴虚火旺者。

4.临床禁忌 脾虚便溏者忌用。

【编者按语】本方源自《景岳全书·卷五十一》，所治之证皆肾阴不足，热伏冲任所致。禀赋不足，天癸未充，或房劳多产伤肾，或思虑过度，欲火偏旺，以致肾阴偏虚，虚火耗精，精亏血损。氤氲之时，阳气内动，若阴虚火旺，则虚火与阳气相搏，损伤阴络，冲任不固，故阴道出血，色鲜红，质稠；肾主骨生髓，肾阴虚，脑髓失养，故头晕耳鸣；肾虚则外府失养，故腰腿酸软；肾水亏损，不能上济于心，心神失养，故夜寐不宁；阴虚内热，故手足心热，舌红，苔少，脉细数，治宜滋阴清热止血。

方中重用熟地黄为君，滋阴补肾，填精益髓。生地黄甘寒，养阴滋液，清热凉血，宁络以固冲；芍药味苦酸性微寒，养血敛阴柔肝，与地黄配伍肝肾并补，二药为臣。麦冬甘寒，养阴清心；知母甘苦寒，滋肾益阴，清降虚火；地骨皮甘寒，凉血而泻阴火，三药为佐。甘草调和诸药为使。诸药合用，功长滋肾益阴，清热固冲，故出血可止。

◆ 补阴丸 ◆

万氏女科补阴丸，黄柏知母等分掺；

泻去冲任之伏火，经间出血病可瘥。

【组成用法】黄柏、知母（去皮毛，炒）各等分。炼蜜为丸。6~9g/次，2~3次/天，亦可做汤剂水煎服。

【功效主治】养阴泻火。经间期出血证属阴虚火旺者。症见两次月经之间发生阴道流血，量少、色红、无块，腹不痛，或五心烦热，易激怒，大便干结，小便黄赤，舌红少津，苔薄黄，脉细数或弦数。

【运用技巧】

1.辨证导航 经间期出血量少，色鲜红质稠无块，舌红苔少，脉细数。

2.加减秘钥 若头晕耳鸣者，酌加珍珠母、生牡蛎；夜寐不宁者，酌加远志、首乌藤、钩藤、炒枣仁、龙齿等；出血期，酌加旱莲草、炒地榆、三七。

3.适用病症 中医月经先期、月经后期量少、经间期出血、崩漏等；西医功能失调性子宫出血、排卵期出血等，辨证属肾阴不足、阴虚火旺者。

4. 临床禁忌　脾胃虚寒者忌用。

【编者按语】本方源自《万氏女科·卷一》，证多由素体阴虚，阴不制阳所致。经间期为阴阳转化之际，阳气易动。若阴虚火旺，则冲任火盛，阳搏血海，迫血妄行，故阴道出血而量少，色红无块，腹不痛；虚火上扰，则易激怒虚火下迫，则大便干结，小便黄赤。五心烦热，舌红少津，脉细数，均为阴虚火旺之征象，治疗应以清热泻火，凉血止血为主。

方中黄柏苦寒沉降，长于清泻下焦冲任之伏火；知母苦寒，质柔性润，能上清肺热，下泻肾火，并可滋阴润燥而坚肾阴。二味相伍，直入于下，使清热降火之力倍增，火热得去，血海得清，则阴血得静，不再妄泄，经血自然依时而下。方名曰"补阴丸"，乃泻火即补阴之义。

类方

滋阴八味丸（《景岳全书·卷五十一》）组成：山药 120g，牡丹皮 90g，白茯苓 90g，山茱萸肉 120g，泽泻 90g，黄柏（盐水炒）90g，熟地黄（蒸捣）240g，知母（盐水炒）90g。用法：上为细末，炼蜜捣丸。6~9g/次，空腹或午前，用滚白汤或淡盐汤送下。或水煎服，药量酌减。功效：滋阴泻火。主治：阴虚火旺，下焦湿热等证。

二、湿热证

◆ 清肝止淋汤 ◆

【组成用法】参见"带下·阴虚火旺证"。

【功效主治】清热利湿，凉血止血。经间期出血证属湿热内蕴者。症见经间期出血，血色深红无块，量稍多，平时带下量多，色黄或赤，小腹时痛，面色萎黄，口苦咽干，小便短赤，舌红苔黄腻，脉弦滑数或细数。

【运用技巧】

1. 辨证导航　经间期出血，血色深红，小腹时痛，面色萎黄，小便短赤，舌红苔黄腻，脉细数或滑数。

2. 加减秘钥　纳呆腹胀者，去阿胶、红枣，加砂仁、白术；出血量多者，去牛膝、当归，加小蓟、侧柏叶、荆芥炭；带下多者，加椿根皮、马齿苋；湿重者加茯苓、薏苡仁、苍术。

3. 适用病症　参见"带下·阴虚火旺证"。

4. 临床禁忌　证属血瘀、虚寒者忌用。

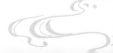

【编者按语】本方原治"赤带"。因湿热内蕴，阴血损伤而致。肝主藏血，性喜条达；脾主运化，喜燥恶湿。情志不畅，肝气郁结，气郁化火犯脾，脾胃不但不化水谷之精微生精血，反聚之而成湿浊，湿热阻于冲任胞络之间。氤氲之时，阳气内动，引动内蕴之湿热，扰动冲任血海，因而阴道出血，血色深红；湿热流注任带二脉，则带下量多，色黄或赤；脾不生血，且失血伤血，阴血不足，冲任失养，故小腹时痛，面色萎黄，脉细。口苦咽干，小便短赤，舌红苔黄腻，脉滑数均为湿热内停之象。治宜清热利湿，凉血止血。

方中黑豆、牛膝、黄柏、牡丹皮清热利湿，使湿热自小便而出。白芍、当归、阿胶、生地黄、大枣补血柔肝，"补肝体以和肝用"，正如青主所言，"肝气舒自不克土，脾不受克，则脾土自旺"。其中生地黄与牡丹皮配伍，能够凉血止血；阿胶与当归配伍，能够补血止血。香附为"女科主帅"，能疏肝理气调经，本方用之意义有三：一则与白芍等补血柔肝之品相配，可复"肝体阴而用阳"之生理功能；二则"气行湿化"，有助祛湿；三则可使诸滋腻之品补而不滞。全方配伍，清利湿热不伤阴血，滋补阴血而不碍湿，对湿热内蕴，而又有阴血亏虚之证较为适宜。

类方

加减清肝利湿汤（《千家妙方·下册》）组成：瞿麦 12g，萹蓄 9g，木通 3g，车前子（包煎）9g，赤芍 3g，白芍 3g，萆薢 2g，延胡索 6g，川楝子 9g，黄芩 6g，柴胡 3g，荆芥穗 4.5g。用法：水煎服。功效：清热利湿，行气活血。主治：湿热下注，热伤血络。

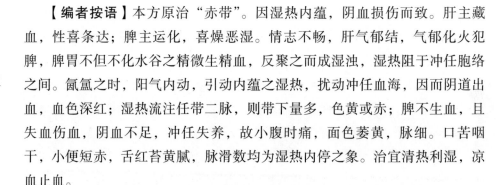

◆ 复方大血藤煎 ◆

复方血藤煎地丁，乳没丹皮连翘银；

大黄甘草延胡索，清热化瘀传福音。

【组成用法】大血藤、地丁草各 15g，乳香、没药、牡丹皮各 6g，延胡索 9g，甘草 3g，大黄 6g，银花、连翘各 9g。水煎服。

【功效主治】清热解毒，化瘀止血。经间期出血证属湿热毒瘀互结者。症见经间期出血，量不多，颜色暗红或有块、质稠而腻，平时带下量多、色黄或夹有赤带、有味，少腹胀急疼痛，食欲缺乏，舌质红苔黄腻，脉滑数。

【运用技巧】

1. 辨证导航　经间期出血，量不多，颜色暗红或有块，质稠，舌质红，苔黄腻，脉滑数。

2. 加减秘钥　湿盛者，加薏苡仁、黄柏等以清热利湿；带下量多者，酌加马齿苋、土茯苓以利湿止带。

3. 适用病症　中医经间期出血、带下等，西医排卵期出血、慢性附件炎、宫颈炎等，辨证属湿热毒瘀互结者。

4. 临床禁忌　出血证属虚者忌用。

【编者按语】本方源自《中医外科学》。经间期阳气偏盛，湿热毒瘀引动阳气，一则热毒扰于血海，再则瘀热损伤血络，以致血不循经而致出血；湿热下注，损伤带脉，带脉失约，精气挟湿浊而下，故带下色黄或赤，有味；湿热毒瘀阻于胞宫，则少腹胀急疼痛拒按；湿热困脾，则食欲不振。舌质红，苔黄腻，脉滑数，乃湿热毒盛之征，治宜清热解毒，化瘀止血。

方中重用大血藤、地丁草为君，能清热解毒，活血化瘀。银花、连翘助君清热解毒散结；大黄攻下湿热瘀滞。三者为臣。延胡索、乳香、没药行气活血，化瘀止痛；牡丹皮清热凉血，活血散瘀。以上为佐。甘草调和诸药为使。全方以清化冲任湿热毒邪为中心，佐以化瘀、理气、凉血之品，寓澄源于塞流之中，对湿热毒瘀互结，扰动血海，迫血妄行之经间期出血，有一定疗效。

🌿 三、血瘀证

◆ 逐瘀止血汤 ◆

青主逐瘀止血汤，地龟赤芍牡丹当；
大黄桃仁与枳壳，胞宫瘀阻脉络伤。

【组成用法】大黄 9g，生地黄 30g，当归尾 15g，赤芍 9g，牡丹皮 3g，枳壳（炒）15g，龟板（醋炙）9g，桃仁 6g。水煎服。

【功效主治】化瘀止血。经间期出血证属瘀血阻滞者。症见经间期出血，血色紫黯，夹有血块，小腹疼痛拒按，情志抑郁，胸闷，心烦易怒，舌紫黯或有瘀点，脉涩有力。

【运用技巧】

1. 辨证导航　经间期出血，血色紫黯有块，舌紫黯或有瘀点，脉涩有力。

2. 加减秘钥　出血期间，去赤芍、当归尾，酌加三七、炒蒲黄；腹痛较剧者，酌加延胡索、香附、五灵脂、蒲黄，或乳香、没药；兼脾虚者，去

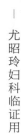

生地黄、桃仁、大黄，加木香、陈皮、砂仁；兼肾虚者，加续断、寄生、山药、菟丝子。

3. 适用病症　中医崩漏、月经过多、经期延长、经间期出血等，西医功能失调性子宫出血、胎盘或胎膜残留等，辨证属血瘀者。

4. 临床禁忌　证属气虚、血热无瘀者忌用。

【编者按语】本方源自《傅青主女科·卷上》，异名逐瘀止崩汤（《辨证录·卷十一》）。本证多由瘀血阻滞冲任胞络所致。瘀血阻滞胞宫脉络，于经间期阳气内动之时与之相搏，损伤脉络，血不循经，血海失固而出血；瘀血阻滞，不通则痛，故小腹疼痛拒按；瘀阻气滞，情志不畅，故情志抑郁，胸闷；瘀久化热，热扰神志，故心烦易怒。舌紫黯或有瘀点，脉涩有力，也为血瘀之征，治宜活血化瘀。

本方用药可分三组：一组以大黄、当归尾为主，配伍桃仁、赤芍、牡丹皮以活血化瘀，其中大黄能攻下瘀血，并引药下行；归尾长于通络；赤芍、牡丹皮尚可凉血清瘀热。瘀阻则气滞，气滞则血瘀，故二组用药为理气行滞，宽胸利膈之枳壳，使气行则血行瘀化。三组为生地黄、龟板，此二药养阴益肾，既可固冲止血，又能使诸化瘀之品无伤阴活血之忧。全方共奏活血化瘀、理气养阴之效。瘀去方能使好血得以归经，不止血而血自止。

类方

加味失笑散（《中医妇科治疗学》）　组成：蒲黄、五灵脂各6g，延胡索、牡丹皮各9g，桃仁6g，香附6g，台乌6g。用法：水煎服。功效：活血逐瘀。主治：瘀血阻滞，经间期出血，经来腹痛如刺，经行则痛减，舌质红，脉沉弦有力。

◆ 土瓜根散 ◆

带下端由瘀血停，月间再见不循经；

䗪瓜桂芍均相等，调协阴阳病自宁。

【组成用法】土瓜根、芍药、桂枝、䗪虫各90g。上为散，6~9g/次，3次/天，酒调服。

【功效主治】化瘀通阳，调理气血。经间期出血证属血瘀阳郁者。症见经间期出血，量少色黯成块，小腹满痛或刺痛，或手足不温，舌质暗有瘀点，脉弦涩。

【运用技巧】

1. 辨证导航 经间期出血，量少色黯，手足不温，舌质暗，脉弦涩。

2. 加减秘钥 若兼血寒者，加炮姜、吴茱萸以温经散寒；兼血虚者，加当归、熟地黄以补益营血。

3. 适用病症 中医痛经、闭经、经间期出血等；西医附件炎、盆腔炎、原发性或继发性痛经等，辨证属血瘀者。

4. 临床禁忌 肾虚者忌用。

【编者按语】 本方源自《金匮要略·卷下》，所治之证乃瘀血内停，阳郁不达所致。胞络宿有瘀血，氤氲之期阳气内动，瘀血与之相搏，瘀伤血络，血溢脉外，故有出血；瘀阻于内，则阳郁不温不宣不达，故恶寒或手足不温；阳郁血瘀，不通则痛，故小腹满痛或刺痛。舌暗有瘀点，脉弦涩，皆为瘀血之征象。治宜化瘀通阳，调理气血。

方中土瓜根消瘀血，破结积，为君。桂枝通达阳气，温达经气，化瘀利血脉，与土瓜根配合，化血中之瘀，通血中之郁阳，调气又调血。为臣。䗪虫破血祛瘀，通畅经气，与土瓜根配，化瘀之力倍增，使瘀血得以降泄；芍药养血敛阴，既可使土瓜根、䗪虫化瘀不伤阴血，又能使桂枝通阳而不散越阳气，以上为佐使。加酒调服，以助通血脉之力。诸药配合，以奏化瘀通阳，调理气血之功。

第九节 崩漏辨证用方

崩漏是指经血非时暴下不止或淋沥不尽，前者称为崩中，后者称为漏下。由于崩与漏二者常相互转化，故概称为崩漏。是月经周期、经期、经量严重紊乱的月经病。西医学排卵障碍性异常子宫出血、生殖器炎症和某些生殖器肿瘤引起的不规则阴道出血可参照本病辨证治疗。

崩漏的发病是"肾—天癸—冲任—胞宫"生殖轴的严重失调。其主要病机是冲任不固，不能制约经血，使子宫藏泄失常。其治疗应本着"急则治其标，缓则治其本"的原则，灵活掌握和运用塞流、澄源、复旧的治崩三法。本类方剂常由补肾健脾、清热凉血、活血化瘀、止血等药物为主组方。代表方如：固本止崩汤、加减苁蓉菟丝子丸、清热固经汤、逐瘀止血汤等。

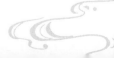

一、脾虚证

◆ 固本止崩汤 ◆

固本止崩归熟地，黑姜人参术黄芪；

崩漏脾虚去当归，再加升麻山药奇。

【组成用法】熟地黄 30g，白术（土炒焦）30g，黄芪（生用）10g，当归（酒洗）15g，黑姜 6g，人参 10g。水煎服，1 剂 / 天；出血过多时 2 剂 / 天。

【功效主治】补气养血，固冲止崩。崩漏证属气虚血亏者。症见经血非时暴下不止，或淋漓日久不尽，色淡质稀，神疲气短，四肢不温，食欲缺乏，便溏，面色㿠白，唇甲淡白，舌质淡胖苔薄白，脉细弱。

【运用技巧】

1. 辨证导航　经血非时暴下不止，或淋漓日久不尽，色淡质稀，面白神疲，舌质淡胖，苔薄白，脉细弱。

2. 加减秘钥　气虚有瘀者，加三七、益母草或失笑散以化瘀止血；出血多者，加黑升麻、岗稔根、乌贼骨等以升阳涩血。

3. 适用病症　中医崩漏、月经量多、产后出血、产后贫血等；西医功能失调性子宫出血等，辨证属气虚脾弱者。

4. 临床禁忌　证属阴虚火旺、心肝郁火、湿热偏盛者忌用。

【编者按语】本方源自《傅青主女科·卷上》，所治之证为脾虚日久，气血亏虚所致。脾虚气陷，统摄无权，故经血非时暴下，或日久不止，血色淡而质薄；脾阳不振，中气虚乏，故气短神疲，四肢不温，食欲缺乏便溏；脾虚气血化生乏源，加之经血量多日久耗伤阴血，故面色㿠白，唇甲淡白。舌质淡胖，苔薄白，脉细弱，为脾虚气血不足之象。治宜益气养血，摄血止崩。

方中白术入脾胃二经，苦温而甘，守而不走，健脾补气，燥湿和中，为补气健脾之要药，重用为君。人参味甘性平，补气而兼能养阴；黄芪味甘性温，补气而兼能扶阳，二药相须配对，共助白术健脾统血，为臣。君臣配伍，补气固本，本固气旺，自能固经摄血，不止血而血自止矣。崩漏日久，必耗阴血，故以气味淳厚之熟地黄，滋阴养血；当归辛香而润，香则入脾，润则补血，故能透入中焦营分之气，以生新血而补血。二药精血同滋；黑姜温中止血，引血归经，三药共为佐使。本方原意不在止血，而在于大补气血，气旺血固，气旺血生，是以方名固本止崩汤。

◆ 固冲汤 ◆

【组成用法】参见"月经过多·气虚证"。

【功效主治】健脾益气，固冲止崩。崩漏证属脾肾亏虚，冲脉不固者。症见经血非时而至，量多或淋漓不止，色淡而质薄，头晕肢冷，心悸气短，神疲乏力，腰膝酸软，面色㿠白，舌质淡苔薄白，脉微弱。

【运用技巧】

1. 辨证导航　经血非时而下，量多如崩，或淋漓不断，色淡质稀，腰膝酸软，舌淡，脉微弱。

2. 加减秘钥　若兼肢冷汗出，脉微欲绝者，为阳气虚衰欲脱之象，需加重黄芪用量，并合参附汤以益气回阳。

3. 适用病症　参见"月经过多·气虚证"。

4. 临床禁忌　证属阴虚火旺、心肝郁火、湿热偏盛者忌用。

【编者按语】本方所治崩漏因脾虚不摄，肾虚不固，肝虚不藏所致。脾主统血，肾司封藏，肝主藏血，肝脾肾三脏功能正常，则冲脉盛，血海盈，胞宫开泄有度，月事按时而来，应时而止。若脾虚不摄，肾虚不固，肝虚不藏，则冲脉滑脱，经血非时而下，量多如崩，或淋漓不断；脾虚气血化源不足，经血量多，日久亦耗气伤血，气血既虚，故见经色淡而质稀，神疲乏力，头晕心悸诸症。舌淡，脉微弱也为气血不足之象。治宜健脾益气，固冲摄血，以标本兼顾。

本方用药可分三路：一则重用白术配黄芪，健脾益气，使脾气旺以摄血。二则冲脉不固，每与肝肾不足有关，肝肾足即冲任固，故配以山茱萸肉、白芍补益肝肾以调冲任，并能养血敛阴。三则张锡纯说："血大下之后，血脱而气亦随之下脱……此证诚至危急之病也。"治当急固其标，故伍以煅龙骨、煅牡蛎、棕榈炭、五倍子收敛固涩，以增止血之力；因"离经之血便是瘀"，故在大队止血药物中配以海螵蛸、茜草化瘀止血，使血止不留瘀。

全方配伍体现特点有三：一是标本兼顾，治标为主。二是脾肾肝三脏并调，但以健脾补肾为主。三是于大量收涩止血药中配伍小量化瘀止血之品，既可使血止不留瘀，又使化瘀不动血。

◆ 归脾汤 ◆

【组成用法】参见"月经先期·气虚证"。

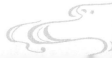

【功效主治】益气摄血，健脾养心。崩漏证属脾虚血失统摄者。症见经血忽然崩下或淋漓不止，量多色淡而质稀，面色萎黄，体倦纳少，或心悸怔忡，失眠健忘，舌质淡，苔薄白，脉细弱无力。

【运用技巧】

1. 辨证导航　经血非时而下，量多如崩，或淋漓不断，体倦纳少，心悸失眠，舌淡苔薄白，脉细弱。

2. 加减秘钥　若心悸较甚者，加磁石、朱砂以镇心安神；若畏寒肢冷、面色苍白者，加肉桂、附子以温心脾之阳气；若血崩有寒者，加艾叶、炮姜、血余炭以温中止血；兼腰膝酸软者，加何首乌、枸杞子以滋阴补肾。

3. 适用病症　参见"月经先期·气虚证"。

4. 临床禁忌　证属阴虚火旺、湿热蕴蒸者忌用。

【编者按语】本方所治崩漏多由思伤脾，脾不统血而致。脾主思而统血，脾气虚则统摄无力，血不循经而妄行，故经血非时而下，量多色淡质稀；脾为后天之本，气血生化之源，脾虚气亏，运化失常，则体倦纳少；脾虚血少，心失所养，则心悸怔忡，健忘失眠。舌淡，脉细弱无力，皆为心脾两虚，气血不足之征象。此证虽是心脾同病，而脾虚却是矛盾的主要方面，故当以治脾为重。健脾以统血，健脾以生血。

方中人参、黄芪、白术、炙甘草补气健脾，气旺血有所统，脾健血有所生。当归、龙眼肉、枣仁、远志、茯神补养心血，宁心安神。木香理气醒脾，使诸补药补而不滞；生姜、大枣辛甘相伍，和胃健脾。诸药合用，共奏健脾益气，补血养心之功。

本方配伍特点有三：一是心脾同治，治脾为主。脾旺不仅血可循常道，而且气血生化有源，血可养心。二是气血并补，补气为要。补气摄血，补气生血。三是大队补益药中配伍理气之木香，使诸补益之品补而不滞。

类方

逍遥饮（《景岳全书·卷五十一》）　组成：当归6~9g，芍药4.5g，熟地黄9~15g，枣仁（炒）9g，茯神4.5g，远志（制）1~2g，陈皮2g，炙甘草3g。用法：水煎服。功效：补益心脾，宁心安神。主治：妇人思虑过度，损伤心脾，致冲任血气日枯，渐至经脉不调，月经后期、过少，乃至闭经；或脾虚统摄无权，崩漏淋漓不止，月经量多，伴见心悸怔忡，夜寐不安，面色萎黄，精神疲倦，郁郁寡欢。

◆ 升阳举经汤 ◆

升阳举经汤地芎，附子归芍与桃红；

柴藁细辛羌独防，参芪术草肉桂同。

【组成用法】肉桂（去皮，盛夏勿用，秋、冬用）2g，白芍药10g，红花6g，细辛3g，人参（去芦）10g，熟地黄12g，川芎3g，独活6g，黑附子（炮制，去皮脐）6g，炙甘草6g，羌活6g，藁本6g，防风6g，白术12g，当归12g，黄芪15g，柴胡6g，桃仁（汤浸，去皮尖，细研）6g。水煎服。

【功效主治】温补气血，升阳止崩。崩漏证属气血亏虚，阳虚气陷者。症见暴崩不止，或漏下不尽，量多色淡清稀，时有血块，或带下量多色白清冷，小腹空虚冷痛，常有下坠感，面色㿠白，怠惰嗜卧，四肢不温，肢体酸痛，心悸眩晕，舌质淡苔薄白，脉虚细。

【运用技巧】

1. 辨证导航 崩漏不止，色淡质稀，小腹空坠，面色不华，四肢不温，舌淡苔白，脉虚细。

2. 加减秘钥 无血瘀征象，如无下血块者，去桃仁、红花；兼肾阳虚弱，见有腰痛脚软，夜尿频多者，去上药，加杜仲、续断、桑寄生以温肾壮阳；血虚较重，见有心悸失眠者，去桃仁、红花、羌活、独活等，加龙眼肉、酸枣仁、远志以养血安神。

3. 适用病症 中医月经量多、崩漏、带下等，西医功能失调性子宫出血、子宫内膜异位症、子宫内膜炎、产后风湿性关节炎等，辨证属气血两虚，阳气下陷者。

4. 临床禁忌 证属阴虚火旺、湿热蕴蒸者忌用。

【编者按语】本方源自《兰室秘藏·卷中》，异名升阳除湿汤（《普济方·卷三三二》）。本方所治崩漏乃因气血两亏，脾阳不足，气虚下陷所致。吴昆云："血气，人身之阴阳也。阳主升，阴主降，阳根乎阴，阴根乎阳。一动一静，互为其根。则一升一降，循经而行，无崩陷也；若阳有余，则升者胜，血从上窍而出；阳不足，则降者胜，血从下窍而出。"脾虚阳气下陷，一则冲任不固，血失统摄，故经血非时而下。二则带脉失束，脾湿下流，故带下量多清冷；阳气亏虚，脾气下陷，故小腹空虚冷痛，常有下坠感；气血虚弱，失其所养，故面色㿠白，怠惰嗜卧，四肢不温，肢体酸痛，心悸眩晕，舌质淡，苔薄白，脉虚细。治宜益气温阳，举经止崩。

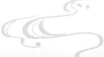

方中人参、黄芪、白术、甘草健脾益气，升阳举陷，使脾旺气升而经调血止。熟地黄、芍药、当归、川芎补血和营，活血调经。附子、肉桂、细辛温暖脾肾，散寒助阳，与人参、黄芪、熟地黄、白芍等配伍以温补气血，并可治小腹冷痛，四肢不温之症。柴胡味辛气升，伍黄芪升阳举陷；羌活、独活、藁本、防风祛风胜湿疗肢痛，升提清阳治带下。桃仁、红花活血祛瘀，调经止痛，虽然药性破泄，但配伍于补益气血药物之中，则无伤正之虞，且能防止血留瘀之弊，但其用量不宜太重。全方配伍，正如《医方考》所言："壮阳则气不虚，举经则血不陷，滋阴则血不燥。诚如是，则血为气之守，气为血之卫，血营于中，气卫于外，升降上下，一循其经矣，胡然而崩也。"

◆ 寿脾煎 ◆

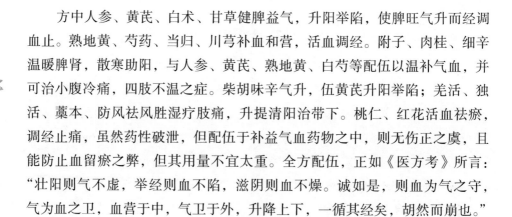

景岳全书寿脾煎，白术当归山药莲；
枣仁远志姜参草，温中健脾气血添。

【组成用法】白术 6~9g，当归 6g，山药 6g，炙甘草 3g，枣仁 4.5g，远志（制）1~3g，干姜（炮）3~6g，莲肉（去心炒）15g，人参 3~6g（急者用 30g）。水煎服。

【功效主治】益气摄血，温中健脾。崩漏证属脾虚者。症见崩中漏下，量多色淡红，神魂不宁，惊悸怔忡，健忘不寐，体倦食少，面色㿠白，舌淡苔白，脉沉细弱。

【运用技巧】

1. 辨证导航　崩漏，量多色淡，体倦食少，心悸失眠，舌淡，脉细弱。

2. 加减秘钥　崩漏下血不止，加乌梅炭、地榆炭以收涩止血；阳虚甚四肢不温，腹冷痛者，加附子、肉桂以温阳散寒止痛。

3. 适用病症　中医崩漏、月经量多、经期延长、胎漏、胎动不安等，西医功能失调性子宫出血、先兆流产、产后贫血等，辨证属脾阳虚不能摄血者。

4. 临床禁忌　证属阴虚火旺、瘀血阻滞者忌用。

【编者按语】本方源自《景岳全书·卷五十一》，异名有摄营煎（原书同卷）、寿脾汤（《会约医镜·卷十一》）、参姜寿脾煎（《顾氏医径·卷四》）。本方所主之证皆因忧思郁怒积劳及误用攻伐等药，损伤脾阳而致。气虚阳亏，血失统摄，故经血非时而下，量多如崩，或淋漓不断；崩漏日久耗伤阴血，脾虚气血化生乏源，使心神失养，故神魂不宁，惊悸怔忡，健忘不寐。体倦食少，面色㿠白，舌淡苔白、脉细弱，均为脾阳虚之象。治宜益气摄血，温中健脾。

方中人参甘温，具有益气补虚之神力；白术味苦甘而性温，以健脾和中作用平和见长。二药配合大补脾气，脾气旺，统摄有权，血循常道而不妄行，为君。山药、莲肉甘平而涩，健脾补肾，兼具收敛之性；干姜温中阳，与人参、白术配伍可温补脾阳，寓仲景"理中丸"之意；干姜炮黑又可温经止血以治其标。三药共为臣。当归甘温，养血活血调经；远志、酸枣仁补血养心，安神定志，共为佐。炙甘草健脾益气，调和诸药，为使。诸药配伍，既能补脾摄血，又能养心安神，乃心脾同治，气血双补之方。方名寿脾煎，一名摄营煎，是本方功用在于补脾摄血，为归脾汤之变方也。

◆ 安老汤 ◆

安老汤治崩漏强，参术芪草归地萸；

山萸荆胶香木耳，疏肝补脾益肾良。

【组成用法】人参 30g，黄芪（生用）30g，熟地黄 30g，白术（土炒）15g，当归（酒洗）15g，山茱萸（蒸）15g，阿胶（蛤粉炒）3g，荆芥穗 3g，香附（酒炒）1.5g，木耳炭 3g，甘草 3g。水煎服。

【功效主治】健脾调肝，安冲止血。崩漏证属肝脾两虚者。症见年老经水复行，或下紫血块，或红如血淋，似行经而实非经，神疲体倦，气短懒言，头晕目眩，舌淡苔薄白，脉弦细无力。

【运用技巧】

1.辨证导航　崩中漏下，量时多时少，神疲气短，头晕目眩，舌淡，脉弦细无力。

2.加减秘钥　量多者加贯众炭、棕榈炭等以收涩止血；肾虚腰酸者，加杜仲、续断、寄生以补肾壮腰。

3.适用病症　中医崩漏、月经过多、经期延长、滑胎、经断复来等，西医功能失调性子宫出血、子宫内膜炎、子宫内膜息肉、绝经后子宫出血等，辨证属肝脾气血两虚者。

4.临床禁忌　证属阴虚火旺、瘀热互结者忌用。

【编者按语】本方源自《傅青主女科·卷上》，异名安老丹（《辨证录·卷十一》）。本方系傅青主为"年老经水复行"而设。青主曰："人或谓老妇行经，是还少之象，谁知是血崩之渐乎！夫妇人至七七之外，天癸已竭，又不服济阴补阳之药，如何能精满化经，一如少妇。然经不宜行而行

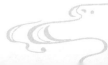

者，乃肝不藏脾不统之故也。"脾虚不能统血，肝虚不能藏血，以致冲任不固，故崩漏；脾为后天之本，气血生化之源，脾气亏虚则见神疲体倦，少气懒言；肝血不足，失其所养，故头晕目眩。舌淡、脉弦细无力，亦皆肝脾气血亏虚之征。青主认为"此等之症，非大补肝脾之气与血，而血安能骤止"。故立健脾补肝安冲止血之法。

方中重用人参、黄芪甘温入脾，以补中益气，固摄止血，是为君药。白术土炒，既助参、芪健脾益气以摄血，又兼收敛之功；熟地黄、当归养血补肝，使肝复藏血之能而血海宁。以上共为臣。山茱萸、阿胶补血养肝，敛阴止血；荆芥穗、木耳炭黑以制红，收涩止血治其标；香附疏肝理气调经，与当归、山茱萸等补血柔肝药配伍，一散一收，正合"肝体阴而用阳"之生理特点，与补气养血药同用，可使补而不滞。因其辛散，有伤阴耗气之忧，故稍稍与之。以上均为佐。甘草益气和中，调和诸药，为佐使。全方以补气固冲摄血治本，养血止血治标，标本同治，肝脾并补，故可收止血之功。

◆ 黄土汤 ◆

黄土汤内术附芩，阿胶甘草地黄并；

便后下血功独擅，吐衄崩中效亦灵。

【组成用法】甘草6g，干地黄9g，白术9g，附子（炮）6g，阿胶9g，黄芩9g，灶心黄土30g。先将灶心土水煎过滤取汤，再煎余药，阿胶烊化冲服。

【功效主治】温阳健脾，养血止血。崩漏证属脾阳虚者。症见妇人崩漏，血色暗淡，四肢不温，面色萎黄，舌淡苔白，脉沉细无力。

【运用技巧】

1. 辨证导航　崩漏，血色暗淡，面色萎黄，舌淡苔白，脉沉细无力。

2. 加减秘钥　出血多者，酌加三七、白及等以止血；若气虚甚者，加人参、黄芪以益气摄血；脾胃虚寒甚者，可加炮姜炭以温中止血；方中灶心黄土缺药时，可改用赤石脂。

3. 适用病症　中医崩漏、月经量多、经期延长、产后出血等，西医功能失调性子宫出血、产后子宫复旧不良等，辨证属脾阳虚不能摄血者。

4. 临床禁忌　凡热迫血妄行者忌用。

【编者按语】本方源自《金匮要略·卷中》，异名有伏龙肝汤（《三因极一病证方论·卷九》）、伏龙肝散（《脉因症治·卷上》）、黄土散（《何氏济生论·卷二》）。本方治证系由脾阳不足，气虚失摄所致。脾主统血，气能摄血。若脾阳不足，脾气亦虚，失去统摄之权，则血从上溢为吐衄，下溢而为便血、崩漏，且必血色黯淡；脾主四肢，阳虚气弱，不达四末，故四肢不温。面色萎黄，舌淡苔白，脉沉细无力，亦脾虚气血不足之象。

方中灶心黄土（即伏龙肝）温中止血，为君药。配以白术、附子温脾阳而补中气，助君药以复统摄之权，为臣药。但辛温之术、附易耗血动血，且出血量多，阴血随耗，故佐以生地黄、阿胶滋阴养血而止血；更配苦寒之黄芩与甘寒滋润之生地黄、阿胶共同制约白术、附子过于温燥之性。甘草调药和中，取为使药。诸药配合，寒热并用，标本兼治，刚柔相济，温阳而不伤阴，滋阴而不碍阳。白术、附子得生地黄、阿胶、黄芩，无耗血、动血之忧；而生地黄、阿胶得白术、附子，又无滋腻呆滞之虞，无怪吴瑭称本方为"甘苦合用，刚柔相济"法。

类方

1. 补中养胃汤（《竹林女科证治·卷一》） 组成：人参、白术（蜜炙）、当归头、侧柏叶（炒）、地黄各3g，炙甘草1.5g，茯苓、川芎、紫苏叶各2g。用法：水煎服。功效：补气养血，固冲止崩。主治：崩漏不止，气血皆虚。

2. 柏子仁汤（《济生方·卷六》） 组成：当归（去芦，酒炒）、川芎、茯神（去木）、远志、阿胶（挫，蛤粉炒成珠子）、鹿茸（燎去毛、酒蒸、焙）、柏子仁（炒）各30g，香附子（炒去毛）60g，川续断（酒浸）45g，甘草（炙）15g，生姜5g。用法：水煎服。功效：养心安神，益肾固冲。主治：忧思过度，劳伤心经，致崩中下血。

二、肾虚证

（一）肾气虚

◆ 加减苁蓉菟丝子丸 ◆

加减苁蓉菟丝丸，枸杞当归覆盆搬；

熟地寄生焦艾叶，可疗崩漏血色淡。

【组成用法】肉苁蓉20g，菟丝子20g，覆盆子10g，枸杞子15g，当归15g，熟地黄15g，桑寄生12g，焦艾叶5g。水煎服。

【功效主治】补肾益气，调理冲任。崩漏证属肾气虚，精血不足者。症见经来无期，忽然大下或淋漓不止，色淡红、质稀，面色晦暗，腰骶酸痛，

小腹空坠，小便频而清长，带下清稀，舌淡嫩，苔白润，脉沉弱。

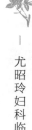

【运用技巧】

1. 辨证导航　经来无期，忽然大下或淋漓不止，色淡红，腰骶酸痛，面色晦暗，舌淡苔白，脉沉弱。

2. 加减秘钥　肾气虚甚者，加淫羊藿、紫河车补肾气，益精血；出血量多者，加海螵蛸、续断、阿胶、棕榈炭等以收涩止血；肾阳虚弱，见有腰腹冷痛，小便不禁者，加巴戟天、附子、肉桂以温壮肾阳；带下清冷，量多难止者，加金樱子、芡实、巴戟天、鹿角霜以固涩止带。

3. 适用病症　中医月经不调、崩漏、闭经、带下、不孕等，西医功能失调性子宫出血、原发性或继发性闭经与不孕症，辨证属肾气虚弱者。

4. 临床禁忌　本方用药偏于温补滋腻，瘀血痰湿内阻或热迫血行者忌用。

【编者按语】 本方源自《中医妇科治疗学》，所主之证皆由肾气虚弱所致。肾气乃肾精所化生之气，肾气的盛衰与天癸的至与竭有直接的关系，冲任之本在肾，胞络系于肾，肾气亏虚而不摄，往往导致冲任不固，而成崩漏，表现为经来无期，忽然大下或淋漓不止；气虚火衰，不能化血为赤，故经色淡而质稀；肾气亏虚，骨失温养，故腰骶酸痛；气血运行无力，不能上荣于面，故面色晦暗；肾与膀胱相表里，肾气虚则膀胱失约，故小便频数，量多清长；带脉失约，故见带下清稀；气虚升举无力，故小腹空坠。舌淡苔白，脉沉弱，亦为肾气虚衰之象。治宜补肾气，固冲任，摄经血。

方中肉苁蓉甘咸而温，归肾、大肠经，质地滋腻，柔而不燥，乃"养命门，滋肾气，补精血之药"；菟丝子甘温，归肝、肾经，既能补益肾之阴阳，又可固精、缩尿、止带。两者共用，补阳益阴，为君。枸杞子、当归、熟地黄填精养血，化生肾气，以为君药之辅，为臣。桑寄生补肝肾而善于强筋壮骨，治腰骶酸痛；覆盆子补肝肾而长于固精缩尿，治尿频清长；焦艾叶暖冲任，止漏下。以上同为佐使。全方温而不燥，滋而不腻，补肾填精，阴阳兼顾，使阳生阴长，肾气壮而经血调。

类方

滋肾补冲丸（《中药制剂》）　组成：苁蓉12g，菟丝子12g，淫羊藿10g，寄生12g，枸杞子12g，熟地黄12g，当归10g，益母草10g，艾叶6g，砂仁5g，琥珀4g。用法：水煎服。功效：滋补肝肾，活血调经。主治：肾虚血瘀之崩漏、月水不调。

◆ 龟鹿补冲汤 ◆

龟鹿补冲用参芪，峻补阴阳益血气；

乌贼骨入为佐使，专治出血兼神疲。

【组成用法】党参 30g，黄芪 18g，龟甲 12g，鹿角胶 9g，乌贼骨 30g。水煎服。

【功效主治】补肾气，固冲任。崩漏证属肾气虚，冲任不固者。症见骤然下血，先红后淡，足膝软弱，头晕耳鸣，气短神疲，面色苍白，舌淡苔薄，脉大而虚。

【运用技巧】

1. 辨证导航　骤然下血，先红后淡，足膝软弱，气短神疲，面色苍白，舌淡苔薄，脉大而虚。

2. 加减秘钥　腹痛，加广三七；血止后，酌加淫羊藿、仙茅、枸杞子、女贞、淮药、大枣等，补气养血，固本调冲；若久漏不止，或有少腹胀痛的，加蒲黄、茜草、益母草。

3. 适用病症　中医月经不调、崩漏、带下等，西医功能失调性子宫出血等，辨证属肾气虚弱者。

4. 临床禁忌　证属血热或血瘀者忌用。

【编者按语】本方源自《中医妇科治疗学》，证为冲、任、督俱虚，阴阳精血不足所致。"冲为血海""为十二经之海"，能调节十二经气血；"任主胞胎"，为"阴脉之海"；督为阳脉之海，总督一身之阳。冲、任、督三脉皆起于胞中，三者协同调节人体气血阴阳脉气之平衡，从而维持胞宫的生理功能。肾藏精，主生殖，胞络系于肾，肾所寓之元阴元阳为人体一身阴阳之根本。因此，肾与冲、任、督三脉关系密切。若青年肾气未盛，更年肾气渐衰，中年房劳胎产数伤肾气，则冲、任、督虚损，冲任不固，子宫藏纳无权，故出现骤然下血；阴阳精血不足，不能化血为赤，故先红后淡；肾气不足，则足膝软弱，头晕耳鸣；气随血脱，故气短神疲；失血过多，不能荣面，故面色苍白。舌淡苔薄、脉大而虚，亦阴阳气血不足之征。治疗此证，必须通过补肾填精，益气养血来固摄冲任。

方中鹿角得天之阳气最全，纯阳之品，擅通督脉而峻补元阳，用胶者，温肾益精血，止血固冲任；龟甲得地之阴气最全，纯阴之品，擅通任脉而育阴潜阳。二者为异类血肉有情之品，其质纯厚，能峻补阴阳以生气血精髓，具有强大的滋养强壮作用，共为君药。党参、黄芪俱为甘温益气之品，益气摄血，补后天资先天，为臣。乌贼骨咸涩而温，其性收敛，收涩止血，为佐使。诸药配合，具有补气助阳、益精养血，固冲止崩的作用。

（二）肾阴虚

◆ 左归丸 ◆

【组成用法】参见"月经后期·肾虚证"。

【功效主治】滋肾养阴，填精益髓。崩漏证属真阴亏虚者。症见经乱无期，出血量少淋漓累月不止，或停闭数月后又突然暴崩下血，经色鲜红、质稍稠，头晕目眩，腰膝酸软，口燥咽干，失眠盗汗，舌红苔少，脉细。

【运用技巧】

1. 辨证导航　经乱无期，出血量少淋漓不止，或停闭数月后又突然暴崩下血，经色鲜红，质稍稠，头晕目眩，腰膝酸软，舌红苔少，脉细。

2. 加减秘钥　阴虚火旺甚者，去鹿角胶，加牡丹皮、黄柏、知母以清虚热；腰痛者，加川续断、杜仲以强筋壮骨；烦躁失眠，心悸怔忡者，可加生脉散以益气养阴宁心。

3. 适用病症　参见"月经后期·肾虚证"。

4. 临床禁忌　方中多阴柔滋润药物，久服常服有滞脾碍胃之弊，故脾虚泄泻者慎用。

【编者按语】本方治证系由真阴不足，精髓亏损所致。素体肾阴亏虚，或多产房劳耗伤真阴，阴虚失守，虚火动血，迫血妄行，子宫藏泄无度，遂致崩漏，即《素问·阴阳别论》所谓"阴虚阳搏谓之崩。"阴虚内热，故经色鲜红，质稍稠，口燥咽干，失眠盗汗；真阴不足，精髓亏虚，失其所养，则腰膝酸软，头晕目眩；舌红少苔，脉细，皆阴虚内热之征。治宜滋阴补肾，填精益髓。

本方系张景岳由六味地黄丸去三泻，加枸杞子、龟板胶、鹿角胶、牛膝、菟丝子而成。张景岳认为："补阴不利水，利水不补阴，而补阴之法不宜渗。"故去泽泻、茯苓、牡丹皮。加入枸杞子、龟板胶、牛膝加强熟地黄、山茱萸等滋补肾阴之力。又加入鹿角胶、菟丝子温润之品，意在补阳益阴，取"阳中求阴"之意，即景岳所言："善补阴者，必于阳中求阴，则阴得阳升而泉源不竭。"本方纯补无泻，阳中求阴，是其配伍特点，较之六味地黄丸其补力更峻，适用于真阴不足，精髓亏损之证。

◆ 滋阴固气汤 ◆

元恺滋阴固气汤，参芪术草鹿角霜；

胶萸首乌菟芍断，崩漏质稠扬我长。

【组成用法】菟丝子20g，山茱萸肉15g，党参20g，黄芪20g，白术15g，炙甘草10g，阿胶12g，鹿角霜15g，何首乌30g，白芍9g，续断15g。水煎服。

【功效主治】滋阴益气，固冲止血。崩漏证属肾阴亏虚，气血不足者。症见经血非时而下，出血量少或多，淋漓不断，血色鲜红、质稠，头晕耳鸣，腰酸膝软，体倦气短，舌淡红苔少，脉细弱。

【运用技巧】

1. 辨证导航　经血非时而下，出血量少或多，淋漓不断，血色鲜红，质稠，头晕腰酸，体倦气短，舌淡红，脉细弱。

2. 加减秘钥　阴虚火旺盛者，去黄芪，加女贞子、旱莲草、黄柏、知母以滋阴清热；暴崩不止者，可加棕榈炭，赤石脂、炮姜炭，并重用参、术、芪以益气摄血；如经色黯红，有血块，下腹疼痛者，为夹瘀之象，可加益母草，蒲黄炭以祛瘀止血。

3. 适用病症　中医崩漏、月经量多、经期延长等，西医功能失调性子宫出血、子宫内膜异位症等，辨证属阴虚气弱者。

4. 临床禁忌　脾胃运化乏力者慎用；血热妄行之崩漏不宜使用。

【编者按语】本方源自《罗元恺论医集》，证为肾阴不足，脾气亏虚，冲任不固所致。肾水不足，冲任失守，故经乱无期，量多或淋漓不尽；阴虚血热，故色鲜红而质稍稠；肾之阴精不足，不能上荣于脑，故头晕耳鸣；精亏髓空，不能养骨，故腰腿酸软；脾气亏虚，加之失血耗气，故体倦气短。舌、脉俱为肾虚气血不足之象。

方中菟丝子、山茱萸肉均归肝、肾二经，具有滋补肝肾之功，前者长于补，后者善于敛，二药补涩并用，为君。鹿角霜温肾助阳，收敛止血；续断补肝肾，强筋骨，固冲止血。二药助菟丝子、山茱萸补益肝肾；党参、黄芪健脾补气，益气使血有所生、有所摄，即止血必先"固气"之意。四药为臣。阿胶养血止血；白芍益血敛阴；何首乌补血填精。三药既补丢失之阴血，又补血充阴以滋肝肾；白术助党参、黄芪健脾益气。以上共为佐。炙甘草补益脾胃，调和诸药，为佐使。全方气血阴阳并补，肾肝脾三脏兼顾，但以滋阴补气固冲为主。对肾虚脾亏，阴伤气耗，而热不甚者最为适宜。

类方

育阴止崩汤（《百灵妇科》）组成：熟地黄15g，山药15g，续断15g，桑寄生15g，海螵蛸30g，龟板20g，牡蛎20g，白芍20g，炒地榆50g。用法：水煎服。功效：滋肾益阴，固冲止血。主治：肝肾阴虚之崩漏。

（三）肾阳虚

◆ 右归丸 ◆

右归丸中地附桂，山药茱萸菟丝归；

杜仲鹿胶枸杞子，益火之源此方魁。

【组成用法】熟地黄240g，山药（炒）120g，山茱萸（微炒）90g，枸杞子（微炒）90g，鹿角胶（炒珠）120g，杜仲（姜汤炒）120g，菟丝子（制）120g，当归90g，（便溏勿用）肉桂60g，制附子60~180g。制为蜜丸，2次/天，6~9g/次，食前用滚汤或淡盐汤送下；亦可作汤剂水煎服，用量按原方比例酌定。

【功效主治】温补肾阳，滋养冲任。崩漏证属肾阳虚衰者。症见崩漏下血，色淡质稀，畏寒肢冷，腰膝酸痛，面色晦暗，神疲气怯，饮食减少，大便不实，舌淡苔白，脉沉迟而细。

【运用技巧】

1. 辨证导航　崩漏下血，神疲乏力，畏寒肢冷，腰膝酸软，舌淡苔白，脉沉迟而细。

2. 加减秘钥　若阳衰气虚，加人参、黄芪以益气摄血；带下量多清冷者，加仙茅、金樱子、沙苑子以温肾止带；出血量多有块者，加三七、茜草以化瘀止血；便溏者，加五味子、补骨脂、肉豆蔻以温肾止泻；若为年少肾气不足患者，可加紫河车、淫羊藿，以加强补肾益冲之功。

3. 适用病症　中医崩漏、月经量多、闭经、绝经前后诸证、不孕、带下等，西医功能失调性子宫出血、黄体功能低下、希恩综合征等，辨证属肾阳虚，精血不足者。

4. 临床禁忌　证属阴虚火旺、心肝郁火者忌用。

【编者按语】本方源自《景岳全书·卷五十一》，所主之证皆由肾阳虚弱，精血亏少所致。素体阳虚，命门火衰，或久崩久漏，阴损及阳，阳不摄阴，封藏不固，冲任失约，精血失守，故崩漏下血；阳虚则真火不足，血失温煦，故色淡质稀；肾阳不足，精血亏损，不能温煦濡养形体，甚则火不生土，影响脾胃纳运，故见畏寒肢冷，腰膝酸痛，神疲气怯，纳少便溏。舌淡苔白，脉沉迟而细，均为阳虚精亏之征。对此崩漏之病证，据"治病求本"之原则，以培补肾中元阳为主，兼以滋阴填精，使阴阳调和，冲任得养，封藏有权。

方中附子、肉桂同为辛甘大热的温里药，附子走而不守，能升能降，偏救阴中之阳；肉桂守而不走，浑厚沉降，长于引火归原。二药相须，温肾散寒；鹿角胶乃血肉有情之品，温而不燥，补而不腻，能补命火，益精血，固冲任，与附子、肉桂配伍，温阳散寒，补肾固冲，为君。"善补阳者，必于阴中求阳，则阳得阴助而生化无穷"，故用熟地黄、山茱萸、山药、枸杞子滋阴益肾，养肝补脾，滋养冲任，其与附子、肉桂配伍"阴中求阳"，且可制约附、桂之温燥，以免耗血动血。四药为臣。菟丝子、杜仲补肝肾，强腰膝，配以当归补血和血，共补肝肾精血以养冲任，为佐药。综观全方，以温肾阳为主，即景岳"益火之源。以培右肾之元阳"。然本方用药阴阳兼顾，肝脾肾并补。如此，使冲任得滋，胞脉得养，诸症消失。

类方

右归饮（《景岳全书·卷五十一》）组成：熟地黄6~30g，山药6g，枸杞子6g，山茱萸3g，肉桂6g，杜仲6g，附子9g，炙甘草6g。用法：水煎服。功效：温肾填精。主治：肾阳不足轻证。

三、血热证

（一）虚热

◆ 上下相滋汤 ◆

上下相滋人沙玄，熟地山萸味车前；

麦冬玉竹归牛膝，金水相生资血源。

【组成用法】熟地黄30g，山茱萸15g，玉竹15g，人参9g，玄参9g，沙参15g，当归15g，麦冬30g，五味子6g，牛膝15g，车前子3g。水煎服。

【功效主治】养阴清热，安冲止血。崩漏证属阴虚血热者。症见经来无期，量少淋漓不尽，或量多势急，血色鲜红，面颊潮红，烦热少寐，咽干口燥，便结，舌红少苔，脉细数。

【运用技巧】

1. 辨证导航　久崩久漏，血色鲜红，咽干口燥，便结，舌红少苔，脉细数。

2. 加减秘钥　经量多者，去车前子、牛膝，加生地黄、仙鹤草、乌贼骨以清热凉血止血；淋漓不止者，加蒲黄、三七以化瘀止血；心烦不寐，加枣仁、柏子仁、首乌藤以养心安神。

3. 适用病症　中医月经先期、月经过多、崩漏、胎漏、恶露不绝、经行口糜等，西医功能失调性子宫出血、先兆流产、产后子宫复旧不良、经前期综合征等。辨证属阴虚火旺者。

4. 临床禁忌　崩漏属肾阳虚者不宜使用；脾虚便溏者慎用。

【编者按语】本方源自《石室秘录·卷六》，所主之证为久崩久漏之后，阴虚内热所致。久崩久漏，耗伤营阴，阴虚内热，热扰冲任、血海，故经来无期，量少淋漓不尽，或量多势急，血色鲜红；热扰心神，故面颊潮红，烦热少寐；热灼津伤，故咽干口燥、便结。舌红少苔、脉细数亦为阴虚内热之征。治宜养阴清热，固冲止血。

方中熟地黄甘温，滋肾养阴；麦冬甘寒，滋肺清热。两药合用，滋养肺肾之阴，使金水相生，阴复热除，为君药。山茱萸养血敛阴止血，当归补肝引血归经，二药补肝血以充肾阴，助熟地黄补肾之功；沙参、玉竹甘寒多汁，养阴润肺，助麦冬养肺清热。此四药上下相滋，为臣。玄参上润肺金，下滋肾水，且可凉血清热；人参补气生津，补气摄血；五味子生津止渴，敛阴安神，以上共为佐。牛膝补肝益肾，引药下行；少量车前子清热利水，有助于导热下行，共为佐使。全方肺肾同治，使母子相滋，上下相生，津液足则精血充，真阴生则虚火熄，虚火熄则血海宁。

◆ 清热止崩汤 ◆

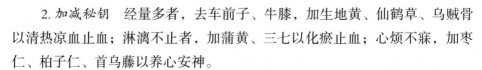

清热止崩汤女贞，地麦五味太子参；
旱莲乌贼陈棕炭，黄芩地榆茜草根。

【组成用法】茜根 15g，乌贼骨 15g，地榆 15g，黄芩 12g，女贞子 20g，旱莲草 20g，太子参 30g，生地黄 15g，麦冬 15g，五味子 6g，陈棕炭 10g。水煎服。

【功效主治】滋阴清热，凉血止血。崩漏证属阴虚血热，冲脉不固者。症见经血非时突然而下，量多势急或量少淋漓，血色鲜红而质稠，心烦潮热，口燥咽干，小便黄少，大便干结，舌红苔少，脉细数。

【运用技巧】

1. 辨证导航　经血非时突然而下，量多势急或量少淋漓，血色鲜红而质稠，舌红，苔少，脉细数。

2.加减秘钥　气阴两虚者，太子参可易人参，或加党参、黄芪、白术；兼气滞者，加香附、枳壳、青藤香。

3.适用病症　中医月经先期、月经过多、崩漏、胎漏、产后恶露不绝等，西医功能失调性子宫出血、先兆流产、产后子宫复旧不全，辨证属阴虚火旺者。

4.临床禁忌　证属脾虚血寒者忌用。

【编者按语】本方源自《当代名医临证精华·罗元恺方》，所主之证为阴虚内热所致。阴虚失守，冲任不固；阴虚血热，热迫血行，故经血非时妄下，血色鲜红而质稠。阴虚明显者血量可少，热炽则血量增多。热扰心神，故心烦潮热；热灼津伤，故口干燥，尿黄少，便干结。舌红，苔少，脉细数，均为虚热之象。治宜滋阴清热，固冲止血。

方中太子参、麦冬、五味子有生脉散之寓意，取其气阴双补；女贞子、旱莲草乃二至丸之组成，功专滋肾阴而清虚热。二方配伍，滋阴清热之力倍增。佐以黄芩清热泻火；地榆、生地黄凉血止血；乌贼骨、陈棕炭收敛止血；茜根化瘀止血，可使诸止血药无留瘀之弊。诸药合用，成滋阴清热，凉血止崩之剂，使肾水得滋，虚火得降，血热得消，血不妄行，则崩漏自止。

类方

清热止崩汤（《中医妇科治疗学》）组成：煅龟甲15g，白芍30g，生地黄24g，牡丹皮9g，栀子9g，炒黄芩15g，黄柏9g，椿根白皮30g，侧柏叶炭30g，地榆24g。用法：水煎服。功效：滋阴清热，固冲止血。主治：肝肾阴虚，火热亢盛之崩漏。

◆ 胶艾四物汤 ◆

胶艾汤中四物先，阿胶艾叶术草煎；

芩连生地与栀子，蒲黄地榆漏血痊。

【组成用法】阿胶（蛤粉炒珠）15g，艾叶（醋炒）10g，当归15g，川芎10g，白芍15g，熟地黄15g，蒲黄（炒）10g，黄连10g，黄芩10g，生地黄20g，栀子10g，地榆10g，白术12g，甘草6g。水煎服。

【功效主治】滋阴养血，泻火止崩。崩漏证属阴虚内热者。症见经血非时而下，血色鲜红质稠，量多势急，心胸烦热，失眠多梦，面红唇干，口渴便秘，舌红苔黄，脉细数。

【运用技巧】

1. 辨证导航 非经期阴道大量出血，血色鲜红，面红潮热，舌红苔黄，脉细数。

2. 加减秘钥 出血量多可加乌贼骨、三七、棕榈炭等以收涩止血；若阴虚潮热者，酌加白薇、地骨皮以滋阴退热。

3. 适用病症 中医月经过多、崩漏、产后下血不止、胎漏、胎动不安等，西医功能失调性子宫出血、先兆流产等，辨证属阴虚火旺者。

4. 临床禁忌 脾胃虚寒者忌用。

【编者按语】本方源自《古今医鉴·卷十一》，所主之证为血虚阴亏，虚热扰乱冲任血海而致。血虚热伏，热迫血行，冲任失固，故经血非时而下，色红量多质稠；热扰神明，故心胸烦热，失眠梦多。面红唇干，口渴便秘，舌红，苔黄，脉细数，均为虚火亢盛之象。

本方系"胶艾汤"合"四物芩连汤"两方化裁而成。"胶艾汤"由"四物汤"加阿胶、艾叶、甘草组成，功能调补冲任，固经养血。主治妇人崩漏下血，妊娠胎漏下血，半产后下血不止。"四物芩连汤"由"四物汤"加黄芩、黄连而成，功能养血，泻火止崩。主治火盛血热，迫血妄行之崩漏下血。综合分析，方中以四物汤加阿胶滋阴养血，治其本；以黄连、黄芩、栀子、生地黄泻火凉血，澄其源；蒲黄、地榆、艾叶清热止血，治其标；妙在配用白术、甘草健脾益气，既可复脾统血之功，又能助脾生血之用，而且可防寒凉太过败胃。诸药配合，养血滋阴，泻火凉血，可收标本兼治之效。

（二）实热

◆ **清热固经汤** ◆

清热固经芩三地，焦栀阿龟草牡蛎；

棕炭藕节食远服，崩漏实热此方宜。

【组成用法】炙龟板（研粗末，先煎）24g，牡蛎粉（包煎）15g，清阿胶（陈酒炖冲）15g，大生地黄15g，地骨皮15g，焦山栀子9g，生黄芩9g，地榆片15g，陈棕炭9g，生藕节15g，生甘草3g。水煎服。

【功效主治】清热凉血，固冲止血。崩漏证属实热内蕴者。症见经血非时而下，量多如注，或淋漓不断，血色深红，质稠，心烦少寐，渴喜冷饮，面赤便秘，舌红苔黄，脉滑数。

【运用技巧】

1. 辨证导航　经血非时而下，量多如注，或淋漓不断，舌红苔黄，脉滑数。

2. 加减秘钥　肝火炽盛，见有心烦易怒，口苦而干者，加龙胆草、夏枯草等以清肝泻火；热灼血成瘀，见有经血夹块，腹痛者，加三七、五灵脂、蒲黄以化瘀止血。

3. 适用病症　中医月经先期、经期延长、崩漏、月经量多等，西医盆腔炎、子宫内膜炎、功能失调性子宫出血等，辨证属血热者。

4. 临床禁忌　出血证属脾虚阳弱者不宜。

【编者按语】本方源自《简明中医妇科学》，所治之证由热伤冲任、迫血妄行所致。热盛于冲任、血海沸腾，故经血非时而下，量多如崩，或淋漓不断；血为热灼，故血色深红、质稠；邪热内炽、津液耗损，故口渴喜饮；热扰心神，故心烦少寐；邪热上扰下逼，故面赤便秘，舌红苔黄，脉滑数。治宜清热凉血，固冲止血。

方中龟板、牡蛎味甘咸性寒，入肝、肾、心经，质重潜降，育阴潜阳，固摄冲任；黄芩、生地黄、地骨皮清热凉血益阴；焦栀子、藕节、地榆清热凉血止血，诸药协同，以宁血海之沸。阿胶滋阴补血止血；棕炭涩血止血，可止血海之耗。甘草调和诸药。全方共奏清热凉血，固冲止血之效。

◆ 十灰散 ◆

十灰散用十般灰，柏茜茅荷丹棕随；

二蓟栀黄皆炒黑，凉降止血此方推。

【组成用法】大蓟、小蓟、侧柏叶、荷叶、白茅根、茜根、大黄、山栀子、牡丹皮、棕榈皮各9g。各药烧炭存性，为末，藕汁或萝卜汁磨京墨适量，调服9~15g；亦可作汤剂，水煎服。

【功效主治】凉血清热，固经止血。崩漏证属血热妄行者。症见经血非时而下，量多如注，血色鲜红，来势急暴，渴喜冷饮，舌红，脉数。

【运用技巧】

1. 辨证导航　经血非时而下，血色鲜红，舌红苔黄，脉数。

2. 加减秘钥　气火上逆，血热较盛者，可将本方改为汤剂运用，此时加大大黄、栀子用量；兼见少腹及两胁胀痛，心烦易怒，脉弦者，为肝经火炽，宜清肝泻热，加龙胆草泻肝火，夏枯草清肝热，益母草化瘀血。

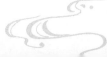

3. 适用病症　中医月经先期、经期延长、崩漏、月经量多等，西医盆腔炎、子宫内膜炎、功能失调性子宫出血等，辨证属血热妄行者。

4. 临床禁忌　虚寒性出血者忌用；本方为治标之剂，血止后当审因求本，方可巩固疗效。

【编者按语】本方源自《修月鲁般经后录》引《劳证十药神书》（见《医方类聚》），所治之证皆由气盛火旺，血热妄行所致。火热炽盛，损伤血络，血热妄行，离经外溢，故经血非时而下，量多如注，或淋漓不断。渴喜冷饮，舌红苔黄，脉数皆火热炽盛之征。治宜凉血止血。

方中大蓟、小蓟均为甘凉之品，长于凉血止血，善治下焦出血，用以为君。荷叶、茜根、侧柏叶、白茅根亦能凉血止血；棕榈皮收涩止血，与君药相配，既能增强澄本清源之力，又有塞流止血之功，皆为臣药。病位在下，故用栀子、大黄清热泻火，因势利导，使火热自大小便而去，火降血自止，是以为佐；单用凉降涩止之品，恐有留瘀之弊，故用牡丹皮配大黄凉血祛瘀，使止血不留瘀，亦为佐。唐容川《血证论》云："黑为水之色，红见黑即止，水胜火之义也。"故本方烧炭存性用，可以加强收涩止血作用；藕汁可以清热凉血散瘀，萝卜汁降气清热助止血，真京墨有收涩止血之功，故用法中以之调服，意在增强清热凉血之力，皆属佐药之用。综观全方，集凉血、止血、清降、祛瘀诸法于一方，但以凉血止血为主，为一首急救止血方。

◆ 四草汤 ◆

四草汤中茜鹿衔，益母还须共马鞭；

血热夹瘀崩漏证，每味一两一剂煎。

【组成用法】马鞭草 15~30g，鹿衔草 30g，茜草、益母草各 15~30g。水煎服。

【功效主治】清热化瘀，凉血止血。崩漏证属血热夹瘀者。症见经血非时而下，或暴下量多，或淋漓不净，色紫红质稠、夹有血块，小腹疼痛，口渴心烦，舌黯红苔黄，脉弦数。

【运用技巧】

1. 辨证导航　经血非时而下，色紫红、有血块，口渴心烦，舌黯红，苔黄，脉弦数。

2. 加减秘钥　如出血过多者，可"加入炙龟板、大小蓟、炒川续断、生地黄等，止血之效尤捷"（夏桂成）；如出血量少，淋漓不畅者，可加入炒当归、赤芍、泽兰叶；血块较多，小腹刺痛者，可与失笑散合用。

3. 适用病症　中医月经过多、经期延长、崩漏、产后恶露不绝等，西医功能失调性子宫出血、产后子宫复旧不良等，辨证属血热夹瘀者。

4. 临床禁忌　崩漏属脾胃虚寒或肾虚所致者，不宜使用；孕期出血，虽有瘀热，亦当慎用。

【编者按语】本方源自《当代名医临证精华·夏桂成方》，所治之证皆由瘀热互结所致。实热内蕴，热灼血液成瘀。瘀热迫血妄行，故经血非时而下，色紫红，质黏稠，有血块；瘀阻胞宫，不通则痛，故小腹疼痛。余证候均为瘀热互结之征。治宜清热凉血，化瘀止血。

方中马鞭草味苦性凉，清热解毒，化瘀止血；茜草苦寒，清热凉血，化瘀止血，二药相伍，清热化瘀止血之力倍增。鹿衔草长于活血调经，固崩止血，夏氏认为其有清热作用，对瘀热互结之崩漏较为适宜；益母草善于活血祛瘀调经。四药合用，清热凉血，化瘀止血。本方药少量大力专，清热无凉遏之弊，化瘀无动血之忧，止血而不留瘀，故对血热夹瘀之妇科出血用之颇宜。

◆ 清热固冲汤 ◆

清热固冲丹小蓟，地榆侧柏柏生地；
荑芍犀角茜草炭，炒槐花显止血意。

【组成用法】炒黄柏10g，生地榆15g，生地黄20g，白芍15g，犀角粉6g，（用水牛角片15g，代之）牡丹皮10g，茜草炭12g，炒槐花15g，侧柏叶10g，山茱萸10g，小蓟12g。水煎服。

【功效主治】清热凉血，固冲止血。崩漏证属实热者。症见经来无期，量多如注，或量少淋漓，色鲜红、质黏稠，有小血块，心烦急躁，小便黄少，大便干燥，舌红苔黄，脉数有力。

【运用技巧】

1. 辨证导航　经血非时而下，色鲜红、质黏稠，心烦急躁，舌红苔黄，脉数。

2. 加减秘钥　兼血瘀者，赤芍易白芍，再加黑当归、失笑散等以化瘀调经。

3. 适用病症　中医月经过多、经期延长、崩漏、产后恶露不绝；西医功能失调性子宫出血、产后子宫复旧不良等，辨证属血热者。

4. 临床禁忌　证属脾胃虚寒者不宜使用。

【编者按语】本方源自《当代名医临证精华·王子瑜方》，所致之证皆由

热伤冲任，迫血妄行所致。热扰冲任，血海不宁，故见经血非时而下，色鲜红、质黏稠；热盛成瘀者，则经血夹有小血块；热在血分，扰乱心神，则见心烦急躁。小便黄少，大便干燥，舌红苔黄，脉数，均为里热炽盛的外在表现。治宜清热凉血止血。

方中水牛角咸寒入血，生地黄甘寒入血，皆以清热凉血见长，其中犀角兼可清心安神，生地黄还能养阴生津，是为君药。牡丹皮清热凉血，与水牛角、生地黄配伍，寓犀角地黄汤凉血散血之意；黄柏清热泻火；炒槐花清热止血，三药配合，使血热得清而不妄行，故为臣药。小蓟、地榆、侧柏叶清热凉血，固冲止血；茜草化瘀止血，炒炭用则止血之力增强，与牡丹皮相伍，则可使血止不留瘀；山茱萸肉配白芍，既补耗伤之阴血，其收敛之功又助止血之效，以上同为佐使。全方以凉血药配伍止血药为主，且凉血止血不留瘀，热清血宁而崩漏可止。

四、血瘀证

◆ 逐瘀止血汤 ◆

【组成用法】参见"经间期出血·血瘀证"。

【功效主治】逐瘀止血。崩漏证属瘀血阻滞者。症见经行时来时止无定期，经量时多时少，或淋漓不净，或停闭日久，又突然崩中下血，色紫黯有块，小腹刺痛拒按，舌质黯、有瘀紫斑，脉沉涩。

【运用技巧】

1.辨证导航　经血非时而下，时来时止，淋漓不净，色紫黯有块，舌有瘀斑，脉沉涩。

2.加减秘钥　瘀阻较轻者，去当归尾、赤芍；兼气滞者，症见胁腹胀甚，加炒川楝子、荆芥炭；久漏不净，加三七、血竭；瘀而化热者，兼见口干苦，血色红而且多者，加仙鹤草、地榆、夏枯草。

3.适用病症　参见"经间期出血·血瘀证"。

4.临床禁忌　崩漏无瘀或寒凝血瘀者忌用。

【编者按语】本方所主之证皆由瘀血阻滞冲任以及胞宫脉络，气机不利所致。冲任、胞宫瘀血阻滞，新血不安，由是经乱无期，经色紫黯有块；离经之血时聚时散，故经量时多时少，或崩闭交替，反复不止；瘀血阻滞，不通则痛，故小腹刺痛拒按。舌紫黯，有瘀斑，脉涩，为瘀滞之征。对此瘀血阻滞，血不归经的出血证，瘀不化，血不安，故拟化瘀止血法。

方中桃仁为血分之品，最善破血行瘀；大黄善下行，能逐瘀通经，两者配伍，直入于下，共奏通泄逐瘀之功，为君。赤芍、牡丹皮、归尾活血化瘀，引血归经，加强君药活血祛瘀的作用，为臣。生地黄、龟板养阴益肾，固冲止血，既助新血的生化，又使化瘀不伤正；枳壳理气行滞，使气行则血行，血行则瘀化，为佐。全方共奏活血化瘀，理气行滞之效，使瘀去而好血得以归经，不止血而血自止。此方之妙，妙于活血之中，佐以下滞之品，故逐瘀如扫，而止血如神。

◆ 将军斩关汤 ◆

将军斩关用巴戟，谷芽茯神仙鹤芪；

归胶蒲黄大黄炭，生熟地术红三七。

【组成用法】制大黄炭 6g，巴戟天 18g，茯神 9g，蒲黄炒阿胶 9g，当归 9g，生地黄、熟地黄各 6g，炒谷芽 9g，黄芪、白术各 4.5g，仙鹤草 18g。水煎服。另用藏红花 1g，三七末 1g，红茶汁送服。

【功效主治】化瘀止血，温阳补血。崩漏证属瘀血阻滞，阳虚血亏者。症见崩漏日久，淋漓不断，色黯红有小瘀块，小腹隐痛，心悸失眠，神疲食欲缺乏，腰酸，四肢不温，面色不华，舌淡或黯苔白，脉虚细而涩。

【运用技巧】

1. 辨证导航　崩漏日久，色黯有块，面色不华，腰酸，舌淡或黯，脉虚细而涩。

2. 加减秘钥　如体实瘀甚，小腹绞痛者，去二地、阿胶，加赤芍、桃仁，大黄炭加量；血块大而紫黑者，去黄芪、二地，加山楂炭、五灵脂；畏寒、腹冷痛者，加附片、艾叶。

3. 适用病症　中医崩漏、月经过多、经期延长、产后恶露不尽等，西医功能失调性子宫出血、胎盘或胎膜残留等，辨证属血瘀兼阳虚血亏者。

4. 临床禁忌　崩漏属虚而无瘀者不宜使用。

【编者按语】本方源自《中华名中医治病囊秘·朱南孙卷》，所治之证皆因崩漏日久，余瘀未化，阳虚血少所致。冲任、子宫瘀血阻滞，新血不安，故见漏红淋漓不断，色黯红有小块；崩漏日久，阴血损伤，胞宫失养，则小腹隐痛，腰酸；血虚心神失养，故面色不华，心悸失眠；阴损及阳，血虚则气无以化，故神疲食欲缺乏，四肢不温。舌淡或黯，脉虚细而涩，亦为虚瘀夹杂的外在表现。此证单纯化瘀，则正气益伤，单纯补益，则瘀血难化，故化瘀补养兼顾。

本方用药可分三组：一为大黄炭、蒲黄炒阿胶、当归、藏红花、三七末、炒谷芽、仙鹤草，此八味活血止血，可化冲任之陈瘀，散胞脉之积滞，瘀化滞通而血循常道，出血可止。尤妙在大黄用炭，既取下行逐瘀之功，又有收涩止血之能；蒲黄炒阿胶，化瘀止血之效增，而化瘀耗血之弊除。二为熟地黄、生地黄，此二药滋肾补肝，益血养阴，可补久漏所耗之阴血。三为巴戟天、黄芪、白术、茯神，四药温肾健脾，宁心安神，使肾之封藏复职，脾之统摄有权。巴戟天与熟地黄相配，阴阳并补；黄芪、白术与阿胶、当归相伍，气血双补。诸药配合，活血化瘀止血与温阳益气养血并行，瘀化虚补则诸症消失。方中大黄有"将军"之称，能"斩关"夺将，故名"将军斩关汤"。

◆ 逐瘀止崩汤 ◆

逐瘀止崩归艾芎，三七五灵没牡龙；

丹皮丹参乌贼骨，妙在活血又固冲。

【组成用法】当归15g，川芎10g，三七9g，没药6g，五灵脂6g，牡丹皮炭9g，炒丹参12g，炒艾叶9g，龙骨10g，牡蛎10g，乌贼骨6g。水煎服。

【功效主治】活血祛瘀，固冲止血。崩漏证属血瘀者。症见经血非时而下，量多或淋漓不净，血色紫黯有块，小腹疼痛拒按，血块下后则痛减，舌紫黯，或有瘀点，脉涩或弦涩有力。

【运用技巧】

1. 辨证导航　经血非时而下，量多或淋漓不净，经色紫黯，舌黯，脉涩或弦涩有力。

2. 加减秘钥　出血量多，加地榆炭、棕榈炭，或用焦栀、香附炭以收涩止血；出血瘀块多，小腹刺痛，去龙骨、牡蛎，加蒲黄、茜草以化瘀止血。

3. 适用病症　中医崩漏、月经过多、经期延长，产后恶露不尽等，西医子宫内膜异位症、功能失调性子宫出血、胎盘残留等，辨证属血瘀者。

4. 临床禁忌　证属气虚或血热者忌用。

【编者按语】本方源自安徽中医学院验方，所治之证皆因瘀血阻滞所致。瘀滞冲任，血不循经，故经血非时而下，量多或淋漓不断；冲任阻滞，经血运行不畅，故血色紫黯有块；"不通则痛"，故小腹疼痛拒按。舌紫黯或有瘀点，脉涩或弦涩有力，也为血瘀之征。治宜化瘀止血。

方中当归、炒丹参活血养血，使血行则瘀去，瘀去则血得归经，为君。牡丹皮炭、三七、炒艾叶、川芎活血调经止血，牡丹皮用炭，艾叶炒用，则止血之力增强，齐助君药活血止血而止崩，为臣。没药、五灵脂活血祛瘀；龙骨、牡蛎、乌贼骨收敛止血，相反相成，同为佐药。全方活血化瘀药与收敛止血药同用，治本与治标同施，共成澄源塞流之剂。

◆ 黑蒲黄散 ◆

黑蒲黄散用三炭，陈棕地榆血余炭；

归芎丹芍香附芥，阿胶二地崩漏断。

【组成用法】蒲黄（炒黑）9g，阿胶（烊冲）9g，当归9g，川芎4.5g，白芍（炒）9g，熟地黄12g，生地黄（炒）12g，牡丹皮9g，荆芥（炒黑）9g，地榆（炒黑）9g，香附（醋炒）9g，陈棕炭9g，血余炭9g。水煎服。

【功效主治】行气活血，固冲止血。崩漏证属血瘀肝郁者。症见经行无定期，时下时止，或闭经数月后又突然大流血，色黯、夹有血块，胸胁胀闷，少腹刺痛，舌质紫暗，有瘀斑或瘀点，脉弦涩。

【运用技巧】

1. 辨证导航　经行无定期，时下时止，或淋漓不断，色黯，胸腹胀闷，舌质紫暗，脉弦涩。

2. 加减秘钥　血瘀甚者，加五灵脂、三七、茜草以化瘀止血；气郁甚者，加柴胡、郁金、川楝子以疏肝解郁。热甚者，重用牡丹皮、生地黄，加山栀子、黄芩清热凉血。

3. 适用病症　中医月经过多、经期延长、崩漏、产后恶露不尽等，西医功能失调性子宫出血、子宫内膜异位症、胎盘滞留等，辨证属血瘀气滞者。

4. 临床禁忌　阴虚血热或湿热郁结者不宜使用。

【编者按语】本方源自《陈素庵妇科补解·卷一》，所治之证皆因肝郁血瘀而致。月经的正常与否与肝气的应时疏泄关系密切。若七情内伤，则肝气郁结，一则疏泄失常，胞宫藏泄无度，再则气滞血瘀，瘀血阻滞胞宫，新血不安，血不归经，故经行无定期，时下时止，淋漓不断，色紫黑有块；胸胁、少腹为肝经循行之处，肝脉瘀滞，故胸胁胀闷，小腹刺痛。舌紫暗，瘀斑、瘀点，脉弦涩均为气滞血瘀之象。治宜疏肝行气，活血止血。

蒲黄，味甘性平，甘缓不峻，性平无寒热之偏，入肝、心包经，具有活血化瘀，收敛止血之功，炒炭则止血之功更胜，为君。荆芥炭、地榆炭、陈

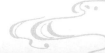

棕炭、血余炭诸药合用，入血分收敛止血，为臣。香附为"气病之总司，女科之主帅"，醋炒更能入肝，以疏肝理气、调经止痛；当归、川芎行气活血，养血调经，三药理气活血，助君药化瘀调经；阿胶、白芍、熟地黄、生地黄养血敛阴，补崩漏耗伤之阴血；牡丹皮活血祛瘀，伍生地黄又能清热凉血，既防气郁化火，又防瘀久生热，以上共为佐使。全方以收敛止血药为主，加入行气活血，养血化瘀之品，一则理气祛瘀治本，再则防诸收敛之品留瘀。

第十节　闭经辨证用方

原发性闭经是指女性年逾 16 岁，虽有第二性征发育但无月经来潮，或年逾 14 岁，尚无第二性征发育及月经。继发性闭经是指月经来潮后停止 3 个周期或 6 个月以上。闭经古称"经闭""不月""月事不来""经水不通"等。西医学病理性闭经，可参照本病辨证治疗。

闭经的发病机制主要是冲任气血失调，有虚、实两个方面。虚者由于冲任亏败，源断其流；实者因邪气阻隔冲任，经血不通。治疗原则应根据病证，虚者补而通之，实者泻而通之，虚实夹杂者当补中有通，攻中有养。故本类方剂常由补益肝肾、健脾养血、滋阴润燥、温阳散寒、行气活血、燥湿化痰等药物为主组成。代表方如：人参养荣汤、加减苁蓉菟丝子丸、血府逐瘀汤等。

治疗闭经不可过用辛温香燥之品，因其有伤阴耗血之弊，故应用也须配伍养血和阴药物；用补药应使其补而不腻，应补中有行，以利气血化生。特别需指出：闭经的治疗目的不是单纯月经来潮，而是恢复或建立规律性月经周期，或正常连续自主有排卵月经。因此，不可见经行即停药。一般应以 3 个正常月经周期为准。

一、气血虚弱证

◆ 养荣汤 ◆

人参养荣即十全，除去川芎五味连；
陈皮远志加姜枣，肺脾气血补方先。

【组成用法】黄芪 30g，当归 30g，桂心 30g，炙甘草 30g，陈皮 30g，白术 30g，人参 30g，白芍 90g，熟地黄 20g，五味子 20g，茯苓 20g，远志 15g 加生姜 3 片、枣子 2 枚。水煎服。

【功效主治】补血养血，益气调经。闭经证属气血虚弱者。症见月经逐渐后延，量少、经色淡而质薄，继而停闭不行，头昏眼花，心悸气短，神疲肢倦，食欲缺乏，毛发不泽或易脱落，羸瘦萎黄，舌淡苔薄，脉沉缓或虚弱。

【运用技巧】

1. 辨证导航　月经后延，量少色淡质薄，甚则经闭不行，心悸气短，面色萎黄，形体羸瘦，舌淡脉细弱。

2. 加减秘钥　若月经过少者，去五味子，酌加丹参、鸡血藤；若经行小腹隐痛，重用白芍，酌加阿胶；若因产后大出血所致的经闭，除见气血虚弱征象外，更见神情淡漠，阴道干涩，阴毛、腋毛脱落，性欲减退，生殖器官萎缩等症。此乃精血亏败，肾气虚怠，冲任虚衰之证，可加鹿茸、鹿角霜、紫河车等血肉有情之品，长期服用。

3. 适用病症　中医月经过少、闭经、月经后期、产后血劳、妊娠贫血等，西医功能失调性子宫出血、子宫发育不良、原发性或继发性闭经、希恩综合征等，辨证属气血虚弱者。

4. 临床禁忌　气血瘀滞、痰湿阻滞之闭经忌用。

【编者按语】本方源自《三因极一病证方论·卷十三》，异名人参养荣汤（《太平惠民和剂局方·卷五·淳祐新添方》）。本方所治之证系由气血亏虚而致。素体不足，或思虑、饮食损伤脾胃，化源不足，气血亏虚，以致冲任失养，血海空虚，不能按时满溢，故月经逐渐后延，量少色淡质薄，遂致月经停闭。头昏心悸，神疲肢倦等均为血虚不荣，气虚不布所致。治宜大补气血。

方中人参为气分药，补气之力最峻，能大补元气；当归为血分药，具有养血和血之功，二药相伍，气血双补，为君。黄芪、白术、茯苓、甘草补中益气；熟地黄、白芍补血益阴，为臣。五味子益气养心；远志宁心安神，两者针对气血不足所致的心悸等心神不安症状；桂心温阳和营，振奋阳气，有助于诸补益之品功效的发挥；陈皮理气醒脾，防诸补药过于滋腻，共为佐使。全方补气生血养营，以益生发之气，阳生阴长，精充血旺，则经行如常，诸症自除。

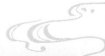

类方

养营汤（《竹林女科证治·卷一》）组成：人参、白术（蜜炙）、茯苓、黄芪（蜜炙）熟地黄、当归、陈皮各 6g，白芍 9g，肉桂、炙甘草各 2g，生姜 3 片，大枣 2 枚。用法：水煎服。功效：大补气血。主治：妇人赋禀衰弱，或素有失血之证，或生育过多，血海干枯，或房室纵肆过伤阴血，或子多乳众，伤其血液，以致失血过多而经闭者。

◆ 八物汤 ◆

女科万金八物汤，四君四物小茴香；

柴胡香附疏肝气，补气调血加生姜。

【组成用法】人参、白茯苓、当归、白芍、小茴香、熟地黄各 9g，白术、川芎各 12g，甘草、柴胡、香附各 3g，加生姜 3 片。水煎服。

【功效主治】补气养血，行气调经。闭经证属气血虚弱者。症见室女十七八岁，经脉不通，或阻百日，或半年，颜色有异，饮食少进，四肢困倦，头疼目眩，胁腹胀痛，恶心呕吐，舌淡苔薄，脉细弱。

【运用技巧】

1. 辨证导航　月经停闭，饮食少进，四肢困倦，胁腹胀痛，面色无华，舌淡苔薄，脉细弱。

2. 加减秘钥　腹痛，加枳壳、干漆、延胡索；呕吐恶心，加良姜、砂仁；手足麻痹，恶寒，加肉桂。

3. 适用病症　中医闭经、月经量少等，西医原发性或继发性闭经，辨证属脾胃虚弱，气血两虚，兼肝气不舒者。

4. 临床禁忌　闭经属实者忌用。

【编者按语】本方源自《女科万金方》，异名加味八珍汤（《郑氏家传女科万金方·卷二》）。本方所治之证皆由脾胃气血虚弱，误食生冷使然。由于过食生冷，损伤脾胃，以致气血化生不足，冲任不充，血海空虚，无血可下而致闭经；脾失健运，则饮食少进，四肢困倦；血虚不荣，则肌肤颜色有异；血虚肝失所养，肝郁气滞，胃气不降，故胁腹胀痛，恶心呕吐。舌淡苔薄，脉细弱均为气血亏虚之象。治宜补益气血，行气调经。

方中人参、茯苓、白术、甘草健脾益气，脾胃气旺，则饮食增强，水谷得化精微而生成气血。当归、白芍、熟地黄、川芎滋阴补血，血足则脏腑四肢百骸得养，月经依时而下，头不痛，目不眩，四肢有力。柴胡、香附、小茴香疏肝理气，散寒止痛，气顺则胃气不逆，于此，胁腹胀痛，恶心呕吐诸症消除。煎加生姜以和胃止呕。本方实由八珍汤加味而成。诸药配合，气血双补，补益之中又伍理气之品，使补而不滞，行而不伤，对气血亏虚而又夹气滞者最为适宜。

二、肾气亏损证

◆ 加减苁蓉菟丝子丸 ◆

【组成用法】参见"崩漏·肾气亏损证"。

【功效主治】补肾益气，调理冲任。闭经证属肾气亏损者。症见年逾十六周岁尚未行经，或初潮偏晚而常有停闭，或月经已潮而又后期量少至停闭，腰膝酸软，头晕耳鸣，性欲淡漠，或夜尿频多，四肢不温，舌淡、苔薄白，脉沉弱。

【运用技巧】

1. 辨证导航　月经停闭，腰膝酸软，头晕耳鸣，舌淡，脉沉弱。

2. 加减秘钥　肾阳不足，症见形寒畏冷，神疲体倦，小便清长，脉沉弱者，加淫羊藿、巴戟天、鹿角胶（烊化）；肾阴虚亏，阴虚火旺，症见五心烦热，两颧潮红，潮热盗汗，脉细数者，加柏子仁、牡丹皮、龟板（先煎）、鳖甲（先煎）、阿胶（烊化）。

3. 适用病症　参见"崩漏·肾气亏损证"。

4. 临床禁忌　证属血瘀或痰湿者忌用。

【编者按语】禀赋素弱，肾气不充，天癸匮乏，冲脉未盛，任脉不通，故月经迟迟不潮，或曾来又停闭；肾虚不能化生精血，髓海、腰府失养，故头晕耳鸣，腰酸腿软；肾阳不足，故性欲淡漠，四肢不温；肾虚不能温化膀胱，故小便频数。舌淡红，脉沉弱亦为肾气亏虚之征。治宜补肾气，调冲任。

方中肉苁蓉味甘咸，性温，归肾、大肠经；菟丝子味辛甘，归肝、肾经，两者共用，温肾阳益精血，使肾气盛，天癸至，为君。枸杞子、熟地黄、当归补肝益肾，填精养血，使精血足而冲任盛，血海盈，经血有源，为臣。覆盆子温壮肾气，且能缩尿，治夜尿频多；桑寄生补益肝肾，并可强腰膝，治腰膝酸软，为佐。焦艾叶暖气血，调冲任，补肾通络，为使。全方补肾填精，温肾壮阳，阳生阴长，如此，冲脉盛，任脉通，天癸至，则经行正常。

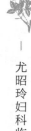

类方

肉苁蓉丸（《圣济总录·卷一五三》） 组成：肉苁蓉（酒浸，切，焙）、熟干地黄（焙）、白茯苓（去黑皮）各30g，人参15g，菟丝子（酒浸，别捣为末）450g，白石英、五味子、乌贼鱼骨（去甲）各30g。用法：上为末，炼蜜为丸。6~9g/次，3次/天，温酒或米饮任下。功效：滋补肝肾。主治：妇人胸胁支满，闻腥臊气，唾血目眩，泄血不已，日久使血枯燥。

三、阴虚血燥证

◆ 加减一阴煎 ◆

【组成用法】参见"经间期出血·肾阴虚证"。

【功效主治】滋阴益血，通盛冲任。闭经证属阴虚血燥者。症见月经量少，或后期淋漓无期，经色紫暗、质稠，渐至停闭，骨蒸潮热或五心烦热，咽干舌燥，舌红苔少，脉细数。

【运用技巧】

1. 辨证导航　月经停闭，骨蒸潮热，咽干口燥，舌红苔少，脉细数。

2. 加减秘钥　精血亏虚甚者，加黄精、女贞子、山茱萸补益精血；胁腹胀痛者，加香附子、丹参、枳壳理气调经；虚烦潮热甚者，加青蒿、鳖甲以退虚热；盗汗者，加沙参、浮小麦、煅龙骨、煅牡蛎以养阴敛汗；虚烦少寐，心悸者，加柏子仁、首乌藤、五味子以养心安神。

3. 适用病症　参见"经间期出血·肾阴虚证"。

4. 临床禁忌　证属脾阳虚者忌用。

【编者按语】本方所治之证系由阴虚内热所致。素体阴血不足，或失血伤阴，或久病大病致营阴亏耗，虚火上炎，火逼水涸，血海渐枯，故月经由少渐至停闭。余证候皆为阴虚内热之象。治宜滋阴养血，清热调经。

方中生地黄、熟地黄、芍药、麦冬滋补肝肾，益阴养血，阴血充足，则血海充盈，冲任充盛，经血有源。知母、地骨皮滋阴降火，退虚热除骨蒸，与滋阴药配伍壮水以制火。甘草调和诸药。全方既能滋阴养血，又能降泄虚火，使阴血足，虚火降，血海满溢而月经正常。

类方

瓜石汤（《刘奉五妇科经验》） 组成：瓜蒌15g，石斛12g，玄参9g，麦冬9g，生地黄12g，瞿麦12g，车前子9g，益母草12g，马尾连6g，牛膝

12g。用法：水煎服。功效：滋阴清热，宽胸和胃，活血通经。主治：阴虚胃热所引起的月经稀发后错，或血涸经闭。

◆ 补肾地黄汤 ◆

补肾地黄汤枣仁，泽麦知柏远茯神；

山药山萸桑螵蛸，丹皮龟板竹玄参。

【组成用法】熟地黄20g，麦冬10g，知母10g，黄柏10g，泽泻10g，山药15g，远志6g，茯神15g，牡丹皮10g，枣仁10g，玄参12g，桑螵蛸10g，竹叶6g，龟板15g，山茱萸10g。水煎服。

【功效主治】滋肾养血，壮水制火。闭经证属肾阴不足，虚火旺盛者。症见月经停闭，头晕耳鸣，腰酸腿软，形体羸瘦，骨蒸潮热，两颧潮红，心烦失眠，舌绛苔少，甚或无苔，脉细数。

【运用技巧】

1. 辨证导航　月经停闭，骨蒸潮热，心烦失眠，舌绛苔少，脉细数。

2. 加减秘钥　火旺灼金伤肺，干咳痰少，痰中带血者，加百合、贝母、阿胶（烊化）。

3. 适用病症　中医月经不调、崩漏、闭经、子宫脱垂等，西医功能失调性子宫出血、原发性或继发性闭经等，辨证属阴虚火旺者。

4. 临床禁忌　证属虚寒脾弱者忌用。

【编者按语】本方源自《陈素庵妇科补解·卷一》，所治之证系由肾阴不足，精血衰少，虚火旺盛所致。久病及肾或因多产房劳，损伤肾阴，肾之阴血不足，虚热内生，火逼水涸，血海燥涩渐涸，冲任无血可下，故月经停闭不行；肾虚精血不足，髓海、腰府失养，故头晕耳鸣，腰酸腿软，形体羸瘦；虚热内扰上炎，则骨蒸潮热，两颧潮红；虚火扰乱心神，则心烦失眠。舌红苔少，脉细数为阴虚有热之征。治宜滋肾养血，壮水制火。

方中熟地黄滋补肾阴，黄柏清泻肾火，二者一补一泻，培本清源，为君。山茱萸、龟板补肝肾之阴，以为熟地黄之助；知母、牡丹皮清泻肝肾虚火，以协同黄柏之用，为臣。玄参、麦冬滋阴清热；桑螵蛸补肾固精；山药健脾固肾，四药助君臣补肾益精血，使冲任血海精血充盈；茯神、远志、枣仁养心安神；泽泻利湿泄热，并防补药之滋腻；竹叶清心除烦。以上均为佐药。本方由六味地黄丸加味而成，其滋阴清热作用益强，并有养心安神之功。如此，使肾阴得补，精血得养，虚热得清，冲任充盈，血海满盈，经自来潮。

类方

益阴肾气丸（《四明心法·卷中》）熟地黄（杵膏）、山药、山茱萸、牡丹皮、茯苓、泽泻、五味子、当归、生地黄（酒拌杵膏）各等分上为末，入二膏加炼蜜为丸，朱砂为衣。6~9g/次，3次/天，空腹淡盐汤送下。功效：滋阴益肾。主治：诸脏亏损，潮热盗汗，或往来寒热，五心烦热，口干作渴，筋骨酸倦，饮食少思，月经闭止。

四、气滞血瘀证

◆ 血府逐瘀汤 ◆

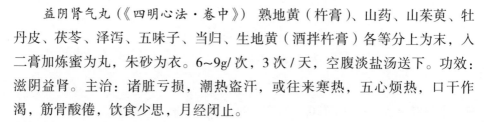

血府当归生地桃，红花赤芍枳壳草；

柴胡芎桔牛膝等，血化下行不作痨。

【组成用法】当归9g，生地黄9g，桃仁12g，红花9g，枳壳6g，赤芍6g，柴胡3g，甘草6g，桔梗5g，川芎5g，川牛膝9g。水煎服。

【功效主治】活血祛瘀，调气止痛。闭经证属气滞血瘀者。症见既往月经正常，突然停闭不行，情志抑郁或易怒，胁痛或少腹刺痛拒按，入暮潮热，舌黯红或有瘀斑，苔正常或薄黄，脉沉弦或沉涩。

【运用技巧】

1. 辨证导航　月经停闭不行，胁痛或少腹刺痛拒按，舌黯红或有瘀斑，脉涩或弦紧。

2. 加减秘钥　桔梗宣发升提，用于闭经一般去掉不用；气机瘀滞较重者，加川楝子、香附、青皮以疏肝理气止痛；少腹疼痛甚者，加香附、益母草、泽兰以行气活血止痛。

3. 适用病症　中医月经过少、闭经、痛经、不孕、经行发热等，西医继发性闭经、子宫内膜异位症、继发性不孕症、经前期综合征等，辨证属血瘀气滞者。

4. 临床禁忌　证属阴虚火旺、脾胃虚弱而无瘀滞者忌用。

【编者按语】本方源自《医林改错·卷上》，所主之证系由肝郁气滞，瘀滞冲任，气血运行不畅所致。气以宣通为顺。气机抑郁，不能行血，血行瘀滞，则冲任不通，故经闭不行；瘀血内停，积于血海，冲任受阻，则胁痛或少腹刺痛拒按；气郁血瘀，久而化火，故烦躁易怒，入暮潮热。舌黯有瘀点，脉沉涩，为瘀滞之象；脉沉弦主痛。治宜活血化瘀，行气止痛。

方中牛膝活血通经，祛瘀止痛，引血下行，为君药。桃仁、红花活血破血止痛，当归、川芎活血行气调经，四药共助牛膝活血通经，为臣。"气为血帅"，气行则血行，血行则瘀去，故配伍柴胡疏肝理气；桔梗、枳壳开胸行气；气郁血瘀，日久化火生热，故伍生地黄、赤芍清热凉血，其中生地黄配当归又能养血润燥，使活血无耗血之虑，理气无伤阴之弊，赤芍又助活血化瘀之功。以上均为佐药。甘草调和诸药，为使。本方不仅行血分瘀滞，又能解气分之郁结，使血活气行，瘀化经通，则诸证可愈。值得一提的是，其调畅气机采用升降的方式，即用桔梗、柴胡之升，枳壳、牛膝之降，且枳壳、牛膝的用量亦重于桔梗、柴胡，显示出欲降先升，升轻降重之特点，旨在有助于逐瘀下行。

类方

红花桃仁煎（《陈素庵妇科补解·卷一》）组成：红花、当归、桃仁、香附、延胡索、赤芍、川芎、乳香、丹参、青皮、生地黄各等分。用法：水煎服。功效：行血顺气。主治：妇人月水不通，瘀血凝滞。日久不治，则成癥瘕，有热结下焦而经闭者，有寒袭胞门而经闭者，此症必时时作痛，或少腹板急。

◆ 膈下逐瘀汤 ◆

膈下逐瘀桃牡丹，赤芍乌药玄胡甘；

归芎灵脂红花壳，香附开郁血亦安。

【组成用法】五灵脂（炒）6g，当归9g，川芎6g，桃仁（研泥）9g，牡丹皮、赤芍、乌药各6g，延胡索3g，甘草9g，香附4.5g，红花9g，枳壳4.5g。水煎服。

【功效主治】行气活血，逐瘀破结。闭经证属气滞血瘀者。症见月经停闭数月，胸胁胀满，胁腹胀痛有痞块，舌紫黯或有瘀点，脉沉弦或涩而有力。

【运用技巧】

1. 辨证导航　月经停闭数月，胁腹胀痛有痞块，舌紫黯，脉沉弦或涩而有力。

2. 加减秘钥　瘀血内停，则新血不生，若伴血虚者，配合四物汤运用。

3. 适用病症　中医闭经、痛经、产后腹痛、不孕、癥瘕等，西医继发性闭经、子宫内膜异位症、输卵管妊娠未破损、功能性子宫出血、盆腔瘀血综合征、子宫肌瘤、卵巢囊肿、不孕症等，辨证属血瘀气滞者。

4.临床禁忌　体虚无血瘀者忌用。

【编者按语】本方源自《医林改错·卷上》，所治之证系气滞血瘀，瘀血蓄积冲任胞宫而致。肝主疏泄，能调畅气血的运行。肝气郁结，则气血瘀滞，瘀血蓄积，血海不能满溢，故月经停闭；气血瘀滞，肝脉及胞之脉络不畅，故胸胁胀满，胁腹胀痛有痞块。舌紫黯或有瘀点，脉沉弦或涩而有力，也为气滞血瘀之征。治宜行气活血，逐瘀破结。

本方系王清任"五逐瘀汤"之一。该方用药除选用王氏活血化瘀常用的基础药桃仁、红花、当归、川芎、赤芍、牡丹皮外，尚有三个特点：一是重用赤芍、川芎，李时珍指出，活血化瘀药"少用则活血，多用则破血"，故本方重用以逐瘀破结；二是配延胡索、五灵脂加强化瘀止痛之功；三是伍枳壳、香附、乌药，既疏肝理气止痛，又使气行则血行，故本方行气止痛作用较大。总之，本方行气止痛作用较好，偏于逐瘀破结，对气机阻滞，瘀血蓄积冲任胞宫所致之闭经，且胁腹疼痛较甚者较为适宜。

类方

解郁活血汤（《中医妇科治疗学》）　组成：当归6g，白芍9g，柴胡6g，茯苓9g，薄荷3g，牡丹皮6g，山栀子仁6g，白术9g，泽兰叶12g，郁金6g，甘草3g。用法：水煎服。功效：舒郁行气活血。主治：气郁经闭证。症见经闭不行，面色青黄，精神抑郁，烦躁性急，头晕耳鸣，胸胁作胀，食少嗳气，舌尖红，苔微黄而燥，脉弦数或弦紧。

◆ 七制香附丸 ◆

七制香附丸当归，莪棱芎丹艾乌梅；

乌药红柴延胡索，理气活血舍我谁。

【组成用法】香附420g，当归60g，莪术60g，牡丹皮30g，艾叶30g，乌药60g，川芎30g，延胡索30g，三棱30g，柴胡30g，红花30g，乌梅30g。将香附分七份：一份同当归以酒浸；一份同莪术以童便浸；一份同牡丹皮、艾叶以米泔浸；一份同乌药以米泔浸；一份同川芎、延胡索以水浸；一份同三棱、柴胡以醋浸；一份同红花、乌梅以盐水浸。春三，夏二，秋七，冬十日，晒干。研香附为末，浸药水打糊为丸，如梧桐子大。6~9g/次，临卧酒送下。亦可作汤剂，用量参考原方比例酌定。

【功效主治】疏肝解郁，活血通经。闭经证属肝气郁结，血行不畅者。

症见月经延后，经量减少，甚或停闭数月不行，乳房作胀，少腹胀痛，精神忧郁，舌淡红，苔薄白，脉弦或涩。

【运用技巧】

1. 辨证导航　月经停闭数月，乳房作胀，少腹胀痛，脉弦或涩。

2. 加减秘钥　本方多以丸剂服用，临床上常与逍遥散、益母草膏（冲剂）等配合应用。

3. 适用病症　中医月经后期、月经过少、月经前后无定期、闭经、乳癖、不孕症、癥瘕等，西医原发性或继发性闭经、子宫肌瘤、原发性或继发性不孕症等，辨证属肝郁气滞，血行不畅者。

4. 临床禁忌　证属阴血亏虚、脾胃薄虚弱者忌用。

【编者按语】本方源自《医学入门·卷八》，所治之证系肝郁气滞，气血运行不畅所致。忧思愤怒则伤气致郁，气滞则血停，冲任不畅，故经期推后，经量减少，甚或停闭数月不行；肝郁气滞，血行瘀滞，故乳房作胀，少腹胀痛，情志忧郁，脉弦或涩。治宜疏肝解郁，活血通经。

七制香附丸是在四制香附丸的基础上发展而成，为理气活血调经的代表方剂。方中香附乃"气病之总司""女科之主帅"。《本草纲目》云："香附之气平而不寒，香而能窜，其味多辛能散，微苦能降，微甘能和。"该药功擅疏肝解郁，理气调经，是调经的良药，广泛运用于妇人情志所伤，气郁血滞之月经病。为了充分发挥香附调经的作用，方中以七种不同的方法炮制之。其中辅料当归、川芎、红花、牡丹皮、延胡索，能行气活血，调经止痛；三棱、莪术行气破瘀，消癥通经；而乌药、艾叶则可温经散寒，理气止痛；柴胡疏肝解郁；乌药敛阴生津，可防祛瘀疏散伤正。炮制时以酒浸，是借其温通血脉，助药力之功；童便能引瘀血下行；醋可引药入肝，并助活血止痛之用；盐水浸引药走下入肾，米泔水浸则能缓燥。诸药与香附同浸，取其性而去其药，则香附行气之力更专，解郁之效更捷，于妇女气滞血停之经闭，尤为合拍。

类方

七制香附丸（《奇方类编·卷下》）　组成：香附米420g，（分7份，酒、醋、盐、童便、小茴香各60g，益智仁60g，莱菔子60g，浸泡，春秋3日，夏1日，冬7日，同入砂锅内，用艾叶120g，无灰酒随煮随添，以黑色为度，取制香附210g，酒洗当归120g，熟地黄（姜汁焙）、生地黄（姜汁焙）、白芍（酒炒）各120g，川芎90g，人参30g，土炒白术60g，白茯苓60g，

炒枣仁 60g，炙甘草 30g，天冬 90g，益母草 120g，酒炒黄芩 75g，炒砂仁 45g，炒阿胶 60g，陈皮 60g，酒蒸山茱萸肉 60g，醋炒延胡索 45g。用法：上为细末，用神曲 120g，酒煮神曲糊丸。6~9g/ 次，空腹服。功效：保元理气，调经种子。主治：妇人月经不调，久而不孕，或半产漏下，身体虚弱，腰胁疼痛。

五、痰湿阻滞证

◆ 二术丸 ◆

素庵补解二术丸，白术苍术枣生姜；

除湿化痰理冲任，痰湿闭经用之良。

【组成用法】白术 240g，（土炒）苍术 120g，（泔浸）生姜 120g，（切片）大枣 100 个（去皮核，同生姜屑煮）。枣肉为丸。6~9g/ 次，空腹米饮下。亦可作汤剂，用量参考原方比例酌定。

【功效主治】除湿化痰，调理冲任。闭经证属痰湿阻滞者。症见月经量少、延后，渐至停闭，形体日渐肥胖，或带下量多、色白质清稀，或胸胁满闷，或呕恶痰多，或神疲倦怠，舌淡胖嫩，苔白腻，脉滑。

【运用技巧】

1. 辨证导航　月经停闭，形体日渐肥胖，舌淡胖嫩、苔白滑腻，脉滑。

2. 加减秘钥　闭经常加当归、川芎活血通经；胸脘满闷甚者，酌加瓜蒌、枳壳以行气宽胸；肢体水肿者，酌加益母草、泽泻、滑石以渗利水湿。

3. 适用病症　中医月经后期、月经过少、闭经等，西医多囊卵巢综合征等，辨证属痰湿壅滞者。

4. 临床禁忌　证属阴虚有火、湿热偏盛者忌用。

【编者按语】本方源自《陈素庵妇科补解·卷一》，异名枣肉丸。本方所主之证系脾胃虚弱，痰湿内盛所致。脾胃虚弱，化源不足，故始则行经血少而色淡；脾虚不能运化水湿，痰湿阻于冲任，占据血海，经血不能满溢，故月经数月不行；痰湿下注，损伤带脉，故带下量多，色白质清稀；痰湿困阻脾阳，运化不良，故神疲肢倦；痰湿阻滞气机，则胸脘满闷，呕恶痰多。形体肥胖，舌淡胖，苔白腻，脉滑，亦为痰湿内盛之征。治宜燥湿化痰，健脾益气。

方中苍术、白术，皆脾胃二经主药，能健脾燥湿。其中白术性偏于补，守而不走，最善补脾；苍术性偏于燥，走而不守，最善运脾。二者相配，可补脾之不足而泄湿之有余，俾燥湿与健脾互为促进，湿去脾旺痰无由生。大枣甘温，功长补中益气；生姜辛温，善于化饮宽中。二药合用，不唯能调补脾胃，振奋脾阳，而且生姜可与苍术合力，燥湿化浊，使痰湿去则冲任、血海自无阻隔，而获通经之效。

类方

1. 加味导痰汤（《济阳纲目·卷二》） 组成：半夏 10g，陈皮 10g，白茯苓 12g，甘草 6g，枳实 10g，黄连 6g，川芎 10g，生姜 6g。用法：水煎服。功效：理气化痰通经。主治：躯脂壅遏，阻塞胞门所致经闭。

2. 升阳除湿汤（《医略六书·卷二十六》） 组成：羌活 4.5g，独活 4.5g，苍术（炒）4.5g，防风 4.5g，葛根 4.5g，藁本 4.5g，升麻（醋炒）2.4g，白芷 4.5g，炙草 4.5g。用法：水煎服。功效：升阳除湿。主治：清气下陷所致溲泻，经停，脉浮者。

3. 丹溪治湿痰方（《丹溪心法》） 组成：苍术 10g，白术 12g，半夏 10g，茯苓 12g，滑石 15g，香附 10g，川芎 10g，当归 12g。用法：水煎服。功效：豁痰除湿，活血通经。主治：痰滞月经后期，或月经量少、闭经等。

◆ 开郁二陈汤 ◆

万氏开郁二陈汤，陈夏苓甘青莪槟；

形肥经闭胸脘痞，木香香附姜芎苍。

【组成用法】陈皮、茯苓、苍术、制香附、川芎各 6g，制半夏、青皮、莪术、槟榔各 4g，甘草、木香各 3g，加生姜 3 片。水煎服。

【功效主治】化痰除湿，理气化瘀。闭经证属气郁血瘀痰阻者。症见闭经，形体肥胖，胸闷脘痞，腹胀便解不畅，口腻痰多，呕恶，舌苔腻，根部较厚，脉象滑。

【运用技巧】

1. 辨证导航 闭经，胸脘痞闷，形体肥胖，舌苔腻，脉滑。

2. 加减秘钥 神疲食欲缺乏，去槟榔，加党参、白术；体壮形实，加礞石、葶苈、三棱。

3. 适用病症 中医闭经、带下、经行延后等，西医多囊卵巢综合征、经前期综合征等，辨属痰瘀互结者。

4. 临床禁忌 证属虚者忌用。

【编者按语】本方源自《万氏妇科·卷一》，所治之证由气滞血瘀，痰湿内阻所致。气郁日久，水湿不行，久则凝结成痰，痰阻则血行不畅，痰瘀互结，阻于冲任，则有碍血海满盈，故见闭经；痰湿内停，滞于胸脘，故见胸闷脘痞，腹胀便解不畅，口腻痰多，呕恶。形体肥胖，苔腻根部较厚、脉象滑皆为痰湿较甚的表现。治宜化痰除湿，理气化瘀。

　　本方由二陈汤加减而成。方中半夏燥湿化痰和中；川芎理气活血调经，二者化痰活血通经，为君。茯苓利湿健脾，苍术燥湿运脾，二药使湿去痰消，治痰之源，以助半夏化痰；香附疏肝开郁，理气行滞，助川芎调经。以上均为臣。"痰阻则气滞，气行则痰消"；况且"气为血帅，气行则血行"，故配伍陈皮、木香、青皮、槟榔破气通滞，既助化痰，有助活血；莪术逐瘀调经。以上为佐。诸药组合，既化痰湿治其本，亦调气血治其标，标本兼顾，使痰湿内化，气血通行，则经血下行而诸症消除。

第十一节　痛经辨证用方

　　痛经是指妇女正值经期或经行前后，出现周期性小腹疼痛，或伴腰骶酸痛，甚至剧痛晕厥，影响正常工作及生活的疾病。痛经是临床常见病，亦称"经行腹痛"。西医学原发性痛经、子宫内膜异位症、子宫腺肌病、盆腔炎性疾病或宫颈狭窄等引起的继发性痛经可参照本病辨证治疗。

　　本病的发生与冲任、胞宫的周期性生理变化密切相关。主要病机在于邪气内伏或精血素亏，更值经期前后冲任二脉气血的生理变化急骤，导致胞宫的气血运行不畅，"不通则痛"；或胞宫失于濡养，"不荣则痛"。治疗以调理子宫、冲任气血为主。经痛期间，重在调血止痛治其标，平时辨证审因治其本，标本急缓，主次有序地阶段调治，一般宜经前一周给药至经期。具体治疗方法概括起来有温（寒湿）、补（气血肝肾）、通（瘀滞）、调（气机、冲任）四大法则，故本类方剂常由温经散寒、补益气血、滋养肝肾、清热利湿、疏肝理气、活血化瘀等药物为主组成。代表方如：膈下逐瘀汤、少腹逐瘀汤、益肾调经汤等。

一、气滞血瘀证

◆ 膈下逐瘀汤 ◆

【组成用法】参见"闭经·气滞血瘀证"。

【功效主治】行气活血，祛瘀止痛。痛经证属气滞血瘀者。症见经前或经期，小腹胀痛拒按，胸胁、乳房胀痛，经血量少，经行不畅，经色紫黯有块、块下痛减，舌紫黯，或有瘀点，脉弦或弦涩有力。

【运用技巧】

1. 辨证导航　经前或经期小腹胀痛拒按，经血量少，经行不畅，经色紫黯有块，舌紫黯，脉涩。

2. 加减秘钥　若痛经剧烈伴有恶心呕吐者，酌加吴茱萸、半夏、莪术；若兼小腹胀坠或痛连肛门者，酌加姜黄、川楝子；兼小腹冷痛属寒者，酌加艾叶、小茴香；夹热而见口渴，舌红，脉数者，酌加栀子、连翘、黄柏。

3. 适用病症　参见"闭经·气滞血瘀证"。

4. 临床禁忌　痛经属虚者不宜使用；月经过多者慎用。

【编者按语】本方所治之证系肝郁气滞，冲任气血运行不畅所致。肝失条达，冲任气血瘀滞，经前、经时，气血下注冲任，胞脉气血更加壅滞，"不通则痛"，故经行小腹胀痛拒按，经行不畅，经色紫黯有块；血块排出后，胞宫气血运行稍畅，故腹痛减轻；胸胁为肝经分野，肝气瘀滞，经脉不利，故胸胁、乳房胀痛。舌紫黯或有瘀点，脉弦或弦涩有力，也为气滞血瘀之征。治宜疏肝理气，活血化瘀。

本方用药由化瘀止痛与理气止痛两类药物为主组成。方中当归、川芎、桃仁、红花、牡丹皮、赤芍、延胡索、五灵脂为活血化瘀，调经止痛之要药，当归补血可使祛瘀不伤阴血；香附、乌药、枳壳疏肝理气，调经止痛。二组药物配伍，行气助活血，血行则瘀化，气血通畅而痛可止。甘草在调和诸药的同时，尚有缓急止痛之效。本方原治瘀血阻滞膈下证，因其善于活血化瘀，理气止痛，故妇科常用于痛经。

类方

痛经散（湖北中医学院附属医院经验方）：当归、川芎、丹参、桃仁、白芍、蒲黄、五灵脂、香附、九香虫各等分共为细末，于经前三天开始服用至经行二天，6~10g/ 次，2 次 / 天，亦可改作汤剂。主治气滞血瘀痛经。

◆ 痛经方 ◆

润三经验痛经方，归芎五灵生蒲黄；

枳壳香附益母草，疏肝行气散瘀彰。

【组成用法】 当归10g，川芎10g，生蒲黄10g，生五灵脂10g，枳壳10g，制香附10g，益母草10g。水煎服。

【功效主治】 活血行气，化瘀止痛。痛经证属气滞血瘀者。症见经前或经期，小腹胀痛拒按，经行不畅，经色黯红有血块，块下痛减，舌紫黯，脉弦涩。

【运用技巧】

1. 辨证导航　经前或经期，小腹胀痛拒按，经行不畅，经色黯红，舌紫黯，脉弦涩。

2. 加减秘钥　子宫后倾，加生艾；宫颈狭小，加柞木枝；子宫内膜异位，加血竭、三七粉；膜样痛经，加丹参、䗪虫；夹寒，加肉桂心；体弱，加党参。

3. 适用病症　中医闭经、痛经、不孕症、癥瘕等，西医子宫内膜异位症、继发性不孕症、宫外孕等，辨证属气滞血瘀者。

4. 临床禁忌　虚性痛经不宜使用。

【编者按语】 本方源自《许润三经验方》，所治之证系由气滞血瘀所致。素性抑郁，愤怒伤肝，气郁不舒，血行失畅，瘀阻子宫、冲任。经前、经期气血下注冲任，或复为情志所伤，壅滞更甚，不通则痛，故经前或经期小腹胀痛拒按，经行不畅，经色黯而有块，块下痛减。舌紫黯，脉弦涩，亦为气滞血瘀的外在表现。治宜活血行气，化瘀止痛。

本方由佛手散合失笑散加味组成。方中当归甘辛性温，归心、肝、脾经，补血活血，为活血调经之良药；川芎辛散温通，活血祛瘀，行气止痛，为血中之气药。归、芎相伍即佛手散，气血并治。五灵脂性缓不峻，温而能通，主入肝经血分，生用能通利血脉，散瘀止痛；蒲黄甘缓不峻，性平无寒热偏胜，入肝、心包二经血分，生用可行血散瘀，与五灵脂相配组成失笑散，有活血化瘀止痛之功。两方配伍，前者长于行气活血调经，后者为化瘀止痛的要方。于此，行气活血，化瘀止痛之功益甚。益母草辛散苦泄，也以活血祛瘀见长，以助化瘀之力；香附味辛能散，微苦能降，微甘能和，性平不寒，芳香走窜；枳壳性浮主上，为气分之药，与香附相配可行气解郁，从而使气行则血行。诸药合用，活血行气，气血通利，经血畅下，则疼痛自止。

◆ 当归止痛汤 ◆

当归止痛延胡索，川芎炙草配白芍；

行血理气能缓急，痛经服之胜在握。

【组成用法】当归 30g，延胡索 20g，川芎 20g，白芍 20g，甘草 9g。水煎服。经前 5 天服至经净。

【功效主治】行血理气，缓急止痛。痛经证属气滞血瘀夹虚者。症见经期或行经前后小腹疼痛，月经量少，经行不畅，舌淡红或黯红，脉弦涩。

【运用技巧】

1. 辨证导航　经期或经期前后下腹疼痛，经行量少，舌淡红或暗红，脉弦涩。

2. 加减秘钥　气滞血瘀甚者，加香附、乌药、五灵脂、桃仁；寒凝血瘀者，加吴茱萸、桂枝、五灵脂、桃仁；血瘀夹热者，加生地黄、牡丹皮、赤芍；气血亏虚者，加黄芪、党参、熟地黄；肾虚者，加熟地黄、杜仲、肉苁蓉、巴戟天。

3. 适用病症　中医痛经、月经不调等，西医原发性或继发性痛经，辨证属气滞血瘀兼虚者。

4. 临床禁忌　月经过多者慎用。

【编者按语】本方源自山东省滨州医学院刘孟安方，所治之证系因气滞血行失畅所致。肝主藏血，性喜条达。若肝血不足，肝之疏泄失常，气机瘀滞，血行不畅，于经期前后冲任气血骤变之时，则气血瘀滞益甚，故发痛经；气血瘀滞，血液虚少，血流不畅，故见经行不畅且量少。舌黯红，脉弦涩，为气滞血行不利的外在表现。治宜行气活血，柔肝缓急止痛。

方中当归养血和血，调经止痛，为君。延胡索活血行气止痛，为臣。川芎活血行气痛经；白芍养血敛阴，缓急止痛，为佐。甘草调和诸药，伍白芍即芍药甘草汤，功擅缓急止痛，故在方中为佐使。本方即四物汤去熟地黄，加延胡索、甘草而成，因去掉了熟地黄，故补血之力减弱，加延胡索、甘草则活血行气、缓急止痛之功增强，适宜气血瘀滞而又夹虚之痛经。

类方

蓬莪术散（《太平圣惠方·卷七十二》）组成：蓬莪术 30g，当归 30g，（锉，微炒），桂心 15g，川芎 15g，川大黄 30g，（锉，微炒），牡丹皮 15g，木香 15g，延胡索 15g，赤芍药 15g，桃仁 10g，（汤浸，去皮尖双仁。麸炒微黄），上为细散。用法：3g/ 次，食前以温酒调下。功效：活血通经，理气

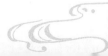

止痛。主治：妇人胞络夙夹风冷，每至月事来时，脐腹多痛。

◆ 加味失笑散 ◆

加味失笑五灵蒲，丹皮香附共台乌；

活血逐瘀疗痛经，还有桃仁与延胡。

【组成用法】蒲黄、五灵脂各 6g，延胡索、牡丹皮各 9g，桃仁 6g，香附 9g，台乌 6g。水煎服。

【功效主治】活血逐瘀。痛经证属瘀血阻滞者。症见经来腹痛如刺，量少色黯有血块，排出则痛减，舌质黯红，脉沉弦有力。

【运用技巧】

1. 辨证导航　经来腹痛如刺，色黯有块，舌暗红，脉沉弦。

2. 加减秘钥　若气滞甚者，加重延胡索、香附用量；兼寒者，加肉桂、干姜；兼热者，加牡丹皮、大黄；血虚不任攻伐者，加当归、熟地黄；疼痛引及少腹两侧痛剧者，加姜黄、乳香；大便燥结，加大黄。

3. 适用病症　中医痛经、产后腹痛、产后恶漏不行等，西医子宫内膜异位症、产后胎盘滞留等，辨证属瘀血停滞者。

4. 临床禁忌　月经过多者慎用；气虚血热而无血瘀者忌用。

【编者按语】本方源自《中医妇科治疗学》，所治之证由瘀血阻滞冲任、胞宫而致。瘀血阻于冲任、胞宫，于经期气血下注冲任、胞宫之时，则瘀滞更甚，不通则痛，故经来腹痛如刺，量少色黯有血块，舌黯红，脉沉弦。治宜化瘀止痛。

本方以失笑散为基本方。其五灵脂甘温走肝，散血止痛；蒲黄辛凉性滑，活血消瘀。二药相须，共奏通利血脉，推陈致新，化瘀止痛之功。桃仁活血破瘀；牡丹皮活血散瘀；延胡索活血行气，长于止痛。三药共助失笑散化瘀止痛。香附、乌药疏肝理气，旨在使气行则血行，亦加强失笑散行气活血，调经止痛之功。全方药少量轻而功专，对瘀血阻滞之痛经，用之效如桴鼓。

◆ 调经汤 ◆

妇科玉尺调经汤，丹芎香附益母当；

延胡白术白芍陈，祛瘀通经草地黄。

【组成用法】当归 12g，延胡索 12g，白术 12g，香附 6g，白芍 12g，生地黄 12g，川芎 3g，陈皮 6g，牡丹皮 10g，甘草 3g，益母草 15g。水煎服。

【功效主治】活血理气，养血调经。痛经证属血瘀气滞者。症见月经过少，经色紫黯有块，经行腹痛，舌紫黯，脉弦涩或细涩。

【运用技巧】

1. 辨证导航　经行腹痛，经量少色黯，舌紫黯，脉弦涩或细涩。

2. 加减秘钥　肝郁气滞，见有乳房作胀、胸胁胀痛者，加柴胡、郁金、川楝子以疏肝解郁，理气止痛；瘀久化热，见有口苦咽干、心烦者，加重牡丹皮、生地黄用量，或再加黄连、栀子以清热除烦；血虚较重，见有经色淡，头晕眼花者，重用当归、白芍，或加何首乌、枸杞子以补血养阴。

3. 适用病症　中医产后恶漏不行、胞衣不下、月经不调、经行腹痛等，西医产后子宫收缩不良、子宫内膜异位症、慢性盆腔炎、胎盘滞留等，辨证属血瘀气滞而又兼虚者。

4. 临床禁忌　肝肾气血亏虚之痛经不宜使用。

【编者按语】本方源自《妇科玉尺·卷一》，治证乃因瘀虚夹杂而致。素体气血不足，脉道涩滞，日久成瘀，瘀血不去，新血不生，加重血虚。血瘀气滞，气血亏虚，于经期气血下注冲任之际，则瘀滞更甚，血虚更重，不通则痛，不荣亦痛，故经行腹痛，月经量少，色黯有块。舌紫黯，脉沉实或细涩，为瘀虚之征。治以活血化瘀为主，健脾养血为辅。

方中重用益母草活血祛瘀，调经止痛，为君。当归、白芍补血活血；延胡索活血定痛，三药既助益母草活血止痛，又补不足之血，为臣。香附、川芎、牡丹皮行气活血散瘀，加强止痛调经之功；生地黄滋阴凉血，伍牡丹皮可防瘀久化热；"冲脉隶于阳明"，故以白术、陈皮、甘草益气健脾和胃，以资助生化之源，培养冲任之本，以上为佐。甘草调诸药兼为使。全方气血兼调，瘀虚同治。气血运行流畅，冲任二脉通盛，则月经调顺，无疼痛之疾患。

类方

调经饮（《妇人规》）　组成：当归15g，牛膝、山楂、香附各6g，青皮、茯苓各4.5g。用法：水煎服。功效：理气活血，调经止痛。主治：妇人经脉阻滞，气逆不调而痛经。

◆ 尤氏止痛丸 ◆

尤氏宁宫止痛丸，理气通络不一般；

灵脂蒲黄三七粉，薄荷延胡佛手安。

【组成用法】五灵脂、延胡索、佛手、生蒲黄各70g，三七粉、薄荷各

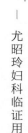

35g。水丸，每日 2 次，每次 6g，用温开水送服。

【功效主治】理气通络，安宫止痛。痛经属气滞血瘀者。症见正值经期或经行前后，小腹胀痛拒按，伴胸胁、乳房胀痛，影响正常工作及生活，经行不畅，经血量少，色紫暗有块，块下痛减，舌紫暗，或有瘀点，脉弦涩。

【运用技巧】

1. 辨证要点　经前或经期小腹胀痛拒按，经色紫暗有块，块下痛暂减，胁腹胀痛，舌紫暗，或有瘀点，脉弦涩。

2. 适应病症　中医学痛经、闭经、产后腹痛等；西医学原发性闭经、腺肌症或瘤所致慢性盆腔痛、炎性病变所致小腹疼痛、性交痛等，辨证属气滞血瘀者。

3. 临床禁忌　勿空腹服药，服药期间勿喝酸奶；孕妇禁服；备孕期间严格遵医嘱服用。

【编者按语】本方为尤教授治疗痛经的经验方。肝主疏泄，能调畅气血的运行，肝气郁结，则气血瘀滞，瘀血蓄积，"不通则痛"，故经前或经期小腹胀痛拒按，胸胁胀满，乳房胀痛。块下气血暂通，则疼痛减轻。舌紫暗，或有瘀点，脉弦涩，均是气滞血瘀之候。治宜理气通络，安宫止痛。蒲黄、五灵脂伍用，名曰"失笑散"，出自《太平惠民和剂局方》。蒲黄入肝经、心经血分，味甘无峻烈之弊，性平无寒热之偏，因其体轻气香，故能"通经脉，消瘀血"，生用性滑，长于行血消瘀，《本草汇言》曰："凡生用则性凉，行血而兼消。"故广泛用于妇科经产诸证属血瘀者；五灵脂苦咸温通疏泄，专入肝经血分，功擅活血化瘀止痛。两药生品合用，活血化瘀，散结止痛之功倍增。延胡索辛散苦泄温通，能"行血中之气滞，气中血滞，故专治一身上下诸痛"。佛手辛香行散，味苦疏泄，善于疏肝解郁，行气止痛，气为血帅，气行则血行。三七味甘微苦性温，入肝经血分，活血止痛力强，为治瘀血诸证之佳品。方中少佐薄荷，助佛手疏散郁遏之气，且性凉防肝郁化火生热。全方药少力专，理气通络，安宫止痛，对于气机阻滞，瘀血蓄积冲任胞宫所致之痛经，且胁腹疼痛较甚者较为适宜。

二、寒凝血瘀证

◆ 少腹逐瘀汤 ◆

少腹逐瘀小茴香，玄胡没药芎归姜；

官桂赤芍蒲黄脂，经黯腹痛慎思量。

【组成用法】小茴香（炒）2g，干姜（炒）3g，延胡索6g，没药（研）6g，当归12g，川芎6g，官桂3g，赤芍6g，生蒲黄9g，五灵脂（炒）6g。水煎服。

【功效主治】活血祛瘀，温经止痛。痛经证属寒凝血瘀者。症见经前、经期小腹冷痛，按之痛甚，得热痛减，月经量少，色紫黯有块，四肢不温，舌黯有瘀点，苔白，脉沉紧或沉迟。

【运用技巧】

1. 辨证导航　经前、经期小腹冷痛，经色紫黯有块，舌黯有瘀点，脉迟或紧。

2. 加减秘钥　肝郁气滞，见少腹胀痛、经行不畅者，加柴胡、郁金、香附、青皮以疏肝理气调经；痛甚而厥，症见手足不温或冷汗淋漓，为寒邪凝闭阳气之象，宜于方中加附子，以温壮阳气而运血行；带下清稀量多者，加附子、艾叶、补骨脂以温阳止带；月经过多者，可加艾炭、赤石脂、血余炭以温中止血。

3. 适用病症　中医闭经、崩漏、痛经、月经过多、带下、不孕等，西医盆腔炎、妇科肿瘤、慢性附件炎性包块、子宫内膜异位症、功能失调性子宫出血、盆腔瘀血综合征、输卵管阻塞性不孕等，辨证属寒凝血瘀者。

4. 临床禁忌　气血亏虚而痛经者忌用。

【编者按语】本方源自《医林改错·卷下》，证系由寒凝血瘀所致。经期、产后感受寒邪，或过食寒凉生冷，寒客冲任，与血相搏，以致胞宫、冲任气血失畅。经前、经期气血下注冲任，胞宫气血更加壅滞，故于经前一二日或经期小腹冷痛，按之痛甚；血得热则行，故得热痛减；寒凝血瘀，经血不畅，故经血量少，色暗有块；四肢不温，舌黯有瘀点，苔白，脉沉紧或沉迟，均为寒凝血瘀之象。总之，本证由寒而致瘀，因瘀而致病。法当温经与逐瘀双管齐下，使寒邪散则气血通，气血通则疼痛减。

本方用药可分二组：一以当归、川芎、赤芍、延胡索、没药、五灵脂、蒲黄行气活血，化瘀止痛；一以小茴香、干姜、官桂温暖冲任，通阳止痛，使血得热则行，血行瘀去而痛止。全方取《金匮》温经汤之意，合失笑散化裁而成。方名少腹逐瘀汤，意在逐少腹之瘀血。

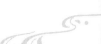

◆ 温经散寒汤 ◆

温经散寒归五灵，赤芍白术紫石英；

楝茴延胡葫芦巴，香附艾芎治痛经。

【组成用法】当归 9g，川芎 4.5g，赤芍 9g，白术 9g，紫石英 12g，葫芦巴 12g，五灵脂 12g，川楝子 9g，延胡索 9g，香附 9g，小茴香 6g，艾叶 3g。水煎服。

【功效主治】活血行气，散寒镇痛。痛经证属寒凝血瘀者。症见经前或经时小腹拧痛或抽痛，凉而沉重感，按之痛甚，月经量少、色黯有血块，畏寒便溏，舌淡或黯，苔白，脉沉紧。

【运用技巧】

1. 辨证导航　经前或经时小腹拧痛或抽痛，月经量少，色黯有血块，舌淡或黯，苔白，脉沉紧。

2. 加减秘钥　寒重者，可加吴茱萸、桂枝；血瘀重者，加桃仁、红花之类。

3. 适用病症　中医闭经、月经过少、经行腹痛、产后腹痛等，西医子宫内膜异位症、急慢性盆腔炎、妇科肿瘤等，辨证属寒凝血瘀者。

4. 临床禁忌　月经过多者慎用；证属阴虚火旺者忌用。

【编者按语】本方源自蔡小荪经验方，所治之证系由寒凝血行不畅所致。寒性收引、凝滞，寒邪伤及冲任，子宫、冲任气血失畅，故见经前或经时小腹拧痛或抽痛，凉而有沉重感，按之痛甚，且月经量少，色黯有血块。余症候均为寒凝血瘀之表现。治宜温经散寒，活血化瘀。

方中重用葫芦巴、五灵脂为君。葫芦巴苦温，长于温肾阳，暖胞宫，逐寒湿，止疼痛；五灵脂苦咸温通疏泄，专入肝经血分，功擅活血化瘀止痛，为治疗血瘀诸痛之要药。二药配伍，温经散寒，活血止痛。紫石英、小茴香性温，葫芦巴直达胞宫，暖宫散寒镇痛；当归、延胡索助五灵脂活血止痛，以上为臣。川芎、赤芍行气活血调经；川楝子、制香附行气止痛，并助血行；艾叶温经散寒；白术益气助阳，并防辛散走窜药耗伤正气。诸药相合，共奏活血行气，散寒镇痛之功。

类方

温经丸（《千金翼方·卷八》）　组成：干姜、吴茱萸、附子（炮，去皮脐）、大黄、芍药各 60g，黄芩、干地黄、当归、桂心、白术各 60g，人参、石苇（去毛）各 30g，蜀椒 90g，桃仁（去皮尖双仁，熬）90g，薏苡仁 90g。

上为末，炼蜜为丸。用法：6~9g/次，3次/天，酒送下。功效：温经活血，止痛。主治：妇人胸胁满，月水不利，时绕脐苦痛，手足烦热，两足酸。

◆ 温经止痛汤 ◆

温经止痛汤白芷，川芎艾叶五灵脂；

再加香附与生姜，温经活血把痛止。

【组成用法】川芎、五灵脂、白芷各6g，焦艾叶、香附各9g，生姜6g。水煎服。

【功效主治】温经活血，散寒止痛。痛经证属寒凝血滞者。症见经期少腹冷痛，喜热烫，经量减少、颜色黯红，恶寒头痛，舌淡红，苔薄白，脉浮紧或涩。

【运用技巧】

1. 辨证导航　有行经期感受寒湿或冒雨涉水病史，经前或经期小腹冷痛，经量减少，恶寒头痛，舌淡红，苔薄白，脉浮紧或涩。

2. 加减秘钥　若月经量过少，其色瘀黯，可加桃仁、鸡血藤活血通经；若腰痛、身痛甚者，加独活、桑寄生散寒除湿；若气滞偏盛、冷痛作胀者，加乌药、香附以温通行气。

3. 适用病症　中医痛经、月经过少、产后腹痛等，西医盆腔炎、子宫内膜异位症、妇科肿瘤等，辨证属寒凝血瘀者。

4. 临床禁忌　证属阴虚火旺者忌用。

【编者按语】本方源自《中医妇科治疗学》，证系寒凝血瘀所致。经期正气不足，感受寒邪，寒邪入于冲任，冲任气血不畅，故见少腹冷痛，喜热烫，经量减少，色黯红；寒邪外束肌表，则恶寒头痛。舌淡红，苔薄白，脉浮紧为寒邪外侵之征，涩脉主瘀。治宜温经活血，散寒止痛。

方中焦艾叶辛温，温经逐寒，能行血中之气，气中之滞，善治腹中冷痛；香附辛香而性平，为气中之血药，行气活血调经，为妇科调经要药。两药共用，艾叶温散血中之寒凝，香附行消气中之瘀滞，气血双调，温经祛寒，为君。白芷、生姜散寒解表，通经止痛；川芎、五灵脂行气活血，化瘀止痛，四药共助艾、附散寒化瘀，通滞止痛，为臣佐。诸药配伍，共奏温经活血，散寒止痛之功。

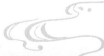

◆ 痛经外敷散 ◆

痛经外敷散肉桂，乳没吴萸细辛归；

加入樟脑敷脐窝，行气活血痛经绥。

【组成用法】当归、吴茱萸、乳香、没药、肉桂、细辛各 50g，樟脑 3g。先将当归、吴茱萸、肉桂、细辛加水煎 2 次，浓缩成糊状，兑入以 95％乙醇浸泡的乳香、没药液，烘干后研成细末，加樟脑拌匀，备用。经前 3 天取药粉 5g，用黄酒数滴拌成浆糊状，外敷脐窝，用护伤膏固定，药干后则换药 1 次。经行 3 天后取下。每月治疗 1 次。

【功效主治】温经散寒，活血止痛。痛经证属寒凝血瘀者。症见经前或经期小腹冷痛拒按，得热痛减，或经期延后，月经量少，或畏寒身痛，手足欠温，面色青白，舌黯苔白润或腻，脉沉紧。

【运用技巧】

1. 辨证导航　经前或经期小腹冷痛拒按，得热痛减，手足欠温，脉沉紧。

2. 加减秘钥　可单独使用，亦可同时服用汤药。

3. 适用病症　中医痛经、闭经等，西医子宫内膜异位症、原发性痛经、闭经等，辨证属寒瘀互结者。

4. 临床禁忌　经期忌食生冷饮食；月经先期量多者忌用。.

【编者按语】本方源自《浙江中医学院学报》。本方证系寒凝血瘀所致。经期产后过食寒凉生冷，寒客冲任，以致冲任、胞宫气血不畅。经期气血下注冲任，胞宫气血更加瘀滞，不通则痛，故经前经期小腹冷痛，得热痛减，或经期延后，月经量少；寒凝于里，阳气受损，故畏寒身痛，手足欠温，面色青白。舌黯，苔白润或腻，脉沉紧亦为寒凝血瘀之象。治宜温散寒邪，活血止痛。

方中吴茱萸、肉桂、细辛皆系温热之品，能温经散寒，温通血脉以止痛。其中吴茱萸善散厥阴肝经之寒，并理气止痛；肉桂守而不走，长于温肾阳，通血脉，止疼痛；细辛气味雄烈，温散之力强，止痛之功著。当归养血和血调经；乳香、没药活血化瘀止痛；樟脑通关窍，利滞气，止疼痛，活血脉。诸药配合，共奏温经散寒，活血止痛之功。又因脐乃五脏六腑之气出入之处，上药用于脐部（神阙穴），可使药力直达腹中，从而令气血和调，月经畅通，通则不痛。

◆ 痛经丸 ◆

药典痛经丸红花，四物香附青皮楂；

延木姜桂茺蔚子，五灵丹参益母抓。

【组成用法】当归75g，白芍50g，川芎37.5g，熟地黄100g，香附（醋制）75g，木香12.5g，青皮12.5g，山楂（炭）75g，延胡索50g，炮姜12.5g，肉桂12.5g，丹参75g，茺蔚子25g，红花25g，益母草300g，五灵脂（醋炒）50g。上将益母草、茺蔚子、丹参及熟地黄25g，加水煎煮2次，合并滤过，浓缩至适量；其余12味及熟地黄75g，研成细粉，用浓缩液与适量水泛丸。6~9g/次，1~2次/天，临经时服；亦可作汤剂水煎服，用量按原比例酌减。

【功效主治】行气活血，温经止痛。痛经证属寒凝气滞血瘀者。症见经期下腹冷痛，量少不畅、经色黯红而有瘀块，或如黑豆汁，手足欠温，胸胁胀满，舌淡紫苔白，脉弦紧或弦涩。

【运用技巧】

1. 辨证导航　经期下腹冷痛，经色黯红，手足欠温，胸胁胀满，舌淡紫，苔白，脉弦紧或弦涩。

2. 加减秘钥　有冒雨、涉水、久居阴湿之地史者，酌加苍术、茯苓、薏苡仁、羌活以散寒除湿。

3. 适用病症　中医痛经、闭经、产后腹痛等，西医子宫内膜异位症、原发性痛经、产后子宫复旧不良等，辨证属寒凝血瘀者。

4. 临床禁忌　孕妇及月经先期量多者或气虚无瘀（经血色浅，无血块）者勿服；经期忌食生冷饮食；不宜和感冒药、人参及其制剂同服。

【编者按语】本方源自《中华人民共和国药典》，证系寒凝气滞血瘀所致。素禀阳虚，或不慎受寒，或经水临行误食生冷，寒邪凝聚胞中，气血运行不畅，故经前或经期小腹冷痛，经色黯红有瘀块，或如黑豆汁；寒凝气滞，则手足欠温，胸胁胀满。舌淡紫，苔白润或腻，脉弦紧或弦涩等，均为寒凝血瘀之象。治宜行气活血，散寒止痛。

方中四物汤养血活血调经；山楂、丹参、红花、茺蔚子、益母草、五灵脂活血祛瘀止痛；香附、延胡索、木香、青皮疏肝理气，既能调经止痛，又助活血化瘀；炮姜、肉桂入血分温经散寒，温通血脉，肉桂还善止痛。全方行气活血不伤血，温经散寒不伤阴，气畅血行寒去而痛自止。

第二章 ◆ 月经病组方规律与辨证用方

三、湿热瘀阻证

◆ 清热调血汤 ◆

清热调血丹莪附，桃红四物连延胡；

经来胀痛带黄稠，气血同治湿热除。

【组成用法】当归15g，川芎10g，白芍15g，生地黄18g，黄连6g，香附15g，桃仁6g，红花10g，延胡索10g，牡丹皮12g，莪术12g。水煎服。

【功效主治】清热祛瘀，行气止痛。痛经证属热伏瘀阻者。症见经前经期小腹灼痛而胀、按之痛增，或伴腰骶部胀痛，或平时小腹胀痛、经来疼痛加剧，经色暗红、质稠有块，平时低热起伏，带下量多、黄稠，舌红苔黄或黄腻，脉弦数或滑数。

【运用技巧】

1. 辨证导航　经前经期小腹灼痛而胀、拒按，经色暗红，舌红苔黄，脉弦数。

2. 加减秘钥　若月经过多，经期延长者，加槐花、地榆以清热止血；白带量多，色黄质稠者，酌加黄柏、椿根皮以除湿止带。

3. 适用病症　中医痛经、带下等，西医子宫内膜异位症、宫腔粘连、盆腔炎、盆腔肿瘤等，辨证属热瘀互结者。

4. 临床禁忌　痛经证属虚寒者不宜。

【编者按语】本方源自《古今医鉴·卷十一》，治证系由瘀热结于冲任胞宫所致。经期经前气血充盛，热与血相搏结而成瘀，则经前经期小腹灼痛而胀、拒按、痛连腰骶；热瘀相结，故经色暗红、质稠有块；热毒伤及任带，则带下量多黄稠。舌红、苔黄，脉弦数，均为热伏之征。治宜清热化瘀，行气止痛。

方中当归、川芎、生地黄、白芍养血和血，其当归尤善行血通滞而调经，川芎功偏行气活血以止痛。桃仁、红花、延胡索、莪术、牡丹皮祛瘀通经止痛，其中牡丹皮与生地黄配伍尚能清热凉血。气为血帅，气行则血行，故伍香附，既行气调经止痛，又加强活血化瘀之功。黄连清热泻火。全方清热与化瘀同施，行气与活血共用，使热清瘀化，气血通畅而痛自止。

类方

二黄三白汤（《妇科玉尺》）　组成：黄连3g，黄柏6g，白术9g，白芍

9g，白石脂 15g，侧柏叶 12g，椿根皮 12g，香附 6g。用法：水煎服。功效：清热化湿，止血敛带。主治：妇人湿热痛经或湿热带下。

◆ 银甲丸 ◆

银甲丸用蒲公英，银花鳖甲桔地丁；

椿蒲琥珀大青叶，红藤升麻连翘茵。

【组成用法】金银花 15g，连翘 9g，升麻 3g，大血藤 12g，蒲公英 10g，生鳖甲 6g，紫花地丁 12g，生蒲黄 10g，椿根皮 6g，大青叶 10g，茵陈 9g，琥珀末 1g，桔梗 6g。水煎服。

【功效主治】清热解毒，利湿祛瘀。痛经证属湿热瘀阻者。症见经前经期小腹灼痛、拒按，或阴部坠胀，或平时小腹胀痛、经行加剧，或下腹有结块，经色暗红、质稠有块，或伴发热，带下量多、质黄稠有臭味，小便短赤，舌红苔黄腻，脉濡数或滑数。

【运用技巧】

1. 辨证导航　经前经期小腹灼痛，经色暗红，或带下黄稠，小便短赤，舌红苔黄腻，脉濡数或滑数。

2. 加减秘钥　下腹胀甚，加木香、枳壳、佛手等以行气止痛；若日久不愈者，加黄芪以扶正。

3. 适用病症　中医痛经、带下等，西医子宫内膜炎、宫腔粘连、盆腔炎、子宫颈糜烂、阴道炎等，辨属湿热瘀阻者。

4. 临床禁忌　痛经证属虚寒者禁用。

【编者按语】本方源自《王渭川妇科经验选》，治证系由湿热瘀结所致。湿热蕴结冲任，气血运行不畅，经血下注冲任，胞脉气血壅滞，不通则痛，故经前经期小腹灼痛、拒按，经色暗红、质稠有块；湿热瘀滞日久，则固结难开，故下腹触之有结块；湿性趋下，易阻气机，故阴部有坠胀感，小腹胀痛；湿与热结，为患于下，故发热，带下量多，质黄稠有臭味，小便短赤。舌红、苔黄腻，脉濡数或滑数，均为湿热内蕴表现。治宜清热利湿，祛瘀止痛。

方中选用金银花、连翘、蒲公英、大血藤、紫花地丁、大青叶等大队清热解毒药物以泻火解毒。其中银花、连翘、地丁能消痈散结；蒲公英配椿根皮、茵陈可清热利湿；大血藤伍蒲黄、琥珀活血化瘀。诸药配合，清热解毒，利湿化瘀。生鳖甲滋阴清热，软坚散结；少量升麻既助清热解毒之功，又可升阳止带；桔梗宣畅肺气，气机通畅，既利祛湿，又利行血。全方重在

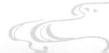

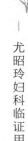

清热解毒除湿，兼以活血散结止痛，故对湿热气血互结之痛经适宜。

类方

宣郁通经汤加减（《傅青主女科》） 组成：牡丹皮9g，香附9g，甘草6g，败酱草30g，薏苡仁15g，延胡索9g，当归9g，白芍15g，柴胡6g，黄芩9g，黑栀子9g。用法：水煎服。功效：清热利湿，化瘀止痛。主治：湿热瘀结型痛经。

四、气血虚弱证

◆ 圣愈汤 ◆

圣愈组成不烦记，四物汤内加参芪；

气血不足均能补，虚证痛经最相宜。

【组成用法】熟地黄20g，川芎10g，当归15g，白芍15g，人参10g，黄芪15g。水煎服。

【功效主治】补气养血止痛。痛经证属气虚血亏者。症见经期经后小腹隐痛、喜揉喜按，月经量少、色淡质稀，倦怠乏力，神疲懒言，头晕眼花，面色萎黄，舌淡苔薄，脉细弱。

【运用技巧】

1. 辨证导航　经期经后小腹隐痛，月经量少、色淡质稀，倦怠乏力，面色萎黄，舌淡，脉细弱。

2. 加减秘钥　伴心悸失眠者，加阿胶、龙眼肉养血安神；若小腹冷痛喜暖者，加艾叶、吴茱萸以暖宫止痛；腰酸不适者，加菟丝子、杜仲补肾壮腰。

3. 适用病症　中医痛经、妊娠贫血、月经过少等；西医各种原发性或继发性痛经、妊娠合并贫血等，辨证属气虚血亏者均可应用。

4. 临床禁忌　痛经证属湿热、气滞者禁用。

【编者按语】本方源自《医宗金鉴·卷六十二》，治证系由气血虚弱，冲任胞宫失养所致。气血本虚，经期经后，气血下泻，气血愈显不足，气虚不能温煦冲任，血虚不能濡养胞脉，故经期经后小腹隐痛、喜揉喜按；气血不足，血海空虚，故月经量少、色淡质稀。倦怠乏力，神疲懒言，头晕眼花，面色萎黄，舌淡苔薄，脉细弱，皆为气血亏虚之征。治宜补益气血。

方中黄芪、党参同为补气要药。黄芪味甘性温，善走肌表，补气兼能扶阳，走而不守；党参味甘苦性温，补气兼能养阴，守而不走。两药相须为用，具有强大的补气助阳作用，且二者一走一守，阴阳兼顾。当归味甘辛，性温，入心肝脾，既能补血活血，又能调经止痛，为妇科要药；川芎味辛性温，入肝胆心包，既能活血，又能行气，为血中之气药，两药配伍，补血而不滞血，活血而不伤血。熟地黄甘温，乃益阴养血之上品，专于补血滋阴，填精益髓；白芍柔润，长于养血补血，缓急止痛。综观全方，乃在四物汤的基础上加入参、芪而成，有益气养血，气血双补之妙，盖气血充则经脉得荣，而疼痛自止。

类方

八珍汤（《正体类要》） 组成：人参（另炖）6g，白术15g，茯苓15g，炙甘草6g，熟地黄12g，川芎10g，当归15g，白芍15g。用法：水煎服。功效：补气养血，调经止痛。主治：气血虚弱痛经。

◆ 黄芪建中汤 ◆

黄芪建中桂枝枣，姜芍饴糖炙甘草；

小腹隐痛喜揉按，气血虚羸效果好。

【组成用法】黄芪10g，桂枝9g，白芍18g，生姜9g，大枣6枚，炙甘草6g，饴糖30g。水煎服。

【功效主治】温中补气，养血止痛。痛经证属气血阴阳亏虚者。症见经期经后小腹拘急疼痛、喜温喜按，月经量少、色淡质稀，形体羸瘦，面色无华，心悸气短，自汗，舌淡苔薄，脉细弱。

【运用技巧】

1. 辨证导航 经期经后小腹拘急疼痛、喜温喜按，面色无华，舌淡，脉细弱。

2. 加减秘钥 若中焦寒重者，可加干姜以增温中散寒之力；兼有气滞者，加木香、香附以行气止痛；见心悸失眠，加龙眼肉、酸枣仁以养血安神；月经量少者，加阿胶、鸡血藤以养血活血。

3. 适用病症 中医痛经、月经量少、产后腹痛等，西医各种原发性或继发性痛经，产后子宫复旧不良等，辨证属中焦虚寒，气血亏虚者。

4. 临床禁忌 痛经属实证者禁用。

【编者按语】本方源自《金匮要略·卷上》，异名黄芪汤（《外台秘要·卷十七》引《古今录验》）。本方治证系由中焦虚寒，气血阴阳化源不足，冲任胞脉失于濡养所致。"冲脉隶于阳明"，脾胃为后天之本、气血营

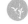

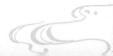

卫化生之源。若中焦虚寒，则化源不足。行经后，气血更虚。气属阳，血属阴。气血亏虚，日久伤及阴阳，气血阴阳不足，冲任胞脉失于濡养，故经期经后小腹拘急疼痛，喜温喜按；阴血不足，血海匮乏，则月经量少，色淡质稀；气虚阳亏，故形体羸瘦，气短自汗；气血虚弱，不能上荣头面，则面色无华；心失所养则心悸。舌淡，脉细弱，亦为气血阴阳不足之征。治宜温中补气，养血止痛。

本方由小建中汤加黄芪而成。方中饴糖甘温质润入脾，能温中阳，补脾气，益脾阴，缓急止痛，为君。桂枝辛甘温，助君温阳气，祛寒邪；白芍性寒味酸，助君补血敛阴，缓急止痛；黄芪味甘气温，为补气要药，其得饴糖，益气补脾之力倍增；得桂枝则益气温阳；得白芍又有益气养血之效。三药温阳补虚止痛，为臣。生姜温胃散寒；大枣、炙甘草健脾补气养血，甘草兼能调和药性，为佐使。方中桂枝配伍饴糖、甘草辛甘化阳，芍药配伍饴糖、甘草酸甘化阴。诸药合用，温中补虚，缓急止痛，调和阴阳，用之可使中气强健，阴阳气血生化有源，冲任胞脉得以濡养，故经调痛止。

类方

1. 芎归胶艾汤（《金匮要略》）　组成：阿胶 12g，艾叶 3g，炙甘草 6g，地黄 9g，白芍 9g，川芎 6g。用法：水煎服，阿胶烊化。功效：补血固冲，调经止痛。主治：血虚证痛经。

2. 芍药甘草汤（《伤寒论》）　组成：白芍 30g，甘草 30g。用法：水煎服。功效：缓急止痛。主治：痛经证属虚者。

◆ 养血和血汤 ◆

养血和血归芍妙，枸杞芎草为臣药；
更加香附水煎服，经痛绵绵服之效。

【组成用法】当归 15g，白芍 15g，枸杞子 15g，川芎 10g，甘草 6g，香附 10g。水煎服。

【功效主治】养血理气，调经止痛。痛经证属血虚者。症见经期经后小腹隐痛、或绵绵作痛、喜暖喜按，月经后期量少、色淡质清稀，神疲乏力，头昏心悸，面色萎黄或苍白，舌淡苔薄，脉弦细。

【运用技巧】

1. 辨证导航　经后小腹绵绵作痛、喜暖喜按，月经色淡，舌淡，脉弦细。

2. 加减秘钥　若血虚甚者加阿胶、鸡血藤以养血和血；腹痛绵绵而胀者加乌药、小茴香以理气止痛；血虚气亏者，加人参、黄芪以健脾益气。

3. 适用病症　中医痛经、月经过少、月经延后等，西医原发性或继发性痛经等，辨证属血亏者。

4. 临床禁忌　证属湿热内蕴者禁用。

【编者按语】本方源自《黄绳武经验方》，治证系由血虚经脉失养所致。体质虚弱，或大病久病或大失血后营血不足。经行之后，血海空虚益甚，冲任胞脉失养，故经期经后小腹隐痛、或绵绵作痛、喜暖喜按；血虚血海不能按时满溢，故见月经后期，色淡质清稀；血虚不能滋养，所以神疲乏力，头昏心悸，面色萎黄或苍白。舌淡苔薄，脉弦细均为血虚之征。治宜补益营血，调经止痛。

方中当归甘温而润，能补血和血，调经止痛，为君药。白芍性凉而滋，长于养血敛阴，柔肝止痛，与君药合用，具有养肝和血止痛之力；枸杞子甘平质润，入肝肾，有补肾养血之效，为平补肝肾要药，共为臣药。川芎辛散温通，走而不守，为血中之气药；香附辛平，其性宣畅，能通行十二经脉，行气调经，二者相配，一长于活血，一长于行气，气血同调，共奏调经止痛之功，为佐药。甘草缓急止痛，调和诸药，为使。全方补血之中寓有理气活血，补而不滞，行而不伤，使血虚得补，冲任通盛，而痛经自止。

◆ 三才大补丸 ◆

三才大补止虚痛，参芪四物淮山仲；

香附术胶艾骨脂，益气养血人称颂。

【组成用法】人参 6g，白术 12g，杜仲 10g，熟地黄 12g，当归 15g，川芎 9g，香附 10g，黄芪 15g，白芍 10g，艾叶 9g，补骨脂 12g，阿胶 10g，山药 15g。水泛丸，生姜汤送下；亦可作汤剂，用量参考原方比例酌定。

【功效主治】益气养血，行滞止痛。痛经证属气血虚弱者。症见经期经后小腹绵绵作痛，按之痛减，月经后期量少、色淡质清稀，倦怠乏力，头晕眼花，腰脊酸软，面色萎黄，舌淡苔薄，脉虚细。

【运用技巧】

1. 辨证导航　经期经后小腹绵绵作痛、按之痛减，月经量少，质清稀，舌淡，脉虚细。

2. 加减秘钥　血虚甚者，加何首乌、黄精、枸杞子以养血益精；脾虚不运，食少便溏者，加砂仁、扁豆、陈皮以健脾和胃。

3. 适用病症　中医痛经、胎萎不长、月经量少等；西医各种原发性或继发性痛经、胎儿宫内发育不良等，辨证属气虚血亏者。

4. 临床禁忌　痛经属实证者不宜。

【编者按语】本方源自《陈素庵妇科补解·卷一》，治证系由气血虚弱，经脉失养所致。张景岳曰："凡妇人但遇经期必作痛……此必素禀气血不足"。体质素弱，心、肝、脾、肾功能减退，气血亏虚，经行之后，血海愈虚，胞脉失养，故每于经期经后出现小腹绵绵作痛、按之痛减；血虚则血海不能按时满溢，故见月经后期，色淡质清稀。余证候均为气血亏虚之征。治宜"以大补药中加一二行滞药，则痛自止"（《陈素庵妇科补解》）。

方中人参味甘微苦性温，大补元气；熟地黄甘温，滋阴养血补肾，二药气血并补，为君。黄芪、白术健脾补肺，助人参补气；当归、白芍养血调经，活血止痛，是为熟地黄之助，四药为臣。山药健脾固肾；阿胶滋阴养血；补骨脂、杜仲补肾助阳，使阳生阴长，并可强壮腰脊；香附、川芎理气行滞止痛，以上为佐药。艾叶辛香，暖宫散寒止痛，为佐使。诸药合用，既能补气健脾以化生气血，又能养血补肾充其血海，且补养之中又配行滞之品，于此，冲任通盛，则痛止经调。

类方

1. 十味香附丸（《济阴纲目》）　组成：制香附 15g，熟地黄 12g，当归 12g，白芍 12g，川芎 12g，白术 9g，橘皮 9g，酒炒甘草 3g，泽兰 9g，酒炒黄柏 3g。用法：水煎服。功效：养血行气，调和血脉。主治：血虚气滞痛经。

2. 滋血汤（《证治准绳》）　组成：人参（另炖）3g，黄芪 12g，熟地黄 12g，白芍 3g，山药 12g，茯苓 12g，用法：水煎服。功效：益气养血。主治：妇人心肺虚损型痛经。

五、肾气亏虚证

◆ 益肾调经汤 ◆

益肾调经益母草，巴戟杜仲续乌药；
归地艾芍共水煎，精血充沛无烦恼。

【组成用法】杜仲、续断、熟地黄各 9g，当归 6g，白芍（炒）9g，益母草 12g，焦艾、巴戟天、乌药各 9g。水煎服。

【功效主治】补肾益精，调经止痛。痛经证属肾气亏虚者。症见经期或经后小腹部隐痛或空痛、坠痛，伴腰骶酸痛，经期错后，经量少或色黯淡质稀，面色晦暗，头晕耳鸣，舌淡苔薄，脉沉细。

【运用技巧】

1. 辨证导航　经期经后，小腹部隐隐作痛或坠痛，腰骶酸痛，头晕耳鸣，舌淡，脉沉细。

2. 加减秘钥　头晕耳鸣或健忘失眠者，加枸杞子、何首乌、酸枣仁以养血安神；夜尿频多者，加益智仁、桑螵蛸、补骨脂以温肾固涩；经血量少色黯者，加鹿角胶、山茱萸、淫羊藿以补肾益精。

3. 适用病症　中医痛经、月经过少等；西医原发性或继发性痛经、子宫发育不良等，辨证属肝肾不足者。

4. 临床禁忌　痛经属实证、热证者禁用。

【编者按语】本方源自《中医妇科治疗学》，治证系由肾气亏虚，冲任胞宫失于濡养所致。《傅青主女科》言："妇人有少腹疼于行经之后者，人以为气血之虚也，谁知是肾气之涸乎"。禀赋素弱，或多产房劳伤肾，精血不足，经后血海空虚，冲任、子宫失于濡养，"不荣则痛"，故发痛经；肾虚精亏，无血可下，故经期延后、月经量少、色黯淡质稀；肾虚筋骨失养，则腰骶酸痛；肾虚髓海不充，故头晕耳鸣。舌淡，脉沉细，亦肾虚精亏血少之征。治宜补肾益精，调经止痛。

方中续断、杜仲同入肝肾二经，同为补肝肾之要药；巴戟天辛甘微温，归肾经，性质柔润，长于温补肾阳，三者共奏补肝肾，强筋骨之效，共为君药。当归、熟地黄、白芍滋阴养血，以助补益肝肾之功，为臣。君臣一治肾虚，一治血虚，温阳而不燥，滋阴而不腻，为补肾调经的常用配伍。艾叶、乌药温经暖宫止痛，乌药伍益母草尚可理气活血止痛，三药长于止痛治标，共为佐使。全方补肾益精养血，使肾气实，筋骨坚，阴血充沛，冲任、子宫得荣，则疼痛自止。

类方

大营煎（《景岳全书》）　组成：当归9g，熟地黄15g，枸杞子9g，炙甘草6g，杜仲9g，牛膝6g，肉桂3g。用法：水煎服，肉桂研粉分2次冲服。功效：益肾调经止痛。主治：肝肾不足型痛经。

◆ 调肝汤 ◆

调肝山药与阿胶，归芍萸肉戟盐炒；

甘草一钱水煎服，滋肾养肝力最效。

【组成用法】山药（炒）15g，阿胶（白面炒）10g，当归（酒洗）10g，白芍（酒炒）10g，山茱萸肉（蒸熟）10g，巴戟天（盐水浸）3g，甘草3g。水煎服。

【功效主治】补血调肝，益肾养精。痛经证属肝肾亏损者。症见经期或经后小腹部隐隐作痛或空痛、喜温喜按，月经量少，色淡质稀，腰膝酸软，舌淡苔薄，脉沉细。

【运用技巧】

1. 辨证导航　经期或经后小腹部隐痛或坠痛，喜温喜按，腰膝酸软，舌淡，脉沉细。

2. 加减秘钥　经量少者，加何首乌、枸杞子、熟地黄以补益精血；腰膝酸软疼痛甚者，加桑寄生、杜仲、狗脊以强筋壮骨。

3. 适用病症　中医痛经、月经过少、月经延后、绝经前后诸证等；西医子宫内膜异位症、子宫发育不良、围绝经期综合征等，辨证属肝肾不足者。

4. 临床禁忌　痛经属实证者不宜。

【编者按语】本方源自《傅青主女科·卷上》，治证系由肝肾亏虚，冲任胞宫失于濡养所致。肝肾亏虚，精亏血少，经行经后血海空虚，胞脉失于濡养，故小腹隐痛或空痛、喜温喜按；精亏血少，冲任匮乏，则经量少、色淡质稀；肾虚失养，则腰膝酸软无力。舌淡，脉沉细，亦为精血虚乏之征。治宜补益肝肾，调经止痛。

方中当归补血养肝，活血调经；白芍养血敛肝，缓急止痛，二药协同，补血养肝，调经止痛，为君。山茱萸味酸微温质润，其性温而不躁，补而不峻，为补肝肾之要药；巴戟天辛甘微温，归肾经，质柔润，专补肾阳，二者配合，补肾益精，调和阴阳，为臣。阿胶为血肉有情之品，助当归、白芍补肝血，益冲任；山药性平不燥，作用和缓，补后天以养先天，为臣佐。甘草调和诸药，为使药。全方调补肝肾，调和阴阳。精血互生，肝肾同源，调肝能补肾，调肝可调经，故方名调肝汤。

第十二节　经行乳房胀痛辨证用方

　　每于行经前后，或正值经期，出现乳房作胀，或乳头胀痒疼痛，甚至不能触衣者，称为"经行乳房胀痛"。西医学经前期综合征出现的乳房胀痛可参照本病辨证治疗。

　　本病主要机制为气滞痰阻，乳络不畅；或肝肾阴虚，乳络失养。治疗以疏肝养肝，通络止痛为大法。实者宜疏肝理气，化痰通络，常于经前开始用药；虚者宜滋养肝肾，并注意平时调治。代表方剂有逍遥散、一贯煎等。

一、肝郁气滞证

◆ 逍遥散 ◆

　　【组成用法】参见"月经先后无定期·肝郁证"。

　　【功效主治】疏肝健脾，通络止痛。经行乳房胀痛属肝郁脾虚者。症见经前、经期乳房胀硬作痛，或乳头痒疼，甚则不能触衣，或经行不畅，血色暗红，经行少腹胀痛，胸闷胁胀，精神抑郁，善太息，神疲食少，舌淡苔薄白，脉弦细。

　　【运用技巧】

　　1. 辨证导航　经前经期，乳房胀硬作痛，经行不畅，胸闷胁胀，精神抑郁，舌淡苔薄白，脉弦细。

　　2. 加减秘钥　若见心烦易怒，口苦咽干，尿黄便艰者，加牡丹皮、栀子、夏枯草；乳房胀痛明显者，加青皮、郁金、合欢皮。

　　3. 适用病症　参见"月经先后无定期·肝郁证"。

　　4. 临床禁忌　经行乳房胀痛属虚者禁用。

　　【编者按语】本方治证系由肝气郁结，乳络失畅所致。恚怒忧思，郁结伤肝，肝失疏泄。冲脉隶于阳明而附于肝，经前、经行时阴血下注冲任，冲气偏盛，循肝脉上逆，肝经气血瘀滞，乳络不畅，故见乳房胀硬作痛或乳头痒疼，胸闷协胀；肝经绕阴器、抵少腹，肝脉瘀滞，冲任阻滞，故经行不畅、少腹胀痛，血色暗红；肝郁乘脾，脾气不健，故神疲食少。舌淡，脉弦细为肝郁脾虚之象。治宜疏肝理气，健脾养血。

方中柴胡香气馥郁，轻清上升，宣透疏散，条达肝气，功善疏理肝气之郁，为君药。肝为藏血之脏，肝失疏泄，必影响肝之藏血，故以当归、白芍养血柔肝，其中当归尚可活血调经，白芍善于缓急止痛，归芍与柴胡同用，补肝体而助肝用，使血和则肝和，血充则肝柔。共为臣药。白术健脾燥湿，茯苓渗湿健脾，两药同用，使脾运化有权，气血生化有源；烧生姜温胃和中；薄荷助柴胡散肝郁，共为佐药。炙甘草益气补中，调和诸药，为使。全方疏肝与养肝并行，治肝与健脾同施，肝气得舒，脾气得健，则乳胀自除。

类方

加味乌药汤（《证治准绳》）　组成：乌药 12g，延胡索 12g，木香 12g，砂仁 10g，香附 20g，炙甘草 18g。用法：水煎服。功效：疏肝行气止痛。主治：经行乳胀属气滞者。体质弱者慎用。

◆ 柴胡疏肝散 ◆

《统旨》柴胡疏肝散，四逆陈芎香附挽；

　　肝郁血滞失疏泄，经行乳胀时作叹。

【组成用法】柴胡、陈皮各 6g，川芎、芍药、枳壳（麸炒）各 4.5g，炙甘草 1.5g，香附 4.5g。水煎服。

【功效主治】疏肝解郁，理气止痛。经行乳房胀痛属肝气郁结者。症见经前数日，乳房或乳头胀痒作痛，甚则不能触衣，或见少腹胀满连及胸胁，精神抑郁，时叹息，月经先后不定期，经行不畅，血色暗红，苔薄白，脉弦。

【运用技巧】

1. 辨证导航　经前数日，乳房或乳头胀痒疼痛，少腹胀满累及胸胁，脉弦。

2. 加减秘钥　若乳中结块者，加生牡蛎、夏枯草、延胡索以散结止痛；胀痛不可触者，加青皮、丝瓜络以通络止痛。

3. 适用病症　中医痛经、月经不调、经行乳房胀痛、月经先后无定期等；西医经前期综合征症见乳房胀痛、功能失调性子宫出血等，辨证属肝气郁结者。

4. 临床禁忌　证属血虚气弱者禁用。

【编者按语】本方源自《证治准绳·类方·卷四》引《统旨》，异名有柴胡疏肝散（《验方新编·卷五》）、柴胡疏肝汤（《不知医必要·卷二》）。本方治证系由肝气郁结，经脉壅滞，乳络失畅所致。郁怒伤肝，肝气郁结，气机不畅，故经脉所过之处乳房或乳头胀痒作痛，甚则痛不能触，或见少腹胀满连及胸胁；肝主情志，肝郁不舒，故精神抑郁，时叹息；肝失疏泄，冲任不调，故月经先后无定期，经行不畅，血色黯红。治宜疏肝理气止痛。

本方以四逆散减枳实，加陈皮、枳壳、香附、川芎而成。方中柴胡体质轻清，专入肝胆，为疏肝解郁之要药；香附辛苦甘平，既能行气，又能活血，功专调经止痛，为妇科圣药，二药为君。芍药敛阴养血柔肝为臣，与柴胡、香附合用，补养肝体，条达肝气，并可使柴胡、香附疏肝理气而无伤阴耗血之虑；川芎辛香，善入厥阴肝经，为血中气药，可行气活血，调经止痛，为治妇科月经不调、痛经之要药，亦为臣药。枳壳、陈皮宽中行气，助君臣药理气解郁，为佐。甘草伍白芍缓急止痛，并协调诸药，为佐使。诸药合用，共奏疏肝行气，活血止痛之功。

类方

疏肝丸（《女科方萃·经验方》）组成：川楝子 12g，枳壳 9g，茯苓 10g，沉香 9g，片姜黄 9g，延胡索 9g，木香 6g，橘皮 6g，砂仁 6g，厚朴 5g，紫豆蔻 5g，白芍 12g。共为细末，蜜炼为丸。用法：6~9g/次，2 次/天。功效：疏肝行气。主治：经行乳房、胁肋胀痛属肝气郁结较甚者。

二、肝肾亏虚证

◆ 一贯煎 ◆

一贯煎用生地黄，沙参归杞麦冬藏；

少佐川楝泻肝气，阴虚乳胀服此方。

【组成用法】北沙参、麦冬、当归各 10g，生地黄 15~30g，枸杞子 10~20g，川楝子 5g。水煎服。

【功效主治】滋养肝肾，疏肝理气。经行乳房胀痛属阴虚气郁者。症见经期、经后两乳房胀痛、按之柔软无块，月经量少色淡，腰膝酸软，两目干涩、咽干口燥、或吞酸吐苦，舌红少津，脉弦细。

【运用技巧】

1. 辨证导航　经期、经后两乳房胀痛，吞酸吐苦，咽干口燥，舌红少津，脉弦细。

2. 加减秘钥　有虚热或汗多，加地骨皮以退虚热；腹痛加芍药、甘草以缓急止痛；烦热而渴，加知母、石膏以清热生津止渴。

3. 适用病症　中医经行乳房胀痛、痛经、产后腹痛、月经过少等；西医

经前期综合征症见乳房胀痛、胁肋胀痛，或产后子宫复旧不良等，等辨证属肝肾阴虚者。

4.临床禁忌　有停痰积饮者禁用。

【编者按语】本方源自《续名医类案·卷十八》，治证系由肝肾阴虚，乳络失养不畅所致。肝为刚脏，性喜柔润，体阴用阳。素体肝肾不足，或月经不调、产后失血伤阴，经行则阴血愈虚，肝肾愈见不足，肝体失养，则疏泄失常，肝气瘀滞，乳络不畅，故两乳房作胀或痛；阴血亏虚，冲任血少，故经量少而色淡；肝开窍于目，肝血不足，不能上荣于目，故出现两目干涩；肝郁化火犯胃，则吞酸吐苦，咽干口燥，舌红少津。腰膝酸软，脉弦细，为肝肾阴虚之征。治宜滋养肝肾，疏肝理气。

方中重用生地黄、枸杞子滋阴养血，补益肝肾为君，内寓滋水涵木之意。其枸杞子甘平，归肝肾经，有补肝肾，益精血之功；生地黄甘寒质润，略带苦味，性凉而不滞，质润而不腻，味厚气薄，长于滋阴清热。当归辛香走散，养血活血，柔肝调经；北沙参、麦冬滋养肺胃，养阴生津，寓养金制木，扶土抑木，三药为臣。川楝子苦寒，入肝经而善疏肝气，止疼痛，与大量甘寒滋阴养血药配伍，则无苦燥伤阴之弊，其清热之效又可祛肝郁所化之热，为佐使。全方润而不燥，养肝体为主，并可泄肝之火，平肝之横，以调肝用，体用结合，故为滋阴解郁之名方。

本方配伍特点有二：在大队滋阴养血药中，少佐一味川楝子疏肝理气，补肝与疏肝相结合，以补为主；依据五行生克理论，采用滋水涵木、养金制木、扶土抑木等方法，体现中医整体观念，治病求本。

◆ 滋水清肝饮 ◆

滋水清肝是名方，归芍枣仁熟地黄；

栀柴山苓丹皮泽，更有山萸保健康。

【组成用法】熟地黄、山药、山茱萸、牡丹皮、茯苓、泽泻各10g，柴胡6g，白芍12g，山栀子、酸枣仁、当归各10g。水煎服。

【功效主治】滋养肾阴，清肝泄热。经行乳房胀痛证属阴虚肝热者。症见经期、经后两乳房作胀或痛，腰膝酸软，心烦失眠，口干口苦，大便干结，舌红少苔，脉弦细或数。

【运用技巧】

1.辨证导航　经期经后两乳房作胀或痛，心烦易怒，口干口苦，大便干结，舌红少苔，脉弦细。

2. 加减秘钥　若伴月经量少，加枸杞子、鸡血藤以益阴养血通经。

3. 适用病症　中医痛经、经行乳房胀痛、月经不调、绝经前后诸证等；西医子宫内膜异位症、经前期综合征症见乳房胀痛、围绝经期综合征，辨证属阴虚肝热者。

4. 临床禁忌　脾虚泄泻、肝经有寒者禁用。

【编者按语】本方源自《西塘感证·卷上》，治证系由阴虚肝热，乳络失养所致。素体阴虚，经血下泻，阴虚愈甚，乳络失养而不畅，故出现经期经后两乳房作胀或痛；腰为肾之府，膝为筋之汇，肝肾阴虚，失其所养，故腰膝酸软；阴虚无以制阳，肝热内生，扰乱心神，故心烦失眠，口干口苦，大便干结。舌红少苔、脉弦细或数，为阴虚肝热之象。治宜滋养肝肾，清肝泄热。

熟地黄滋水养阴，黑山栀子清肝解郁，二药配合，共奏滋水清肝之功，为君。山茱萸、山药养肝益脾；当归、白芍养血柔肝，四药助熟地黄增强滋阴补肾之力，为臣。牡丹皮、泽泻清泄肝肾之火，辅山栀子清肝泄热。其中泽泻泄肾浊以为熟地黄补肾之助，并可使熟地黄补而不滞；牡丹皮尚可制山茱萸之温涩；酸枣仁甘酸性平，入心肝二经，既能养肝血，又可安心神；茯苓淡渗，既助山药补脾资肾，又协酸枣仁宁心安神；柴胡疏肝以条达肝气，通畅乳络，以上为佐使。全方滋水清肝，使肾水得滋，肝热得清，乳络得养得畅，则乳胀自除。

本方系高鼓峰的著名方剂，也是高氏学术思想的代表方。该方由六味地黄汤合丹栀逍遥散组成，考虑到肝郁化火，火炎凌心，心神不得安宁，故加酸枣仁以宁心安神。运用时必须有肝经郁火者为宜。对经前乳房胀痛，特别是乳头触痛者，投以本方多能获效。

三、痰湿阻滞证

◆ 四物合二陈汤 ◆

素庵四物合二陈，陈夏苓归赤芍芎；

丹皮香附海藻地，祛痰活血共草红。

【组成用法】当归9g，赤芍12g，川芎10g，生地黄9g，陈皮12g，半夏9g，茯苓10g，甘草3g，海藻15g，红花12g，香附12g，牡丹皮9g。水煎服。

【功效主治】祛痰活血，调经止痛。经行乳房胀痛属痰阻血滞者。症见经前经期两乳房胀满而痛或有结块，月经推后、经行不畅，或经来腹痛，带下量多、色白质稠，甚或不孕，胸闷痰多，食少纳呆，舌淡胖，苔白腻，脉缓滑。

【运用技巧】

1. 辨证导航　经前经期两乳房胀满疼痛，胸闷痰多，食少纳呆，舌淡胖，苔白腻，脉缓滑。

2. 加减秘钥　若乳中有结块者，加牡蛎、昆布以软坚散结；带下量多者，加生薏仁、白芷以除湿止带。

3. 适用病症　中医经行乳房胀痛、痛经、不孕、月经延后等；西医经前期综合征症见乳房胀痛、宫颈炎、子宫内膜异位症等，辨证属痰瘀阻滞者。

4. 临床禁忌　乳房胀痛属虚者禁用。

【编者按语】本方源自《陈素庵妇科补解·卷一》，治证系由痰瘀互结，乳络失畅所致。痰湿内盛，经行之际，冲气挟痰湿上逆，壅阻气血，痰瘀互结，使乳络不畅，故经前经期两乳房胀满而痛，或触之有结块；痰湿阻滞中焦，中阳不振，运化失职，故胸闷痰多，食少纳呆；痰湿下注，损伤任带、带脉失固，则平时带下量多、色白质黏稠；痰湿阻滞冲任，气血运行不畅，故经行延后、不畅，或腹痛。舌淡胖、苔白腻，脉缓滑，皆为胃虚痰湿内盛之征。治宜燥湿化痰，活血止痛。

本方由二陈汤配合桃红四物汤变化而成。方中以陈皮、半夏、茯苓、甘草即二陈汤燥湿化痰。其中半夏为燥湿化痰之要药；陈皮理气燥湿，寓"治痰先治气"之理；茯苓渗湿健脾，可治生痰之源。当归、川芎、赤芍、生地黄、红花、牡丹皮为桃红四物汤去桃仁加牡丹皮，能活血散瘀、通络止痛，其中生地黄伍当归可使祛瘀化痰而无伤阴血之弊。香附疏肝理气，既助活血，又可通络止痛；海藻软坚散结通络。全方化痰、活血、行气、散结并行，使痰浊得化，气顺血活，乳络得畅，则乳胀自止。

第十三节　经行头痛辨证用方

每遇经期或行经前后，出现以头痛为主要症状，经后辄止者，称为"经行头痛"。西医学经前期综合征见有头痛者可参考本病辨证治疗。

本病的主要发病机制有情志内伤，肝郁化火，上扰清窍；或气滞血瘀，脑络不通；或素体阴血亏虚，经行时阴血益感不足，清窍失养；或痰湿之邪上扰清窍。治疗以调理气血、通经活络为主，常用行气活血、滋阴养血、清肝泻火、化痰通络等药物为主组方。主要代表方剂有羚角钩藤汤、通窍活血汤等。

一、肝火上扰证

◆ 羚角钩藤汤 ◆

羚角钩藤茯菊桑，竹茹贝草芍地黄；

凉肝息风增阴液，热极生风急煎尝。

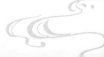

　　【组成用法】羚羊角片 4.5g，霜桑叶 6g，京川贝（去心）12g，鲜生地黄 15g，钩藤（后下）、滁菊花、茯神木、生白芍各 9g，生甘草 2.4g，鲜竹茹 15g。羚羊角片、鲜竹茹先煎，取煎汁代水，入上药煎服，1~2 剂 / 天。

　　【功效主治】凉肝息风，增液舒筋。经行头痛证属肝火上炎者。症见经行头痛，甚或巅顶掣痛，头晕目眩，月经量多色鲜红，烦躁易怒，口苦咽干，舌质红苔薄黄，脉弦细数。

　　【运用技巧】

　　1. 辨证导航　经行头痛，头晕目眩，烦躁易怒，口苦咽干，舌质红，苔薄黄，脉弦数。

　　2. 加减秘钥　若肝火旺，头痛剧烈者，加龙胆草、石决明以清泻肝火。平时可服杞菊地黄丸滋养肝肾以治本。

　　3. 适用病症　中医经行头痛、子痫、子晕等；西医经前期综合征症见经行头痛、妊娠高血压病等，辨证属肝火旺盛，肝风内动者。

　　4. 临床禁忌　头痛单由阴血亏虚引起者禁用。

　　【编者按语】本方源自《重订通俗伤寒论》，治证系由肝火上逆，扰乱清窍所致。情志内伤，肝气郁结，气郁化火。冲脉附于肝，经行时阴血下聚，冲气偏旺，冲气挟肝气上逆，气火上扰清空，故经行头痛，或巅顶掣痛；肝热化风，风阳上逆，故头晕目眩；肝火内扰冲任，故月经量多色鲜红；肝火内炽，则烦躁易怒，口苦咽干。舌质红、苔薄黄、脉弦细数，为肝火内炽，耗伤阴津之象。治宜凉肝息风，增液舒筋。

　　方中羚羊角入肝经，凉肝息风；钩藤甘微寒，入肝、心包经，其性轻清而微寒，既能泻火，又能定风，二者配伍，清肝热，息肝风，为君药。桑叶、菊花清热平肝，其中菊花善治肝阳上亢之头痛，二药助羚羊角、钩藤凉肝息风，为臣。风火相煽，最易耗伤阴液，故用生地黄、白芍养阴清热，二药与甘草配伍，酸甘化阴，养阴增液，舒筋缓急；邪热每多炼液为痰，故用竹茹、贝母清热化痰；热扰心神，以茯神木宁心安神，以上为佐药。甘草调和诸药，为使。综观全方，以清热凉肝息风为主，配伍滋阴、化痰、安神之品，标本兼治，使肝火得清，肝风得息，肝阴得养，而头痛可止。

二、血瘀气滞证

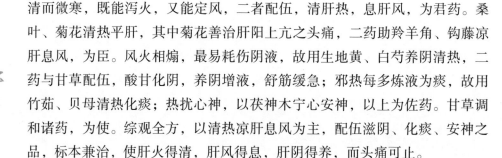

◆ 通窍活血汤 ◆

通窍全凭好麝香，桃红大枣老葱姜；

川芎黄酒赤芍药，表里通经第一方。

【组成用法】赤芍 3g，川芎 3g，桃仁（研泥）9g，红花 9g，老葱 3 根，鲜生姜 9g，大枣（去核）7 枚，麝香（后下）0.2g。黄酒煎，麝香后下，临卧服。

【功效主治】活血通窍。经行头痛证属血瘀者。症见经前经期头痛剧烈、痛如锥刺、痛有定处、固定不移，经行不畅，血色暗红、有血块，小腹刺痛拒按，舌暗苔薄白，脉弦涩。

【运用技巧】

1. 辨证导航　经前经期头痛如刺，痛有定处，舌暗，脉弦涩。

2. 加减秘钥　伴经量减少者，加泽兰、丹参、牛膝以活血通经；经量偏多者，加茜草根、蒲黄以化瘀止血。

3. 适用病症　中医经行头痛等；西医经前期综合征症见经行头痛、腹痛等，辨证属血瘀者。

4. 临床禁忌　经行头痛证属血虚者禁用。

【编者按语】本方源自《医林改错·卷上》，治证系由瘀血阻滞脑络而致。情志不畅，肝失条达，气机瘀滞，血行不畅，瘀血内阻，或经期遇寒饮冷，血为寒凝，或跌打损伤，以致瘀血内停。足厥阴肝经循巅络脑，经行时，气血下注冲任，冲气偏旺，冲气挟肝经瘀血上逆，阻滞脑络，脉络不通，故经行头痛、痛如锥刺、痛有定处、固定不移；瘀阻冲任胞宫，故经行不畅，血色暗红、有血块，小腹刺痛拒按。舌暗，脉弦涩，亦为瘀阻之征。

治宜活血化瘀通窍。

方中麝香辛香走窜，功专开窍通闭止痛，为君。桃仁味苦甘性平，归心、肝、大肠经，质润多脂，《用药心法》云："桃仁苦以泄滞血，甘以生新血"；红花味辛性温，入心肝经，善走厥阴血分而活血化瘀，二者相伍，祛瘀之力大增，以散血中之滞，以理血中之壅；赤芍苦寒，专入肝经血分，善活血祛瘀；川芎辛温，既能行气，又能活血，寓活血于理气之中。四药行血活血调经，以为君药之助，为臣。老葱、生姜温通上下之气；黄酒辛香，疏通经络。三者协同，使气血运行道路得以通利，为佐。大枣味甘性缓，调和营卫，且可制约芳香药物辛燥走窜之性，是为佐使。全方活血与通窍并施，瘀血化，脑络通，则头痛可止。

三、气血亏虚证

◆ 八珍汤 ◆

四君四物合八珍，益气养血显奇能；

经行头痛脉虚细，若加白芷兼祛风。

【组成用法】当归、白芍、川芎、熟地黄、人参、白术、茯苓、炙甘草各30g。加生姜5片，大枣1枚，水煎服。

【功效主治】益气养血，荣窍止痛。经行头痛证属气血亏虚者。症见经期经后头部绵绵作痛，头晕，心悸少寐，神疲体倦，少气懒言，面色苍白，月经量少，色淡质稀，舌淡苔薄，脉虚细。

【运用技巧】

1. 辨证导航　经期经后头痛，眩晕心悸，气短乏力，舌淡，脉虚细。

2. 加减秘钥　若以血虚为主，头晕心悸者，加大熟地黄、白芍用量；以气虚为主，气短乏力重者，可加大人参、白术用量；失眠者，加酸枣仁、龙眼肉以养血安神；头痛日久者，加鹿角片、炙龟甲以填精益髓。

3. 适用病症　中医经行头痛、子晕、妊娠贫血等；西医经前期综合征、妊娠高血压综合征、妊娠合并贫血等，辨证属气血虚弱者。

4. 临床禁忌　头痛属实热证者禁用。

【编者按语】本方源自《瑞竹堂经验方·卷四》，异名八物汤（《医学正传·卷三》）。本方治证系由气血虚弱，清窍失养所致。素体虚弱，或大病久病，长期慢性失血，或脾虚气血化源不足，或失血伤精致精血亏虚，经行时气血下注冲任，气血益感不足、不能上荣于脑，脑失所养，故经行头部绵绵作痛，头晕；气虚不能温煦肢体，故神疲体倦，少气懒言，面色苍白；血虚心失所养，故心悸少寐；血海空虚，故月经量少、色淡质稀。舌淡苔薄、脉虚细，皆气血不足之征。治宜补益气血。

方中人参为气分之药，补气之力最峻；当归为血分之品，具养血调经之功。二者配伍，气血并补，为君。白芍、熟地黄助当归养阴补血；白术、炙甘草助人参补中益气，以益气血生化之源，为臣。茯苓甘能健脾、淡可渗湿，兼长宁心安神；川芎行气活血，上行头目以止痛、下达血海以调经，且可使补而不滞，共为佐药。生姜、大枣调和脾胃，以滋生化气血，为使。全方共奏益气养血之功，使气旺血足则头痛自止。

四、阴虚阳亢证

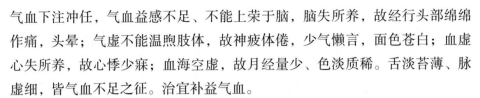

◆ 杞菊地黄丸 ◆

杞菊地黄六味在，阴虚阳亢乃病害；

经行头痛巅顶甚，耳鸣目眩服之瘥。

【组成用法】熟地黄 250g，山茱萸肉 120g，山药 120g，泽泻 90g，牡丹皮 90g，茯苓 90g，枸杞子 90g，菊花 90g。上药各为末，炼蜜为丸。6~9g/次，2~3 次 / 天；亦可作为汤剂水煎服，用量按原方比例酌定。

【功效主治】滋阴养血，补肾柔肝。经行头痛属阴虚阳亢者。症见经期经后，头部胀痛，以巅顶尤甚，头晕目眩，视物模糊，腰酸耳鸣，月经量少，色鲜红，舌红苔少，脉弦细数。

【运用技巧】

1. 辨证导航　经期经后头部胀痛，头晕眼花，视物模糊，舌红苔少，脉弦细数。

2. 加减秘钥　头痛眩晕甚者，可加天麻、钩藤以平肝息风；腰酸甚者，加续断、桑寄生以补肾壮腰；阴虚火旺者，重用菊花，加夏枯草以清肝泻火。

3. 适用病症　中医经行头痛、子晕等；西医经前期综合征、妊娠期高血压病等，辨证属阴虚阳亢者。

4. 临床禁忌　头痛证属虚寒者禁用。

【编者按语】本方源自《医级·卷八》，异名有杞菊六味丸（《麻疹全书》）、杞菊六味汤（《医家四要》）。本方治证系由阴虚阳亢所致。肾阴不足，无以济阳，肝阳上亢，经行血泻，肾阴更虚，肝阳益亢，故见经期经后头部胀痛、巅顶尤甚，且头晕目眩；阴虚血海匮乏，故月经量少；阳亢热伏冲任，故其色鲜红。腰酸耳鸣，视物模糊，舌红苔少，脉弦细数，均为肝肾阴虚之征。治宜滋补肝肾阴血。

方中熟地黄滋阴补肾，填精益髓；菊花性寒入肝经，能清热平肝，主"诸风头眩、目欲脱"。二者补肾平肝，为君药。枸杞子甘平质润，入肝肾，补肾生精，养肝明目，为平补肝肾要药；山茱萸肉补养肝肾，并能涩精；山药性平不燥，补益脾阴，共为臣药。君臣相配，补益肝脾肾三脏之阴。泽泻利湿泄浊，且防熟地黄滋腻之弊；牡丹皮清泄相火，并制山茱萸肉温涩之性；茯苓淡渗脾湿，助山药之健运，共为佐使。全方使肝肾得养，阳亢得平，则头痛自止。本方由六味地黄丸加枸杞子、菊花组成，其养肝平肝明目的作用较之更强。

🌿 五、痰湿内阻证

◆ 半夏白术天麻汤 ◆

半夏白术天麻汤，茯苓橘红加生姜；

甘草大枣蔓荆入，痰邪头痛用之康。

【组成用法】半夏 8g，白术 9g，天麻、茯苓、橘红各 6g，炙甘草 3g，生姜 1 片，大枣 2 枚，蔓荆子 9g。水煎服。

【功效主治】化痰息风，通络止痛。经行头痛证属风痰上扰者。症见经前经期头痛头晕，头重如裹，胸闷呕恶，纳呆腹胀，大便不爽，平时带下量多，色白质黏稠，经行后期、量少，舌苔厚腻，脉弦滑。

【运用技巧】

1.辨证导航　经前经期头痛头晕，胸闷呕恶，舌苔厚腻，脉弦滑。

2.加减秘钥　头痛甚者，加白蒺藜、川芎、白芷以祛风止痛；眩晕甚者，加僵蚕、胆天南星以加强化痰息风之功；气虚甚者，加党参、黄芪以健脾益气；白带多者，加重白术用量，并加苍术、车前子、荆芥穗以祛湿止带。

3.适用病症　中医经行头痛、子晕等；西医经前期综合征、妊娠期高血压病，辨证属风痰上扰者。

4.临床禁忌　头痛证属阴虚者禁用。

【编者按语】本方源自《医学心悟·卷三》，治证系由风痰上扰清窍所

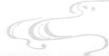

致。素体脾虚，湿聚成痰，湿痰壅遏，引动肝风，经行之际，冲气偏旺，冲气挟风痰上扰清窍，故头晕头痛，头重如裹；痰湿中阻，气机阻滞，故胸闷呕恶，纳呆腹胀，大便不爽；痰湿阻滞冲任带脉，故平时带下量多、色白质黏稠，或见经行后期、量少。舌苔厚腻，脉弦滑主痰主风。治宜化痰息风，健脾祛湿。

本方原治痰厥头痛，胸膈多痰，动则眩晕之证。方中半夏辛温性燥，既能燥湿化痰，又能降逆和胃；天麻甘平，专入肝经，能平肝息风，而止眩晕，药性平和，善治一切风证；蔓荆子轻浮上行，主散头面之邪，有祛风止痛之效，善"治头风痛，脑鸣，目泪出"。三药配合，为治风痰上扰头痛眩晕之要药，为君药。白术补脾健中而燥湿；茯苓甘则能补、淡而能渗，为补利兼优之品，二味合力，使脾健运而湿痰去，为臣药。橘红宽胸理气化痰，使气顺则痰消，为佐。生姜、大枣、甘草调和脾胃，协调诸药，共为使。全方风痰并治，标本兼顾，但以化痰息风止痛治标为主，健脾祛湿治本为辅。

《医学心悟》卷4另有一半夏白术天麻汤，较本方其白术用量加重，少蔓荆子，主治风痰上扰之眩晕，为"治眩之大法也"。

类方

苍附导痰丸（《万氏女科》） 组成：苍术9g，香附6g，橘皮6g，茯苓12g，枳壳6g，制半夏9g，制天南星6g，炙甘草6g，生姜6g。用法：水煎服。功效：开痰散结，理气燥湿。主治：经行头痛属痰湿上扰者。

第十四节　经行感冒辨证用方

每逢经行前后或正值经期，出现感冒症状，经后逐渐缓解者，称为"经行感冒"。又称"触经感冒"。

本病病本为虚，发病有风寒、风热、邪入少阳之不同，故经行发病期间，治疗给以辛凉、辛温解表之剂，但须顾及经行血虚、卫气不固的特点，清热不可过于寒凉，祛瘀不可攻破，以免克伐正气；平时宜和血益气，固卫驱邪。代表方剂如荆穗四物汤、桑菊饮等。

一、风寒证

◆ 荆穗四物汤 ◆

荆穗四物疗感冒，血虚风寒用之效；

身痛酌加羌独防，月经量少桂乌药。

【组成用法】荆芥穗 10g，熟地黄 6g，当归 9g，川芎 10g，白芍 9g。水煎服。

【功效主治】解表散寒，和血调经。经行感冒证属风寒者。症见经行期间，发热恶寒，无汗，鼻塞流涕，咽喉痒痛，咳嗽痰稀，头痛身痛，舌淡红苔薄白，脉浮紧。

【运用技巧】

1. 辨证导航　经行期间，发热恶寒无汗，舌淡红苔薄白，脉浮紧。

2. 加减秘钥　月经量少者，可加乌药、桂枝以散寒通经；身痛重者，可酌加羌活、独活以驱寒止痛。

3. 适用病症　中医经行感冒、经行风疹块、产后发热等；西医月经期感冒、过敏性皮炎、产褥感染等，辨证属血虚感受风寒者。

4. 临床禁忌　经行感冒证属风热者禁用。

【编者按语】本方源自《医宗金鉴·卷四十三》，治证系由风寒侵袭，腠理闭塞所致。素体气血不足，经血下泻正气愈虚，卫表不固，风寒之邪乘虚外束肌表，不得宣散，皮毛闭塞，故而经行期间出现发热恶寒，无汗，头痛身痛；风寒袭肺，肺气失宣，上窍不利，故鼻塞流涕，咽喉痒痛，咳嗽痰稀。舌淡红、苔薄白，脉浮紧，亦为外感风寒之征。治宜发汗解表，和血调经。

方中荆芥质轻味辛，芳香气清，归肺、肝二经，其性虽温，但温而不燥，性质平和，功专祛风解表，又善入血分，于素体气血不足，经期感冒风寒者至为允当，为君。熟地黄、当归养血和血调经，川芎活血行气，白芍养血敛阴，四药合为四物汤，养血和血，其作用切合经期阴血不足之生理，使血盛气旺，有利于病邪外达，且补君药发散所伤之阴血，为臣佐。全方扶正祛邪并用，使邪去正不伤，正盛邪自除，通过解表散寒，和血调经以达治疗目的。

类方

葱豉汤（《肘后备急方》）组成：葱白 3 根，淡豆豉 6g。用法：水煎

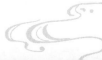

服。功效：解表散寒。主治：经行感冒风寒属轻者。

二、风热证

◆ 桑菊饮 ◆

桑菊饮中桔杏翘，芦根甘草薄荷饶；

清疏肺卫轻宣剂，风温咳嗽服之消。

【组成用法】桑叶 10g，菊花 8g，杏仁 9g，连翘 9g，薄荷 6g，桔梗 10g，芦根 10g，生甘草 3g。水煎服。

【功效主治】疏风清热，宣肺止咳。经行感冒证属风热者。症见经行期间，发热，微恶风寒，咳嗽口渴，舌边红苔薄黄，脉浮数。

【运用技巧】

1. 辨证导航　经行期间，发热微恶风寒，咳嗽口渴，舌边红苔薄黄，脉浮数。

2. 加减秘钥　本方为辛凉轻剂，适宜证较轻者。若伤津较重，口渴较甚者，加天花粉、石斛生津止渴；热毒较重，咽喉肿痛者，加玄参、马勃以清热解毒，利咽消肿；肺热重，咳嗽较频者，加黄芩清泄肺热；若见咳痰带血者，加茅根、藕节、牡丹皮以凉血止血。

3. 适用病症　中医经行感冒；西医上呼吸道感染，辨证属风热者。

4. 临床禁忌　经行感冒证属风寒者禁用。

【编者按语】本方源自《温病条辨·卷一》，治证系由经期风温袭肺，肺气失于宣降所致。素体不健，或阳盛之体，经行气血下注，腠理疏而不密，风热外袭，或风邪与内热相结，郁于肌表，卫气失于宣畅，故见发热微恶风寒；风热犯肺，肺失清肃，故鼻塞咳嗽；风热伤津，故口渴。舌边红、苔薄黄，脉浮数为外感风热表证之征。治宜疏风清热，宣肺止咳。

方中桑叶味甘苦而性凉，轻清发散，善走肺络，能清宣肺热，疏散上焦风热；菊花甘辛而苦，质轻微寒，归肝、肺二经，功长疏风清热。两者解在表之邪，共为君药。薄荷辛凉，归肺、胃经，本品清轻凉散，善解风热之邪，加强君药解表之力，助桑、菊散上焦之热；桔梗、杏仁一升一降，利肃肺气而止咳，共为臣药。连翘清透膈上之热；芦根清热生津止渴，为佐药。甘草调和诸药，与桔梗相合而清利咽喉，乃佐使之药。全方用药轻清宣透，性味辛凉平淡，于经期阴血不足而外感风热轻证者尤宜。

类方

银翘散（《温病条辨》）　组成：银花 9g，连翘 9g，牛蒡子 9g，荆芥 6g，薄荷 6g，淡竹叶 9g，生甘草 6g，淡豆豉 9g，桔梗 6g，芦根 12g。用法：水煎服。功效：解表清热。主治：风热感冒重证。发热重，恶寒轻，或但热不寒，无汗或有汗不畅，头痛口渴，咽喉红肿疼痛，咳嗽，舌尖红、苔薄黄，脉浮数。

三、邪入少阳证

◆ 小柴胡汤 ◆

小柴胡汤和解功，半夏人参甘草从；

更加黄芩生姜枣，少阳为病此方宗。

【组成用法】柴胡 16g，黄芩 6g，半夏 10g，人参 6g，生姜 9g，大枣 4 枚，炙甘草 5g。水煎服。

【功效主治】和解少阳。经行感冒证属邪入少阳者。症见经期出现寒热往来，胸胁苦满，口苦咽干，心烦欲呕，头晕目眩，默默不欲饮食，或经水适断，舌苔薄白，脉弦。

【运用技巧】

1. 辨证导航　经期出现寒热往来，胸胁苦满，舌苔薄白，脉弦。

2. 加减秘钥　若见月经量少，加桃仁、红花以活血通经；若经期延长，加生地黄、旱莲草、茜草以养阴止血。

3. 适用病症　中医经行感冒、热入血室等；西医感冒、流行性感冒、产褥热等，辨证属邪入少阳者。

4. 临床禁忌　经行感冒证属邪气在表者忌用。

【编者按语】本方源自《伤寒论》，异名有柴胡汤（《金匮要略·卷中》）、黄龙汤（《备急千金要方·卷十》）、三禁汤（《此事难知》）、人参汤（《世医得效方·卷十一》）、和解散（《伤寒六书·卷一》）。本方治证系由经期外邪客于半表半里所致。妇女月经来潮，外邪乘虚入于半表半里，邪正相争，正胜则拒邪出于表，邪胜则入里并于阴，故寒热往来；邪犯少阳，经气不舒，故胸胁苦满；郁而化热，胆火上炎，故口苦咽干，心烦目眩；胆热犯胃，胃气不和，故默默不欲饮食而欲呕；邪若与血互相搏结于胞宫，血热瘀滞，疏泄失常，故经水不当断而断。舌苔薄白，脉弦，皆邪在少阳之征。治宜和解少阳。

方中柴胡苦辛，微寒，归肝胆经，透泄少阳半表之邪，并疏泄气机之瘀滞，为君。臣以黄芩，其药苦寒，善清肝胆气分之热，可使半里之邪内彻。君臣相配，一疏少阳半表之邪，一清少阳半里之热，从而达到和解少阳之目的，使少阳枢机得以和畅，肝胆郁热得以疏散。半夏、生姜和胃降逆，专为胃气不和而设；人参、大枣补脾益气，扶正以助祛邪。四药为佐。炙草益气和中，调和诸药，为使。夏、参、姜、枣、草五味共用，调和脾胃，扶助正气，既可防邪之内传太阴，又助柴、芩和解少阳邪气。全方邪正兼顾，药性平和，于经期邪入少阳者正宜。

第十五节　经行发热辨证用方

每逢经期或经行前后，出现以发热为主症者，称为"经行发热"。若经行偶有一次发热者，不属此病。西医学经前期综合征见有发热者可参考本病辨证治疗。

本病属内伤发热范畴，主要责之于气血营卫失调。治疗以调气血、和营卫为主，或养阴清热；或益气养血，甘温除热；或活血理气，化瘀除热，但总宜扶正祛邪。故本类方剂常以滋阴清热、补肾柔肝、健脾养血、理气活血、凉血化瘀等药物为主成方。临证注意：清热不可过于寒凉，祛瘀不可攻破，不可过用发散，以免克伐正气。代表方剂如：蒿芩地丹四物汤、补中益气汤等。

一、肝肾阴虚证

◆ 蒿芩地丹四物汤 ◆

蒿芩地丹四物汤，地骨丹皮同煎尝；

生地川芎当归芍，滋阴清热有专长。

【组成用法】青蒿12g，黄芩9g，地骨皮6g，牡丹皮9g，生地黄12g，川芎9g，当归9g，白芍9g。水煎服。

【功效主治】益阴清热，凉血调经。经行发热证属阴虚血热者。症见经期、经后午后潮热，两颧潮红，五心烦热，口干咽燥，心烦少寐，月经量少或多，色红质稠，舌红苔少，脉细数。

【运用技巧】

1. 辨证导航　经行经后午后潮热，五心烦热，口干咽燥，舌红少苔，脉细数。

2. 加减秘钥　阴虚较甚者，可加玄参、龟板、枸杞子以滋养阴精；体倦乏力者，可加西洋参、麦冬、五味子以益气养阴。

3. 适用病症　中医经行发热、月经过少、月经过多等；西医经前期综合征、功能失调性子宫出血等，辨证属阴虚血虚者。

4. 临床禁忌　经行发热证属气虚者禁用。

【编者按语】本方源自中医临床家徐志华，治证系由阴虚血热所致。素体肝肾不足，经行或经后阴血不足，阴虚益显，阴虚火旺，故出现午后潮热，五心烦热；虚火炎于上，故口干咽燥；扰动心火，则两颧潮红，心烦少寐；阴血不足，血海空虚，故月经量少；血热迫血，则月经量多色红质稠。舌红苔少，脉细数，均为阴虚血热的外在表现。治宜补益肝肾，凉血清热。

方中青蒿苦寒清热，辛香透散，长于清透肝胆和血分之热，使阴分伏热外透而出；地骨皮甘寒清润，能清阴中之虚热。两者相伍，清透结合，相须为用，为君。黄芩苦寒，清热泻火；牡丹皮辛寒，清热凉血。二者共助青蒿、地骨皮之除热。生地黄、白芍、当归、川芎四药合用，寓四物汤之意，养血益阴，滋养肝肾。易熟地黄为生地黄，取生地黄甘寒多汁，养阴而长于凉血。全方标本兼顾，益阴、清热相得益彰。

类方

地骨皮汤（《医宗金鉴》）组成：当归10g，生地黄10g，白芍6g，川芎4g，牡丹皮10g，地骨皮10g。用法：水煎服。功效：养阴清热，凉血调经。主治：阴虚经行发热。

二、血气虚弱证

◆ 补中益气汤 ◆

【组成用法】参见"月经先期·气虚证"。

【功效主治】补中益气，甘温除热。经行发热属气虚者。症见经行经后发热、其热不甚，劳倦加重，恶风自汗，倦怠乏力，神疲懒言，月经先期量多，色淡质稀，渴喜热饮，舌淡苔薄，脉虚弱。

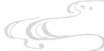

【运用技巧】

1. 辨证导航　经行经后发热，自汗少气，神疲懒言，舌淡，脉虚弱。

2. 加减秘钥　时冷时热，汗出恶风者，加桂枝、芍药以调和营卫；月经量多者，加乌贼骨、茜草炭以收涩止血。

3. 适用病症　参见"月经先期·气虚证"。

4. 临床禁忌　经行发热属阴虚血亏者不宜使用。

【编者按语】本方治证属气虚发热所致。素体气虚，或经量过多，气随血脱，经期经后，气血愈显不足，气虚清阳陷于下焦，郁遏不达则发热，因非实火，故其热不甚，遇劳加重，渴喜热饮；气虚肌表不固，故恶风自汗；气不摄血，则月经先期量多，色淡质稀。倦怠乏力，神疲懒言，舌淡，脉虚弱，均为气虚之征。治宜补中益气，升阳举陷。

方中黄芪甘温，入脾肺，长于益气补中、升阳固表，用之既能补脾益气、升举清阳，又能益气养肺、固表实卫，为君药。人参、白术健脾益气；炙甘草甘温调中，同助君药补中益气，为臣。当归养血调经，养血即所以益气；陈皮理气和胃，使诸药补而不滞，共为佐药。升麻引阳明清气上行、柴胡引少阳清气上行，协君臣以举下陷之清阳，为使药。总之，诸药配伍，补气升阳，旨在使脾气充盛而清阳复位，以获所谓"甘温除热"之效。

◆ 当归补血汤 ◆

当归补血东垣笺，黄芪一两归二钱；

血虚发热口烦渴，脉大而虚宜此煎。

【组成用法】黄芪 30g，当归 6g。水煎服。

【功效主治】补气生血，甘温除热。经行发热证属血虚气弱者。症见经行经后肌热面赤，烦渴欲饮，头痛倦怠，神疲乏力，月经先期量多，色淡质稀，舌淡苔薄，脉洪大而虚，重按无力。

【运用技巧】

1. 辨证导航　经行经后肌热面赤，烦渴欲饮，舌淡，脉大而虚、重按无力。

2. 加减秘钥　阳浮较甚，肌热脉数者，加白薇、银柴胡、桑叶等以增清虚热之功；月经先期量多者，加仙鹤草、血余炭等以加强止血之力；血虚津亏，口干舌燥者，加人参、麦冬、生地黄以益气生津止渴。

3. 适用病症　中医经行发热、经行身痛、月经先期、月经过多等；西医经前期综合征、功能失调性子宫出血等，辨证属血虚气弱者。

4. 临床禁忌　证属实热者禁用。

【编者按语】本方源自《内外伤辨惑论·卷中》，异名有黄芪当归汤（《兰室秘藏·卷上》）、补血汤（《脉因症治·卷上》）、芪归汤（《周慎斋遗书·卷五》）、黄芪补血汤（《产科心法·下集》）。本方治证系由血虚气弱，阳气浮越所致。血为气之母，运载阳气以行全身。若劳倦内伤，或平素月经过多，使血虚气弱，至行经前后气血下注冲任之际，血气益虚，阴不维阳，故肌热面赤，烦渴欲饮，此种烦渴，常时烦时止，渴喜热饮；血虚气弱不能滋养，故头痛倦怠，神疲乏力；气虚不能摄血，则月经先期量多，色淡质稀。脉洪大而虚，重按无力是血虚气弱，阳气浮越之象。治宜补气生血，使气旺血生，虚热自止。

方中黄芪用量五倍于当归，意义有三。一是：是证以阴血亏虚为本，阳浮发热为标，此时，若不及时固护外浮之阳气，则阳气恐有散亡之虞，故重用黄芪补气固表，即"有形之血不能速生，无形之气所当急固"之意；二是："有形之血生于无形之气"，故用黄芪大补脾肺之气，以资化源，使气旺血生；三是：黄芪益气健脾，使气旺摄血，脾旺统血。当归甘补辛散，入心、肝、脾经，养血和营，得黄芪生血之助，可使阴血渐充，阳气潜涵，况且当归善能调经。两药相伍，阳生阴长，气旺血生，而虚热自退。此亦东垣甘温除热之代表方。

三、瘀热壅阻

◆ 血府逐瘀汤 ◆

【组成用法】参见"闭经·气滞血瘀证"。

【功效主治】活血化瘀。经行发热证属血瘀者。症见经前经期，入暮潮热，内热督闷，经行不畅、血色暗红、有血块，小腹刺痛拒按，烦躁易怒，唇暗或两目暗黑，舌质暗红或舌边尖有瘀斑、瘀点，脉沉涩。

【运用技巧】

1. 辨证导航　经前或经期发热，经行不畅、血色暗红，小腹刺痛，舌质暗红或舌边尖有瘀斑、瘀点，脉涩。

2. 加减秘钥　瘀热较甚者，加重赤芍用量，并加牡丹皮以清热凉血；腹痛甚者，加生蒲黄、五灵脂以化瘀止痛。

3. 适用病症　参见"闭经·气滞血瘀证"。

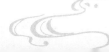

4.临床禁忌　经行发热证属虚者禁用。

【编者按语】本方治证系由瘀血化热而致。经期产后，余血未净，或因经期产后外感内伤，瘀血留滞胞中，瘀久化热。经前经期，血海充盈，瘀滞益甚，瘀热内郁，营卫失调，故入暮潮热，内热瞀闷；瘀停胞宫，气血受阻，故小腹刺痛拒按，经行不畅，血色暗红，有血块；瘀滞日久，肝失条达，故烦躁易怒。至于唇、目、舌、脉所见，皆瘀血内停之征。治宜活血化瘀，使瘀去热退。

方中桃仁、红花活血化瘀。红花质轻升浮，走外达上，长行在经在上之滞血；桃仁质重沉降，入里走下，偏破脏腑瘀血。四物养血活血，既加强桃仁、红花化瘀之功，又可使瘀去阴血不伤，与经期生理特点相符，且其生地黄、赤芍还能祛瘀泄热。桔梗开宣肺气；枳壳宽胸行气。二药一升一降，使气行则血行；柴胡苦辛升散，疏肝解郁，合枳、橘开胸行气，升达清阳；牛膝活血通经，引血下行，亦奏升降气血之功。甘草调和诸药。诸药相伍，使气调血和，其热自除。

四、肝郁化热证

◆ 丹栀逍遥散 ◆

【组成用法】参见"月经先期·肝郁血热证"。

【功效主治】疏肝清热，养血健脾。经行发热证属肝郁化热者。症见经前或经行潮热晡热，心烦易怒，口苦咽干，胸闷胁胀，月经不畅，经来少腹胀痛，神疲食少，或小便涩痛，舌红苔薄黄，脉弦虚数。

【运用技巧】

1.辨证导航　经前或经行发热，烦躁咽干，胸闷胁胀，舌红苔薄黄，脉弦数。

2.加减秘钥　肝郁气滞较甚者，加香附、郁金、陈皮以疏肝解郁；经量少且腹痛者，加五灵脂、蒲黄、益母草以活血止痛。

3.适用病症　参见"月经先期·肝郁血热证"。

4.临床禁忌　经行发热证属肝肾阴虚者禁用。

【编者按语】本方治证系由肝郁日久化热而致。情志所伤，肝气郁结，气郁日久，化火生热。经前或经期气血下注冲任，瘀滞益甚，郁热内蕴，故经前或经行发热，口苦咽干，或小便涩痛；郁热扰心，则心烦易怒；肝郁气滞，冲任不调，故胸闷胁胀，月经不畅，经来少腹胀痛；肝木为病，易于传脾，脾胃虚弱，故神疲食少。舌红、苔薄黄、脉弦数，为肝热的外在表现。治宜疏肝清热，养血健脾。

方中君以柴胡，疏肝解郁，使肝气得以条达。臣以当归、白芍、牡丹皮、栀子，滋养肝血，清泄郁火。当归甘辛苦温，养血和血调经；白芍酸苦微寒，养血敛阴柔肝，二者相须，补肝体而助肝用，并可防柴胡升散耗伤阴血。牡丹皮辛苦性凉，主泄血中伏火，兼能退蒸；栀子苦寒降泄，善清气分郁火，又可除烦。本方用二药，正如《本草崇原》所言："肝喜散，遏之则劲，宜用栀子以清其气，气清火亦清；肝得辛为补，牡丹皮之辛，以其性而醒之，是即为补，肝受补，气展而火亦平。"佐以白术、茯苓、炙甘草健脾补中，一以使营血生化有源，二以收扶土抑木之功。薄荷轻清，辛散解郁，助柴胡疏肝气，解郁热；生姜辛温，开胃醒脾，佐苓、术健运脾土。同为使药。诸药合用，调和肝脾，使肝气畅达，郁热得清。

第十六节　经行身痛辨证用方

每逢行经前后或经期，出现以身体疼痛为主症者，称为"经行身痛"。西医学经前期综合征见有身痛者可参考本病辨证治疗。

本病的发生主要是气血虚弱，营卫失调，筋脉失养，或因宿有寒湿留滞，经行时乘虚而发，以致气血瘀滞，经脉不畅，不通则痛。治疗以调气血，和营卫，通经络为主。实者重在理气和血，虚者以养血调营为主，因于寒湿者，则以温阳散寒除湿为主，故本类方剂多由益气养血、理气活血、散寒除湿等药物为主组方。代表方剂如：当归补血汤、身痛逐瘀汤。

一、气血虚弱证

◆ 当归补血汤 ◆

【组成用法】参见"经行发热·血气虚弱证"。

【功效主治】益气养血，柔筋止痛。经行身痛证属血虚气弱者。症见经行之际肢体疼痛麻木、肢软乏力，月经色淡质稀，面色无华，舌淡苔薄，脉细弱。

【运用技巧】

1. 辨证导航　经行之际肢体疼痛麻木、疲软乏力，面色无华，舌淡，脉细弱。

2. 加减秘钥　临证可加白芍、鸡血藤、丹参、玉竹等养血柔筋；经量少且夹有血块者，可酌加泽兰、益母草以活血化瘀调经。

3. 适用病症　参见"经行发热·血气虚弱证"。

4. 临床禁忌　经行身痛证属实者禁用。

【编者按语】本方治证系由血虚气弱，筋脉失养所致。营血有濡养筋脉四肢百骸的作用，若素体血虚，经行下泻，血虚愈显，则筋脉四肢百骸失养，故肢体疼痛麻木；血虚冲任不足，故月经色淡质稀；血虚气弱，故全身疲软乏力，面色无华，舌淡，脉细弱。治宜益气养血，荣筋止痛。

方中黄芪味甘性温，入肺、脾二经，大补元气，以滋生血之源，取"有形之血生于无形之气"之意。当归甘补辛散，入心、肝、脾经，养血调经、活血止痛。两药相伍，阳生阴长，气旺血生。血足气旺，筋脉得养，则疼痛自止。本方黄芪五倍于当归，旨在大补脾肺元气，以滋生血之源。

◆ 黄芪桂枝五物汤 ◆

黄芪桂枝五物汤，白芍大枣和生姜；

益气养血温通络，经行身痛血虚良。

【组成用法】黄芪12g，芍药12g，桂枝12g，生姜18g，大枣4枚。水煎服。

【功效主治】益气温经，养血通络。经行身痛证属气血虚弱者。症见经行、经后遍身肌肤麻木不仁，或肢节疼痛，或汗出恶风，月经量少、色淡质稀，面色无华，舌淡苔薄，脉微涩而紧。

【运用技巧】

1. 辨证导航　经行、经后肌肤麻木不仁，或肢节疼痛，汗出恶风，面色无华，舌淡苔薄，脉微涩而紧。

2. 加减秘钥　风邪重而麻木甚者，加防风；血行不畅而疼痛者，加桃仁、红花、鸡血藤；肝肾不足而筋骨痿软者，加杜仲、牛膝；经量少且挟有血块者，可酌加泽兰、益母草。

3. 适用病症　中医经行身痛、产后身痛、月经过少等；西医经前期综合征见有身痛、产后因风湿或类风湿引起的关节痛、产后坐骨神经痛、多发性肌炎、产后血栓性静脉炎，辨证属气血虚弱者。

4.临床禁忌　经行身痛属血瘀者禁用。

【编者按语】本方源自《金匮要略·卷上》，异名有黄芪汤（《圣济总录·卷十九》）、黄芪五物汤（《三因极一病证方论·卷三》）、桂枝五物汤（《赤水玄珠·卷十二》）、五物汤（《东医宝鉴·杂病篇·卷二》）。本方原治营卫虚弱之血痹。气能温煦经脉，血可濡养经脉。若素体气血不足，于经行气血下泻之时，其虚益甚，一则筋脉四肢百骸失于温煦濡养，二则风寒之邪乘虚侵入经络，致经脉闭阻，血行不畅，于此，"不荣则痛""不通则痛"，故肌肤麻木，肢体疼痛；气血不足，营卫俱虚，卫阳不固、营阴不守，故汗出恶风；冲任虚乏，无以取汁化赤，故月经量少、色淡质稀。面色无华，舌淡，为气血虚弱之征；脉微涩而紧主气血虚涩。治宜益气温经，养血通络。

方中黄芪味甘性温，入肺、脾二经，补脾益肺，固表实卫，为君。桂枝辛甘而温，既可发散风寒，又能温经通阳。黄芪得桂枝，固表不留邪，桂枝得黄芪，散邪不伤正，且使通脉温阳之力大增；芍药酸苦微寒，养血和血，益阴敛营。伍桂枝一散一收，使营卫调和，为臣。重用生姜，助桂枝散外邪；大枣助芍药和营阴，姜枣合用，又可调和脾胃，共为佐使。全方使气血充足，营卫调和，则风寒得散，气血得行，经脉得养，经脉通利，则疼痛自除。

二、瘀血阻滞证

◆ 趁痛散 ◆

经行身痛趁痛散，芪术归草膝独姜；

佐以薤白与肉桂，益气养血祛阴寒。

【组成用法】牛膝、当归、肉桂、白术、黄芪、独活、生姜各15g，薤白、炙甘草各3g。水煎服。

【功效主治】活血化瘀，温经通阳。经行身痛证属寒凝血瘀者。症见经行时肢体、腰膝、关节疼痛，得热则减，月经后期量少、色黯有血块，舌紫暗有瘀斑或瘀点，苔薄，脉沉紧。

【运用技巧】

1.辨证导航　经行时肢体、关节疼痛，得热则减，舌紫暗有瘀斑或瘀

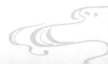

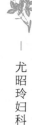

点，脉沉紧。

2. 加减秘钥　若肢体、关节冷痛明显，加川乌以祛寒止痛；伴经行不畅，小腹疼痛者，加益母草、延胡索以活血止痛。

3. 适用病症　中医经行身痛、产后身痛、闭经、月经过少等；西医经前期综合征、继发性闭经等，辨证属寒凝血瘀者。

4. 临床禁忌　证属阴虚火旺者忌。

【编者按语】本方源自《产育保庆集》，异名二妙趁痛散（《万氏家抄方·卷五》）。

本方治证系由寒凝血瘀，经脉运行不畅所致。血得寒则凝，得热则行。经行之际，寒邪乘虚而入，导致血凝气滞，脉道瘀滞，经脉失养，故肢体、腰膝、关节疼痛，得热则减；瘀阻冲任，故月经后期量少，色黯有血块。舌紫暗有瘀斑或瘀点，苔薄，脉沉紧，亦为寒凝血瘀之象。治宜活血化瘀，温经通阳。

方中当归养血活血；肉桂温阳散寒，温通经脉。二药共奏温散寒凝，活血行滞之功，为君药。牛膝活血通经，壮腰强膝；生姜散寒止痛；独活辛散温燥，为祛风寒湿，止痹痛之要。三药助君化瘀散寒止痛，为臣。黄芪、白术、炙甘草健脾益气，配肉桂以振奋阳气，使阳气旺而寒凝散。伍当归能生血，寓气生血长之义；薤白辛苦而温，功在温通可通阳散寒除痹。以上共为佐药。炙甘草调和诸药兼为使。全方重在活血化瘀、温经通阳，兼益气养血，使瘀化寒散络通，而痛自除。适应经行或产后之身痛。

◆ 身痛逐瘀汤 ◆

身痛逐瘀桃归芎，脂芪附羌与地龙；

牛膝红花没药草，通络止痛力量雄。

【组成用法】秦艽 3g，川芎 6g，桃仁 9g，红花 9g，甘草 6g，羌活 3g，没药 6g，当归 9g，五灵脂（炒）6g，香附 3g，牛膝 9g，地龙 6g。水煎服。

【功效主治】逐瘀活血，通络止痛。经行身痛证属血瘀者。症见经行时肢体、腰膝、关节疼痛，痛如针刺，痛处固定，经久不愈，月经后期量少、色黯有血块，舌紫暗有瘀斑或瘀点，苔薄，脉沉紧或涩。

【运用技巧】

1. 辨证导航　经行时肢体、腰膝、关节疼痛如刺，痛有定处，舌紫暗有瘀斑或瘀点，脉沉紧或涩。

2.加减秘钥　若兼有肾虚者，宜加杜仲、续断、熟地黄以补肾壮督；若关节红肿热痛，身体重者，可加苍术、黄柏以清热祛湿。

3.适用病症　中医经行身痛、产后身痛、痛经等；西医经前期综合征见有身痛者、产褥期或月经期坐骨神经痛，或腰肌劳损，或风湿性或类风湿关节炎、子宫内膜异位症等，辨证属血瘀者。

4.临床禁忌　经行身痛证属血虚者禁用。

【编者按语】本方源自《医林改错·卷下》，治证系由瘀血阻滞，经脉运行不畅所致。经行以气血通畅为顺。若经络、关节宿有瘀血，经行气血下注，经络愈加瘀滞，使气血运行不畅，不通则痛，故肢体、腰膝、关节疼痛；瘀血阻滞冲任，新血难生，故见月经后期量少，色黯有血块。痛如针刺，部位固定，舌紫暗有瘀斑或瘀点，脉沉紧涩均为血瘀之征。治宜活血化瘀，通络止痛。

方中当归、川芎、桃仁、红花、五灵脂、没药、牛膝活血祛瘀，通经止痛；香附行气，使气行则血行，既加强活血之效，又有调经之能；秦艽、羌活、地龙通经活络，除痹止痛。甘草调和诸药。全方集活血化瘀、疏肝理气、通络止痛于一方，气行则血行，血行则瘀化，瘀化则络通而痛止。

第十七节　经行口糜辨证用方

每值经前或经行之时，口舌糜烂，如期反复发作，经后渐愈者，称为"经行口糜"。西医学经前期综合征见有口舌糜烂者可参考本病辨证治疗。

本病发病多由心、胃之火内蕴，每值经期冲脉气盛、气火上炎，灼伤口舌而致。其热或为阴虚火旺，或为胃热炽盛。治疗以清热泻火为原则，故本类方剂常由滋阴降火、清热泻火、凉血解毒之品组成，药宜选用甘寒之品，使热除而无伤阴之弊。代表方剂如知柏地黄丸、凉膈散。

一、阴虚火旺证

◆ 知柏地黄丸 ◆

六味地黄益肾肝，薯蓣萸地泽苓丹；
更加知柏成八味，阴虚火旺自可安。

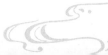

【组成用法】熟地黄 24g，山茱萸肉 12g，山药 12g，泽泻 10g，茯苓 10g，牡丹皮 10g，知母（盐炒）6g，黄柏（盐炒）6g。水煎服。

【功效主治】滋阴降火。经行口糜证属阴虚火旺者。症见经行口舌糜烂，口燥咽干，腰膝酸软，五心烦热，月经量少，色红质稠，尿少色黄，舌红苔少，脉细数。

【运用技巧】

1. 辨证导航　经行口舌糜烂，口燥咽干，五心烦热，舌红苔少，脉细数。

2. 加减秘钥　阴虚血热，月经量多者，合二至丸以凉血止血；腰酸腿软甚者，加怀牛膝、桑寄生以补肾壮骨；大便干结者，加玄参、火麻仁以润肠通便。

3. 适用病症　中医经行口糜、经断复来、妊娠及产后小便淋痛、月经量少、绝经后腰脊疼痛、阴痒、带下等；西医经前期综合征、妊娠或产后合并泌尿系感染、绝经后骨质疏松症、慢性阴道炎、慢性宫颈炎、附件炎、宫颈糜烂、盆腔炎、围绝经期综合征、流产后内分泌功能失调性不孕症、女性免疫性不孕、性功能亢进等，辨证属阴虚火旺者。

4. 临床禁忌　证属脾胃虚寒者禁用。

【编者按语】本方源自《医方考·卷五》，异名有知柏八味丸（《简明医彀·卷四》）、滋阴八味丸（《景岳全书·卷五十一》）、滋阴地黄丸（《医学正印·男科》）、八味丸（《丹台玉案·卷五》）、凉八味丸（《症因脉治·卷二》）、知柏地黄丸（《医宗金鉴·卷二十七》）。

本方治证系由阴虚火旺所致。素体阴血亏虚，或热病后耗津伤阴，经行阴血愈益不足，虚火上炎，灼伤脉络，故口舌糜烂；虚火内蕴冲任、胞宫，故月经量少、色红质稠。余皆阴虚火旺之征。治宜滋阴降火。

本方为六味地黄丸加知母、黄柏组成。六味地黄丸以熟地黄、山药、山茱萸为“三补”之药，肾、肝、脾三阴并补，而以滋补肾阴为主；泽泻、牡丹皮、茯苓为“三泻”之药，能泄肾浊、清肝火、利脾湿，以泄助补，使补而不滞。该方重在培补真阴，寓“壮水之主，以制阳光”之意。本方加知母、黄柏，意在：知母苦寒，质柔性润，能上清肺热，下泄肾火，并能滋阴润燥；黄柏苦寒沉降，长于泻肾家之火，清下焦湿热。知母、黄柏与牡丹皮、泽泻伍用，使清热降火之力倍增。诸药相合，标本兼顾，共奏滋阴降火之功。

◆ 上下相滋汤 ◆

【组成用法】参见"崩漏·虚热证"。

【功效主治】养阴清热。经行口糜证属阴虚内热者。经行口舌糜烂，腰膝酸软，五心烦热少寐，月经量少淋漓不尽或量多，口渴咽干舌燥，尿少便结，舌红少苔，脉细数。

【运用技巧】

1. 辨证导航　经行口舌糜烂，五心烦热，口渴舌燥，大便干结，舌红少苔，脉细数。

2. 加减秘钥　血热甚者，加黄柏、知母、牡丹皮以清热凉血；经量减少有瘀块者，加赤芍、牡丹皮、泽兰、丹参以化瘀凉血；经量偏多者，加茜草根、蒲黄以凉血止血。

3. 适用病症　参见"崩漏·虚热证"。

4. 临床禁忌　证属脾胃虚寒者禁用。

【编者按语】本方治证系由阴虚内热所致。素体阴虚，经期阴血愈虚，内热愈甚，虚火上炎，故见经行口舌糜烂；虚热内扰心神，故见烦热少寐，面色潮红；阴血津液不足，故腰膝酸软，口渴咽干舌燥，月经量少，尿少便结；虚火迫血，则量多，或淋漓不尽、色鲜红。舌红少苔，脉细数，均为阴虚内热的表现。治宜滋阴清热，益气生津。

方中地黄、山茱萸肉、当归补益肝肾；人参、沙参、五味子益气生津；玄参、麦冬、玉竹增液滋水降火。三组药物配伍，滋不足之阴，降上炎之火。牛膝补肝肾，车前子利湿热，二药并可引火下行，且使滋而不腻。方内含增液汤滋水，更有生脉散益气养阴，除烦安神。全方滋肾为主，而佐以润肺之药，上润肺阴，下滋肾水，子母相滋，上下兼润，庶使阴生液长，血生津还，共奏养阴清热之功。

二、胃热熏蒸证

◆ 凉膈散 ◆

凉膈硝黄栀子翘，黄芩甘草薄荷饶；

再加竹叶调蜂蜜，中焦燥湿服之效。

【组成用法】芒硝600g，大黄600g，栀子300g，薄荷300g，黄芩

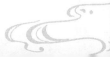

300g，连翘 1250g，甘草 600g。上为粗末，6~12g/次，加竹叶 3g，白蜜少许，水煎服；亦可作汤剂，用量酌减。

【功效主治】 清上泄下。经行口糜属胃热熏蒸者。症见经行口舌生疮、糜烂，面赤唇焦，口臭，胸膈烦热，月经量多，色鲜红，口干喜冷饮，烦躁，尿黄便结，舌红苔黄，脉滑数。

【运用技巧】

1. 辨证导航　经行口舌生疮，糜烂，口臭，口干喜冷饮，尿黄便结，舌红苔黄，脉滑数。

2. 加减秘钥　若烦渴引饮者，加麦冬、石斛、天花粉以生津止渴。

3. 适用病症　中医经行口糜、月经过多等；西医经前期综合征、功能失调性子宫出血等，辨证属实热者。

4. 临床禁忌　虚寒者禁用；经期用量不宜太重。

【编者按语】 本方源自《太平惠民和剂局方·卷六》，异名有连翘饮子（《黄帝素问宣明论方·卷六》）、连翘消毒散（《外科心法·卷七》）。本方治证系由胃热熏蒸所致。口为胃之门户，胃热本盛，经前经期冲脉气盛，挟胃热上逆，灼伤口舌，故口舌生疮，面赤唇焦；胃中浊气上蒸，故口臭；胃热津伤，故口干喜冷饮，烦躁，尿黄便结；热伏胞宫，迫血妄行，故月经量多、色鲜红。舌红苔黄、脉滑数，皆胃热之征。治宜清胃热，泻大便。

该方是在《伤寒论》调胃承气汤的基础上加入栀子、薄荷、黄芩、连翘、竹叶等组成。原治热蕴胸膈之证。方中以连翘、黄芩、栀子、薄荷、竹叶等清上焦心肺之郁热；调胃承气汤缓泻中焦之热结。从全方来看，连翘用量独重，意在清热解毒，以解上焦热毒。其配苦寒之黄芩、山栀子，以降泄热毒之邪；伍轻清宣达之薄荷、竹叶，以宣透上炎之火热，可见立方之旨是在清散上焦之积热；但中焦有燥结，不泻之，则肠胃之热不除，所以用硝、黄、甘草，以泻中焦之积热。其硝、黄虽为峻泻之药，然其用量小，加之甘草、蜂蜜甘缓制约，故其意不在荡涤肠胃有形之邪，而在成就"以泻代清"之功。剂型不用汤剂而取散剂，旨在借其气轻味薄，获清散郁火之效。

类方

黄连解毒汤（《外台秘要》）　组成：黄连 3g，黄芩 6g，黄柏 6g，栀子 9g。用法：共为末，15g/次。水煎服，不拘时温服。功效：清热泻火。主治：经行口糜，口苦咽干者。

第十八节　经行泄泻辨证用方

每值行经前后或经期，大便溏薄，甚或水泻，经后自止，反复不愈者，称为经行泄泻。西医学经前期综合征见有腹泻者可参考本病辨证治疗。

本病发生多责之于脾肾虚弱，治疗健脾、温肾为主，调经为辅。故本类方剂多由益气健脾、温阳补肾、养血调经之品组方。代表方剂如：参苓白术散、健固汤等。

一、脾虚证

◆ 参苓白术散 ◆

参苓白术扁桔梗，莲草山药砂薏仁；

渗湿止泻兼保肺，枣汤调服益脾神。

【组成用法】莲肉、薏苡仁、砂仁、桔梗（炒令深黄色）各500g，白扁豆（姜汁浸，去皮，微炒）750g，茯苓、人参、甘草、白术、山药各1000g。上为细末，6g/次，2~3次/天，枣汤调下；亦可作汤剂，用量酌减。

【功效主治】健脾益气，渗湿止泻。经行泄泻证属脾虚湿盛者。症见经期腹泻肠鸣、饮食不化、四肢乏力、肌肉消瘦、眼睑及四肢轻度水肿，白带量多绵绵，胸脘痞闷，面色萎黄，舌淡苔白腻，脉虚缓。

【运用技巧】

1.辨证导航　经期腹泻肠鸣，面色萎黄，舌淡苔白腻，脉虚缓。

2.加减秘钥　若见经行量多者，加茜草、升麻炭；带下量多绵绵不断者，加乌贼骨、芡实、椿根皮。

3.适用病症　中医经行泄泻、经行水肿、妊娠水肿、带下等；西医经前期综合征、妊娠期高血压病、子宫内膜炎、宫颈炎等，辨证属脾虚者。

4.临床禁忌　证属湿热偏盛、阴虚火旺者忌用。

【编者按语】本方源自《太平惠民和剂局方·卷三·绍兴续添方》，异名有白术调元散（《痘疹全集·卷十三》）、参术饮（《张氏医通·卷十六》）、白术散（《全国中药成药处方集》）。本方治证系由脾虚湿盛所致。素有脾虚，经期脾虚益甚，运化失常，内湿更著，故见腹泻肠鸣、饮食不化；湿浊泛滥肌肤，则眼睑及四肢轻度水肿；湿浊下注胞宫，则白带绵绵；湿阻气滞，则胸脘满闷。余皆脾虚湿盛之象。治宜健脾益气，渗湿止泻。

方用人参、山药、莲子肉益气健脾，收涩止泻，为君。辅以白术、茯苓、薏苡仁、扁豆利水渗湿，健脾止泻，为臣。佐以砂仁和胃醒脾，理气宽胸；炙甘草益气和中；桔梗宣肺利气，通调水道，并能载药上行，借肺之布精而营养全身。为使。诸药合用，补其虚、除其湿、行其滞、调其气，使脾胃气强，清浊各行其道，则诸症自可告愈。全方补中有行，行中有止，温而不燥，药力平和，于经期脾虚湿盛之泄泻正宜。

类方

七味白术散（《小儿药证直诀》）　组成：人参7g，白茯苓15g，白术15g，甘草3g，藿香叶15g，木香6g，葛根10g。用法：水煎服。功效：健脾止泻，和胃生津。主治：脾胃虚弱，津虚内热之泄泻呕吐。

◆ 香砂六君子汤 ◆

香砂六君柯琴方，健脾化痰气机畅；

参苓术草陈皮夏，香砂和胃功效彰。

【组成用法】人参6g，白术12g，茯苓12g，甘草（炙）4g，陈皮5g，半夏6g，木香4g，砂仁5g。上加生姜6g，水煎分服。

【功效主治】健脾益气，化痰行气。经行泄泻证属脾胃虚弱，痰阻气滞者。症见经期肠鸣腹泻，或恶心呕吐，脘腹胀痛，胸闷食少，体倦消瘦，月经量少不畅，面色萎黄，舌质淡，苔白厚腻，脉虚缓。

【运用技巧】

1. 辨证导航　经期腹泻肠鸣，胸闷腹胀，舌淡苔厚腻，脉虚缓。

2. 加减秘钥　水泻者，可重用茯苓，再加车前子以"利小便，实大便"；脾虚甚者，加山药、莲肉以补脾止泻。

3. 适用病症　中医经行泄泻、经行或产后腹痛、恶阻等；西医经前期综合征、月经期消化不良、妊娠剧吐等，辨证属脾虚痰阻气滞者。

4. 临床禁忌　证属阴虚火旺、湿热蕴结甚者忌用。

【编者按语】本方源自《古今名医方论·卷一》引柯韵伯方。素有脾虚痰湿内停，经期气血下注冲任，脾气更虚，运化呆滞，痰湿停聚，气机升降失常，故见肠鸣腹泻，呕恶；痰湿阻滞，气机不畅，故胸闷，脘腹胀痛，饮食减少；痰湿阻滞冲任，则月经量少涩滞、余皆脾虚痰阻之征。治宜益气健脾，行气化痰。

方由六君子汤加木香、砂仁而成。方中参、苓、术、草即四君子汤，能健脾益气助运；加陈皮、半夏即六君子汤，此二药燥湿化痰，行气和胃。两组药物配伍，益气健脾，燥湿化痰。木香辛苦而温，尤善行气调中；砂仁香浓气厚，功长化湿醒脾，行气宽中，既善止呕，又能止泻。两者相配使胃气得醒，湿滞得化，加强燥湿化痰，理气醒脾之功。诸药合用，补行结合，旨在通过健脾益气，和胃化痰而达止泻目的。

二、肾虚证

◆ 健固汤 ◆

健固参术苓苡仁，经行泄泻巴戟温；

每加姜附淫羊藿，五更久泻合四神。

【组成用法】人参 10g，白术 30g，茯苓 9g，薏苡仁 9g，巴戟天 15g。水煎服。

【功效主治】温阳补肾，健脾止泻。经行泄泻证属脾肾阳虚者。症见经行、经后大便溏泻或五更泄泻，月经量少色淡、质清稀，眼睑及四肢轻度水肿，腰膝酸软，神疲乏力，畏寒肢冷，舌淡苔白腻，脉沉迟。

【运用技巧】

1. 辨证导航　经行、经后大便泄泻或五更泄泻，腰膝酸软，畏寒肢冷，舌质淡苔白，脉沉迟。

2. 加减秘钥　若病久泻不止者，加五味子、淫羊藿、附子、干姜，或合四神丸。

3. 适用病症　中医经行泄泻、经行水肿、带下等；西医经前期综合征、慢性盆腔炎等，辨证属脾肾两虚者。

4. 临床禁忌　证属血热阴虚者忌用。

【编者按语】本方源自《辨证录·卷十一》，治证系由脾肾两虚所致。素体肾阳虚衰，经期更虚，不能温养脾土，水湿内停，下走大肠，则泄泻。由于肾阳为一身阳气之根本，肾阳虚弱，故于五更阴阳交替，阴寒极盛之际泄泻；水湿泛溢肌肤，则水肿；脾肾阳虚，无以化水谷精微为血，故月经量少色淡、质清稀；肾阳虚衰，髓海不足，故腰膝酸软，神疲乏力，畏寒肢冷。

舌淡苔白腻，脉沉迟，皆脾肾两虚之征。治宜温阳补肾，健脾止泻。

健固汤者，健与固也。健者，健脾也；固者，固肾也。方中重用白术，白术入脾，健脾燥湿；巴戟入肾，温阳补肾，二药配合，脾肾同治，气阳并补，以达补火暖土，祛湿止泻之功，为君。人参甘温，健脾益气，使白术补气健脾之功更强；茯苓甘淡利水渗湿，助白术祛湿止泻，为臣。薏苡仁甘淡微寒，渗利水湿以止泻，配茯苓有"利小便以实大便"之效，为佐。全方药少功效全面，集健脾、温肾、利湿于一方，对脾肾阳虚，水湿下注之行经前后泄泻、水肿等证较为适宜。

◆ 四神丸 ◆

四神骨脂与吴萸，肉蔻五味四般齐；

大枣生姜同煎合，五更肾泻最相宜。

【组成用法】补骨脂120g，吴茱萸30g，肉豆蔻60g，五味子60g。上为末，另取生姜200g，捣碎，加水适量压榨取汁，与上述粉末泛丸，9g/次，1~2次/天，临睡淡盐汤或温开水送服；亦可作汤剂，加姜、枣水煎，临睡温服，用量酌减。

【功效主治】温补脾肾，涩肠止泻。经行泄泻证属脾肾虚寒者。症见经行、经后大便泄泻或五更泄泻，完谷不化，月经色淡、质清，腰膝酸软，神疲乏力，不思饮食，舌淡苔白，脉沉迟。

【运用技巧】

1. 辨证导航　经行、经后大便泄泻或五更泄泻，不思饮食，舌淡，苔白，脉沉迟。

2. 加减秘钥　合理中丸，可增强温中止泻之力；合四君子汤，可增强补气健脾之功；腰酸肢冷甚者，可加附子、肉桂以加强温阳补肾之功。

3. 适用病症　中医经行泄泻等；西医经前期综合征以泄泻、五更泄为主要表现，辨证属脾肾虚寒者。

4. 临床禁忌　经行泄泻见有阴血虚者禁用。

【编者按语】本方源自《内科摘要·卷下》，异名有久泻丸（《全国中药成药处方集·昆明方》）、故纸四神丸（《全国中药成药处方集·吉林·哈尔滨》）。本方治证系由命门火衰，火不暖土所致。素体肾阳虚弱，经行或经后，其虚益甚，命门之火不能上温脾土，脾阳不升而水谷下趋，故见大便泄泻，五更正是阴气极盛，阳气萌发之际，命门火衰，则于五更时泄泻；脾肾虚寒，胃失腐熟，脾失运化，故不思饮食，完谷不化。余皆脾肾虚寒的表现。治宜温肾暖脾，涩肠止泻。

方中补骨脂辛苦而温，归肾、脾二经，补肾助阳，温脾止泻，善补命门之火以散寒邪，为壮火益土之要药，故为君。肉豆蔻辛温芳香，且具收涩之性，擅长温中涩肠，与补骨脂配合，既可增温肾暖脾之效，又益涩肠止泻之力，为臣。吴茱萸辛热，温脾暖胃以散阴寒；五味子为温涩之品，长于固肾涩肠，合吴茱萸以助君、臣温涩止泻之力。为佐。生姜散寒行水、大枣滋养脾胃，同为佐使药。全方使肾温脾暖，大肠固而运化复，泄泻自止，诸症皆愈。

第十九节　经行水肿辨证用方

每逢月经前后，或正值经期，头面、四肢浮肿者，称为经行浮肿。《叶氏女科证治》称"经来遍身浮肿"，《竹林女科》谓"经来浮肿"。西医学经前期综合征出现水肿者，可参考本病辨证治疗。

本病多因脾肾阳虚，水湿运化不良，或肝郁气滞，水湿宣泄不利而致。辨证重在辨其虚实，若经行面浮肢肿，按之没指，为脾肾阳虚之征；若经行肢体肿胀，按之随手而起，则为气滞血瘀。虚则温肾健脾化湿，化气行水消肿；实则行气活血，利水消肿。临床所见多以虚为主，因此治疗往往以温补取效。代表方剂如肾气丸、苓桂术甘汤等。

一、脾肾阳虚证

◆ 肾气丸 ◆

肾气丸补肾阳虚，地黄山药及山萸；
苓泽丹皮合桂附，水中生火在温煦。

【组成用法】桂枝 30g，附子（炮）30g，干地黄 240g，山茱萸肉 120g，山药 120g，茯苓 90g，牡丹皮 90g，泽泻 90g。上为细末，炼蜜为丸。6~9g/次，2 次 / 天，酒下之；亦可作汤剂水煎服，用量按原方比例酌减。

【功效主治】补肾助阳，化气利水。经行水肿证属肾阳虚者。症见经行面目肢体水肿、下肢尤甚、按之凹陷不起，腰腹冷痛、如坐水中，小便不

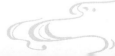

利，大便溏薄，舌淡胖苔薄白，脉沉弱。

【运用技巧】

1. 辨证导航　经行面目肢体水肿、下肢尤甚、按之凹陷不起，腰腹冷痛，舌淡胖苔薄白，脉沉弱。

2. 加减秘钥　肿甚者，加防己、泽泻以利水消肿，或配合苓桂术甘汤以健脾利水。

3. 适用病症　中医经行水肿、转胞、滑胎等；西医经前期综合征、产后或妊娠尿潴留、习惯性流产等，辨证属肾阳虚者。

4. 临床禁忌　凡有咽干口燥，舌红少苔等肾阴不足，虚火上炎症状者，不宜服用。

【编者按语】本方源自《金匮要略·卷下》，异名有八味肾气丸（原书卷下）、地黄丸（《圣惠方·卷九十八》）、八仙丸（《养老奉亲书》）、补肾八味丸（《圣济总录·卷五十一》）、八味地黄丸（《小儿痘疹方论》）、附子八味丸（《秘传证治要诀类方·卷四》）、金匮肾气丸（《赤水玄珠·卷七》）、桂附八味丸（《简明医彀·卷四》）、桂附地黄丸（《简明医彀·卷八》）附桂八味丸（《医方论》）、桂附八味地黄丸（《胎产心法·卷一》）。

本方治证系由肾阳亏虚，水汽泛溢所致。素体肾阳虚衰之人，经期阳气尤其不足。阳虚火衰不能化气行水，水液运化失常，泛溢肌肤，故见小便不利，面目肢体水肿，下肢尤甚，按之凹陷不起；阳虚寒生，故腰腹冷痛、如坐水中；肾阳不足，无以温煦脾阳，使其运化失常，故大便溏薄。舌淡胖、苔薄白，脉沉弱均为阳虚之征。治宜补肾助阳，化气行水。

方中附子大辛大热，温阳补火；桂枝辛甘而温，温通阳气。二者配伍，补肾阳之虚，助气化之复，为君药。肾为水火之脏，内寓元阴元阳，阳气无阴则不化，"善补阳者，必于阴中求阳，则阳得阴助，而生化无穷"（张景岳），故重用干地黄滋阴补肾、山茱萸补肝敛精、山药益脾固肾。三药肾、肝、脾并补，而以补肾为主，为臣药。君臣相伍，补肾填精，温肾助阳，不仅借阴中求阳而加强补阳之功，而且可借补阴药的柔润以制约温阳药的刚燥。方中温阳药量少，而补阴药重，可见其立方之旨，并非峻补元阳，而在微微生火，鼓舞肾气，即取"少火生气"之意。茯苓、泽泻渗湿泄浊，通调水道，合桂枝尤能温化膀胱，以复肾主水之功；牡丹皮苦辛性寒，其气清芬，寒以反制温热之过，辛以舒展方生之气。为佐。诸药相伍，补阴之虚以生气，助阳之弱以化水，从而使肾阳振奋，气化复常，水湿得除。

类方

加味肾气丸（《济生方》） 附子 15g，白茯苓 15g，白术 15g，泽泻、山茱萸、山药、车前子、牡丹皮各 30g，官桂、川牛膝、熟地黄各 15g。炼蜜为丸，9g/ 次，2 次 / 天；亦可水煎服，用量酌减。功效：温肾化气，利水消肿。主治：肾虚水肿，腰重脚肿，小便不利。

◆ 茯苓桂枝白术甘草汤 ◆

苓桂术甘化饮剂，健脾又温膀胱气；

饮邪上逆气冲胸，水饮下行平眩悸。

【组成用法】茯苓 12g，白术 6g，桂枝 9g，炙甘草 6g。水煎服。

【功效主治】温阳健脾，化气利水。经行水肿证属脾阳虚者。症见经前经期，小便不利，面浮肢肿，经行量多色淡质稀，带下量多、色白质稀，倦怠乏力，大便溏薄，舌质淡苔白或腻，脉弦滑或沉紧。

【运用技巧】

1. 辨证导航　经前经期，面浮肢肿，小便不利，舌质淡苔白或腻，脉弦滑或沉紧。

2. 加减秘钥　水肿甚者，加黄芪、泽泻以益气行水；月经量多，加艾叶、炮姜以温阳止血。

3. 适用病症　中医经行水肿、子嗽、子眩等；西医经前期综合征、妊娠高血压病等，辨证属阳虚水饮停聚者。

4. 临床禁忌　水湿化热者禁用。

【编者按语】本方源自《伤寒论》，异名有苓桂术甘汤（《金匮要略·卷中》）、甘草汤（《备急千金要方·卷十八》）、茯苓白术汤（《伤寒总病论·卷三》）、茯苓汤（《圣济总录·卷五十四》）、茯苓散（《普济方·卷四十三》）、茯苓白术桂枝甘草汤（《伤寒全生集·卷四》）、茯苓桂甘白术汤（《古今医统大全·卷十四》）、茯苓桂术甘草汤（《医学入门·卷四》）、苓桂汤（《杏苑生春·卷四》）、苓桂术甘草汤（《景岳全书·卷五十四》）、桂苓甘术汤（《医方集解》）。

本方治证系由脾阳亏虚所致。素体脾阳虚弱，经期气血下注，其虚更剧，土不制水，水湿泛滥肌肤，故见面浮肢肿；脾虚水湿下注胞宫，则带下量多、色白质稀；水湿下注大肠，则大便溏薄；脾失健运，气化不利，故小便不利、倦怠乏力；脾虚不能固摄，则经行量多、色淡质稀。舌质淡、苔白

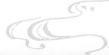

或腻，脉沉弦滑或沉紧，俱为阳虚水湿内停之象。治宜温阳健脾化气利水。

方中君以淡渗之茯苓，利水渗湿健脾，使水湿之邪自小便而去。臣以辛温之桂枝，温阳化气，以补助其破残之阳气。君臣相伍，一利一温，化气行水，通阳除湿。白术气温味甘兼苦，甘以健脾、苦温燥湿，为脾脏补气之要药，与茯苓配合，一补一利，既健脾以杜生湿之源，又利水以祛已成之湿，且淡渗不伤正。是为佐药。甘草甘平，得中和之性，径入脾胃而有调补之功，合茯苓可使利不伤正，配白术能促进健脾，伍桂枝有辛甘化阳之妙。是为佐使。综观全方，四味皆辛甘温平之阳药，是于渗泄中而寓长阳消阴之功用，意在通过温阳健脾，化气利水而达消肿目的。

二、气滞血瘀证

◆ 八物汤 ◆

八物汤中用四物，添入川楝与延胡；

更加木香与槟榔，气滞水肿宜煎服。

【组成用法】当归 10g，川芎 10g，熟地黄 10g，芍药 10g，延胡索 10g，川楝子 10g，炒木香 5g，槟榔 5g。水煎服。

【功效主治】理气活血，养血调经。经行水肿证属气滞血瘀者。症见经前经行肢体肿胀、按之随手而起，经色黯有块，脘闷胁胀腹痛，善太息，舌紫黯苔薄白，脉弦涩。

【运用技巧】

1. 辨证导航　经前经行肢体肿胀、按之随手而起，脘闷胁胀，舌紫黯，脉弦涩。

2. 加减秘钥　肿甚者，加泽兰、防己、泽泻以活血利水。

3. 适用病症　中医经行水肿、痛经等；西医经前期综合征、子宫内膜异位症等，辨证属气滞血瘀者。

4. 临床禁忌　证属阳虚者禁用。

【编者按语】本方源自《素问病机气宜保命集·卷下》，治证系由气滞血瘀，水湿停聚所致。情志内伤，肝气郁结，疏泄无权，气滞血瘀，经前经期气血下注冲任，瘀滞益甚，水湿运化因而失调，故见肢体肿胀、按之随手而起；气滞肝脉，则脘闷胁胀，善太息；瘀阻胞宫，经血运行不畅，故经色黯且有块，腹痛。舌紫黯，脉弦涩，亦为气滞血瘀之征。本证虽以水肿为主症，但其本在气滞血瘀，故治宜行气活血，使气畅血行而水湿得去。

本方乃四物汤合金铃子散加味而成。四物汤以当归、川芎与熟地黄、白芍相伍，既补养肝血，又行血通滞，活血不伤血，对经期血瘀之证较为适宜。金铃子散以疏肝行气之川楝子（金铃子）与长于行气活血之延胡索相配，有疏肝行气活血止痛之效。另加木香、槟榔，亦皆理气之药，况木香兼可温中助运，槟榔还能除湿利水。诸药配伍，于行气导滞，活血化瘀之中寓以养血补肝之功，使行气活血而不伤正，于此，气行血畅，水肿自除。

第二十节　经行风疹块辨证用方

每值临经时或行经期间，周身皮肤突起红疹，或起风团，瘙痒异常，经净渐退者，称为"经行风疹块"，或称"经行隐疹"。

本病多因风邪为患，或因血虚生风，或因风邪于行经之际乘虚而入。治疗以养血祛风为主，虚证宜养血祛风，实证宜疏风清热，慎用辛温香燥之品，以免劫伤阴津。前人言："治风先治血，血行风自灭"，故本类方剂除用祛风、清热、养血药物外，常配伍活血、凉血之品。代表方剂如当归饮子、消风散等。

一、血虚证

◆ 当归饮子 ◆

当归饮子当归芎，白芍生地芪防风；
荆草首乌白蒺藜，养血祛风效力雄。

【组成用法】当归、白芍、川芎、生地黄、白蒺藜（炒，去尖）、防风、荆芥穗各30g，何首乌、黄芪、炙甘草各15g，生姜3g。水煎服。

【功效主治】养血祛风止痒。经行风疹块证属血虚生风者。症见经行风疹频发、瘙痒难忍、入夜尤甚，月经错后、量少色淡，面色无华，肌肤枯燥，舌淡苔薄白，脉虚细。

【运用技巧】

1.辨证导航　经行风疹频发、瘙痒难忍、入夜尤甚，面色无华，肌肤枯燥，舌淡苔薄白，脉虚数。

2. 加减秘钥　临床应用之时，可去川芎之辛燥，配旱莲草以加强滋阴之效；痒甚，加蝉蜕、生龙骨。

3. 适用病症　中医经行风疹块、妊娠身痒等；西医经前期综合征、经期及孕期寻麻疹、经期及妊娠期过敏性皮炎等，辨证属血虚者。

4. 临床禁忌　证属湿热者禁用。

【编者按语】本方源自《济生方·卷六》，治证系由血虚肌肤失养所致。素体血虚，或多产、久病失养，营阴暗耗，经行时阴血外泄，阴血愈亏，血虚生风，风胜则痒，故风疹频发，瘙痒不已。夜属阴，血虚而痒，故特点为入夜痒甚；血虚肌肤失荣，故面色无华，肌肤枯燥；冲任血少，血海无以按时满溢，故月经错后、量少色淡。舌淡，脉虚细，皆血虚之征。治当养血润燥，祛风止痒。

方中荆芥辛散气香，清扬透散，长于祛风止痒，且微温不烈，药性和缓；何首乌养血润燥止痒。二者配伍，共建养血祛风止痒之功，为君药。白蒺藜、防风疏风止痒；当归、白芍、生地黄、川芎养血活血敛阴。同为君药之助，为臣药。黄芪益气固表，巩固藩篱，为佐药。炙甘草调和诸药，为使。全方标本兼顾，其四物汤一治血虚之本，二则活血行血，有"血行风自灭"之意，再则可防诸祛风药辛温苦燥伤及阴血。全方配伍，可达祛邪不伤正之目的。

二、风热证

◆ 消风散 ◆

消风散中有荆防，蝉蜕胡麻苦参苍；

知膏蒡通归地草，经行风疹服之康。

【组成用法】当归10g，生地黄10g，防风12g，蝉蜕6g，知母6g，苦参6g，胡麻仁10g，荆芥10g，苍术10g，牛蒡子10g，石膏15g，木通6g，甘草3g。水煎服。

【功效主治】疏风散热。经行风疹块证属风热或风湿者。症见经行皮肤瘙痒、疹出色红，或遍身云片斑点、遇风遇热尤甚、抓破后渗出津水，月经多先期而至，量多色红，口干喜饮，舌苔白或黄，脉浮数。

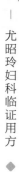

【运用技巧】

1. 辨证导航　经行皮肤瘙痒，疹出色红，脉浮。

2. 加减秘钥　风热甚者，重用石膏，加银花、连翘以疏风清热；湿热偏甚者，加地肤子、车前子以清热利湿；血热盛者，加赤芍、紫草以清热凉血。

3. 适用病症　中医经行风疹块、妊娠身痒等；西医经期及孕期荨麻疹、经期及妊娠期过敏性皮炎、妊娠期肝内胆汁淤积综合征等引起的瘙痒，辨证属风热外袭者。

4. 临床禁忌　经行风疹块证属血虚气弱者禁用。

【编者按语】 本方源自《外科正宗·卷四》，异名凉血消风散（《外科大成·卷四》）本方治证系由风热或风湿侵袭而致。素体阳盛，或过食辛辣之品，血分蕴热。经行时气血变化急骤，阴血相对不足，风热或风湿之邪乘虚而入，浸淫血脉，内不得疏泄、外不得透达，郁于肌肤腠理之间，故皮肤瘙痒，疹出色红；热迫血妄行，则月经先期量多色红；热甚伤津，则口干喜饮。苔黄，脉浮数，为风热之征。治宜疏风为主，辅以清热除湿之法。

痒自风来，止痒必先疏风，故君以荆芥、防风、蝉蜕、牛蒡子。荆芥辛散气香、防风辛温发散，为风中润药，二药合用，祛风透表、开发腠理，使风去而痒止；蝉蜕味咸而入血分，可搜血中之风；牛蒡子辛苦性凉，疏风散热。二药疏风散热。苍术祛风燥湿、苦参清热燥湿、木通渗利湿热，三药是为湿邪而设；石膏、知母清热泻火，是为热邪而用。以上共为臣药。经期阴血相对不足，风热内郁，易伤阴血；湿热浸淫，易瘀阻血脉，故以当归、生地黄、胡麻仁滋阴润燥，养血活血，寓"治风先治血，血行风自灭"之意，为佐药。甘草清解毒，和中调药，为使。全方集祛风、除湿、清热、养血于一方，邪正兼顾，使风邪得散，湿热得清，血脉调和，则痒止疹消。

第二十一节　经行吐衄辨证用方

每逢经行前后，或正值经期，出现周期性吐血或衄血者，称为经行吐衄。因常伴月经量减少，此病又称为"倒经""逆经"。西医学代偿性月经可参考本病辨证治疗。

本病的发生，多由血热而冲气上逆，迫血妄行而致。治疗以清热平冲，

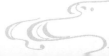

引血下行为主。常由清热泻火、滋阴降火之品组方。临证注意不可过用苦寒克伐之剂，以免耗伤气血。代表方剂如：清肝引经汤、顺经汤等。

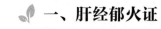

一、肝经郁火证

◆ 清肝引经汤 ◆

清肝引经归芍地，芩栀川楝茜丹皮；

肝经郁火吐衄血，茅根甘草与牛膝。

【组成用法】当归9g，白芍9g，生地黄12g，牡丹皮9g，栀子9g，黄芩9g，川楝子9g，茜草9g，牛膝15g，白茅根15g，甘草6g。水煎服。

【功效主治】清肝泄热，凉血止血。经行吐衄证属肝经郁火者。症见经前、经期吐血、衄血，量较多、色鲜红，月经先期、量少甚或不行，心烦易怒，胸胁乳房胀痛，口苦咽干，尿黄便结，舌红苔黄，脉弦数。

【运用技巧】

1. 辨证导航　经前、经期吐血、衄血，量多色鲜红，心烦易怒，口苦咽干，舌红苔黄，脉弦数。

2. 加减秘钥　经行不畅者，加桃仁、红花、香附；乳房胀痛者，加生麦芽、郁金；头晕目痛者，加石决明、青葙子。

3. 适用病症　中医经行吐衄、月经先期、崩漏等；西医功能失调性子宫出血、代偿性月经等，辨证属肝经郁火者。

4. 临床禁忌　肝肾阴虚者禁用。

【编者按语】本方源自《中医妇科学》（四版教材），治证系由肝经郁火随冲气上逆，犯及络脉所致。素体抑郁，或愤怒伤肝，肝郁化火，木火炽盛。冲脉隶于阳明附于肝，经行冲气偏旺，冲气挟肝火上逆，伤及阳络，故致吐血、衄血，量较多、色鲜红；肝火内扰冲任，故月经先期；肝火灼耗阴血，故月经量少甚或不行；肝火内炽，故烦躁易怒，口苦咽干；肝郁气滞，则胸胁乳房胀痛。余皆为肝郁火炽之象。治宜清肝泄热，凉血止血。

方中栀子苦寒清降，归心、肺、肝、胃经，为气中之血药，善清气分郁火，导热引血下行；牡丹皮味苦而辛，性微寒，入心、肝、肾经，为血中气药，苦寒清泻，辛香性散，入血分而泄血中伏火。《本草崇原》云："盖肝喜散，遏之则劲，宜用栀子以清其气，气清火亦清；肝得辛为补，牡丹皮之辛，从其性而醒之，是即为补，肝受补，气展而火亦平。"二味相须，共清肝经郁火，为君。黄芩苦寒，善入气分，可清降肝泄热，合茜草、白茅根宁血以止吐衄；川楝子性寒偏降，泄热兼有疏肝理气之功，并可防诸药寒凉郁遏之弊。四味同辅君药解郁泻火，凉血止血，为臣。当归、白芍养血柔肝，既补肝火太旺灼伤之阴血，又防苦寒化燥伤阴；生地黄清热凉血，滋阴生津。为佐。牛膝引血下行，甘草调和诸药。为使。全方共奏清肝泄热，凉血止血之效。

类方

清经四物汤（《古今医鉴》）组成：当归 10g，川芎 6g，白芍 9g，生地黄 12g，艾叶 3g，黄芩 10g，黄连 6g，黄柏 6g，知母 6g，阿胶 9g，香附 15g，甘草 6g。用法：水煎服。功效：清热凉血，养血止血。主治：血虚有热之经行吐衄，或月经先期而来。

◆ 四生丸 ◆

杨氏家藏四生丸，吐衄崩漏均可痊；

荷艾柏叶生地等，补阴理气性偏寒。

【组成用法】生荷叶 9g，生艾叶 9g，生柏叶 15g，生地黄 15g。水煎服。

【功效主治】凉血止血。经行吐衄证属血热者。症见经前、经期吐血、衄血，量多、色鲜红，月经先期量多，口燥咽干，舌红或绛，脉弦数。

【运用技巧】

1. 辨证导航　经前、经期吐血、衄血，量多、色鲜红，舌红，脉数。

2. 加减秘钥　出血量多者，加白茅根、仙鹤草、茜草以加强止血之功；气火较甚者，可加大黄、栀子、牛膝以降火引血下行；津伤较重者，加玄参、花粉以生津止渴。

3. 适用病症　中医经行吐衄、崩漏、月经过多、月经先期、产后出血等；西医代偿性月经、功能失调性子宫出血、产后子宫复旧不良等，辨证属血热妄行者。

4. 临床禁忌　虚寒性出血禁用；脾胃虚弱者慎用。

【编者按语】本方源自《杨氏家藏方·卷二十》，治证系由血热所致。素体血分有热，经行冲气偏盛，冲气挟火而逆，迫血上溢，故致吐血、衄血，量较多、色鲜红；火扰冲任，故月经先期量多；火炽于内，故口燥咽干。舌红或绛，脉弦数，皆为血热之象。治宜凉血止血。

方中侧柏叶苦涩微寒，功专凉血清热，收涩止血，为君。生地黄甘苦而寒，清热凉血，养阴生津，为臣。君臣相合，凉血止血之力倍增。生荷叶味苦性平，其气清芳，清热止血而不留瘀；生艾叶辛温不燥，既可增强本方止血之功，又可免血止留瘀之弊。共为佐使。原方四药捣烂为丸，并皆用生者，其意义正如《古今名医方论》引柯琴言："凡草木之性，生者凉，而熟之则温；熟者补，而生者泻。四味皆清寒之品，尽取其生者，而捣烂为丸，所以全其水汽，不经火煮，更远于火令矣……是方也，可暂用以遏妄行之热血，如多用则伤营。盖血得寒则瘀血不散而新血不生也。"

类方

凉血止血汤（《女科证治》） 组成：生地黄 15g，白芍 15g，黄芩 9g，龙胆草 9g，牡丹皮 9g，藕节 30g，白茅根 30g，川牛膝 12g，大黄 2g。用法：水煎服。功效：清肝泄热，凉血止血。主治：经行吐衄证属肝经郁火者。

二、肺肾阴虚证

◆ 顺经汤 ◆

顺经汤出傅青主，当芍熟地沙参与；

更加苓丹黑荆芥，可治阴虚经吐衄。

【组成用法】当归 15g，熟地黄 15g，沙参 9g，白芍（酒炒）6g，茯苓 9g，黑荆芥穗 9g，牡丹皮 15g。水煎服。

【功效主治】滋阴养血，凉血宁络。经行吐衄证属肺肾阴虚者。症见经前、经期吐血、鼻出血，量少色红，月经先期、量少质稠，手足心热，两颧潮红，咽干口渴，舌红或绛，苔少或无苔，脉细数。

【运用技巧】

1. 辨证导航 经前、经期吐血、衄血，量少色红，咽干口渴，舌红或绛苔少，脉细数。

2. 加减秘钥 原方加茜草、牛膝以引血下行；咳嗽痰红者，加天冬、麦冬滋肺清热。

3. 适用病症 中医经行吐衄、崩漏、月经过多等；西医代偿性月经、功能失调性子宫出血等，辨证属阴虚有热者。

4. 临床禁忌 证夹湿浊者禁用。

【编者按语】本方源自《傅青主女科·卷上》，治证系由肺肾阴虚，虚火上炎犯及络脉所致。肺肾阴虚，经行之际，精血愈益匮乏，阴不制阳，虚火挟冲气上逆，犯及阳络，故出现经前经期吐血或鼻出血、量少色红；火扰冲任，且阴血不足，故月经先期量少质稠。余皆阴虚火旺之征。

方中熟地黄滋腻，擅长补肾养肝，静守纯养；牡丹皮辛苦微寒，清热宁络，凉血而兼散瘀。二药合用，共奏滋阴宁络之功，为君。当归味甘而厚，补血调经；白芍性凉而滋，养血敛阴。二者相伍，助熟地黄填精补血，以增滋阴之效，阴充制阳。为臣。沙参润肺养胃、茯苓健脾宁心，合而补土以充化源，为佐。黑荆芥性温色黑，温以拮抗寒凉郁遏，黑能入血胜赤，该药止血不留瘀，为佐使。

本方实由四物汤去辛散温燥之川芎，加滋阴之沙参、凉血之牡丹皮、止血之黑荆芥、健脾利水之茯苓而成，使一首补血和血之方成一首滋阴清热，凉血止血之剂。本方原为经前腹痛吐血而设。傅青主认为妇人经未行而腹痛吐血是"肝气之逆"所致，治"宜顺而不宜逆，顺则气安，逆则气动""气安则血安，气动则血动"。本方通过养血柔肝，滋阴补肾，生津润肺而达到平肝顺气之目的，"肝不逆而肾气自顺，肾气既顺，又何经逆之有哉！"故方名"顺经"。

◆ 加味麦冬汤 ◆

加味麦冬用参芍，桃仁半夏淮山草；

肺肾阴虚吐衄血，加入丹参三枚枣。

【组成用法】麦冬 20g，人参 12g，半夏 9g，山药 12g，杭芍 9g，丹参 9g，甘草 6g，桃仁（带皮、尖，捣）6g，大枣 3 枚。水煎服。

【功效主治】清养肺胃，降逆安冲。经行吐衄证属肺肾阴虚者。症见经前 1~2 天或经期吐血、衄血，量少、色红，月经先期、量少，伴干咳少痰，或呕吐，手足心热，口渴，舌红苔少，脉虚数。

【运用技巧】

1. 辨证导航　经前或经期吐血、衄血，量少，或干咳少痰，或呕吐，咽干口渴，舌红苔少，脉虚数。

2. 加减秘钥　出血多，病程长者，可加牛膝、仙鹤草、茜草等以加强止血之功；口渴，加花粉、石斛以生津止渴。

3. 适用病症　中医经行吐衄、经行咳嗽、月经先期、妊娠呕吐等；西医代偿性月经、功能失调性子宫出血、妊娠剧吐等，辨证属肺胃阴虚者。

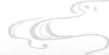

4.临床禁忌　经行吐衄证属虚寒者禁用。

【编者按语】本方源自《医学衷中参西录·上册》，治证系由肺胃阴虚所致。素体肺胃阴虚，虚火上炎，经行后阴虚更甚，虚火内炽，损伤血络，故血上逆而为吐血、衄血；阴血虚，则量少色红；虚火内盛，灼伤胞脉，故月经先期、量少；虚火炼津成痰，则干咳少痰；胃阴不足，胃失和降，故呕吐。余为阴虚有热之象。治宜清养肺胃，降逆安冲。

本方由《金匮要略》麦门冬汤为主方加减而来。麦冬甘、微苦、微寒，归肺、心、胃经，功在益肺胃阴津，清肺胃虚热，为君药。人参补气生津，山药健脾益肺。二者与麦冬同用，益气生津，胃阴充足，自能上归于肺，寓"培土生金"之法，为臣。肺胃阴虚，气火上逆，故以半夏降逆下气，和胃化痰，性虽温燥，但用量较小，且配伍大量麦冬，则无伤阴之弊；芍药补血柔肝，既助养阴，又可防木火刑金；丹参凉血清热，配桃仁又能活血散瘀，既消离经之血所致之瘀，又防血热互结成瘀，以上为佐。甘草调和诸药，兼为使。全方虽无止血之品，但通过滋阴清热，降逆平冲，而达到止血之目的，体现治病求本之法则。

类方

滋阴止衄汤（《女科证治》）　组成：生地黄 20g，沙参 12g，麦冬 9g，知母 9g，旱莲草 15g，女贞子 9g，白茅根 30g，当归 9g，白芍 12g。用法：水煎服。功效：滋阴清热，凉血止血。主治：经行吐衄属肺肾阴虚者。

◆ 十全补阴汤 ◆

十全补阴天麦冬，旱莲白芍与女贞；

再添香附和甘草，藕节丹参白茅根。

【组成用法】天冬、麦冬、女贞、旱莲、白芍各 9g，甘草 6g，茅根、藕节、丹参各 12g，香附 6g。水煎服。

【功效主治】滋阴清热，凉血止血。经行吐衄证属肺肾阴虚者。症见月经周期不定，经期或经后吐血或衄血，血量较多，时有潮热或咳嗽，唇红、口燥，苔黄，脉细数。

【运用技巧】

1.辨证导航　经前 1~2 天或经期吐血、衄血，血量多，或干咳少痰，潮热，舌红，脉细数。

2.加减秘钥　衄血偏多者，加入茅针花、仙鹤草；腰酸头晕者，加入元参、炙龟板；咳嗽较剧者，加入青蛤壳、杏仁、沙参。

3.适用病症 中医经行吐衄、月经先后无定期等；西医代偿性月经、功能失调性子宫出血等，辨证属肺肾阴虚者。

4.临床禁忌 证属虚寒者禁用。

【编者按语】本方源自《中医妇科治疗学》，治证系由肺肾阴虚所致。肺肾阴虚有热，内扰冲任，血海蓄溢失常，故月经周期不定，或前或后；经期虚火挟冲气上炎，灼伤血络，故吐血或衄血；吐衄后阴血更伤，则内热愈甚，故见时有潮热；热灼津伤，故咳嗽，唇红，口燥。苔黄、脉细数为阴虚内热的表现。治宜滋阴清热，凉血止血。

女贞、旱莲为"二至丸"，功能滋补肝肾，凉血止血，在方中为君。天冬性寒，善滋肾阴，泻虚热；麦冬甘寒，偏于益肺胃之阴而生津止渴。两者相须为用，不仅养阴清热，且兼理肺肾，使金水相生，为君药滋补之助。白茅根清热止血，藕节止血化瘀，二者生用，凉血作用较强，并有止血而不留瘀的特点，乃君药凉涩之辅。四味同为臣药。白芍、甘草合为"芍药甘草汤"，甘草甘平，芍药酸寒，二者酸甘化阴，功能敛阴养血生津。丹参与香附，一为血药，一为气药。丹参苦寒降泄，入血分而清血中之热，引血下行；香附能散能降，入气分而解气中之郁，通经行滞。二者与诸滋腻阴柔之品相伍，可防气血瘀滞。四味同为佐使。全方药共十味，功在补阴，故名曰"十全补阴汤"。

◈ 清金引血汤 ◈

清金引血用藕节，侧柏麦冬与桑叶；

旱莲芥穗白茅根，降香泽兰吐衄绝。

【组成用法】藕节 9g，茅根 15g，侧柏 9g，降香、桑叶、麦冬各 6g，旱莲草 9g，荆芥穗 5g，泽兰 15g。水煎服。

【功效主治】清燥润肺，引血下行。经行吐衄证属肺燥血热者。症见经前、经期吐血、衄血，血量多色红，平时干咳，咽喉燥痛，口渴，舌红苔薄少津，脉细数。

【运用技巧】

1.辨证导航 经前或经期吐血、衄血，咽喉燥痛，口渴，舌红苔薄少津，脉细数。

2.加减秘钥 血热较甚者，加生地黄、牡丹皮、水牛角。

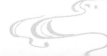

3. 适用病症　中医经行吐衄、妊娠咳嗽等；西医代偿性月经、子宫内膜异位症等，辨证属肺燥血热者。

4. 临床禁忌　证属虚寒者禁用。

【编者按语】本方源自《中医妇科治疗学》，治证系由肺燥血热，冲气逆上所致。素有肺阴不足，故见平时干咳，咽喉燥痛，口渴；经期阴血更显不足，冲气偏旺，气火上逆，灼伤血络，故见经行吐衄、量多色红。舌红、苔薄少津、脉浮数，皆为阴虚有热之象。

方中旱莲草味甘酸而性凉，入肝、肾二经，补肾养阴，凉血止血；白茅根味甘性寒，可清肺胃之热，凉血生津。二味共建养阴清热止血之功，为君。侧柏叶苦涩微寒，凉血止血，以增止血之效；桑叶、麦冬清润肺燥，除燥热以熄虚火。三味为臣。藕节甘涩性平，功专收敛止血，且止血不留瘀；芥穗轻扬平和，炒炭入血胜赤。俱为止衄之良药，为佐。泽兰活血降逆，降香降气平冲，两者配伍，使血随气降，有引血下行之妙用，为使。全方配伍，滋阴润燥与凉血止血、活血降气并用，收标本兼治之功。

三、胃热炽盛证

◆ 三黄四物汤 ◆

三黄四物汤芩连，清胃泻火大黄先；

胃火炽盛经吐衄，归芍芎地共水煎。

【组成用法】当归10g，白芍10g，川芎10g，生地黄10g，黄连3g，黄芩10g，大黄10g。水煎服。

【功效主治】清胃泻火，凉血养血。经行吐衄证属胃火炽盛者。症见经前或经期吐血，量较多，色暗红，夹杂食物，口渴思饮，口臭，大便秘结，舌红，苔黄，脉洪数。

【运用技巧】

1. 辨证导航　经前或经期吐血、量较多、色暗红，口渴便秘，舌红苔黄，脉洪数。

2. 加减秘钥　口渴甚者，加天花粉、玄参以生津止渴；兼小腹疼痛者，为瘀阻胞宫，加三七、蒲黄以活血化瘀止痛。

3. 适用病症　中医经行吐衄、妊娠呕吐等；西医代偿性月经、妊娠剧吐等，辨证属胃火炽盛者。

4. 临床禁忌　脾胃虚弱者忌用。

【编者按语】本方源自《医宗金鉴·卷四十四》，治证系由胃火炽盛，迫血妄行所致。素体胃中伏火，经期阴血下注，冲气挟胃火上冲，灼伤胃络，迫血妄行，故吐血量多；血出胃腑，故其色暗红且夹杂食物；火盛伤津，故口渴思饮，大便秘结；火性上炎，则口臭。舌、脉皆积热内郁之象。治宜清胃泻火，凉血养血。

火势宜折，胃火炽盛，迫血妄行之吐衄，非大苦大寒之药不能建功，故方中以"三黄"清胃泻火，苦寒直折。其中大黄善走，长于泻火通便，有釜底抽薪之用；黄连偏清心胃之火，黄芩清热凉血止血，于中、上二焦火热炽盛正宜。然火盛伤阴，苦寒化燥，故又用四物汤固护阴血。其当归、川芎养血和血，白芍、生地黄敛阴凉血，共奏养血滋阴，凉血止血之效。综观全方，扶正与祛邪兼顾，清热凉血与滋阴养血并举，于此，对妇女月经期出现吐血、衄血较为适宜。

◆ 引下汤 ◆

嵩崖尊生引下汤，川芎归芍二地黄；

大黄炒黑加童便，逆经吐衄是妙方。

【组成用法】当归、白芍、生地黄、熟地黄各6g，川芎3g，炒大黄9g，童便50mL。水煎服。

【功效主治】清热凉血，引火下行。经行吐衄证属肺胃火炽者。症见月经逾期不至，忽患齿出血，鼻出血，或吐血不止，口渴便秘，舌红苔黄，脉数。

【运用技巧】

1. 辨证导航　月经逾期不至，忽患齿衄、鼻出血，或吐血不止，口渴便秘，舌红苔黄，脉数。

2. 加减秘钥　临证可加仙鹤草、侧柏叶、牛膝等以凉血止血；阴虚较重者，加白木耳、天冬、蛤粉、炒阿胶以滋阴养血。

3. 适用病症　中医经行吐衄、月经不调等；西医代偿性月经、功能失调性子宫出血等，辨证属胃火炽盛者。

4. 临床禁忌　证属虚寒者禁用。

【编者按语】本方源自《嵩崖尊生·卷十四》，治证系由肺胃火盛，迫血妄行所致。足阳明胃经上行入齿龈，鼻为肺窍。肺胃素有伏火，冲脉气盛之时，冲气挟火上冲，迫血妄行，故月经逾期不至而出现齿衄、鼻出血，或吐

血不止。治宜清热凉血，引火下行。

方中大黄苦寒沉降，长于降逆下气，能导热引血下行，以达泻火止血之效，炒炭尤长化瘀止血，故用之为君。生地黄甘寒，性偏清润，功专清热凉血，兼可滋阴，与大黄相伍，降火宁血而不留瘀，于气火升腾，挟血上逆之病机丝丝相扣，为臣药。熟地黄补肾填精，白芍养血敛阴，二味合用，旨在滋补阴血，既防热灼阴血，又以水济火；当归补血调经，引血归经；川芎活血行气调经，性虽温燥，稍稍与之，在防补血滞血、寒凉留瘀之中，又无伤阴之弊。为佐。童便引血导热下行，为使。本方由四物汤加大黄、生地黄、童便而成。以大黄、生地黄配童便清热凉血，引血下行为主，辅以补血和血调经，动静相宜，以走为守。于此，既令血归其所，以止吐衄，复癸水；又使柔静之品无腻滞之弊。

第二十二节　经行情志异常辨证用方

每值行经前后，或正值经期，出现烦躁易怒，悲伤啼哭，或情志抑郁，喃喃自语，或彻夜不眠，甚或狂躁不安，经后复如常人者，称为"经行情志异常"。西医学经前期综合征、周期性精神病可参考本病辨证治疗。

其发病多由于情志内伤，肝气郁结，痰火内扰，遇经行气血骤变，扰动心神而致。治疗以养血疏肝，或清热涤痰为法，常用疏肝解郁、养血柔肝、清热化痰、宁心安神之品组方。代表方剂如逍遥散、养心汤等。

一、肝气郁结证

◆ 逍遥散 ◆

【组成用法】参见"月经先后无定期·肝郁证"。

【功效主治】疏肝解郁，养血健脾。经行情志异常证属肝气郁结者。症见经前郁郁不乐、情绪不宁、烦躁易怒，经后逐渐减轻或复如常人，月经量或多或少、先后无定期，胸胁乳房胀痛，不思饮食，舌质正常，苔薄，脉弦细。

【运用技巧】

1. 辨证导航　经前郁郁不乐，烦躁易怒，经后逐渐减轻或复如常人，胸胁乳房胀痛，苔薄，脉弦细。

2. 加减秘钥　若肝郁化火，见心烦易怒，加牡丹皮、栀子。

3. 适用病症　参见"月经先后无定期·肝郁证"。

4. 临床禁忌　证属痰火者慎用。

【编者按语】本方治证系由肝气郁结所致。冲脉隶于阳明附于肝。素性抑郁，肝气郁结，经前冲气旺盛，气郁化火，肝火挟冲气上逆，扰乱神明，故经前郁郁不乐、情绪不宁、烦躁易怒，经后冲气渐平，逆火随血去而减，经后复如常人；肝郁则冲任不调，血海盈亏不定，故月经量或多或少、先后无定期；肝郁气滞，肝脉不畅，故胸胁乳房胀痛；木郁克土，脾不健运，故不思饮食。治宜疏肝解郁，健脾养血。

《内经》云："木郁达之"，故君以柴胡。柴胡味薄气升，疏肝解郁，使清气上行，肝气得以条达。肝"体阴用阳"，故臣以白芍、当归养血和营，以养肝体。君臣相配，补肝体和肝用，使疏肝而不劫肝阴。"见肝之病，当先实脾"，故佐以白术、茯苓、甘草健脾和中，扶土以御肝侮，其中茯苓尚能宁心安神。薄荷辛凉芬芳，以助柴胡疏肝解郁热；煨姜辛温，温胃和中，以助脾运。同为使药。诸药配伍，体现了疏肝解郁，养血健脾之法。盖肝脾调和，气化通畅，则诸恙自安。

二、痰火上扰证

◆ 生铁落饮 ◆

《医学心悟》铁落饮，二冬二茯胆南星；

橘志菖翘钩玄贝，更加朱丹可镇心。

【组成用法】天冬9g，麦冬9g，贝母9g，胆星6g，橘红6g，远志6g，连翘6g，石菖蒲6g，茯苓6g，茯神6g，玄参5g，钩藤5g，丹参5g，辰砂1g。用生铁落煎熬3小时，取其水煎上药，内服。

【功效主治】清热化痰，宁心安神。经行情志异常证属痰火上扰者。症见经行狂躁不安，头痛失眠，平素带下量多、色黄质稠，面红目赤，心胸烦闷，舌红苔黄腻，脉弦滑而数。

【运用技巧】

1. 辨证导航　经行狂躁不安，头痛失眠，舌红，苔黄腻，脉弦滑而数。

2. 加减秘钥　大便秘结者，加生大黄、礞石；痰多者，加天竺黄。

3. 适用病症　中医经行情志异常、产后癫狂等；西医经前期紧张综合征、周期性精神病、产后精神分裂症，辨证属痰火上扰者。

4. 临床禁忌　脾胃虚寒者忌用。

【编者按语】本方源自《医学心悟·卷四》，治证系由痰火上扰所致。素有痰热，或肝郁化火，炼液为痰。经期冲气偏旺，痰火挟冲气逆上，扰乱心神，蒙闭清窍，故经行狂躁不安，头痛失眠，经后气火渐平，症状逐渐消失如常人；痰湿热邪下注冲任、胞宫，故平素带下量多、色黄质稠。余皆痰热内犯上扰之象。治宜清热化痰，宁心安神。

方中生铁落重镇降逆，安神定志，并能泻火坠痰，其力雄峻，为君。胆星味苦性凉，豁痰定惊；贝母化痰散结，兼能清泄胸中郁结之气火；橘红理气燥湿，使气行则痰消。三药配伍，助君药加强其化痰清热之力，为臣。石菖蒲、远志、茯神、丹参、辰砂清热开窍，安神定志；二冬、玄参养阴清热，补热邪灼伤之阴津；连翘、钩藤清热凉肝。以上共为佐药。茯苓利水除烦，导湿热从下而出，为使。诸药相合，共奏清热化痰，宁心安神之功，使热去痰除，而病自除。

三、气血不足证

◆ 养心汤 ◆

养心汤用芪归芎，茯苓茯神柏子仁；

远志人参甘草酸，益气养血兼安神。

【组成用法】人参9g，黄芪15g，茯苓6g，茯神6g，当归3g，川芎6g，柏子仁12g，酸枣仁15g，远志6g，甘草6g。水煎服。

【功效主治】益气养血，安神定志。经行情志异常证属气血亏虚者。症见经前或经期精神恍惚、心神不宁、无故悲伤，心悸失眠，月经量少，色淡，舌淡、苔薄白，脉虚细。

【运用技巧】

1. 辨证导航　经前或经期精神恍惚、心神不宁，舌淡苔薄白，脉虚细。

2. 加减秘钥　心血亏虚甚者，加龙眼肉、阿胶以补血养心；气虚甚者，加白术以健脾益气；头晕重者，可加何首乌、黄精等滋肾填精益髓。

3. 适用病症　中医经行情志异常；西医经前期紧张综合征等，辨证属气血亏虚者。

4. 临床禁忌　属实证者不宜。

【编者按语】本方源自《医级·卷八》，治证系由气血不足，心神失养所致。平素气血不足，经期气血归于冲任，心神失养，故见经前或经期精神恍惚、心神不宁，心悸失眠；血虚则血海不丰，故月经量少、色淡。舌淡、脉细无力，均为心血不足之征。治宜补益气血，养心安神。

方中人参、黄芪补气健脾，茯苓、甘草益气和中，四味相须，协力鼓舞中气，既可实后天之本以资化源，又能振奋心阳令心有所主。川芎活血行气，当归养血活血，二者相合，重在养血和血，与诸益气之药配伍，收气血双补，相得益彰之功。茯神、远志、柏子仁、酸枣仁养心血，宁心神。诸药相伍，以奏益气养血，宁心安神之效。

类方

归脾汤　见"产后抑郁·心脾两虚证"。

第二十三节　绝经前后诸证辨证用方

妇女在绝经期前后，出现烘热汗出，烦躁易怒，潮热面红，失眠健忘，精神倦怠，头晕目眩，耳鸣心悸，腰背酸痛，手足心热，或伴月经紊乱等与绝经有关的症状，称为"绝经前后诸证"，也称"经断前后诸证"。西医学围绝经期综合征、双侧卵巢切除或放射治疗后卵巢功能衰竭出现围绝经期综合征表现者，可参照本病辨证治疗。

这些症状可三三两两、轻重不一地出现，发作时间和次数无规律性，持续时间长短不一，短者数月，长者可迁延数年以至十数年不等。若在绝经前后出现月经紊乱，而不伴其他症状者不作疾病论。本病的发生与绝经前后的生理特点有密切关系。妇女 49 岁前后，肾气由盛转衰，天癸由少渐至衰竭。在此生理转折时期，受内、外环境的影响，如素体阴阳有所偏胜偏衰，素性抑郁，宿有痼疾，或家庭、社会等环境改变，易导致肾阴阳失调而发病。治法以补肾气，调冲任为主，时时照顾气血，故本类方剂常由滋阴补肾、温肾助阳、益气健脾、养血柔肝等药物为主组方。注意清热不宜过于苦寒，祛寒不宜过于温燥，更不可妄用克伐，以犯虚虚之戒。代表方剂如左归丸、二仙汤等。

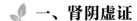 一、肾阴虚证

◆ 左归丸 ◆

【组成用法】参见"月经后期·肾虚证"。

【功效主治】滋肾养阴，育阴潜阳。绝经前后诸证属肾阴亏虚者。症见经断前后，烘热汗出，头晕耳鸣，口燥咽干，腰膝酸软，失眠健忘，或皮肤瘙痒，月经紊乱，舌红苔少，脉细。

【运用技巧】

1.辨证导航　经断前后，烘热汗出，头晕耳鸣，腰膝酸软，失眠健忘，月经紊乱，舌红苔少，脉细数。

2.加减秘钥　皮肤瘙痒者，加牡丹皮、赤芍、白蒺藜、凌霄花；腰痛者，加川续断、杜仲。

3.适用病症　参见"月经后期·肾虚证"。

4.临床禁忌　经断前后诸症证属寒者禁用。

【编者按语】本方治证系由肾虚精亏血少所致。七七前后，肝肾精血渐衰，血海空虚，冲任失常，故月经紊乱；肾虚失养，则腰膝酸软无力，头晕耳鸣或健忘失眠；阴不制阳，虚阳浮越，故烘热汗出，口燥咽干；血虚肤燥生风，故皮肤瘙痒。舌红少苔，脉细，皆阴虚内热之征。治宜滋养肾阴。

熟地黄气浓味厚，滋阴补肾，《本草正义》云："凡精枯血少……大剂频投，其功甚伟。"在方中为君。山茱萸、枸杞子滋肾养肝；龟板、鹿胶峻补精血，四药助地黄以填真阴，益精血，为臣。菟丝子、川牛膝补养肝肾，强筋壮骨，牛膝性降，还能引火下行；山药补益脾胃，以滋生化之源，正所谓补后天以实先天。同为佐使。全方不仅于补肾滋阴中注重填精补髓，而且配以鹿角胶、菟丝子温润养阳，体现出"阳中求阴"，从而共奏滋肾养阴，育阴涵阳之效。

类方

三甲煎（《柳州医话》）　组成：生牡蛎30g，生鳖甲15g，生龟板15g。用法：水煎服。功效：滋阴潜阳，软坚散结。主治：绝经前后诸症属虚阳上

宄，症见阴虚多汗者。

◆ 六味地黄丸 ◆

钱乙六味地黄丸，山药丹泽萸苓掺；

三补三泻配伍妙，功专滋阴益肾肝。

【组成用法】熟地黄 24g，山茱萸肉 12g　山药 12g，牡丹皮 9g，泽泻 9g，茯苓 9g。上为末，炼蜜为丸。6~9g/ 次，空腹温水化下；亦可作汤剂水煎服。

【功效主治】滋补肝肾。绝经前后诸证属阴虚有热者。症见经断前后，烘热汗出，头晕耳鸣，口燥咽干，五心烦热，腰膝酸软，月经紊乱，量少，舌红苔少，脉细数。

【运用技巧】

1. 辨证导航　经断前后，烘热汗出，头晕耳鸣，五心烦热，舌红苔少，脉细数。

2. 加减秘钥　虚火亢盛者，加知母、黄柏以泄热降火；两眼干涩、昏花，视物模糊者，加枸杞子、菊花以养肝明目；若头晕目眩者，加石决明、夏枯草以滋阴潜阳；心悸失眠者，加酸枣仁、百合以养血安神。

3. 适用病症　中医经断前后诸症、月经过少等；西医围绝经期综合征、双侧卵巢切除或放射治疗后双侧卵巢功能衰竭等出现上述症状，辨证属阴虚者。

4. 临床禁忌　经断前后诸症证属阳虚者禁用。

【编者按语】本方源自《小儿药证直诀·卷下》，异名有补肾地黄丸（《幼幼新书·卷六》引《集验方》）、补肝肾地黄丸（《奇效良方·卷六十四》）、六味地黄丸（《正体类要·卷下》）、六味丸（《校注妇人良方·卷二十四》）。

本方治证系由肾阴亏虚，虚热内生所致。经断前后，天癸渐竭，肾阴不足，精血衰少。素体阴虚，或多产房劳者，数脱于血，以致肝肾不足，髓海失养，故头晕耳鸣；腰为肾府，肾之精亏血少，故腰膝酸软；肾阴不足，阴不维阳，虚阳上越，故烘热汗出；水亏不能上制心火，心神不宁，故失眠多梦；肾阴不足，阴虚内热，津液不足，故五心烦热，口燥咽干；肾虚天癸渐竭，冲任失调，血海蓄溢失常，故月经紊乱，量少。舌红苔少，脉细数，亦阴虚内热之象。治宜滋阴补肾。

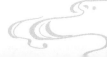

方中熟地黄甘温味厚，滋肾阴，益精髓，重用为君。肝肾同源，故以酸温入肝之山茱萸，养肝滋肾；肾为先天，脾为后天，故以甘平入脾之山药，健脾滋肾，为臣。君臣相配，肝、脾、肾三阴并补，而重在滋补肾阴。泽泻、牡丹皮清泄肾火，泻肾降浊，既可平抑肾阴亏虚所致之虚热，又可令熟地黄滋补无腻滞之虞，山茱萸温涩无助热之弊；茯苓淡渗脾湿，助山药补脾，共为佐药。全方补中有泻，寓泻于补，以泻助补，补而不滞，但以补为主。

◆ 尤氏更年方 ◆

更年石斛酸枣仁，四君三七夜交藤。

玉梅小麦珍珠母，胎菊黄芪北沙参。

【组成用法】党参、黄芪、夜交藤各12g，炒白术、茯苓、酸枣仁、北沙参、浮小麦各10g，珍珠母15g，耳环石斛、胎菊、绿梅花、三七花、玉米须、甘草各5g。水煎服，每日1剂，分2次温服，两餐间服。

【功效主治】健脾滋阴，解郁安神。绝经前后诸证证属肝肾阴虚、肝郁脾虚者。症见绝经前后月经周期紊乱、量或少或多，情绪波动大，烘热汗出，心烦失眠，神疲乏力，记忆力减退，口燥咽干，舌红苔少，脉细数。

【运用技巧】

1. 辨证导航：绝经前后情绪躁动，心烦失眠，烘热汗出，神疲乏力，舌红苔少，脉细数。

2. 加减秘钥：腰膝酸痛者加狗脊、杜仲、续断；手足心热者，加地骨皮、牡丹皮；心烦不寐甚者加莲子心、生栀子。

3. 适用病症：中医学绝经前后诸证；西医绝经综合征、双侧卵巢切除术，或放疗后卵巢功能衰竭等，辨证属肝肾阴虚，肝郁脾虚者。

4. 临床禁忌：阳虚者不宜。

【编者按语】本方为尤教授经验方。绝经前后，天癸渐竭，肾阴不足，水不涵木，肝失柔顺。尤教授遵从金代刘河间："妇人童幼天癸未行之间，皆属少阴；天癸既行，皆从厥阴论之；天癸已竭，乃属太阴经也"之理论，治疗绝经前后诸证时重视后天脾胃，拟健脾滋阴，解郁安神之治法。方中党参、黄芪、炒白术、茯苓、甘草健脾益气，以资生气血津精生化之源；北沙参、耳环石斛滋阴养肾，滋水涵木。二组药物配合，脾肾并补，先后天同健。酸枣仁、夜交藤、珍珠母、茯苓养血宁心安神，以治失眠、心悸、心慌；绿梅花、胎菊、玉米须、三七花疏肝凉肝行血，以解郁除烦热；浮小麦收敛止汗。诸药配合，健脾滋肾，解郁安神，以除绝经前后所出现的热、烦、悸、汗、失眠。

类方

养生安神煲（尤昭玲教授经验方）　组成：酒黄精10g，制何首乌10g，百合10g，枸杞子10g，虫草花5g，龙眼肉10g。用法：依个人口味，任选鹌鹑、乳鸽、乌鸡腿、精排骨、精羊肉其中一种100g；生姜2片，胡椒5粒，与药材一起煲汤，取汁一小碗，食前放入香葱、食盐调味，每7天服食1个，或遵医嘱服用。功效：补肾滋肝，养心安神。主治：绝经前后失眠等证属肝肾阴虚者。

二、肾阳虚证

◆ 右归丸 ◆

【组成用法】参见"崩漏·肾阳虚证"。

【功效主治】温肾助阳，填精养血。绝经前后诸证属肾阳亏虚证者。症见经断前后，头晕耳鸣，面色晦暗，腰痛如折，形寒肢冷，精神萎靡，小便频数，大便稀溏，带下量多、色白、质稀，月经紊乱，舌淡苔白滑，脉沉迟或沉细。

【运用技巧】

1. 辨证导航　经断前后，腰痛如折，神疲畏寒，小便频数，大便稀溏，月经紊乱，舌淡苔白，脉沉迟或沉细。

2. 加减秘钥　夜尿频多者，加益智仁、桑螵蛸、金樱子；水肿明显者，加黄芪、茯苓。

3. 适用病症　参见"崩漏·肾阳虚证"。

4. 临床禁忌　证属阴虚火旺、心肝郁火者忌用。

【编者按语】本方治证系由肾阳亏虚，经脉失于温煦所致。经断前后，肾气渐衰。肾主骨生髓，腰为肾府，肾虚则髓海、外府失养，故头晕耳鸣；阳虚失于温煦，经脉凝滞，故腰痛如折；膀胱气化失常，关门不固，故使小便频数或失禁；气化失常，水湿内停，故大便稀溏；水湿下注冲任，损伤带脉，约固无力，故带下量多；冲任失司，故月经不调、量多或少；命门火衰，阳气不振，故形寒肢冷，精神萎靡；肾主水，其色黑，阳虚肾水上泛，故面色晦暗。舌淡、苔白滑，脉沉迟或沉细，皆阳虚之象。治宜温肾助阳，填精养血。

方中熟地黄滋阴养血，补肾填精；山茱萸补养肝肾，敛摄精气；枸杞子补血养肝，滋肾益精；山药益脾固肾，培补后天；当归养血和血。诸药合用，滋肾阴而填精血，既补精血不足，又取"阴中求阳"之义。附子、肉桂皆辛热温里之药，长于温肾助阳，兼能温经散寒，其附子善入气分而散寒止痛，肉桂善入血分而温通经脉；鹿角胶为血肉有情之品，功专温阳补髓，养血填精；菟丝子助阳益阴，补肾固精；杜仲温补肝肾，强精壮骨。诸药合用，益火助阳，温养精血。全方共奏温肾助阳，填精养血之效。本方由肾气丸去"三泻"，加温肾益精之品组成，其用药纯补无泻，故益精壮阳之力颇著，为填精温阳之峻剂，适宜精气俱亏，命门火衰之证。

三、肾阴阳俱虚

◆ 二仙汤 ◆

二仙汤方人称良，仙茅灵脾温肾阳；

巴戟当归调冲任，知柏能将虚火降。

【组成用法】仙茅 6g，淫羊藿 9g，巴戟天 10g，当归 15g，知母 12g，黄柏 10g。水煎服。

【功效主治】平调阴阳。绝经前后诸证属肾阴阳两虚者。症见腰膝酸软，筋骨冷痛，畏寒恶风，时而潮热汗出，头晕耳鸣，口燥咽干，失眠健忘，舌淡苔薄，脉沉细。

【运用技巧】

1. 辨证导航　腰膝酸软，筋骨冷痛，畏寒恶风，时而潮热汗出，头晕耳鸣，口燥咽干，舌淡，脉沉细。

2. 加减秘钥　若便溏者，去当归加茯苓、炒白术；若腰背冷痛者，加桑寄生、杜仲；失眠者，加龙眼肉、酸枣仁、远志。

3. 适用病症　中医绝经前后诸证；西医围绝经期综合征、双侧卵巢切除术，或放疗后卵巢功能衰竭、绝经后骨质疏松症等，辨证属肾阴阳两虚者。

4. 临床禁忌　证属阴虚者忌用。

【编者按语】本方源自《妇科学》，治证系由阴阳俱虚，经脉失养所致。绝经前后，肾阴阳俱虚。命火衰弱，卫阳不足，经脉失煦，故畏寒恶风；精血匮乏，髓海空虚，故头晕耳鸣，腰膝酸软；阴虚内热，扰动心神，故失眠健忘；热迫津液外泄，故潮热汗出，口燥咽干。舌淡，脉沉细等亦阴阳俱亏之征。治宜调补阴阳。

方中仙茅辛热温散，药力峻猛，能壮肾阳、补命门、驱寒湿、强筋骨，为壮阳驱寒之峻品；淫羊藿味辛甘性温，入肝、肾二经，甘温助阳，辛温性散，既可补肾壮阳，又可祛风除湿；巴戟天甘辛微温，既可补阳益精而强筋骨，又兼辛温能除风湿。三药相须为用，使温肾壮阳，强壮筋骨的作用增强。当归补肝养血；知母、黄柏泻相火而滋肾阴。诸药配伍，阴阳兼顾，使阴阳恢复平衡，而经断前后诸证自能自愈。

第二十四节　经断复来辨证用方

妇女自然绝经 1 年或 1 年以上，又见阴道流血者，称"经断复来"。又称"年老经水复行"。西医学绝经后子宫出血可参照本病辨证治疗。若由生殖道恶性病变引起者，预后不良，应给予足够的重视。

妇女 49 岁前后，肾气虚，天癸竭，太冲脉衰少，地道不通，故经水断绝。当进入老年期后，肾虚逐渐影响他脏，或脾虚肝郁，冲任失固，或湿热下注、湿毒瘀结，损伤冲任，以致经断复来。治疗立足固摄冲任，或补虚、或攻邪或扶正祛邪，故本类方剂常由健脾益气、疏肝解郁、滋阴补肾、清热解毒、渗利湿热等药物组成。代表方剂如安老汤、益阴煎等。

一、脾虚肝郁证

◆ 安老汤 ◆

【组成用法】参见"崩漏·脾虚证"。

【功效主治】健脾调肝，安冲止血。经断复来证属脾虚肝郁，气血亏虚者。症见自然绝经 1 年以上经水复来、量少色淡质稀，神疲体倦，少气懒言，食少腹胀，胁肋胀满，舌淡苔薄白，脉弦无力。

【运用技巧】

1.辨证导航　经断后阴道出血、量少色淡质稀，神疲体倦，胁肋胀满，舌淡，脉弦无力。

2. 加减秘钥　出血量多，加仙鹤草、茜草、黑升麻以升阳止血；烦躁易怒者，加牡丹皮、生白芍以清肝养血。

3. 适用病症　参见"崩漏·脾虚证"。

4. 临床禁忌　证属阴虚火旺、湿热蕴蒸者忌用。

【编者按语】本方治证系由脾虚失于统摄，肝失所藏，冲任不固所致。素体虚弱之人，思虑过度或饮食失调，复伤脾气。脾气不足，统摄失权，冲任不固，故经断后阴道出血；脾虚无力运化，故食少腹胀；脾虚水谷精微不能化赤，以致营血亏虚，故阴道出血量少、色淡质稀；气虚阳气不布，则神疲体倦，少气懒言；土虚木乘，肝气失于条达，故胁肋胀满。舌淡，脉弦无力，均为脾虚肝郁之象。治宜健脾疏肝，安冲止血。

方中人参、白术、黄芪、甘草健脾益气摄血；熟地黄、山茱萸肉、当归、阿胶滋阴补血固冲。二组合用，气血双补，气足则能生血、摄血，血足又可助气、化气，相辅相成。制香附、荆芥穗疏肝理气，既令肝气条达，抑木扶土；又可防诸补益之品甘缓滞碍，滋腻伤中。其荆芥穗炒黑，合木耳炭还能固涩止血。诸药配伍，使气血旺，肝气舒，冲任固，则出血可止，诸症自已。

二、肾阴虚证

◆ 知柏地黄丸 ◆

【组成用法】参见"经行口糜·阴虚证"。

【功效主治】滋阴清热，安冲止血。经断复来证属阴虚火旺者。症见经断后阴道出血。量少、色鲜红、质黏稠、头晕耳鸣，口燥咽干，五心烦热，两颧潮红，腰膝酸软，舌红或绛少苔，脉细数。

【运用技巧】

1. 辨证导航　经断后阴道出血、色鲜红、质黏稠，口燥咽干，腰膝酸软，舌绛少苔，脉细数。

2. 加减秘钥　若心烦急躁者，加郁金、栀子以疏肝清热；盗汗者，加五味子、煅龙骨以补肾止汗。

3. 适用病症　参见"经行口糜·阴虚证"。

4. 临床禁忌　证属阳虚者禁用。

【编者按语】本方治证系由肾阴虚，虚热扰动血海，迫血妄行所致。阴精亏虚，虚热内扰血室，故经断后阴道出血、量少、色鲜红、质黏稠；肾虚腰失所养，故腰膝酸软；髓海空虚，清窍失养，故头晕耳鸣；肾阴不足，津不上承，故口燥咽干；阴不制阳，阳亢于上，故两颧潮红，五心烦热。舌红或绛、少苔，脉细数，皆为阴虚有热之征。治宜滋阴清热，阴充热除出血自止。

鉴于虚热内扰血室为经断后阴道出血的主要原因，故以知母、黄柏、牡丹皮清肾中之虚火。其中知母苦寒，质柔性润，能上清肺热，下泄肾火，并能滋阴润燥；黄柏苦寒沉降，长于泻肾家之火，清下焦湿热；牡丹皮辛苦凉，善清肝肾之火，且可散瘀，防热灼血成瘀；茯苓、泽泻引亢阳而趋于下，可使热邪自小便而去。五药配合，通过内清下利，使火热得去，血室得安。火热之源在于真阴不足，故方中以熟地黄、山茱萸、山药并补肝、脾、肾，而以滋阴补肾为主，三药"壮水之主，以制阳光"。全方配伍，滋阴可降火，降火才能保阴，使清热降火之力倍增，而滋阴之功亦显。

◆ 益阴煎 ◆

医宗金鉴益阴煎，生地知母柏砂添；

加入炙草生龟板，阴虚血崩服之瘥。

【组成用法】生地黄9g，知母6g，黄柏6g，龟板（酥炙）12g，砂仁3g，炙甘草3g。水煎服。

【功效主治】滋阴清热，固冲止血。经断复来证属阴虚血热者。症见经断后阴道出血、量多、色深红、质黏稠或有块，带下量多、色黄、有异味，口苦口干，大便干结，小便短赤，舌红苔黄，脉滑数。

【运用技巧】

1.辨证导航 经断后阴道出血、量多、色深红、质黏稠或有块，或带下量多、色黄、有异味，口苦口干，小便短赤，大便干结，舌红苔黄，脉滑数。

2.加减秘钥 带下量多者，加车前子、土茯苓、生薏苡仁以清热利湿；出血量多，气味腐臭者，加白花蛇舌草、半枝莲以清热解毒。

3.适用病症 中医经断复来、月经量多、带下等；西医绝经后子宫出血、子宫肌瘤、子宫内膜炎等，辨证属阴虚血热者。

4.临床禁忌 证属虚寒者禁用。

【编者按语】本方源自《医宗金鉴·卷四十四》，治证系由阴虚血热，迫血妄行所致。素体阴血不足，虚热内生，热伤冲任，迫血妄行，故经水复来；血被热灼，故血色深红、质稠；热灼伤津，故口苦咽干，小便短赤，大便秘结；热毒灼伤胞脉。故带下色黄、有臭味。舌红、苔黄，脉弦涩，也为血热之征。治宜滋阴清热凉血。

方中生地黄甘苦而寒，主入心肝血分而能清热滋阴，凉血止血，为君药。知母苦寒，上清肺金而泻火，下泄肾火而滋阴；黄柏沉降，主降阴火而救肾水，以泻为补。两药伍用，使清热降火之力倍增，且无伤阴之弊，为臣药。龟板甘咸而寒，气味厚浊，入肝、肾二经，功长滋阴潜阳，固冲止血；砂仁醒脾养胃，行气宽中，可防诸苦寒滋腻之品滞碍伐中。二者同为佐药。甘草调和诸药，为使药。全方清热泻火，使血无热迫，冲任自固，血无妄行之弊矣。

三、湿热下注证

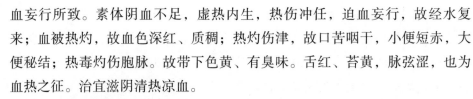

◆ 易黄汤 ◆

【组成用法】参见"带下·湿热内蕴证"。

【功效主治】清热祛湿，固涩止血。经断复来证属湿热下注者。症见自然绝经 1 年以上经水复来，量多，色鲜红或紫红，质黏稠，平时带下量多，色黄如浓茶汁，其气腥秽，舌红苔黄腻，脉弦数。

【运用技巧】

1. 辨证导航　经断后阴道出血、量多、色鲜红或紫红、质黏稠，平时带下量多、色黄臭秽，舌红苔黄腻，脉弦数。

2. 加减秘钥　湿盛者，加土茯苓、薏苡仁以祛湿；热重者，加苦参、蒲公英、败酱草以清热解毒；出血不止者，加乌贼骨、地榆、侧柏叶以凉血止血；带下难止者，加鸡冠花、墓头回以止带。

3. 适用病症　中医经断复来、带下过多等；西医绝经后子宫出血、宫颈炎、阴道炎等，辨证属湿热下注兼肾虚者。

4. 临床禁忌　证属阳虚者不宜使用。

【编者按语】本方治证系由湿热下注伤及冲任所致。肾虚有热，损及冲任，气不化津，津液反化为湿，湿热下注伤络，故经断后阴道出血、量多、色鲜红或紫红、质黏稠；湿热结于任带，故平素带下量多、色黄臭秽。舌红、苔黄腻，脉弦数，亦为湿热之征。治宜清热祛湿，固涩止血。

方中山药性平不燥，作用和缓，既可补气，又能养阴，且补气而不滞，养阴而不腻，因其略有涩性，故又可固肾涩精；芡实味甘涩，入脾、肾二经，既能补益脾肾，又能涩精固脱，尤以收敛之功见长。两药合用，取长补短，使健脾益肾，固涩止血、止带之力倍增，炒用则收涩之性更强。故二药重用为君。白果气薄味厚，性涩而收，兼除湿热，为臣。黄柏性寒而降，长于泻肾中之火，清下焦之湿热；车前子清热利湿，使邪有出路。二者相合，同建清利湿热之功。二者与白果相配，一涩一利，祛其当祛，留其当留，此二味为佐。全方清利与补涩并用，标本兼顾，祛邪而不伤正气，固涩而不碍逐邪。

四、湿毒瘀结证

◆ 萆薢渗湿汤 ◆

【组成用法】参见"带下·湿热内蕴证"。

【功效主治】利湿解毒，化瘀散结。经断复来证属湿毒瘀结者。症见经断后阴道出血、量少、淋漓不断、夹有杂色带下、有恶臭味，小腹疼痛，低热起伏，神疲，形体消瘦，舌暗或有瘀斑，苔白腻，脉细弱。

【运用技巧】

1. 辨证导航　经断后阴道出血、淋漓不断、有杂色带下、恶臭，小腹疼痛，低热起伏，形体消瘦，舌暗或有瘀斑，苔白腻，脉细弱。

2. 加减秘钥　若带下恶臭明显者，加败酱草、白花蛇舌草以清热解毒；若下腹包块疼痛拒按者，加三棱、莪术以化瘀消癥，活血定痛。

3. 适用病症　中医经断复来、带下过多等；西医宫颈炎、子宫内膜炎、绝经后恶性肿瘤等，辨证属湿毒瘀结者。

4. 临床禁忌　证属虚寒者禁用。

【编者按语】本方治证系由湿毒瘀结，伤及胞宫胞脉所致。湿毒瘀结，伤胞宫胞脉，故经断后阴道出血、量少淋漓不断；湿毒下注，故杂色带下、有恶臭味；湿毒瘀结，阻滞气机，故小腹疼痛；湿在体内，后天失养，故见神疲体瘦伴低热起伏。舌暗或有瘀斑、苔白腻，脉细弱，为湿毒瘀结之征。治宜利湿解毒，化瘀散结。

方中萆薢味苦性平，入下焦肝、肾、膀胱经，性善下行，能利湿而分清化浊；黄柏清利下焦湿热，兼能解毒。二者配合，清利湿毒之力倍增，为君。生薏苡仁健脾利湿，清热解毒；通草、泽泻、滑石、赤茯苓均为清利湿

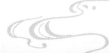

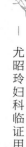

热之要药，此五药共助君药利湿解毒，为臣佐。牡丹皮辛苦性凉，清热凉血，并能活血散结，与湿毒瘀结之证甚为合拍，亦为佐药。全方集擅长渗利湿热毒邪之药于一方，功效显著。

🌿 五、血瘀证

◆ 当归丸 ◆

当归丸附桃虻蛭，朴芍吴萸芎桂枝；

大黄干姜细辛丹，经断复来由瘀滞。

【组成用法】当归、芍药、吴茱萸、大黄、干姜（炮）、附子（炮裂，去皮脐）、细辛、牡丹皮、川芎各15g，虻虫（糯米炒）、水蛭（糯米炒）各70枚，桂枝10g，厚朴、桃仁（汤浸，研）各30g。上为末，炼蜜为丸。6~9g/次，2次/天，空腹温酒送下；或上药用量酌减，水煎服。

【功效主治】活血化瘀，消癥止血。经断复来证属血瘀者。症见经断后阴道出血、量或多或少、淋漓不断、色紫暗有块，小腹疼痛拒按、或胞中有瘀块，舌质紫暗，有瘀斑或瘀点，脉弦涩或涩。

【运用技巧】

1. 辨证导航　经断后阴道出血、色紫暗有块，小腹疼痛拒按、或胞中有瘀块，舌质紫暗，有瘀斑或瘀点，脉弦涩或涩。

2. 加减秘钥　若瘀积化热，症见手足心热，或低热不退，口干渴饮，尿赤便结，舌黯、苔黄而干，脉弦数者，去吴茱萸、干姜、附子、细辛、川芎，加田三七、地榆、贯众；小腹疼痛剧者，应加罂粟壳、延胡索；久病体虚，面色苍白，形体羸瘦，气短气促，饮食减少者，去虻虫、大黄，加黄芪、白术、太子参。

3. 适用病症　中医经断复来、癥瘕等；西医绝经后子宫出血、子宫肌瘤、妇科恶性肿瘤等，辨证属瘀血内结而体实者。

4. 临床禁忌　年老体虚者禁用。

【编者按语】本方源自《圣济总录·卷一五三》，治证系由瘀血阻滞，新血妄行所致。瘀阻冲任，血不循经，旧血不去，新血不得归经，故经断后阴道出血、量或多或少、淋漓不断、色紫暗有块；瘀血蓄于胞中，气滞不通，故小腹疼痛拒按；久则聚结成癥，故胞中有块。舌质紫暗、有瘀斑或瘀点，脉弦涩或涩，皆为瘀滞之征。治宜化瘀消癥。

桃仁味苦性平，质润多脂，能疏肝活血而化瘀；桂枝性温，能温通经脉以利血行。二药相使，活血行瘀。虻虫善飞，偏于行经络，通血脉，性烈力猛而短暂；水蛭生于水中，功擅破血逐瘀，消坚散积，力缓而持久。二者合用，相得益彰，可使药力发挥既迅速又持久。大黄、牡丹皮、当归、芍药、川芎凉血祛瘀，和血养血；吴茱萸、干姜、附子、细辛、厚朴温经通脉，行气散瘀。二组药物相合，气血并调，寒温相制。诸药配伍，共奏活血祛瘀，消癥止血之功。癥结散，冲任通，血循常道，则血能自止。

第二十五节　绝经妇女骨质疏松症辨证用方

绝经妇女骨质疏松症是指绝经后短时期内由于激素水平急剧下降，导致骨吸收亢进，全身骨量减少，骨骼脆性增加，皮质骨变薄，松质骨内骨小梁变稀疏，孔隙增大，从而产生腰背、四肢疼痛，脊柱畸形及骨折的一种代谢性骨病。属原发性骨质疏松，受累者多为绝经后3~4年，可延至70岁妇女。

本病发生的主要原因是肾精亏虚。病位在肾、骨，与肝脾胃有关。治疗多以补肾为主。常用补肾益精、滋阴清热、温阳益气等药物为主组成。代表方剂如：左归丸、二仙汤等。

一、肾精亏虚证

◆ 左归丸 ◆

【组成用法】参见"月经后期·肾阴虚证"。

【功效主治】滋补肝肾，填精益髓。绝经妇女骨质疏松症属肾精亏虚者。症见腰背部疼痛，胫软膝酸，骨节疼痛，疼痛时不能久立、遇劳加重、卧则减轻，头晕耳鸣，健忘，或发枯齿摇，舌质淡红，苔薄白，脉沉细无力。

【运用技巧】

1. 辨证导航　腰背部疼痛，胫软膝酸、遇劳加重、卧则减轻，舌淡红，苔薄白，脉沉细无力。

2. 加减秘钥　阴虚肝旺出现口苦胁痛者，加金铃子、郁金以疏肝清热；

若腰膝酸软，骨节酸痛明显者，加桑寄生、狗脊以补肝益肾。

3.适用病症　参见"月经后期·肾阴虚证"。

4.临床禁忌　脾虚便溏者慎用。

【编者按语】本方治证系由肾精亏虚，筋骨失养所致。先天禀赋不足，或久病伤肾，或房劳多产，耗伤肾精，七七之年肾气愈亏，不能生髓充骨，滋养腰膝，则腰背部疼痛，腰膝酸软；肾精不足，髓海经脉失养，故头晕耳鸣，健忘，或发枯齿摇。舌淡红，脉沉细无力，皆肾虚之征。治宜滋补肝肾，填精益髓。

方中熟地黄滋肾阴，养精血；山药补脾益肾固精；山茱萸肉养肝滋肾涩精；枸杞子补肝益肾明目。四者相合，三阴并补，补阴之中有助阳之力；补气之中具填精之功。鹿角胶甘咸而温，纯阳之物，善温补肝肾，填精益血，而补阴中之阳；龟胶得地之阴气，纯阴之品，偏滋阴潜阳，益肾壮骨，重补阴中之阴。二药同用，阴阳相生，具有强大的滋养强壮作用。菟丝子、川牛膝益肝肾，强腰膝，肝充则筋健，肾充则骨强。诸药相合，滋补肝肾，益精填髓，从而可获强筋壮骨之效。

二、阴虚内热证

◆ 知柏地黄丸 ◆

【组成用法】参见"经行口糜·阴虚火旺证"。

【功效主治】滋阴清热，补肾强筋。绝经妇女骨质疏松症属阴虚内热者。症见腰背部疼痛，或足跟痛，腰膝酸软，或驼背，或骨折，烦躁易怒，五心烦热，心烦少寐，烘热汗出，或眩晕，或潮热盗汗，舌质红或绛，脉细数。

【运用技巧】

1.辨证导航　腰背部疼痛，或足跟痛，腰膝酸软，烘热汗出，舌质红或绛，脉细数。

2.加减秘钥　若汗出较多者，加生龙骨、生牡蛎、五味子、淮小麦以增滋阴潜阳，收敛止汗之功。

3.适用病症　参见"经行口糜·阴虚火旺证"。

4.临床禁忌　证属阳虚者忌用。

【编者按语】本方治证系由阴虚内热所致。阴血不足，肾精不充，髓海失养，故腰背部疼痛，或足跟痛，腰膝酸软，或驼背，或骨折；阴虚阳浮，虚火上炎，故五心烦热，心烦少寐，烘热汗出，或眩晕，或潮热盗汗。舌质红或绛，脉细数，皆阴虚有热之象。治宜滋阴清热。

本方由六味地黄丸加知母、黄柏而成。六味地黄丸中熟地黄、山药、山茱萸肉与泽泻、茯苓、牡丹皮相伍，组成"三补三泻"的基本结构。因其中补药用量重于"泻药"，且功专滋阴补肾，填精益髓的熟地黄用量为山茱萸肉与山药之和，体现出该方重在补益肝肾之阴的作用特点。肝藏血，主筋；肾藏精，主骨，补肝肾则精血复而髓海充盈，筋骨得养。知母、黄柏皆苦寒之药，以清降为功，本方用之，不仅可祛火保阴，折其上炎之虚火、而且藉黄柏善清下焦湿热之长，对阴虚夹湿之足膝肿痛尤宜。

三、阴阳两虚证

◆ 二仙汤 ◆

【组成用法】参见"绝经前后诸证·阴阳俱虚证"。

【功效主治】补肾壮阳，益阴健骨。绝经妇女骨质疏松症属阴阳两虚者。症见时有骨痛肢冷或腰背部疼痛，或足跟痛，腰膝酸软，畏寒喜暖，或烘热汗出，四肢倦怠无力，面色少华，体倦无力，舌质淡，脉沉细。

【运用技巧】

1. 辨证导航　绝经后骨痛肢冷或腰背部疼痛，或足跟痛，时而畏寒，时而烘热汗出，倦怠无力，面色少华，舌质淡，脉沉细。

2. 加减秘钥　若烘热汗出明显，加女贞子、旱莲草；若气化失司，小便不利，加茯苓、车前子。

3. 适用病症　参见"绝经前后诸证·阴阳俱虚证"。

4. 临床禁忌　证属实热者忌用。

【编者按语】本方治证系由阴阳俱虚不能充骨生髓所致。肾阳不足，筋骨经脉失于温煦，故骨痛肢冷，或腰背部疼痛，或足跟痛，畏寒喜暖；精血虚亏，虚火内迫，故烘热汗出；阴阳俱虚，气血不达，故腰膝酸软，倦怠无力，面色少华。舌质淡，脉沉细，俱气血虚少之征。

仙茅辛热性猛，能补肾阳而暖腰膝；淫羊藿甘温性缓，能温肾助阳而强筋骨；巴戟天专入肾经，长于补骨壮阳，除湿散寒。三药相须为用，共建煦督助阳，强筋壮骨之功。当归辛甘而温，既能补血和血，又可活血通络，与诸辛甘温补之药相合，则增温养筋脉，通达气血之力。黄柏、知母泻相火

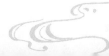

而益阴，使真阴充盛，则虚火自敛。全方并补阴阳，使肾中阴阳平复则诸症悉除。

四、脾肾两虚证

◆ 大补元煎 ◆

【组成用法】参见"月经后期·血虚证"。

【功效主治】补肾健脾。绝经妇女骨质疏松症属脾肾两虚者。症见腰背疼痛，胫酸膝软，痿弱无力，面色无华，体倦乏力，纳少便溏，舌质淡苔白，脉细弱。

【运用技巧】

1. 辨证导航　腰背疼痛，胫酸膝软，体倦乏力，纳少便溏，舌淡，脉细弱。

2. 加减秘钥　阳气虚弱者，加菟丝子、鹿角胶；食少便溏者，加白术、砂仁。

3. 适用病症　参见"月经后期·血虚证"。

4. 临床禁忌　证属实者禁用。

【编者按语】本方治证系由脾肾虚弱，筋骨失于濡养所致。先天禀赋不足，七七天癸将绝，肾精愈益匮乏，阴血不足；后天脾胃气虚，不能化生水谷精微，以养先天，致使髓海失养，经脉失养，故腰背疼痛，胫酸膝软，冷痛无力。脾肾两衰，气血俱虚，故面色不华，体倦乏力；脾虚健运失司，故纳少便溏。舌质淡、苔白，脉细弱，皆脾肾虚弱，气血不足之征。治宜补肾健脾。

人参甘温，大补脾胃之元气而固后天，实后天所以养先天；熟地黄味厚，功专填精补血，精血得补则髓海自盈。二药脾肾并补，为君。山茱萸气温而主补，味酸而主敛，收敛元气，滋阴益血；枸杞子、杜仲同入肝肾，补肾精而强筋骨。三药为臣。山药、甘草味皆甘平，相须合用，补脾益气，同佐人参扶助中土；当归既能补血养血，又能行血和血，合熟地黄则收精血同滋之效，且而无腻滞之弊。此三药为佐。诸药配伍，重在治本，气血并补，脾肾兼顾。

类方

益脾温肾汤（《临床经验方》）组成：人参6g，白术9g，山药15g，巴戟天9g，菟丝12g，当归12g，甘草3g。用法：水煎服。功效：健脾温肾。主治：脾肾两虚型绝经妇女骨质疏松症。

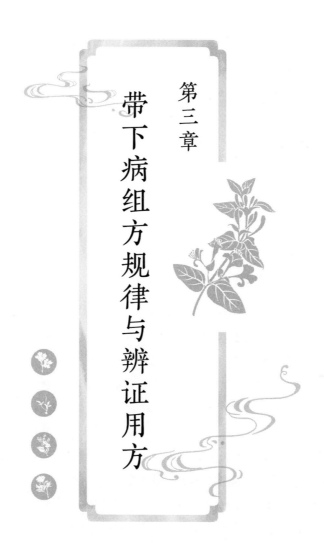

第三章

带下病组方规律与辨证用方

带下量明显增多或减少，色、质、气味发生异常，或伴全身或局部症状者。带下明显增多者称为带下过多；带下明显减少者称为带下过少。前者包括西医学的各类阴道炎、子宫颈炎、盆腔炎、内分泌功能失调、生殖系肿瘤等疾病引起的带下增多；后者包括西医学的卵巢早衰、双侧卵巢切除术后、盆腔放射治疗后、绝经综合征、席汉综合征、长期服用某些药物抑制卵巢功能等引起的阴道分泌物过少。

在某些生理情况下也可出现带下增多或带下减少，如月经期前后、排卵期、妊娠期带下增多而无其他不适者，为生理性带下；绝经前后白带量减少，而无不适者，亦为生理现象，不作病论。

第一节　带下病组方规律

一、带下过多组方规律

带下过多多系湿邪为患，正如傅青主所言"夫带下俱是湿证。"而脾肾功能失常又是发病的内在条件。病位主要在前阴、胞宫；任脉损伤，带脉失约是带下病的核心机制。治疗以除湿为主，一般治脾宜运、宜升、宜燥；治肾宜补、宜固、宜涩；湿热毒邪宜清、宜利、宜化。此外，带下过多伴有阴痒、阴疮者，治疗还需配合局部外治法。

（一）除湿为先

湿邪是导致带下病的主要原因，湿的轻重多少，直接关系到病情的深浅程度。因此，带下病的治疗当以祛湿为先。

综观众多祛湿治带方剂，不难看出：温化和清利是最常用的方法。温化者，苦温芳化、健脾温肾之类也。如完带汤之配白术、苍术、人参、山药；内补丸之配肉苁蓉、菟丝子、鹿茸、潼蒺藜等。因湿为阴邪，其性重浊黏腻，只有通过燥湿化湿并加强脾的健运、肾的温煦，方能使湿去带止。清利者，淡渗清利、解毒杀虫之类也。如止带方之配茯苓、猪苓、泽泻、黄柏、栀子、茵陈、车前子等。因带下病病位在下，且湿邪郁久则化热生虫，唯有因势利导清热利湿、解毒杀虫，才可使湿去热清，虫除带止。此外，如果带下状若豆渣或凝乳者，还宜伍用萆薢、藿香、薏苡仁等利湿化浊之品；而考虑到湿邪最易阻滞气机，气滞则湿难化，又常酌加理气之药，如完带汤之伍陈皮。

（二）健脾为要

脾主运化，喜燥恶湿。脾虚运化失司，水谷之精不能上输以化血，反聚而成湿。湿浊下注，伤及任、带而为带下。《医学心悟·妇人门·带下》曰："大抵此症不外脾虚有湿。脾气壮旺，则饮食之清华生气血而不生带；脾气虚弱则五味之实秀，生带而不生气血"。可见脾虚生湿为带下病发病的核心，健脾祛湿是治疗带下病的重要方法。临证时应注意，在选择健脾益气药时，应多考虑那些既能补脾健脾，又有直接祛湿作用的药物，如白术、茯苓、薏苡仁、扁豆等；或选用兼具健脾升阳及收涩之功者，如黄芪、山药、芡实等。其次，在组方配伍时，于健脾益气之中不仅亦宜酌加升麻、莲肉、山茱萸、荆芥穗等升阳、固涩药物，还应稍佐柴胡、白芍等疏肝、柔肝之品以抑肝扶脾。正如《傅青主女科》所云："治法宜大补脾胃之气，稍佐以疏肝之品，使风木不闭塞于地中，则地气自升腾于天上，脾气健而湿气消，自无白带之患矣"。

（三）补肾治本

肾为水脏，开窍于二阴，与膀胱水府相为表里，是三焦主持水道的动力来源。肾主水，脾主湿，治湿必治水，治水即可达到治湿。又且肾主封藏，肾气不固，任带失约，则精液滑脱亦致带下过多。因此，补肾助阳也是治带的常用方法。若肾阳虚衰，气不化水，水湿下注而致带下量多、质清稀如水者，可在肉桂、附子、巴戟天等温肾壮阳的同时，配伍茯苓、泽泻等利水渗湿；若肾阴不足，相火偏旺，或复感湿邪，而致带下量多、质稠有气味者，可将熟地黄、山茱萸、女贞子、旱莲草等滋肾益阴之品与黄柏、知母、泽泻、牡丹皮等清热利湿药物配伍应用；若肾气亏耗，封藏无权，固摄失司，而致带下量多、绵绵不断者，可选肉苁蓉、菟丝子、覆盆子、桑螵蛸等补肾益精，固涩止带。值得注意的是：肾为水火之脏，寓元阴、元阳，而阴阳互根。故在补肾之时，要考虑到"阴生于阳，阳生于阴"，"孤阴不生，独阳不长"，于温阳药中配补阴药，以阴中求阳；于滋阴药中伍补阳药，以阳中求阴。

（四）清热解毒

妇女若摄生不慎，或阴部手术消毒不严，或经期、产后胞脉空虚，忽视卫生，则热毒乘虚直犯阴器、胞宫。热毒损伤任、带二脉，每致带下黄绿如脓、或赤白相兼、或五色杂下，臭秽难闻。此时，治当清热解毒，常选金银花、蒲公英、野菊花、紫花地丁、败酱草、鱼腥草、土茯苓等配伍成方。若带下恶臭难闻者，可加半枝莲、穿心莲、白花蛇舌草等解毒除秽；带下伴有阴痒者，多为湿热生虫之变，在组方配伍解毒杀虫药物内服的同时，可用大青叶、鱼腥草、九里光、苦参、蛇床子、土茯苓、黄柏、枯矾等煎水外洗。

（五）收涩治标

中医治病强调辨证论治，但对于带下量多难止，且病程长，证属虚者，应根据"急则治标"的原则，予收涩止带之品以对症治疗，如金樱子、芡实、白果、乌贼骨等。否则，带下绵绵，长年累月，使津液暗耗，阴精亏损，不仅可致筋骨失养而有腰酸、乏力之症；而且还可造成经行紊乱，胎孕困难等不良后果。

二、带下过少组方规律

带下过少古代记载甚少，现代临床较为多见。本病的特点为阴道分泌物极少，甚或全无，阴道干涩，影响性生活，严重者外阴、阴道萎缩。带下过少主要病机是阴精不足，不能润泽阴户。其因有二：一是肝肾亏损，阴血精津亏少，不能润泽阴户；二是瘀血阻滞冲任，阴液不能运达阴窍。故其组方重在补益肝肾，佐以养血化瘀之品。其用药不可肆意攻伐，辛燥苦寒之品慎用，否则伤阴耗液，加重病情。

（一）滋阴养液润阴户

肝主藏血，肾主藏精，精血互生。女性倘若素禀肝肾不足，阴津亏损，或大病久病，房劳多产，如卵巢早衰、双侧卵巢切除术后、盆腔放射治疗后、盆腔炎性疾病、反复人工流产术后、产后大出血，或长期使用抑制卵巢功能的药物等病史，以致冲任精血不足，不能润泽阴窍，而致带下过少。治宜补益肝肾，滋阴养液，常选熟地黄、石斛、枸杞子、山茱萸、菟丝子、龟甲等药物组方。若阴虚阳亢，头痛头晕者，可加天麻、钩藤、石决明以平肝息风止痛；心火偏盛，烦躁不安者，加黄连、莲子心、淡竹叶以清泻心火；烘热盗汗者，加地骨皮、牡丹皮、玉米须、浮小麦以退虚热止盗汗；失眠多梦者，加酸枣仁、首乌藤、珍珠母以养血安神；性欲减退者，加淫羊藿、巴戟天、仙茅等补肾助阳；大便干结者，加生地黄、玄参、当归、何首乌以润肠通便。

（二）化瘀引津达阴窍

阴窍之所以濡润，不仅依赖阴津精血的充足与否，也有赖冲任的通畅。

患者若素性抑郁，情志不遂，则气滞血瘀；或经产后感寒，余血内留，新血不生，均可致精亏血枯，瘀血内停，阴津不能润泽阴窍，而致带下过少。故治疗宜活血化瘀，疏通冲任，使阴津运达阴窍而得以濡润。常选用当归、三七花、丹参、鸡血藤、川牛膝等药物组方。若精神抑郁，烦躁易怒者，可加合欢皮、柴胡、佛手以疏肝解郁；小腹或少腹疼痛拒按，胸胁、乳房胀痛者，可加延胡索、川楝子、香附等活血止痛；月经量少或闭经者，可加川牛膝、益母草以活血通经；大便干结者，加当归、桃仁以活血润肠；下腹有包块者，加三棱、莪术以消癥散结。

值得注意的是：带下过少总由阴津不足，失其濡润所致。故行气化瘀不宜太峻，选择既能活血化瘀，又可养血益阴之品，入三七花、人参花、代代花、当归、丹参、鸡血藤等。

第二节　带下过多辨证用方

带下过多临床常辨证分为六型论治，即，脾虚湿盛证、肾虚不固证、阴虚火旺证、湿热内蕴证、气血凝聚证、热毒蕴结证。故本类方剂多由健脾益气、补肾止带、散寒除湿、清热利湿等药物为主组成。代表方如完带汤、易黄汤、止带丸等。

一、脾虚湿盛证

◆ 完带汤 ◆

完带汤中二术陈，车前甘草和人参；

柴芍山药黑芥穗，化湿止带此方神。

【组成用法】白术（土炒）30g，炒山药30g，人参6g，白芍（酒炒）15g，车前子（酒炒）9g，制苍术9g，甘草3g，陈皮2g，荆芥穗2g，柴胡2g。水煎服。

【功效主治】补脾疏肝，化湿止带。白带证属脾虚肝郁，湿浊下注者。症见带下色白、清稀无臭，面色㿠白，肢体倦怠，大便溏薄，舌淡苔白，脉弱或濡弱。

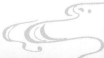

【运用技巧】

1. **辨证导航** 本方适用于脾虚肝郁，湿浊不化之白带证。临床当以带下色白、清稀无臭，舌淡苔白，脉濡缓为应用依据。

2. **加减秘钥** 带下日久，肾气亏虚而见腰膝酸痛者，加菟丝子、杜仲、川续断；肝气郁结甚而见胸胁疼痛者，加香附、青皮、川芎；肝脉寒凝而见少腹疼痛者，可加小茴香、乌药；肾经虚寒而见带下清稀色白者，可加鹿角霜、巴戟天。另外，本方可加煅龙骨、煅牡蛎、海螵蛸、芡实以增强收涩止带之功，标本兼治。

3. **适用病症** 中医带下过多、经行泄泻等；西医慢性阴道炎、慢性宫颈炎、宫颈糜烂、附件炎、盆腔炎等疾病之带下，辨证属脾虚肝郁，湿浊下注者。

4. **临床禁忌** 肝郁化热，或湿热下注之带下证，非本方所宜。

【编者按语】 本方源自《傅青主女科·卷上》，为治疗白带的常用方剂，所主病证系由脾虚肝郁，湿浊下注，带脉失约所致。脾主运化，喜燥恶湿。平素脾虚，或肝郁乘脾，则脾失健运，水湿内停，下注胞宫而致带下色白、清稀无臭。治宜健脾益气，祛湿止带为主，兼以疏肝解郁。

方中白术益气健脾，燥湿止带；山药补脾固肾，收涩止带。二者重用在方中为君。人参补中益气，以助君药健脾之力；苍术燥湿运脾，以增祛湿化浊之功；白芍柔肝理脾，以使肝脾调和；车前利水渗湿，以导湿浊从下而解。以上共为臣药。少佐陈皮、荆芥穗、柴胡，其中陈皮理气燥湿，既可行气以化湿，又能使诸补益之品补而不滞；荆芥穗祛风胜湿，炮黑尚可收敛止带；柴胡疏散升扬，伍白芍疏肝柔肝而使肝气条达，配白术则升发脾胃清阳而止带。使以甘草和中调药。诸药合用，使脾气健运，肝气条达，清阳得升，湿浊得化，则带下自止。

本方配伍特点正如傅青主所言："此方脾、胃、肝三经同治之法，寓补于散之中，寄消于升之内，开提肝木之气，则肝血不燥，何至下克脾土；补益脾土之元，则脾气不湿，何难分消水汽。至于补脾而兼以补胃者，由里以及表也。脾非胃气之强，则脾之弱不能旺，是补胃正所以补脾耳"。

◆ 补脾止带汤 ◆

补脾止带四般奇，白术泽泻女贞集；

再益乌贼水煎服，脾虚白带总能医。

【组成用法】白术 15g，泽泻 10g，女贞子 10g，乌贼骨 10g。水煎服。

【功效主治】健脾利湿，收涩止带。白带证属脾虚湿盛者。症见带下绵绵、质黏、劳累后更甚，每每兼有腰酸，水肿或腹胀，舌淡苔白，脉缓弱。

【运用技巧】

1. 辨证导航　本方适用于脾气虚弱，湿浊不化之白带。临床当以带下绵绵，色白质黏为应用依据。

2. 加减秘钥　若脾虚及肾，腰痛重者，可加续断、杜仲、菟丝子。

3. 适用病症　中医带下过多等；西医慢性阴道炎、慢性宫颈炎、附件炎、宫颈糜烂、盆腔炎等疾病之带下，辨证属脾虚湿浊下注者。

4. 临床禁忌　带下黄黏臭秽属实热者忌用。

【编者按语】本方源自《中医症状鉴别诊断学》，治证系由脾虚不运，湿浊内停所致。脾虚不运，湿邪下注，损伤任带，使任脉不固，带脉失约而致带下绵绵；脾虚不健，精微不化，肾失所养，加之带下日久耗伤阴精，故见带下质黏，腰酸，劳累后益甚。水肿、腹胀均为脾虚湿盛之象。治宜健脾益肾，利湿止带。

方中白术益气健脾，燥湿止带，为君；泽泻利水渗湿，使湿浊从小便而去，为臣。君臣配伍，既杜生湿之源，又去已成之湿。女贞子补而不腻，用之一方面可以"益肝肾，安五脏，强腰膝"，一方面又能防渗利之品利水伤阴；乌贼骨咸温，质涩性燥，功专收敛，长于固精止带。上二味为佐使。全方补、利、涩并用，补涩不留邪，渗利不伤正，药少力专。

类方

1. 甘草干姜茯苓白术汤（《金匮要略》）组成：甘草、白术各 30g，干姜、茯苓各 60g。用法：水煎服。功效：温中健脾，利湿止带。主治：脾肾虚弱，寒湿内盛之白带绵绵不绝。

2. 五苓散（《伤寒论》）组成：猪苓（去皮）、白术、茯苓各 10g，泽泻 15g，桂枝（去皮）7.5g。用法：上为散，6~9g/次，2~3 次/天，米汤调下；或作汤剂水煎服，药后多饮热开水。功效：利水渗湿，温阳化气。主治：脾阳不运，水湿壅盛之白带量多清稀，小便不利。

◆ 参苓白术散 ◆

【组成用法】参见"经行泄泻·脾虚证"。

【功效主治】益气健脾，渗湿止带。白带证属脾胃气虚，湿浊下注者。

症见带下色白量多、清稀无臭，面色萎黄，形体消瘦，四肢乏力，大便溏薄，舌淡、苔白腻，脉虚缓。

【运用技巧】

1. 辨证导航　本方药性平和，温而不燥，临床运用除脾胃气虚症状之外，应以带下色白量多、清稀无臭为应用依据。

2. 加减秘钥　若脾虚湿重者，加车前子、黄芪、苍耳子；若见胃气上逆者，可去升提之桔梗；若胃脘饱胀，不思饮食者，可减山药、莲肉用量，或更加木香；孕妇用本方，应去薏苡仁，湿重增苓、术用量。

3. 适用病症　中医带下过多、经行泄泻、子肿、子嗽等；西医慢性阴道炎、慢性宫颈炎、附件炎、宫颈糜烂、盆腔炎等疾病之带下、经前期综合征等，辨证属脾胃气虚，湿浊下注者。

4. 临床禁忌　湿热偏盛、阴虚火旺者忌用。

【编者按语】本方治证系由脾虚湿停所致。脾胃虚弱，纳运乏力，从而使水谷不化，清浊不分，湿气下注，故带下量多，大便稀溏；脾失健运，气血生化不足，肢体肌肤失于濡养，故面黄消瘦，四肢乏力。舌淡、苔白腻，脉虚缓均为脾虚湿盛之征。治宜健脾益气，渗湿止带。

方中人参、白术、茯苓、山药、莲子肉补气健脾，祛湿止带。其中人参专于补气；白术、茯苓补中有利，长于渗湿止带；山药、莲肉补中有涩，善于收涩止带。白扁豆、薏苡仁助白术、茯苓健脾渗湿。砂仁醒脾和胃，行气化滞；桔梗开宣肺气，通调水道。二者既助祛湿，又使诸补益之品补而不滞。甘草健脾和中，调和诸药，炒用则无甘壅碍湿之虑。综观全方，补中焦之虚，助脾气之运，利停聚之湿，行气机之滞，如此，脾胃健运之职恢复，则带下自除。

类方

滋生丸（《先醒斋医学广笔记》）组成：建莲肉10g，薏苡仁10g，砂仁6g，桔梗10g，甘草6g，扁豆10g，茯苓10g，党参10g，白术12g，山药12g，藿香10g，橘红10g，黄连6g，泽泻10g，芡实10g，山楂12g，麦芽10g，白豆蔻6g。用法：水煎服。功效：调理脾胃，益气安胎。主治：脾胃虚弱，挟有湿热之带下。带下过多，嗜睡便溏，消瘦乏力，苔黄白腻，脉细濡或数。

◆ 加味六君子汤 ◆

加味六君治白带，升柴苍术显能耐；

更加生姜水煎服，脾虚痰阻除之快。

【组成用法】陈皮 6g，半夏 10g，苍术（米泔水浸）6g，人参 6g，白术 12g，白茯苓 15g，炙甘草 6g，升麻、柴胡各 3g，生姜 3 片。水煎服。

【功效主治】健脾化痰，祛湿升阳。白带证属脾气虚弱，湿痰内阻者。症见带下色白，量多质黏，形体肥胖，胃纳欠佳，或头晕头重，痰多呕恶，舌胖苔白腻，脉弦滑。

【运用技巧】

1. 辨证导航　本方适用于白带过多，属脾虚痰湿留滞者。临床当以带下色白、量多质黏，苔白腻，脉弦滑应用依据。

2. 加减秘钥　脾虚偏重者，加黄芪、山药、莲肉以健脾止带；湿盛而见带下绵绵不断，量多黏稠者，加薏苡仁、苦参、石菖蒲以祛湿止带。

3. 适用病症　中医带下过多等；西医慢性阴道炎、慢性宫颈炎、附件炎、宫颈糜烂、盆腔炎等疾病之带下，以及子宫脱垂等，辨证属脾虚气陷，湿痰内滞者。

4. 临床禁忌　湿热偏盛、阴虚火旺者忌用。

【编者按语】本方源自《万氏女科·卷一》，治证系由脾虚不运，湿痰内停而致。素体脾气虚弱，不能运化水湿，湿聚成痰。湿痰下注，阳气不升，故带下量多；湿痰上犯，阻遏清阳，则头晕头重；湿痰内阻，胃失和降，故胃纳不佳，痰多呕恶，形体肥胖。舌胖苔白腻，脉弦滑均为脾虚湿痰留滞之征。治宜补气健脾，祛湿化痰，升阳止带。

方中人参、白术、茯苓健脾益气渗湿；半夏、陈皮、苍术燥湿化痰和胃。二组药物相伍，既杜生湿成痰之源，又去已成之痰湿，标本兼顾。妙在轻用升麻、柴胡，意在升举阳气，伍人参、白术等，可使清阳上升，湿气不致下注成带。甘草、生姜调中和药。全方用药，暗寓"六君""二陈"之意，既有健脾益气升阳之功，又有燥湿化痰和胃之用。脾气健，痰湿除，阳气升，而白带自止。

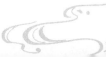

◆ 益气升阳除湿汤 ◆

益气升阳除湿汤，沙苓术草柏陈苍；

再加升麻与柴胡，升阳化滞治带黄。

【组成用法】沙参 15g，白术 9g，炙甘草 3g，陈皮 6g，升麻 2.1g，柴胡 3g，云茯苓 6g，茅苍术 6g，焦柏 3g。水煎服。

【功效主治】益气升阳，清热燥湿。黄带证属脾虚气陷，湿热内蕴者。症见带下色黄、淋漓不止、质稀薄，时有低热，气短神疲，面色㿠白，舌淡苔白，脉虚。

【运用技巧】

1. 辨证导航　本方药性平和，燥而不伤，适应带下属气虚下陷，兼湿热内蕴者。临床以带下色黄，淋漓不止，质稀薄，时有低热，气短乏力，舌淡苔白，脉虚为使用要点。

2. 加减秘钥　若湿热较重者，加重黄柏用量，并加黄芩、栀子；若带下量多难止者，可加白果、乌贼骨。

3. 适用病症　中医带下色黄、阴挺等；西医慢性阴道炎、慢性宫颈炎、附件炎、宫颈糜烂、盆腔炎等疾病之带下、子宫脱垂等，辨证属脾虚气弱，湿热下注者。

4. 临床禁忌　湿热偏盛，阴虚火旺者忌用。

【编者按语】本方源自《中医妇科治疗学》，治证系气虚不摄，兼湿热内蕴所致。湿热带下日久不愈，伤及脾气，以致中气下陷，固摄无权，故带下色黄、淋漓不止、质稀薄；气虚清阳陷于下焦，郁遏不达则发热，因其非实热，故其热不甚，缠绵不解。气短神疲，面色㿠白等均为气虚中气下陷之征。治宜健脾益气，升阳举陷，清热祛湿。

本方仿照东垣补中益气汤而创制。方中沙参甘凉，润而不燥，《本经》谓其"补中，益肺气"，用之既益脾胃之气，又养肺胃之阴，且凉以清热，对湿热带下日久，伤及中气之证较为适宜，故重用为君。白术、炙甘草补气健脾为臣，与沙参合用，以增强其补益中气之功。茯苓利水渗湿健脾；苍术气味雄烈，燥散之性强，用之以燥湿运脾；陈皮行气化湿；焦柏清热利湿止带。四药相伍，相辅相成，使祛湿止带之力倍增，为佐药。少量升麻、柴胡升阳举陷，协助君臣升提下陷之中气，使中气之固摄有权，而带下可止，共为佐使。炙甘草调和诸药，亦为使药。诸药合用，益气升阳不留邪，清热燥湿不伤阴，气虚得补，气陷得升，湿热得去，则诸症消除。其低热者，亦借甘温益气而除之，所谓"甘温除热"法是也。

类方

升阳益胃汤（《内外伤辨惑论》）组成：黄芪30g，半夏、人参、炙甘草各15g，独活、防风、白芍、羌活、橘皮、茯苓、柴胡、泽泻、白术各10g，黄连3g。用法：水煎服。功效：益气升阳，清热除湿。主治：脾胃虚弱，湿郁生热之带下病。带下量多，色白或淡黄，质稀薄有臭气，饮食无味，食不消化，脘腹胀满，怠惰嗜卧，肢体重痛，口苦舌干，大便不调。

◆ 八君子汤 ◆

八君子中四君全，二陈苍术当归援；

水煎去滓温服下，补脾祛湿带下瘥。

【组成用法】人参、白茯苓、白术各10g，炙草3g，半夏6g，广皮6g，苍术6g，当归12g。水煎服。

【功效主治】益气摄血，燥湿化痰。带下证属脾虚湿痰停滞者。症见带下赤白、量多黏腻，脘腹胀闷疼痛，痰多呕恶，形体肥胖，面色萎黄，倦怠乏力，舌淡苔白或白滑，脉细弱。

【运用技巧】

1. 辨证导航　本方适用于脾虚湿痰阻滞之带下。临床以带下赤白，量多黏腻，脘腹胀满，倦怠乏力，舌淡苔白，脉细弱为应用依据。

2. 加减秘钥　若见湿盛带下绵绵不断、量多而黏者，加薏苡仁、苦参、白芷、白果以化湿止带；若脾虚偏重，而见带下清稀，气短食少者，加黄芪、芡实、淮山药以健脾止带。

3. 适用病症　中医带下赤白、月经不调等；西医急慢性盆腔炎、宫颈炎、阴道炎等疾病而见带下赤白、月经失调，辨证属脾虚湿痰停滞者。

4. 临床禁忌　阴虚血热或湿热下注之赤白带下不宜使用。

【编者按语】本方源自《陈素庵妇科补解·卷一》。脾既主运化水湿，又主统摄血液，脾虚运化失常，统摄失职，带脉不固，故见带下赤白。量多黏腻；脾失健运，湿痰留滞，气机不畅，故痰多呕恶，脘腹胀闷疼痛；脾虚化源匮乏，故面色萎黄，倦怠乏力。形体肥胖，舌淡苔白或白滑，脉细弱均表示脾虚湿痰留滞。治宜益气摄血，燥湿化痰。

方中人参大补元气，益气健脾；当归补血和血，"引血归经"。二者相伍，益气摄血，气血并调，为君药。白术甘温，健脾燥湿；茯苓甘淡，渗利水湿；半夏苦温，燥湿化痰。三者配伍，既助人参健脾，又可祛湿化痰以止带，共为臣药。苍术气味雄烈，燥湿运脾；陈皮辛香，理气燥湿。二者伍白术、半夏，则燥湿化痰之力倍增，且陈皮之理气，又能消胀止痛，以上为佐药。炙甘草健脾益气，和中调药为佐使。

本方由六君子汤加苍术、当归而成。两方均有健脾益气，燥湿化痰之功，但六君子汤以健脾燥湿化痰为主，可治脾虚湿痰留滞之白带；本方因重加当归，则有益气摄血，调和气血之用，故妇科临床用于治疗脾虚湿痰留滞，气不摄血之赤白带下。

◆ 断下丸 ◆

断下丸内苓骨姜，牡蛎黄芪朴龙肝；

乌梅螵蛸牛角炭，赤石炼蜜共为丸。

【组成用法】白龙骨 30g，干姜 30g，白茯苓 30g，牡蛎 30g，伏龙肝 30g，生黄芪 30g，厚朴 30g，乌梅肉 30g，黄牛角腮炭 30g，海螵蛸 30g，赤石脂（煅）30g。上为末，炼蜜为丸，如梧桐子大。6~9g/ 次，盐梅煎汤送下。

【功效主治】温中益气，固涩止带。五色带证属脾虚不固者。症见带下色杂质清、淋漓不尽、时有腥气，精神萎靡，形羸体瘦，皮色枯槁，面容憔悴，舌淡苔白腻，脉沉弱。

【运用技巧】

1. 辨证导航　带下五色、量多淋漓不断，形羸体瘦，皮色枯槁，舌淡苔白滑，脉沉弱。

2. 加减秘钥　腰痛者，加杜仲、续断、菟丝子；寒盛者，加附子、肉桂；气血虚弱者，加鹿角胶、熟地黄、阿胶等。

3. 适用病症　中医带下过多、崩漏、月经过多；西医盆腔炎、宫颈炎、宫颈糜烂、妇科肿瘤等表现为带下、阴道出血不止，辨证属脾阳虚弱，统摄无权者。

4. 临床禁忌　五色带属实证者，不宜使用。

【编者按语】本方源自《普济方·卷三二一》，治证系由湿毒内侵，日久伤及脾阳所致。脾主统摄，脾阳亏损，统摄无权，故带下色杂质清、淋漓不断；脾虚气血生化无源，加之带下日久伤及血气，故精神萎靡，形羸体瘦，皮色枯槁，面容憔悴。舌淡苔白滑，脉沉弱为脾阳不足，湿浊停滞之征。治宜温补脾阳，收涩止带。

方中干姜辛热，温中助阳；黄芪甘温，益气升阳；伏龙肝甘温性涩，既可温中健脾，又能收涩止带，与干姜、黄芪相配，温健脾阳，以复脾之统摄、生化之职。龙骨、牡蛎、乌梅肉、海螵蛸功专收涩，用之以固涩止带；赤石脂、黄牛角䚡炭止血固带。"带下俱是湿证"，故伍茯苓利湿健脾止带；厚朴行气化湿止带。全方标本兼顾，集健脾、温脾、利湿、燥湿、收涩、行气于一方，补涩不留邪，祛邪不伤正，对带下色杂，日久不愈者较为适宜。

◆ 川椒丸 ◆

川椒汤艾姜石脂，芎胶龙肝熟地置；

赤白带下腹冷痛，温经散寒带自止。

【组成用法】炒川椒 30g，炮干姜 30g，白石脂 30g，阿胶（炒令黄燥）30g，伏龙肝（研入）30g，炒艾叶 60g，熟干地黄 60g，川芎 7.5g。上为细末，炼蜜为丸，如梧桐子大，6~9g/ 次，食前以温酒送服；亦可作汤剂水煎服，用量酌减。

【功效主治】温阳散寒，养血止带。带下证属阳虚寒凝，统摄无权者。症见带下量多，色赤白，质稀无臭，腹胁冷痛，大便稀溏，舌淡苔白，脉沉细弱。

【运用技巧】

1. 辨证导航　本方适用于脾胃虚寒，带下日久者。临床以带下赤白，质稀无臭，腹胁冷痛，舌淡苔白，脉沉细弱为应用依据。

2. 加减秘钥　本方温之有余，补之不足，临证可酌加人参、白术等健脾益气。

3. 适用病症　中医带下过多；西医盆腔炎、宫颈炎、阴道炎等疾病而见上述证候，辨证属阳虚寒凝、统摄无权者。

4. 临床禁忌　赤白带下黏稠、臭秽属热者不宜应用本方。

【编者按语】本方源自《太平圣惠方·卷七十三》，所治系脾阳虚弱，统摄无权而致。脾主运化、统摄，脾阳不足，运化失职，统摄失常，以致带脉不约，故见赤白带下清稀无臭。治以温阳止带为主，兼以养血止血。

方中炒艾叶、炒川椒、炮干姜、伏龙肝、白石脂均为温热之品，功擅温阳散寒，温经止血，收摄止带；阿胶、熟地黄养血补虚，阿胶尚可助止血之功；少佐川芎行气活血，使补涩之品无留瘀之弊。诸药合用，温涩止带为主，养血止血为辅，故适用于赤白带下属脾阳不足，统摄无权者。

二、肾虚不固证

◆ 内补丸 ◆

内补丸用鹿苁蓉，菟丝桂附黄芪从；

再益紫苑酒送服，沙白蒺藜共奏功。

【组成用法】鹿茸90g，菟丝子90g，沙苑蒺藜90g，紫苑茸90g，黄芪90g，肉桂90g，桑螵蛸90g，肉苁蓉90g，制附子90g，茯神90g，白蒺藜90g。上为末，炼蜜为丸，如绿豆大，6~9g/次，空腹黄酒送服；亦可作汤剂水煎服，用量酌减。

【功效主治】温肾益精，固涩止带。白带证属肾阳虚弱，精关不固者。症见带下量多清冷、色白黏稠、晶莹或清如蛋清，腰酸如折，四肢不温，下腹虚冷，头晕耳鸣，小便清长，或夜尿多，舌淡苔白润，脉沉迟无力。

【运用技巧】

1. 辨证导航　本方适用于肾阳虚弱之白带。临床当以带下色白、量多质稀、久而不止，腰酸肢冷，舌淡苔白，脉沉迟为应用依据。

2. 加减秘钥　气虚带下加续断；若便溏者去肉苁蓉，加补骨脂、肉豆蔻；小便清长或夜尿频多者，加益智仁、覆盆子；若带下如崩，加鹿角霜、莲子、白芷、金樱子以增补肾固涩之功；下腹冷痛加炮姜，艾叶。

3. 适用病症　中医带下过多、宫寒不孕、经行泄泻等；西医慢性宫颈炎、附件炎、盆腔炎、不孕症、产后小便频数或尿失禁、子宫发育不良、性功能减退等，辨证属肾虚不固者。

4. 临床禁忌　有火者忌用。

【编者按语】本方源自《女科切要·卷二》，证系由肾阳亏虚，精关不固所致。肾阳不足，命门火衰，封藏失职，任带失约，肾精滑脱而下，故带下量多清冷、色白黏稠；肾主脑生髓，开窍于耳，腰为肾之府，肾虚不养，则头晕耳鸣，腰酸如折；肾阳不足，阴寒内盛，胞宫、膀胱、肢体失其温煦，故下腹虚冷，小便清长，四肢不温。舌淡、苔白润，脉沉迟无力均表示肾阳虚弱。其治疗若纯以温肾之品，则带下难止，若单以固涩之药，则肾阳难复，故治宜温肾培元，固涩止带并用。

方中鹿茸、肉苁蓉补肾阳，益精血；菟丝子、沙苑蒺藜补肝益肾，固精止带；肉桂、制附子补火散寒，温养命门，并善止腰痛；黄芪、茯神补脾益气，益气可助阳，补脾能资肾；桑螵蛸收涩固精，止带缩尿；白蒺藜疏肝祛风，止晕定眩；紫苑茸温肺益肾。全方温补而不燥烈，收涩而不呆滞，共奏温肾培元，固涩止带之功。

类方

固精丸（《济阴纲目》）组成：牡蛎10g，桑螵蛸10g，龙骨12g，白石脂12g，白茯苓12g，五味子6g，菟丝子10g，韭子6g。用法：水煎服。功效：补脾肾，固奇经。主治：精关不固，精液下滑，带下如崩，谓之白崩。

◆ 桂附止带汤 ◆

桂附止带续焦艾，苓芡小茴无替代；

乌贼金樱水煎服，温肾固涩献真爱。

【组成用法】制附片9g，肉桂5g，续断12g，焦艾10g，茯苓15g，芡实30g，盐小茴3g，乌贼骨15g，金樱子10g。水煎服。

【功效主治】温肾健脾，固涩止带。白带证属脾肾阳虚，寒湿下注者。症见带下量多清冷、质稀如水、绵绵不止，小腹冷痛，腰脊酸软，面色苍白，喜暖恶寒，大便时溏，小便清长，舌淡苔白，脉沉迟。

【运用技巧】

1. 辨证导航　本方适用于脾肾阳虚之白带。临床当以带下量多色白，清稀如水，绵绵不止，大便稀溏，小便清长，舌淡、苔白，脉沉迟为应用依据。

2. 加减秘钥　脾气虚甚者，加白术、山药、党参以补中益气；寒湿甚者，加鹿角霜、白果、炮姜以散寒除湿；下腹坠胀，阴中如有物脱出者，加升麻、柴胡以升阳举陷。

3. 适用病症　中医带下过多、产后小便频数等；西医附件炎、宫颈糜烂、盆腔炎等疾病之带下等，辨证属脾肾阳虚者。

4. 临床禁忌　实热者禁用。

【编者按语】本方源自《中医妇科治疗学》。素禀肾虚，或恣情多欲，损伤肾阳。肾阳不足，命门火衰，火不生土，脾失健运，水湿内停，下注冲任，损及任带，故带下量多清稀、绵绵不止；脾肾阳虚，失其温养之职，故面色苍白，小腹冷痛，腰脊酸软，恶寒喜暖；脾阳不足，健运失司，则大便时溏；肾阳亏虚，气化无能，则小便清长。舌淡苔白，脉沉迟等均为阳虚火

249

第三章 ◆ 带下病组方规律与辨证用方

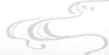

衰之象。治宜温肾助阳，健脾利湿，固涩止带。

方中附子、肉桂辛热入肾，补火助阳为君。续断补益肝肾，强筋壮骨；艾叶、小茴香温肾暖宫，散寒止痛；芡实健脾益肾，固精止带。四药助君药温阳补肾，且可补脾止带，在方中为臣。茯苓健脾补中，利湿止带；金樱子、乌贼骨收敛固肾，固脱止带。三药配伍利不伤正，涩不碍湿，在方中为佐药。全方配伍，既可温肾健脾祛湿，又能收敛固涩止带，为治脾肾阳虚，寒湿内盛带下的良方。

类方

1. 橘皮煎丸（《太平惠民和剂局方》卷五） 组成：炒当归、草薢、厚朴、肉苁蓉、肉桂、炮附子、巴戟肉、阳起石、石斛、牛膝、杜仲、吴茱萸、鹿茸、炮干姜、菟丝子、三棱各90g，炙甘草30g，陈橘皮470g。用法：上为细末，用酒3000mL，先将橘皮末熬至糖稀状，再下诸药末入内，搅拌均匀，捣至匀熟，为丸，如梧桐子大，6~9g/次，空腹时用温酒或盐汤送服。功效：健脾温肾，暖宫散寒。主治：脾脏久虚积冷，肾阳虚寒，血海不温，赤白带下，久不孕育。

2. 水陆二仙丸（《中国医学大辞典》） 组成：巴戟天、肉桂、没药、葫芦巴、琥珀、茴香、川杜仲、川草薢、黑丑、补骨脂各30g。用法：上为细末，酒糊为丸，9g/次，温酒送下。功效：温肾益精，引火归元。主治：妇人肾水不足，相火内动之赤白带下。

◆ 金锁固精丸 ◆

金锁固精芡实研，莲须龙牡沙苑填；

莲粉糊丸盐汤下，肾虚精滑此方先。

【组成用法】沙苑蒺藜（去皮炒）、芡实（蒸）、莲须各60g，龙骨（酥炙）、牡蛎（盐水煮一日一夜，煅粉）各30g。共为细末，以莲子粉糊为丸，9g/次，2~3次/天，空腹淡盐汤送下；亦可作汤剂，用量按原方比例酌减，加莲子肉适量，水煎服。

【功效主治】固精补肾止带。白带证属肾虚精关不固者。症见带下绵绵不断、色白量多、质黏如拉丝状，甚则清稀如崩，腰痛耳鸣，神疲乏力，舌淡苔白，脉细弱。

【运用技巧】

1. 辨证导航 本方适用于肾虚精关不固之白带证。临床当以带下量多不止、清稀如崩，腰痛耳鸣，神疲乏力，舌淡苔白，脉虚弱为应用依据。

2. 加减秘钥　若偏于肾阳虚而见腰膝冷痛，畏寒肢冷、尿频者，加菟丝子、补骨脂、附子；若肾虚精亏而腰膝酸痛明显者，可加杜仲、川续断、桑寄生。

3. 适用病症　中医带下过多、崩漏等；西医慢性盆腔炎、功能性子宫出血等，辨证属肾虚精气不足，下元不固者。

4. 临床禁忌　热毒或湿热下注之带下，禁用本方。

【编者按语】本方源自《医方集解》，证为肾虚精关不固所致。肾主封藏，肾气不足，封藏失职，则精关不固，故带下量多如崩；肾气亏损，加之带下日久，耗伤精气，故神疲乏力；腰为肾之府、耳为肾之窍，肾精亏虚，故腰痛耳鸣。治宜补肾固精止带。

方中沙苑蒺藜甘温入肾，既可补肾阳，益肾阴，以治其本，又能固精止带，以治其标，故为君药；莲子、芡实补肾益脾，涩精固带，协助君药以增强补肾涩精之力，同为臣药；龙骨、牡蛎、莲须性涩收敛，功专涩精止带，三药助君臣固涩精关，俱为佐使。综观全方，既能补肾精之不足，又可涩精液之下滑，实为标本兼顾，而以治标为主的良方。本方原为男子肾虚遗精滑泄者而设，因其能秘肾气，固精关，效如"金锁"，故美其名曰"金锁固精"。

◆ 水陆二仙丹 ◆

水陆二仙金樱膏，芡实为粉和丸超；

遗精白浊盐汤下，男女肾亏效力高。

【组成用法】芡实、金樱子各30g。取金樱子慢火熬成稀膏，和芡实末为丸，10g/次，3次/天，温开水或淡盐汤送下；亦可作汤剂，水煎服。

【功效主治】补肾涩精止带。白带证属肾虚不摄者。症见带下清稀量多，时有冷感，腰酸脚软，小便清长，夜尿频数，或小便白浊，舌淡苔白，脉细弱。

【运用技巧】

1. 辨证导航　本方适用于肾气不固之白带。临床当以带下色白，清稀无臭，腰酸脚软，舌淡苔白，脉细弱为应用依据。

2. 加减秘钥　肾虚精亏而腰痛明显者，可加杜仲、川续断、桑寄生；偏肾阳虚者，加小茴香、制附子、炮姜；偏肾阴虚者，加熟地黄、山茱萸、淮山药。

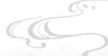

3.适用病症　中医带下过多、产后尿频数；西医慢性阴道炎、慢性宫颈炎、附件炎、宫颈糜烂、盆腔炎等疾病之带下等，辨证属肾气亏虚者。

4.临床禁忌　实火、实邪、带下黄臭者不宜。

【编者按语】本方源自《洪氏集验方》，证系由肾气不足，精关不固而致。肾气亏虚，封藏无权，任带不固，则带下清稀量多；肾虚气化不利，膀胱失约，则小便清长，夜尿频数，或尿浊如米泔。治宜补肾涩精。

金樱子酸涩收敛，功擅固精、缩尿、止带，《明医指掌》所载金樱子膏，即本品单用熬膏，可用治遗精、带下、尿频等；芡实甘涩性平，能益肾健脾，收敛固涩，故有良好的止带作用。《医方考》曰："金樱膏濡润而味涩，故能滋少阴而固滑泄；芡实粉枯涩而味甘，故能固精浊而防其滑泄"。金樱子重于收涩固精，芡实固涩之中寓健脾，两者为伍，健脾固肾，收敛止带之功倍增。因金樱子生于陆地，芡实生于水中，故名"水陆二仙"。

本方与金锁固精丸均有补肾固精作用，同可治肾虚不固之白带，但本方补涩之力不及金锁固精丸，如两方结合运用，则相得益彰。

◆ 止带丸 ◆

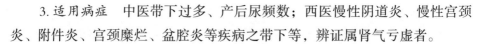

万病回春止带丸，归芎术参山药掺；

仲附牡蛎故纸断，椿皮青黛服之安。

【组成用法】当归（酒洗）、川芎、白术、人参、山药、杜仲（姜汁、酒炒去丝）、醋炒香附、煅牡蛎、酒炒破故纸、川续断、椿根皮（酒炒）各60g，青黛30g。上为细末，炼蜜为丸。6~9g/次，空腹时用清米汤送下。

【功效主治】健脾益肾，和血止带。带下证属脾肾两虚，气血不和者。症见带下色白或赤白相兼、质稀量多、缠绵不断，腰酸腹痛，头晕眼花，四肢无力，困倦虚乏，食少便溏，舌淡胖，苔白滑，脉细弱。

【运用技巧】

1.辨证导航　本方适用于脾肾亏虚，气血不调之带下证。临床当以带下色白或赤白相兼、质稀量多，腰酸腹痛，头晕眼花，舌淡苔白，脉细弱为应用依据。

2.加减秘钥　腹痛甚者，加延胡索、小茴香，去人参；饱闷，加砂仁，去人参；夏月，加黄柏；冬月，加煨干姜少许；肥人，加姜汁、半夏；瘦人，加酒炒黄柏。

3.适用病症　中医带下过多、经行泄泻等；西医慢性宫颈炎、附件炎、宫颈糜烂、盆腔炎等疾病之带下，以及经前期综合征出现腹泻，辨证属脾肾两虚，气血不和者。

4. 临床禁忌　湿热偏盛、阴虚火旺者忌用。

【编者按语】本方源自《万病回春·卷六》。脾为后天之本，既主运化、统摄，又主升清；肾为先天之本，既主封藏，又能化气行水。脾肾亏虚，则统摄无权，封藏失职，使清气下陷，气血不和，故带下色白或赤白相兼、质稀量多、缠绵不断。治宜健脾补肾，益气和血。

方中人参、白术益气健脾，燥湿止带，为治脾虚带下的常用药对，为君药。山药甘平，补脾益肾，收涩止带，以助君药补脾止带之力；川续断、杜仲、破故纸补肾强腰，固精止带，与君药配伍，脾肾并补。以上四药共为臣药。当归、川芎补血和血，伍人参、白术则气血并调；煅牡蛎功专收涩止带；椿根皮既可除湿止带，又能收敛止血，对赤白带下较为适宜；香附疏肝理气，配当归、川芎调和气血以止腹痛；稍佐苦寒之青黛，不仅可清肝凉血止血，以治赤白带下，而且能防湿蕴化热，且使诸温热药无动血之弊。以上同为佐使。诸药合用，脾肾同补，气血并调，标本兼顾，诸症消失。

类方

破故纸散（《妇人大全良方》）　组成：破故纸、石菖蒲各等分。用法：上二味炒，为末。用石菖蒲浸酒调，6g/次，温服。功效：补肾利湿。主治：肾虚湿蕴之赤白带下。

◆ 清带汤 ◆

清带汤中有茜草，龙牡山药海螵蛸；

肾虚不固精气注，带下赤白疗效高。

【组成用法】生山药 30g，生龙骨（捣为细末）18g，生牡蛎（捣为细末）18g，海螵蛸 12g，茜草 9g。水煎服。

【功效主治】收涩止带，补脾固肾。赤白带下证属脾肾亏虚，带脉不固者。症见带下赤白、量多难止、清稀无臭，腰膝酸软，食少便溏，面色㿠白，舌淡苔白，脉细弱。

【运用技巧】

1. 辨证导航　本方适用于带下量多难止者。临床当以带下赤白、量多清稀，腰酸腿软，舌淡苔白，脉细弱为应用依据。

2. 加减秘钥　单纯赤带，加白芍、苦参；单纯白带，加鹿角霜、白术。

3. 适用病症　中医带下赤白；西医宫颈炎、阴道炎、宫颈糜烂等疾病而见上述证候者，辨证属脾肾亏虚，带脉不固者。

4. 临床禁忌　实证带下不宜用本方治疗。

【编者按语】本方源自《医学衷中参西录·上册》。脾主升清，统摄血液；肾主封藏，司开阖。脾肾两虚，统摄无权，关门不利，带脉失约，故带下赤白，量多清稀。本方所治为本虚标急之证，据"急则治其标"之原则，治宜收涩止带为主，兼补脾固肾。

方中重用山药补脾固肾，收涩止带，一药两擅其功，故为君。臣以龙骨、牡蛎收敛固脱，其与山药配伍，相得益彰，使止带之功益著。生用则无助热动血之弊。海螵蛸咸涩，固精止带，收敛止血。《本经》谓其"主女子赤白漏下……"；茜草化瘀止血，与海螵蛸配伍，善治赤白带下。全方用药，重在收敛固涩，兼顾脾肾，对赤白带下量多难止者较为适宜。

三、阴虚火旺证

◆ 生干地黄散 ◆

圣惠生干地黄散，茜榆黄芩草归攒；

若益竹茹水煎服，清热凉血人称赞。

【组成用法】生干地黄、茜根、黄芩、炒当归、地榆各30g，炙甘草15g。上为粗散。每服12g，以水200mL，加竹茹7.5g，煎至120mL，去滓，食前温服。

【功效主治】滋阴清热，凉血止血。赤带证属阴虚血热者。症见带下色赤、量多不止，形体消瘦，心烦口渴，舌红少苔，脉细数。

【运用技巧】

1. 辨证导航　本方适用于赤带。临床当以带下色赤、量多不止，心烦口渴，舌红少苔，脉细数为应用依据。

2. 加减秘钥　阴虚重者，可配伍二至丸以补肾滋阴。

3. 适用病症　中医带下过多、月经过多、崩漏等；西医阴道炎、盆腔炎、宫颈糜烂、功能失调性子宫出血等，辨证属阴虚血热者。

4. 临床禁忌　脾虚有湿，腹满便溏者，不宜用。

【编者按语】本方源自《圣惠方·卷七十五》。肾阴偏虚，相火偏旺，阴虚失守，任带不固，火旺迫之，故带下色赤、量多；阴虚火旺，津液不足，故心烦口渴，形体消瘦。舌红少苔，脉细数亦为阴虚血热之征。治宜滋阴清热，凉血止血。

方中生干地黄滋阴清热，凉血止血；黄芩清热泻火，凉血止血。二者相伍，滋阴清热以治本，凉血止血以治标，共为君药。当归养血和血，助生干地黄滋阴养血；茜根、地榆凉血止血，其中茜根能化瘀，可止血不留瘀，地榆尤宜于下焦血热之出血；竹茹清热除烦，甘草调和诸药。全方配伍，共奏滋阴清热，凉血止血之功。

◆ 知柏地黄丸 ◆

【组成用法】参见"经行口糜·阴虚火旺证"。

【功效主治】益肾滋阴，清热止带。带下属肾阴虚者。症见带下赤白，质稍黏无臭，阴部灼热，头晕耳鸣，或面部烘热，五心烦热，失眠多梦，便艰尿黄，舌红苔少，脉细数。

【运用技巧】

1. 辨证导航　本方多用于中老年女性，主治肾阴虚之赤白带下证。临床以带下赤白，质黏无臭，五心烦热，舌红少苔，脉细数为应用依据。

2. 加减秘钥　失眠多梦者，加柏子仁、酸枣仁；咽干口燥甚者，加沙参、麦冬；五心烦热甚者，加地骨皮、银柴胡；头晕目眩者，加女贞子、旱莲草、白菊花、钩藤；若带下黄秽臭者，加茵陈、土茯苓、山栀子以清热除湿解毒。

3. 适用病症　参见"经行口糜·阴虚火旺证"。

4. 临床禁忌　本方熟地黄味厚滋腻，有碍脾运，故脾虚食少便溏者，不宜使用。

【编者按语】肾阴不足，相火偏旺，损伤血络，任带不固，故带下赤白、质黏，阴部灼热；肾主脑生髓，开窍于耳，肾阴亏虚，故头晕耳鸣；阴虚火旺，虚火上扰下逼，故面部烘热，五心烦热，失眠多梦，便艰尿黄。舌红苔少，脉细数亦为阴虚内热之征。治宜滋阴清热并用，滋阴以制火，降火以保阴。

方中重用熟地黄滋阴补肾，填精益髓，为君药。山茱萸补养肝肾，收涩精气，取"肝肾同源"之意；山药补脾固肾，涩精止带。三药相伍，肾肝脾三阴并补，但熟地黄的用量是山茱萸与山药之和，故以补肾为主，共为臣药。泽泻利湿而泄肾浊，并制熟地黄之滋腻；茯苓淡渗脾湿，并助山药之健

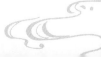

运；牡丹皮、知母、黄柏清泄相火，泻火保阴，并制山茱萸之温涩，共为佐药。全方配伍，滋阴降火并用，补泻兼施，对阴虚火旺之赤白带下较为适宜。

◆ 加味固阴煎 ◆

加味固阴秋石芍，生地茯苓山药合；

知母黄柏阿胶珠，龙牡固涩显功效。

【组成用法】生地黄炭 18g，炒白芍、淮山药各 12g，知母、茯神、秋石、阿胶各 9g，黄柏 6g，生龙骨、生牡蛎各 30g。水煎服。

【功效主治】滋阴泻火，固涩止带。黑带证属阴虚火旺者。症见带下色黑或赤色之中挟有黑色、质黏味臭，阴道灼热，头目眩晕，腰膝酸软，五心烦热，夜寐不安，咽干口渴，小便短黄，大便干结，舌红绛，苔花剥或少苔，脉象细数。

【运用技巧】

1. 辨证导航　以带下色黑，腰膝酸软，心烦口渴，夜寐不安，舌绛少苔，脉细数为证治要点。

2. 加减秘钥　若腰痛甚者，加续断、杜仲、菟丝子补肾强腰；若带下日久，滑脱不止者，酌加芡实、乌贼骨、金樱子等固涩止带之品。

3. 适用病症　中医带下色黑、崩漏等；西医盆腔炎、阴道炎、宫颈癌等，辨证属阴虚火旺者。

4. 临床禁忌　带下属火热实证者不可运用。

【编者按语】本方源自《女科证治约旨·卷二》，所治系因"命火太旺，肾水受煎"所致。火旺阴亏，阴液被灼，或血络受损，故带下色黑或赤黑相兼、质黏味臭。肾主脑生髓，腰为肾之府，肾虚不养，则头目眩晕，腰膝酸软；阴虚则火旺，虚火扰乱心神，则五心烦热，夜寐不安；虚火灼伤津液，则咽干口渴，小便短黄，大便干结。舌红绛苔花剥或少苔，脉细数均为阴虚火旺之征。治宜滋阴泻火，固涩止带。

方中重用生地黄炭滋阴补肾，清热凉血，炒炭使用尚可止血止带；白芍养血充阴，敛阴柔肝。二药相伍，阴血并补，肝肾同治，共为君药。山药补脾固肾，收涩止带；阿胶补血止血，滋阴润燥，二者助君药滋阴补肾。黄柏清热泻火，燥湿除带；知母养阴生津，清热除烦，二者相须为用，以降火保阴。以上四药共为臣药。秋石滋阴养液，清除伏热；茯神、龙骨、牡蛎益阴潜阳，安定神志，龙骨、牡蛎兼能固涩止带。以上共为佐药。诸药配伍，肾肝脾三脏并补，补肾为主；滋阴与降火同施，壮水以制火，泻火以保阴；标本兼顾，但以滋阴降火治本为主，固涩止带治标为辅。

类方

滋肾饮（《易氏医案》） 组成：黄柏9g，青盐、升麻各3g。用法：煎汤热服。功效：滋肾清火。主治：黑带属肾虚而偏热盛者。

◆ 保阴煎 ◆

【组成用法】参见"月经先期·阴虚血热证"。

【功效主治】滋肾益阴，清热凉血。赤带证属阴虚血热夹湿者。症见带下量少色赤，质黏稠，阴部干涩不适，腰骶酸痛，面色潮红，心烦少寐，舌红，脉细数。

【运用技巧】

1. 辨证导航　本方适用于阴虚血热夹湿之带下。临床以带下量少色赤黏稠，阴部干涩不适，腰骶酸痛，舌红，脉细数为应用依据。

2. 加减秘钥　若伴阴痒者，加苦参、百部、蛇床子；大便干结者，加大黄。

3. 适用病症　参见"月经先期·阴虚血热证"。

4. 临床禁忌　脾胃虚寒者忌用。

【编者按语】本方所治系阴虚血热兼夹湿浊而致。素体阴虚，或久病失养，相火偏旺，阴虚失守，复感湿邪，伤及任带，故带下少色赤、质黏稠，阴部干涩不适。余皆阴虚火旺之象。其治疗若单纯滋阴凉血，则有碍湿邪；若单纯清热燥湿，又更伤其阴。故于养阴凉血之中，兼以清热燥湿。

方中以生地黄、熟地黄滋阴补肾为君。其中生地黄长于凉血止血，熟地黄则专于益阴养血。肾主藏精，肝主藏血，精血互生，肝肾同源。故配白芍养血敛阴，补肝血以资肾阴；肾为先天之本，脾乃后天之本。故伍山药补脾固精，养后天以助先天；黄柏清肾中相火以退虚热、黄芩清热凉血以止血，二者既助生地黄清热凉血，又兼可燥湿止带；续断补肝肾，强筋骨，除腰骶疼痛。以上四药为臣佐。生甘草清热并调和诸药为使。全方以滋阴补肾、凉血止血为主，兼可清热燥湿，故宜于阴虚内热夹湿之带下。

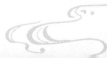

◆ 龟柏姜栀丸 ◆

龟柏姜栀酒糊丸，白汤送下止带安；

赤白带下时腹痛，养阴清热美名扬。

【组成用法】龟板 90g，黄柏 30g，干姜（炒）3g，栀子 8g。上为末，酒糊为丸，白汤送下；亦可作汤剂水煎服，用量按比例酌减。

【功效主治】养阴清热止带。带下证属阴虚内热者。症见带下赤白、其色鲜红、量少质稠，潮热颧红，口舌干燥，舌红少苔，脉细数。

【临床应用】

1. 辨证导航　本方适用于阴虚内热之带下。临床以带下赤白、量少质稠，潮热口干，舌红少苔，脉细数为使用依据。

2. 加减秘钥　若伴腰酸耳鸣，头晕目眩者，加熟地黄、白芍、金樱子、海螵蛸以补肾止带；兼心阴虚，而见心悸、失眠多梦者，加酸枣仁、柏子仁、女贞子、旱莲草以养阴安神。

3. 适用病症　中医带下赤白、月经过多、崩漏等；西医盆腔炎、宫颈炎、阴道炎、功能失调性子宫出血等，辨证属阴虚内热者。

4. 临床禁忌　实热者不宜忌用；脾胃虚弱者慎用。

【编者按语】本方源自《医学入门·卷八》，所治系由阴虚内热而致。肾阴不足，相火偏旺，损伤血络，伤及任带，故成此证。治宜养阴补肾，清热凉血。

方中龟板甘咸性寒，既能滋补肝肾之阴以固冲任，又可清退虚热而止血，故重用为君。黄柏苦寒沉降，入肾，长于清相火，退虚热；伍龟板则滋阴降火，滋阴以制火，降火以保阴；栀子清热泻火凉血，配黄柏既增清热之力，又可除湿止带。为臣药。妙在少佐炒干姜一味，一则可以止血；二则能防寒凉之品败胃；三则防呕逆拒药。为佐使。全方药物虽少，但配伍周全，共奏养阴清热，止血止带之功效。

类方

女贞丹（《摄生众妙方·卷二》）　组成：女贞子（酒浸 1 昼夜，去皮，晒干，为末）、旱莲草（捣汁，熬浓）各 30g。用法：上为丸，如梧桐子大，10g/次，临睡前用酒送下。功效：补肾养肝，滋阴清热。主治：赤白带下证属阴虚火旺轻证。

◆ 清肝止淋汤 ◆

清肝止淋膝归地，白芍阿胶附丹皮；

黄柏红枣小黑豆，脾胃虚寒则不宜。

【组成用法】白芍（醋炒）30g，当归（酒洗）30g，生地黄（酒炒）15g，阿胶 9g，粉牡丹皮 9g，黄柏 6g，牛膝 6g，香附（酒炒）6g，红枣 10个，小黑豆 30g。水煎服。

【功效主治】养血凉肝，止血止带。赤带证属阴虚血热者。症见带下色红、似血非血、淋沥不断、质黏稠、或有臭味，头晕眼花，心烦少寐，口苦咽干，舌红少苔，脉弦细数。

【运用技巧】

1. 辨证导航　本方适用于湿热伤阴血或阴虚火旺夹湿的赤带者。临床以带下色红质黏，头晕眼花，舌红少苔，脉弦细数为应用依据。

2. 加减秘钥　若带下色鲜红、量多者，去当归，加侧柏叶、炒地榆以凉血止血；潮热盗汗、腰酸耳鸣者，去当归、红枣，加龟甲、女贞子、旱莲草以补肾滋阴。

3. 适用病症　中医赤带、月经先期、月经过多、经间期出血、崩漏等；西医宫颈炎、阴道炎、盆腔炎、功能失调性子宫出血等，辨证属湿热伤阴血或阴虚血热夹湿者。

4. 临床禁忌　脾胃虚寒者不宜使用。

【编者按语】本方源自《傅青主女科·卷上》。肝主藏血，性喜条达；脾主运化，喜燥恶湿。妇人若忧思伤脾，郁怒伤肝，则肝经郁火内炽，脾经湿浊内蕴。湿热灼耗阴血，损伤阴络，则带下色红质黏；阴血亏损，则头晕眼花，脉弦细；郁热上炎则心烦少寐，口苦咽干，舌红脉数。傅青主曰："赤带之为病，火重而湿轻也。夫火之所以旺者，由于血之衰，补血即足以制火"。故治以养肝血、清肝火为主，燥湿止带为辅。

方中白芍酸苦微寒，入肝脾二经。功擅养血敛阴，柔肝缓急；生地黄甘苦寒，质润多液。既可清热凉血，又能滋阴生津。二者配伍，一长于补，一善于清，为君药。当归补血调肝、阿胶养血止血，二药助白芍补肝之阴血。牡丹皮清肝凉血，活血散瘀；黄柏清泄相火，燥湿止带。二者助生地黄清热凉血以止血，且止血无留瘀之弊，止带无伤阴之虑。以上为臣药。黑豆补肾滋任；香附疏肝理气，不仅可使气机通畅而郁解热化，而且能制诸补血滋阴

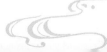

之品之腻滞；牛膝补肝肾，并引药下行。三药共为佐药。红枣益气补血，和中调药为使。全方补血滋阴以制火，清肝凉血以保阴，止血不留瘀，燥湿不伤阴，对阴血亏虚，肝经郁热夹湿之赤带较为适宜。

类方

1. 芩连四物汤（《罗氏会约医镜·卷十四》）组成：当归、白芍、生地黄各5g，川芎3g，黄芩6g，黄连3g，升麻2g，牡丹皮5g。用法：水煎服。功效：养血清热，凉血化瘀。主治：妇人赤带，脉洪数而实者。

2. 清热四物汤（《叶氏女科证治秘方》）组成：熟地黄、当归（酒洗）各9g，白芍6g，川芎3g，酒炒黄柏、牡丹皮各3g，姜汁炒黄连、炒升麻各2g。用法：水煎服。功效：滋阴清热，凉血止带。主治：瘦人赤带，属热者。

3. 千金散（《女科旨要·卷四》）组成：枸杞子30g，生地黄150g。用法：以酒500mL，煎至150mL，温服。功效：养肝凉血。主治：妇人虚而兼热，带下，脉数。

四、湿热内蕴证

◆ 二妙丸 ◆

二妙丸中苍柏兼，若云三妙牛膝添；

四妙苡仁再加入，湿热清除带下瘥。

【组成用法】黄柏末、苍术末各15g。上为末，炼蜜为丸，5g/次，3次/天；亦可作汤剂，水煎服。

【功效主治】清热燥湿。白带证属湿热下注者。症见带下色乳白、呈凝乳块状或豆腐渣状，气味腥秽，外阴瘙痒或兼阴道刺痛，小便短赤，苔薄白或黄腻，脉濡数。

【运用技巧】

1. 辨证导航　本方原为湿热下注所致之痿、痹、脚气、湿疮等病证而设。妇科临床用以治疗白带属湿热下注者。临证当以带下色白或微黄，质稠，小便短赤为应用依据。

2. 加减秘钥　根据湿热轻重，调整苍术与黄柏的配伍用量；湿邪偏重，带下量多者，可加白果、薏苡仁、鸡冠花；热邪偏重，带下色黄质稠者，可加龙胆草、苦参、黄芩；阴痒灼痛者，可配合蛇床子散外洗。

3.适用病症　中医带下过多、妊娠及产后小便淋痛、阴痒、阴疮等；西医真菌性阴道炎、盆腔炎、外阴炎、泌尿系感染等，辨证属湿热下注者。

4.临床禁忌　寒湿带下，或肾虚不固之带下，忌用本方。

【编者按语】本方源自《医学纲目·卷二十》引朱丹溪方，异名有阳明二妙丸、苍术二妙丸《症因脉治·卷三》。本方所治为湿郁化热，下注胞宫所致。脾主运化水湿，脾虚生湿，湿蕴化热，或久居湿地，感受湿邪，蕴而化热。湿热下注，伤及任带、胞宫、前阴，则发诸症。治宜清热燥湿。

方中黄柏苦寒，主入下焦，长于清热燥湿，为君药；苍术辛苦温，主入中焦，善于健脾燥湿，为臣药。二药相合，标本并治，洁源清流，湿热同除。

类方

1.加味二妙散（《中医妇科治疗学》）　组成：黄柏、藿香各6g，苍术、车前子、莲须各9g，茯苓、冬瓜皮各12g，白芷4.5g。用法：水煎服。功效：导湿化浊，兼以清热。主治：湿热带下，湿邪偏盛，白带量多而稠黏，头胀胸闷，面目及四肢略显水肿，脉濡，苔垢腻。

2.四妙丸（《成方便读》）　组成：川黄柏、薏苡米、苍术、怀牛膝各240g。用法：水泛小丸，6~9g/次，温开水送下。功效：清热利湿。主治：湿热下注带下。

◆ 萆薢渗湿汤 ◆

萆薢渗湿薏苡仁，黄柏丹皮赤茯苓；

泽泻滑石添通草，湿热带下此方灵。

【组成用法】萆薢15g，薏苡仁20g，黄柏12g，赤苓15g，牡丹皮10g，泽泻10g，滑石15g，通草6g。水煎服。

【功效主治】清热利湿，化浊止带。白带证属湿热下注者。症见带下量多、色白或黄白、混浊如泔、或状如豆渣或凝乳，阴部瘙痒，脘闷食欲缺乏，舌红苔黄腻，脉滑数。

【运用技巧】

1.辨证导航　本方原治湿热下注之臁疮漏蹄。妇科临床用以治疗白带属湿热下注者。临证当以带下量多，色白或黄白，混浊如泔，阴部瘙痒，脘闷食欲缺乏，舌红苔黄腻，脉滑数为应用依据。

2.加减秘钥　湿邪偏重，带下量多者，可加藿香、苍术；热毒偏重，带下色黄浊，甚至如浓者，可加金银花、野菊花、土茯苓；由感染病虫而致，

如阴痒灼痛，带下如豆渣者，可加百部、贯众、芫荑。

3. 适用病症　中医带下过多、阴痒、妊娠及产后小便淋痛等；西医宫颈糜烂、真菌性阴道炎、滴虫性阴道炎、盆腔炎、外阴炎、泌尿系感染等，辨证属湿热下注者。

4. 临床禁忌　寒湿带下，或肾虚不固之带下，忌用本方。

【编者按语】本方源自《疡科心得集·补遗》，所治系由湿热下注而致。湿热毒邪蕴结于下，损伤任带二脉，故带下量多、色白或黄白；湿热之邪浸淫阴部肌肤，故阴部瘙痒；湿热中阻，脾失健运，则脘闷食欲缺乏。舌红苔黄腻，脉滑数均为湿热之象。治宜因势利导，以渗利湿热，化浊止带。

方中萆薢长于利湿而分清化浊，为治白浊、带下之要药，故用以为君。薏苡仁甘淡微寒，渗利湿热且健脾；赤茯苓甘淡，健脾利水渗湿；黄柏苦寒沉降，清热燥湿，长于清泻下焦湿热。三者共助君药清热利湿，故在方中为臣。牡丹皮清热泻火，凉血解毒；泽泻、滑石、通草利水渗湿，使湿热自小便而去。以上为佐使。全方集多味清利湿热药物于一方，相须为用，相得益彰，并于清利之中寓健脾利湿之效，既可使清利不伤正，又能使源洁流自畅，故于湿热带下较为适宜

◆ 易黄汤 ◆

易黄黄柏车前子，山药白果与芡实；

带多黄稠固其长，经断复来亦可治。

【组成用法】炒山药 30g，炒芡实 30g，黄柏（盐水炒）6g，车前子（酒炒）3g，白果（碎）12g。水煎服。

【功效主治】补脾益肾，清热祛湿。黄带证属脾肾两虚，湿热下注者。症见带下色黄如浓茶汁，黏稠量多，其气腥臭，食少，腰膝酸软，舌红苔黄腻，脉濡滑。

【运用技巧】

1. 辨证导航　本方适用于脾肾两虚，湿热带下证。临床当以带下量多色黄，腰膝酸软，舌苔黄腻，脉濡滑数为应用依据。

2. 加减秘钥　若湿热邪甚者，可减少山药、芡实用量，重加黄柏、车前子。其中湿甚者，可加土茯苓、薏苡仁以祛湿；热盛者，加苦参、败酱草、蒲公英以清热解毒；湿热并重者，可加龙胆草、茵陈；若带下量多不止者，可加鸡冠花、墓头回；小腹胀满者，加川楝子、香附。

3.适用病症　中医带下过多；西医宫颈炎、阴道炎等，辨证属脾肾不足，湿热下注者。

4.临床禁忌　脾肾阳虚，寒湿下注之带下不宜使用。

【编者按语】 本方源自《傅青主女科·卷上》。肾与任脉相通，脾肾两虚，损伤任脉，气不化津，津液反化为湿，湿热下注于胞宫，故带下色黄、黏稠腥臭，伴腰膝酸软，饮食减少。傅青主曰："夫黄带乃任脉之湿热也。"治宜补脾益肾，清热祛湿。

方中重用炒山药、炒芡实为君，补脾益肾，固涩止带，《本草求真》言："山药之补，本有过于芡实，而芡实之涩，更有甚于山药。"二者相须为用，取长补短，使补益止带之力倍增。白果功擅收涩，固下焦而止带，且能除湿热；黄柏苦寒入肾，清热燥湿；车前子甘寒滑利，清热利湿，导湿热从小便而解。三药相合，既助君药固肾止带，又有清热祛湿之功，为臣佐药。诸药合用，清补兼施，通涩并行，但重在补虚固涩，兼以清热祛湿。如此，使脾肾得补，湿热得去，则带下之病可愈。

类方

1.清带汤（《医学衷中参西录》）　组成：生山药 30g，生龙骨捣细 18g，生牡蛎捣细 18g，海螵蛸 12g，茜草 9g。用法：水煎服。功效：健脾固肾，收涩止带。主治：带下赤白、清稀量多、连绵不断，腰酸乏力，舌淡苔白，脉细缓而沉者。

2.收涩止带汤（《中医治法与方剂》）　组成：怀山药、芡实、白鸡冠各 15g，菟丝子、杜仲、续断、白术各 12g，椿根皮 30g。用法：水煎服。功效：补肾固冲，收涩止带。主治：冲任虚损，肾气不固之妇女带下，日久不止。

◆ 止带方 ◆

止带方治带淋漓，茵陈栀柏芍丹皮；

二苓车泻利水湿，牛膝下行效堪奇。

【组成用法】 茯苓 18g，猪苓 18g，车前子 18g，泽泻 18g，绵茵陈 12g，赤芍 10g，牡丹皮 10g，黄柏 10g，栀子 10g，怀牛膝 10g。水煎服。

【功效主治】 清利湿热。黄带证属湿热下注者。症见带下量多、色黄或黄白、质黏腻，气臭秽，胸闷口腻，脘胀纳呆，口苦而干，小便短黄，或外阴瘙痒，舌苔黄腻，脉濡数或滑数。

【运用技巧】

1. 辨证导航　本方专为湿热带下证而设。临床当以带下色黄，黏稠腥臭，小便黄少，舌苔黄腻，脉滑数为应用依据。

2. 加减秘钥　如湿邪偏甚，见带下色白质黏，呈豆渣样者，加白果、薏苡仁、鸡冠花以化湿止带；如肝火偏重，见带下黄稠，烦躁易怒者，加龙胆草、黄芩以清肝燥湿；如腹痛者，加川楝子、延胡索理气止痛；若带下味臭者，加土茯苓、苦参；阴部瘙痒者，加白藓皮、苦参。

3. 适用病症　中医带下色黄、妊娠及产后小便淋痛等；西医真菌性阴道炎、急性盆腔炎、泌尿系感染等，辨证属湿热者。

4. 临床禁忌　脾胃虚寒，以及带下属虚者不宜使用。

【编者按语】本方源自《世补斋·不谢方》，证系由湿热下注而致。经行产后，胞脉空虚，如因摄生不洁，或因久居阴湿之地，或因手术损伤，以致湿邪乘虚而入，蕴而化热，湿热下注任带、前阴，致带下量多、色黄质黏、气味臭秽，阴部瘙痒；湿热内阻，脾失健运，气机不畅，故胸闷口腻，脘胀纳呆；热伤阴津，则口苦而干，小便黄少。舌苔黄腻，脉濡数或滑数均为湿热内蕴之象。治宜清热利湿为主。

方中茯苓甘补淡渗，利水渗湿健脾；泽泻甘淡性寒，利水渗湿泄热。二者相须为用，为君药。猪苓功擅渗利水湿；车前子甘寒利尿；茵陈蒿苦寒，清利湿热，三药协助君药，使湿热得以从小便渗出，在方中为臣。牡丹皮、赤芍清热凉血；黄柏、栀子清热燥湿。共助君臣清热祛湿以止带，为佐药。使以牛膝，因其性善下行，用之既助利尿，又可引药下行。综观全方，集利湿、燥湿、清热于一方，药力专一，故对湿热下注之黄带较为适宜。

◆ 龙胆泻肝汤 ◆

龙胆泻肝栀芩柴，生地车前泽泻来；

木通甘草当归合，肝经湿热力能排。

【组成用法】龙胆草（酒炒）6g，炒黄芩9g，栀子（酒炒）9g，泽泻12g，木通6g，车前9g，当归（酒炒）3g，生地黄（酒炒）9g，柴胡6g，生甘草6g。水煎服。

【功效主治】清肝泻火，利湿止带。黄带证属肝经湿热下注者。症见带下色黄或黄绿，质黏稠或呈泡沫状，气味臭秽，外阴瘙痒，烦躁易怒，口苦咽干，或头晕头痛，小便短黄，舌红苔黄腻，脉弦滑数。

【运用技巧】

1. 辨证导航　本方适用于肝经湿热下注之带下证。临床当以带下色黄黏稠腥臭，烦躁易怒，口苦而干，舌红苔黄或黄腻，脉弦数有力为应用依据。

2. 加减秘钥　阴虫侵蚀者加鹤虱、川楝子、槟榔；大便干燥者加大黄、枳实；小便短赤者加瞿麦、滑石；外阴皮肤溃破者加蒲公英、野菊花、金银花、冰片（冲）；带下色黄呈泡沫状者加茵陈、椿皮，呈凝乳状者加土茯苓。

3. 适用病症　中医带下过多、乳痈、阴痒、阴疮、产后小便淋痛、经行头痛等；西医外阴炎、外阴湿疹、阴道炎、急性盆腔炎、急性乳腺炎、产褥期泌尿系感染等，辨证属肝胆实火或肝经湿热下注者。

4. 临床禁忌　本方用药多为苦寒之品，易伤脾胃，当中病即止，不宜多服久服；脾胃虚弱者慎用。

【编者按语】本方源自《医方集解》，所治乃由肝胆湿热下注而致。足厥阴肝经绕阴器，布胁肋，连目系，入巅顶；足少阳胆经起于目内眦，一支入股中，绕阴部，另一支布胁肋。肝胆湿热循经下注，损伤任带二脉，故见带下色黄质稠臭秽，外阴瘙痒；肝胆之火内盛，循经上炎，则可见烦躁易怒，口苦咽干，或头晕头痛；小便短黄，舌红苔黄腻，脉弦滑数均为肝胆湿热内蕴之征。治宜清利肝胆湿热。

方中龙胆草大苦大寒，有"凉肝猛将"之称，既能泻肝胆实火，又可利下焦湿热，泻火除湿，两擅其功，切中病机，故为君药。黄芩、栀子苦寒性燥，泻火燥湿，协助龙胆草泻火除湿，用以为臣。肝胆湿热已经下注，治当因势利导，使其从膀胱渗泄，故配伍泽泻、木通、车前子渗利湿热，导邪自小便而去；肝为藏血之脏，肝有热则易伤阴血，又且方中苦燥渗利之品有伤阴耗血之弊，故用当归、生地黄养血益阴，使湿热得以清利而阴血不伤。以上均为佐药。肝体阴而用阳，性喜条达而恶抑郁，湿热内郁，肝胆之气不舒，况且大量苦降渗利之品有碍肝胆之气的升发，故又伍升散入肝胆之柴胡，不仅可以疏畅肝胆之气，而且能够引药入肝胆；甘草调和诸药，护胃安中，二药共为佐使。本方配伍特点，泻中有补，降中寓升，清利不伤正，泻火不伐胃，使火降热清，湿浊分利，则湿热循经所发诸症得以消除。

类方

1. 泻湿汤（《审视瑶函》）　组成：车前子 12g，黄芩 12g，木通 12g，陈皮 12g，淡竹叶 10g，茯苓 10g，枳壳 10g，栀仁（炒黑）10g，荆芥穗 10g，苍术 10g，甘草 3g。用法：水煎服。功效：清热利湿止带。主治：湿热下注

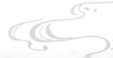

带下证。带下色黄、黏稠腥臭，胸脘痞闷，舌红苔黄或黄腻，脉弦数有力。

2. 止带汤（《中医症状鉴别诊断学》） 组成：龙胆草、黄柏各 3g，生地黄、当归、赤芍各 9g，椒目 1.8g，甘草 4.5g。用法：水煎服。功效：清热凉血，燥湿止带。主治：湿热白带。带下色乳白、呈凝乳块状或豆腐渣状、气味腥秽，外阴异常瘙痒、或兼阴道刺痛，苔薄白或黄腻，脉濡数。

◆ 收带六合丸 ◆

收带六合白术苍，归苓地芍半夏防；

三皮椿根牡丹陈，柏草升麻亦作汤。

【组成用法】泔浸白术（焙）、泔浸苍术（焙）、茯苓、陈皮（盐水洗）、当归（酒洗）、酒炒白芍各 60g，熟地黄（酒洗）、姜制半夏各 45g，炒椿根白皮、牡丹皮、酒炒黄柏各 36g，防风 27g，炙甘草 30g，升麻 24g（一方加香附、枳壳）。上为末，酒糊为丸，10g/ 次，空腹米汤下；亦可作汤剂，水煎服，用量酌减。

【功效主治】清热燥湿，调和气血。带下证属湿热蕴结，气血不和者。症见带下量多，赤白相兼，黏腻腥臭，肚腹疼痛，脘闷胸痞，小便短涩，舌苔厚腻或黄腻，脉滑或滑数有力。

【运用技巧】

1. 辨证导航 本方主治湿热蕴结，气血不和之赤白带下。临床以带下赤白相兼，黏腻腥臭，肚腹疼痛，舌苔厚腻或黄腻，脉滑数有力为应用依据。

2. 加减秘钥 若痰火盛，加枯芩七分，临卧服。

3. 适用病症 中医带下过多；西医外阴湿疹、阴道滴虫、阴道炎等，辨证属湿热或痰热者。

4. 临床禁忌 阴虚有热者不宜。

【编者按语】本方源自《万病回春·卷六》，异名益气固肠丸。脾主运化水湿，脾失健运，则湿痰阻滞，久之化火生热。湿热内蕴，损伤任、带、血、气，故带下量多、色赤白相兼、黏腻腥臭；痰湿阻滞，气机不畅，故肚腹疼痛，脘闷胸痞。苔腻，脉滑数均为湿热之征。治宜清热燥湿，调和气血。

方中黄柏苦寒，气厚沉降，善清下焦湿热；苍术气香味烈，直达中州，以燥湿运脾见长，二药相伍，共奏清热燥湿止带之功，为君。臣以白术、茯苓、陈皮、知母、椿根皮。其中白术健脾燥湿、茯苓利水渗湿、陈皮理气燥湿，以为苍术之助；知母、椿根皮苦涩性寒，清热燥湿，又为黄柏添翼。二组药物相反相成，使清热祛湿止带之功倍增。佐以半夏燥湿化痰，防风祛风胜湿，升麻升阳止带；又取白芍、当归行血和血，缓急止痛；牡丹皮凉血活血；熟地黄滋阴养血补肾，其与归、芍相伍，既以补益赤白带下日久所耗之阴血，又防燥散渗利诸药伤阴之弊。炙甘草健脾益气，和中调药为使。

◆ 加味龙胆泻肝汤 ◆

加味龙胆栀芩柴，生地车前泽泻偕；

木通当归甘草和，苡仁赤芍莲须来。

【组成用法】龙胆草、当归各 6g，生地黄 9g，泽泻 6g，木通、薏苡仁各 9g，柴胡 3g，黄芩、栀子各 9g，莲须、赤芍各 6g，甘草 3g。水煎去滓，凉服。

【功效主治】清肝利湿，凉血止带。赤带证属湿热内蕴者。症见带下浅红色，似血非血，质黏稠腥臭，胁肋胀痛，口苦尿黄，舌红苔黄腻，脉弦数。

【运用技巧】

1. 辨证导航　本方适用于湿热内蕴之带下证。临床当以带下色赤或黄，黏稠腥臭，舌红苔黄或黄腻，脉弦数有力为应用依据。

2. 加减秘钥　阴道有热感，去当归、柴胡，加贯众；阴道红肿，小便困难，去当归、柴胡、莲须，加黄连、琥珀；湿甚，舌苔厚腻，去生地黄。

3. 适用病症　中医带下色红、阴疮、月经先期、月经过多等；西医滴虫性阴道炎、宫颈糜烂、盆腔炎、外阴湿疹等，辨证属湿热者。

4. 临床禁忌　脾胃虚寒和阴血亏虚者不宜使用。

【编者按语】本方源自《中医妇科治疗学》。足厥阴肝经绕阴器，抵少腹，与冲任、胞宫关系密切。肝经湿热循经下注，热入血分，故带下色赤黏稠；胸胁为肝经之分野，肝经湿热，肝脉不畅，故胁肋胀痛。口苦尿黄，舌红苔黄腻，脉弦数均为肝经湿热之征。治宜清肝利湿，凉血止带。

本方由龙胆泻肝汤去车前子，加薏苡仁、莲须、赤芍组成。方中龙胆草、黄芩、栀子苦寒，既可清泻肝火，又能燥湿止带。泽泻、木通、薏苡仁渗利湿热，导邪自小便而去。生地黄、赤芍、当归凉血活血，其中生地黄、当归尚可滋阴养血，不仅防肝火太旺灼伤阴血，而且防苦燥渗利之品耗伤阴血。肝体阴而用阳，性喜条达而恶抑郁，火邪内郁，肝气不舒，骤用大剂苦寒降泻之品，既恐肝气之被抑，又虑折伤肝气之生化，故用柴胡疏畅肝气；

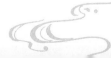

莲须收涩止带；甘草调和诸药，护胃和中。全方配伍，清肝凉血，利湿止带，且清利而无伤阴耗血之虑，滋补收涩又无留邪之忧，对肝经湿热之赤带较为适宜。

◆ 二黄三白丸 ◆

侧柏樗皮芍柏连，香附白术白芷填；

细末粥丸米引送，清热燥湿白带瘥。

【组成用法】扁柏（酒蒸）15g，黄柏（炒）15g，香附（醋炒）30g，白芍（炒）30g，白术（炒）3g，黄连（炒）15g，椿根皮（炒）60g，白芷（煅）60g。上为末，粥为丸，10g/次，米汤送服；亦可作汤剂，水煎服，用量酌减。

【功效主治】清热除湿，疏肝健脾。带下证属湿热下注，肝郁脾虚者。症见带下量多、色赤紫黯或如败酱、似血非血、夹有黏液、质黏腻臭秽，口苦咽干，小腹疼痛，小便短赤，舌红苔黄腻，脉滑数。

【运用技巧】

1. 辨证导航　本方主治七情所伤之带下病。临床以带下色紫黯或如败酱，黏腻臭秽，口苦咽干，小腹疼痛，小便短赤，舌红苔黄腻，脉滑数为辨证要点。

2. 加减秘钥　带下色鲜红量多者，加生地黄、茜草以凉血止血；兼胁痛、心烦易怒者，加龙胆草、栀子以清肝泻火。

3. 适用病症　中医带下过多；西医阴道炎、宫颈炎、宫颈糜烂等，辨证属湿热下注，肝郁脾虚者。

4. 临床禁忌　脾胃虚弱者不宜使用。

【编者按语】本方源自《名医指掌·卷九》，异名侧柏樗皮丸（《医学入门·卷八》）。

本方所治系湿热下注，肝郁脾虚而致。由于七情所伤，肝气郁结，肝郁乘脾，则脾失健运，湿浊停聚。湿蕴生热，肝郁化火，火热损伤胞络，则带下色赤量多、黏腻臭秽。治宜清热除湿，疏肝健脾，止血止带。

方中重用椿根皮为君，因其苦寒性涩，能清热燥湿，止带止血，《证类本草》言其"止赤带下"。黄柏、黄连清热燥湿，泻火解毒；扁柏清热凉血，收涩止血。三药共助君药清热除湿，止带止血，为臣药。《济阴纲目》在分析该方时曰："椿根皮性凉而燥，湿热盛者宜之；以脉数而用黄连、侧柏；不用苍术，为其燥性多也。"白术健脾燥湿；白芷入阳明而芳香化浊，胜湿止带，煅用则有涩止之能，以加强止带之功；香附疏肝理气止痛、白芍养血柔肝敛阴，二者一散一收，使肝气条达，气血调和。以上共为佐使。全方用药，清热与除湿并用，健脾与疏肝同行，止带与止血兼施，使湿热得除，肝脾调和，赤带可止。

◆ 三补丸 ◆

三补丸中三味全，黄芩黄柏炒黄连；

炼蜜为丸粥引下，实热带下无缠绵。

【组成用法】黄连（去须，微炒）30g，黄柏（炙微赤）30g，黄芩30g。上为末，炼蜜为丸，3~6g/次，食前以粥饮送下。

【功效主治】清热燥湿，凉血止血。赤带证属湿热火毒内蕴三焦者。症见带下色赤、黏稠臭秽，烦躁面赤，口苦且渴，少腹热痛，大便秘结，小便黄赤，舌红苔黄，脉弦数有力。

【运用技巧】

1. 辨证导航　本方适用于三焦积热所致之妇女赤带。临床当以带下色赤黏稠，烦躁面赤，少腹热痛，舌红苔黄，脉弦数有力为应用依据。

2. 加减秘钥　若带下色赤量多，可加椿根白皮清热燥湿，收涩止带；带下脓血混杂，舌红绛者，加生地黄、茜草、地榆、炒贯众凉血止血。

3. 适用病症　中医带下过多、月经不调等；西医宫颈炎、阴道炎，宫颈糜烂等，辨证属湿热火毒内蕴三焦者。

4. 临床禁忌　忌食煎炒、姜、椒、辛辣等热物；脾胃虚寒者不宜使用。

【编者按语】来源：本方源自《圣惠方·卷五十九》，名见《丹溪心法·卷三》，异名三黄丸（《内科摘要·卷下》）。本方所治带下系因湿热火毒内蕴而致。由于湿热火毒亢盛，损伤任带，迫血妄行，故带下色赤、黏稠臭秽；火毒上炎，则烦躁面赤，口苦而渴；湿热下逼，则少腹热痛，便秘尿赤。对此湿热火毒充斥上下之证，其治疗，非大苦大寒之品无以祛邪泻热。故拟清热燥湿，凉血止血为法。

方中黄柏苦寒，气厚沉降，入肾、膀胱经，清热燥湿，泻火解毒，以清泻下焦湿热见长，故用以君。黄连大苦大寒，入心、肝、胃、大肠经，其清热燥湿之力较强，尤长于清中焦湿火郁结，为臣。黄芩在清热燥湿，泻火解毒的同时，尚能凉血止血，对湿热火毒损伤血络之赤带较为适宜，为佐。君臣佐三者配伍，借其大苦大寒，以清火热，除湿毒。本方用丸剂，且以粥饮

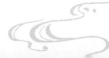

送下，意在峻药缓图，以免大伤脾胃。全方药少功专力宏，使邪气得去，而正气得存，正如《医方考》所言："少火宜升，壮火宜降。今以三物降其三焦之壮火，则气得其生，血得其养，而三焦皆受益矣，故曰三补"。

◆ 加减逍遥散 ◆

加减逍遥芍草苓，柴胡茵陈栀子用；

加入陈皮理脾胃，疏肝健脾有奇功。

【组成用法】茯苓 15g，白芍（酒炒）15g，生甘草 15g，柴胡 3g，茵陈 9g，陈皮 3g，栀子（炒）9g。水煎服。

【功效主治】疏肝清热，健脾利湿。青带证属肝郁化热，湿热下注者。症见带下色青，甚则如绿豆汁、质稠而臭，少腹胀痛、伴月经不调或痛经，头晕目胀，口苦咽干，脘闷身重，或纳少便溏，舌质淡红，苔黄腻，脉弦数。

【运用技巧】

1. 辨证导航　带下色青、质稠而臭，口苦，脘闷身重，或纳少便溏，苔黄腻，脉弦数。

2. 加减秘钥　脾虚甚者，加白术、黄芪以健脾益气；少腹胀痛甚者，加延胡索、香附理气止痛；阴道瘙痒者，加蛇床子、银花清热止痒。

3. 适用病症　中医带下色青、月经不调、痛经等；西医阴道炎、宫颈炎、盆腔炎以及宫颈癌等，辨证属肝郁脾虚，湿热下注者。

4. 临床禁忌　病久正气已虚者，不宜用本方。

【编者按语】本方源自《傅青主女科·卷上》，所治为肝郁化热，湿热下注所致。肝属木，木色属青。若肝郁乘脾，生湿化热，湿热下注，则带下色青质稠臭秽。肝气郁结，肝脉不畅，故少腹胀痛、月经不调或痛经。肝热上炎，故见头晕目胀，口苦咽干。脾虚湿盛，故见脘闷身重，纳少便溏。苔黄腻，脉弦数为肝经湿热之征。治宜疏肝清热，健脾利湿。

方中重用白芍、茯苓、生甘草，其中白芍酸甘，养血柔肝，肝木柔和而疏泄复常；茯苓甘淡，利湿健脾，脾旺湿去而带无由生。二者配伍，养血柔肝不碍湿，渗利水湿不伤阴。甘草益气补中，既助茯苓健脾，配芍药又可缓急止痛，生用并可清热解毒。柴胡疏肝解郁，伍白芍一散一收，"补肝体和肝用"，从而使肝气条达；茵陈、栀子清肝泻火，利湿泄热，湿热得去，青带可止。湿阻则气滞，气滞湿难化，故稍佐陈皮理气燥湿。全方配伍，疏肝、柔肝、健脾、利湿、清热数法合参，故对肝郁脾虚，湿热下注之青带较为适宜。傅青主曰："倘仅以利湿清热治青带，而置肝气于不问，安有止带之日哉！"

类方

利肝解湿汤（《辨证录》） 组成：白芍90g，茯苓45g，干鸡冠花21g，炒栀子12g。用法：水煎服。功效：解肝中之火，利膀胱之水。主治：血虚肝郁，湿热下注之青带。

◆ 加减完带汤 ◆

加减完带白术参，苍术栀子并茵陈；

荆芥柴胡甘草共，黄柏黄连药力增。

【组成用法】党参12g，白术、苍术各6g，茵陈9g，荆芥、甘草各3g，柴胡2.4g，栀子、黄柏各6g，黄连3g。水煎服。

【功效主治】补脾疏肝，清热燥湿。青带证属脾虚肝郁，湿热下注者。带下色青、质黏稠且有臭气，面色苍黄，头胀眩重，精神疲惫，胸闷胁痛，不思饮食，舌淡红，苔黄腻，脉弦滑数。

【运用技巧】

1. 辨证导航　带下色青、质稠味臭，面色苍黄，精神疲惫，胸闷胁痛，不思饮食，舌淡红苔黄腻，脉弦滑数。

2. 加减秘钥　带下日久不止者，加金樱子、芡实、乌贼骨以收涩止带；脾虚食欲缺乏腹胀者，加砂仁、木香以行气导滞；腰痛者，加杜仲、菟丝子补肾强腰。

3. 适用病症　中医带下过多、阴痒等；西医阴道炎、宫颈炎、盆腔炎以及宫颈癌等，辨证属脾虚肝郁，湿热下注者。

4. 临床禁忌　寒湿带下不宜使用。

【编者按语】本方源自《中医妇科治疗学》。肝主疏泄，恶抑郁；脾主运化，恶水湿。脾虚肝郁，则水湿不运，湿浊内生。气郁化火，湿蕴生热，湿热下注胞宫，则带下色青、黏稠臭秽；脾虚则水谷不化，气血无以生化，故面色苍黄，精神疲惫，不思饮食；肝郁则气机不畅，肝脉瘀滞，故胸闷胁痛，头胀目眩。苔黄腻，脉弦滑数为湿热内蕴之征。治宜补脾益气，疏肝解郁，清热燥湿。

方中党参、白术为君，补脾祛湿，使脾气健运，湿浊得消。臣以苍术燥

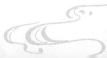

第三章 ◆ 带下病组方规律与辨证用方

湿运脾，以增祛湿化浊之力；柴胡疏肝解郁，升提肝木之气，使肝木条达而脾土自强；茵陈渗利湿热，令湿热从小便分利。佐以栀子、黄柏、黄连清热燥湿，以助泻火祛湿之功；少量荆芥既可祛风胜湿，又助柴胡升达肝气。使以甘草和中调药。诸药相配，使脾气健旺、肝气条达、湿热得祛，则带下可止。

◆ 尤氏板蓝功劳汤 ◆

板蓝功劳蒲公英，佛手车前草茯苓；

柴翘术芍调任带，肝经湿热邪毒清。

【组成用法】柴胡 5g，白芍、茯苓、车前草、白术、板蓝根、连翘、功劳木、佛手、蒲公英各 10g，甘草 3g。水煎服，每日 1 剂，分 2 次温服，两餐间服。

【功效主治】清热疏肝，利湿止带。带下过多证属肝经湿热下注者。症见带下量多、色黄或呈脓性、质稠味臭，或伴外阴瘙痒，口苦、易怒，小便黄赤，大便黏腻难解，舌红苔黄腻，脉弦滑。

【运用技巧】

1. 辨证导航：带下色黄、质稠味臭，口苦，小便黄赤，舌红苔黄腻，脉弦滑。

2. 加减秘钥：外阴瘙痒者加白芷、白鲜皮；口苦心烦者加黄连、莲子心；伴有赤白带下者加叶下珠、三七花；带下量多者加薏苡仁、鸡冠花。

3. 适用病症：中医带下过多、阴痒等；西医阴道炎、宫颈炎等见带下过多，辨证属肝经湿热下注者。

4. 临床禁忌：寒湿、阴虚者不宜；孕妇禁用。

【编者按语】本方为尤教授经验方。其所治为肝经湿热下注，湿热毒邪损及任带二脉而致。治宜清热疏肝，利湿止带。方中板蓝根、连翘、蒲公英、车前草、功劳木等清热解毒，利湿止带；白术、茯苓、甘草健脾益气，利湿泄浊；柴胡、白芍、佛手疏肝养肝，理气解郁。诸药合用，热清湿除，肝气条达，则带下自止。

◆ 尤氏鸡冠凤尾汤 ◆

鸡冠凤尾柴泽翘，白芷白术大功劳；

板蓝臭牡草夏枯，邪热病毒无处逃。

【组成用法】柴胡 6g，泽泻、白术、白芷、板蓝根、连翘、功劳木、夏枯草、鸡冠花、凤尾草、臭牡丹各 10g，甘草 3g。水煎服，每日 1 剂，分 2 次温服，两餐间服。

【功效主治】清热解毒，利湿止带。人乳头瘤病毒（HPV）感染、宫颈癌等证属湿热毒结者。症见带下黄稠或色黄绿如脓、或五色杂下、臭秽难闻，伴小腹或腰骶酸痛，烦热口渴，口苦面赤，小便黄赤，大便干结，舌红或黯，苔黄腻，脉弦滑或沉涩。

【运用技巧】

1. 辨证导航：带下黄稠、味腥臭，口苦面赤，心烦，小便黄赤，舌红苔黄腻，脉弦滑或沉涩。

2. 加减秘钥：热毒盛者加寒水石、天葵子；外阴瘙痒者加苦参、白鲜皮；带下色赤者加叶下珠、三七花；正虚者加黄芪、太子参；小便频急赤痛者加车前草、瞿麦、扁蓄。

3. 适用病症：中医带下过多、阴疮等。西医 HPV 感染、宫颈上皮瘤样病变、宫颈癌等，辨证属湿热毒结者。

4. 临床禁忌：寒湿、阴虚者不宜；孕妇禁用。

【编者按语】本方为尤教授经验方。湿热毒邪蕴结，损伤任带二脉，故带下黄稠、味腥臭；湿毒蕴结，瘀阻胞脉，故小腹或腰骶酸痛，舌黯脉涩。小便短赤，大便干结，舌红、苔黄腻，脉弦滑，均为湿热毒结之征。方中功劳木、板蓝根、连翘、夏枯草、凤尾草、臭牡丹清热凉血，解毒散结。现代药理实验表明，其有消炎、抗病毒、抗肿瘤的作用。白术、泽泻、白芷、鸡冠花配合，健脾祛湿、收涩止带，为治带下要药。柴胡疏肝解郁，甘草调和诸药。诸药配合，重在清热利湿、解毒散结，对湿热毒邪蕴结之 HPV 感染、妇科癌症等较为适宜。

五、气血凝聚证

◆ 慢盆汤 ◆

慢盆汤用红丹芍，葛茴二香与乌药；

延胡丹皮泽泻桂，化瘀止痛医患笑。

【组成用法】红花、丹参、赤芍、葛根、香附各 12g，乌药、木香各 6g，延胡索 12g，小茴香 3g，牡丹皮 10g，泽泻 12g，桂枝 10g。水煎服。

【功效主治】活血止痛，散寒利湿。白带证属寒湿凝聚，气滞血瘀者。

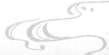

症见带下色白或黄白相间，小腹隐痛或胀痛，腰骶酸楚、不耐劳累，舌黯红，苔白稍黄，脉弦细或沉滑。

【运用技巧】

1. 辨证导航　本方是融合中西医药理论创制的治疗慢性盆腔炎的有效方。临床以带下色白或黄白相间，小腹、腰骶疼痛，舌黯红，脉弦为使用要点。

2. 加减秘钥　若兼肾虚寒盛，而见腰酸冷痛者，去牡丹皮、赤芍，加补骨脂、鹿角霜、菟丝子；气血亏虚者，加黄芪、白术、当归；肝郁气滞，见有胸胁作痛，神情抑郁者，加柴胡、郁金。

3. 适用病症　中医带下过多、痛经等；西医慢性盆腔炎，辨证属寒湿阻滞，气血凝聚者。

4. 临床禁忌　肝郁化热或阴虚血热者不宜使用。

【编者按语】本方源自南京中医学院验方，录自《实用中医妇科方药学》。本方治证系由寒邪凝滞，经脉不畅，余邪潜伏所致。女子经行产后，或因妇科手术损伤，以致胞脉空虚，寒湿之邪乘虚而入，使气血不行，经脉不畅，故带下而伴小腹疼痛，腰骶酸楚。治宜活血化瘀，散寒除湿。

方中君以红花、丹参活血化瘀止痛。牡丹皮、赤芍既可活血散瘀，以助君药之功，又能清热凉血，以防瘀久化热；小茴香、桂枝温经散寒，通经活络。以上四药寒温相伍，寒而不滞，温而不过，共为臣药。"气为血帅"，气行则血行，血行则瘀去，瘀去则痛止，故方中佐以香附、木香、乌药理气行滞；延胡索擅长"行血中气滞，气中血滞"，故"专治一身上下诸痛"；葛根伍泽泻，一升一降，利湿升阳，意在止带。同为佐药。全方主以活血化瘀，辅以散寒除湿。血行瘀化则痛消，寒散湿除则带止。

◆ 当归丸 ◆

当归丸中鳖甲黄，白术胡椒勒皮榔；

枳壳荜茇炼蜜丸，湿毒五带力能匡。

【组成用法】当归（微炒）30g，鳖甲（涂醋，炙微黄，去裙襕）30g，川大黄（微炒）30g，白术6g，胡椒15g，诃黎勒皮6g，槟榔6g，枳壳（麸炒微黄）6g，荜茇15g。上为末，炼蜜为丸，10g/次，食前温酒送下。

【功效主治】活血逐瘀，散结止痛。五色带证属气血瘀结者。症见带下杂色量多、时而出现血水、气味腥臭，腰腹疼痛，按之有块，形羸体瘦，饮食减少，皮色枯槁，舌质紫或可见瘀点或瘀斑，脉弦细而涩。

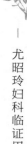

【运用技巧】

1.辨证导航　带下杂色量多、气味腥臭，腰腹疼痛、按之有块，羸瘦食少，舌紫或可见瘀点或瘀斑，脉弦细涩。

2.加减秘钥　小腹疼痛较甚，可加用失笑散。

3.适用病症　中医带下过多、癥瘕等；西医盆腔炎、子宫颈糜烂、宫颈癌等，辨证属气血凝聚者。

4.临床禁忌　五色带以形羸体瘦、皮色枯槁等虚象为主者，不宜使用。

【编者按语】本方源自《圣惠·卷七十三》，治证系由气血凝聚，伤及任带，久之"胞宫内溃"而致，故带下杂色秽水或见血水、气味腥臭；气聚血凝，积而成块，故腰腹疼痛、按之有块；带下日久，损耗阴血，瘀久亦伤正气，故形羸体瘦，皮色枯槁，饮食减少。舌质紫、有瘀点或瘀斑，脉弦细涩均为气血瘀结之征。治宜气活血逐瘀，散结止痛。

方中重用当归、鳖甲、大黄，其中当归补血活血；鳖甲软坚散结，并能滋阴；大黄荡涤胞中留瘀败血。三药相伍，逐瘀散结而又不伤阴血。《内经》曰："血气者，喜温而恶寒，寒则涩而不流，温则消而去之。"故配伍辛热之胡椒、荜茇，既可温中止痛，又借辛香之气以"杀腥气"。槟榔、枳壳行气导滞，既使气行而血行瘀去，又可加强止痛之功。少用白术、诃黎勒皮，不仅健脾燥湿，收涩止带，而且与当归、鳖甲配伍，又能防攻逐化瘀之品伤正。全方邪正兼顾，但以逐瘀散结止痛为主，益气补血为辅。

六、热毒蕴结证

◆ 五味消毒饮 ◆

五味消毒治诸疔，银花野菊蒲公英；
紫花地丁天葵子，煎加酒服效非轻。

【组成用法】金银花30g，野菊花、蒲公英、紫花地丁、紫背天葵子各15g。水煎服。

【功效主治】清热解毒。黄带证属火毒内盛者。症见带下量多、黄绿如脓或赤白相兼或五色杂下，质黏稠，臭秽难闻，伴阴痒，烦热头晕，口苦咽干，小便短赤，大便干结，舌红苔黄，脉数有力。

【运用技巧】

1.辨证导航　本方原为治疗疔疮之主方。妇科临床用于热毒内盛之带下

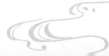

病。使用时当以带下色黄，黏稠腥臭，心烦口渴，舌红苔黄，脉数有力为应用依据。

2. 加减秘钥　若腰骶疼痛，带下恶臭难闻者，加半枝莲、穿心莲、白花蛇舌草以清热解毒除秽；腹痛胀坠者，加川楝子、制香附、荔枝核；带下夹血液或五色杂下，气味恶臭者，加红药子、半枝莲、白茅根、墓头回、生地黄榆；口干、便秘明显者，加瓜蒌仁、牡丹皮、知母。

3. 适用病症　中医带下过多、产后发热等；西医盆腔炎、阴道炎、外阴炎、子宫颈糜烂、急性前庭大腺炎、宫颈白斑、产褥感染、急性乳腺炎、药物流产不全伴感染等，辨证属热毒蕴结者。

4. 临床禁忌　本方药性寒凉，脾胃素虚者慎用。

【编者按语】本方源自《医宗金鉴·卷七十二》，异名有五味消毒汤（《家庭治病新书》引《外科探源》）、消毒饮（《吉人集验方·下集》）。本方治证系由热毒内盛所致。妇女摄生不慎，或阴部手术消毒不严，或经期、产后胞脉空虚，忽视卫生，热毒乘虚直犯阴器、子宫。或因热盛化火成毒，或湿热遏久成毒，热毒损伤任带二脉，故带下黄稠、或赤白相兼、或五色杂下，或阴痒；火毒内盛，灼耗阴津，故见烦热头晕，口苦咽干，尿赤便结。舌红、苔黄，脉数有力皆为热毒之象。治宜清热泻火解毒。

方中重用金银花为君，泻火解毒，清热凉血。蒲公英于清热解毒之中又可除湿止带，紫花地丁泻火解毒的同时兼凉血，二者助君药清热解毒，为臣药。野菊花、紫背天葵功专清热解毒，消除肿痒，为佐药。加少量酒同煎，以宣通血脉而助药力，亦为佐使。全方药少力专，使热清火泻毒解，而诸症消除。

◆ 银翘红酱解毒汤 ◆

银翘红酱解毒汤，解毒排脓最擅长；
延胡川楝薏苡仁，桃芍丹栀乳没帮。

【组成用法】银花30g，连翘30g，大血藤30g，败酱草30g，牡丹皮9g，山栀子12g，赤芍12g，桃仁12g，薏苡仁12g，延胡索9g，乳香5g，没药5g，川楝子9g。水煎去滓，每日2剂，每剂煎2次，隔4~5小时服1次。

【功效主治】清热解毒，活血止痛。黄带证属热毒血瘀者。症见带下量多、色黄如脓或赤白相间、质稠臭秽，下腹疼痛拒按，伴发热，口干喜饮，小便黄少，大便燥结，或月经先期量多，或痛经，舌质黯红，苔黄燥或黄腻，脉滑数。

【运用技巧】

1. 辨证导航　本方适用于热毒内盛，气血瘀滞之带下过多。临床当以带下色黄如脓或赤白相兼，黏稠腥臭，下腹疼痛拒按，舌红苔黄，脉数有力为应用依据。

2. 加减秘钥　若湿热俱盛者，加土茯苓、茵陈、椿根皮清热利湿止带；若腰骶酸痛，带下恶臭难闻者，加半枝莲、穿心莲、白花蛇舌草、樗根白皮以清热解毒避秽；大便秘结者，加大黄泻热通腑。

3. 适用病症　中医带下过多、月经不调、痛经等；西医急性盆腔炎、急性附件炎、宫颈糜烂等，辨证属热毒蕴结、气血瘀滞者。

4. 临床禁忌　本方药多苦寒，非热毒瘀积之证不宜用。脾虚湿盛或肾虚带下忌用。

【编者按语】本方源自上海中医学院验方，录自《实用中医妇科方药学》。本方所治系由热毒内蕴，瘀血阻滞而致。湿热毒邪直犯下焦，侵于阴户及胞宫，损伤任带，久之使气血凝聚，血肉腐败，故带下色黄如脓或赤白相间、稠黏臭秽；气血瘀滞，不通则痛，故下腹疼痛拒按；热毒内蕴，迫血妄行，瘀血阻滞，血不归经，故月经先期且量多；热毒灼耗津液，则口干尿少，大便燥结。舌质黯红，苔黄燥或黄腻，脉滑数均为湿热毒邪蕴结于里之征。本方治证属热证、实证，故治宜清热解毒为主，辅以利湿排脓，行气祛瘀。

方中重用银花、连翘、大血藤、败酱草，其中银花、连翘功擅清热解毒；大血藤在清热解毒的同时，能活血止痛；败酱草解毒祛瘀，兼可止痛排脓。四药相须为用，相得益彰，既善清热解毒，又能活血祛瘀，还可排脓止痛，切中病机及证候。牡丹皮、赤芍清热凉血，活血散瘀；栀子、薏苡仁清热利湿，排脓止带；延胡索、川楝子理气疏肝，行血止痛；桃仁、乳香、没药活血化瘀，消癥止痛。诸药合用，共奏清热解毒，活血化瘀，利湿排脓之效，如此，热毒尽除，血行通畅，则带止痛消。

类方

1. 棱莪消积汤（上海中医学院验方，录自《实用中医妇科方药学》）　组成：三棱、莪术、丹参、赤芍、延胡索、牡丹皮各9g，桃仁、薏苡仁各12~15g，大血藤、败酱草各30g。用法：水煎服。功效：化瘀消癥，清热解毒。主治：瘀热毒邪互结之带下病。带下黄稠、气味臭秽，小腹疼痛拒按、

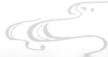

按之有包块，腰酸重坠，低热起伏，小便黄赤短少，大便燥结或溏而不爽，舌质红、苔黄厚腻，脉弦数或沉滑。

2. 蒿蒲解毒汤（《罗元恺论医集》）　组成：青蒿12g，蒲公英30g，白薇20g，丹参20g，牡丹皮12g，赤芍15g，黄柏12g，桃仁15g，连翘20g，青皮10g，川楝子10g。用法：水煎服。功效：清热解毒，行气化瘀。主治：热毒内盛，气血瘀滞之带下病。带下色黄、气味臭秽，小腹灼热，疼痛拒按，发热心烦，口苦而渴，小便黄赤，大便秘结，舌红、苔黄厚腻，脉弦数。

◆ 利火汤 ◆

带下色黑利火汤，山栀知母与二黄；

车前茯苓不留行，白术寄奴石膏康。

【组成用法】大黄9g，炒白术15g，茯苓9g，车前子9g，王不留行9g，黄连9g，炒栀子9g，知母6g，煅石膏15g，刘寄奴9g。水煎服。

【功效主治】清热泻火，利湿止带。黑带证属热极者。症见带下色黑、黏稠臭秽，面赤心烦，口渴饮冷，或阴中肿痛，小便赤涩刺痛，舌红或绛，苔黄，脉数。

【运用技巧】

1. 辨证导航　以带下色黑、黏稠臭秽，心烦口渴，舌红苔黄，脉数为证治要点。

2. 加减秘钥　若腰骶酸痛，带下恶臭难闻者，加半枝莲、穿心莲、鱼腥草以清热解毒除秽；若外阴红肿、瘙痒者，可配合蛇床子散外洗以燥湿止痒。

3. 适用病症　中医带下色黑、癥瘕等；西医急性盆腔炎、急性阴道炎、宫颈癌等，辨证属热极者。

4. 临床禁忌　带下属久病津伤，脾肾阳虚者不可运用；原书方后补注："病愈后当节饮食，戒辛热之物，调养脾土。若恃有此方，病发即服，必伤元气矣，慎之！"

【编者按语】本方源自《傅青主女科·卷上》，所治黑带，傅青主言"是火结于下而不炎于上也"。由于火热"熬煎，所以熬干而变为炭色"，故带下色黑、黏稠臭秽，并伴面赤，心烦，口渴等火旺阴伤之症；湿热下注，蕴而成毒，则阴中肿痛，小便赤涩刺痛。治宜清热泻火，利湿止带。正如青主所言："治法惟以泻火为主，火热退而湿自除矣。"

方中黄连、栀子、石膏、知母、大黄均为寒凉之品。其中黄连、栀子苦寒直折，既泄盛极之火热，又可解毒燥湿；石膏、知母泻火除烦，滋阴保津，石膏煅用，尚能涩敛止带；大黄泻热通便，配伍诸药，使火热毒邪"迅速扫除"。白术健脾燥湿，茯苓利水渗湿，车前清利湿热，三药相伍，使湿去热清，而带下可止。王不留行、刘寄奴活血消肿，通淋止痛，是为阴痛，小便淋痛而设。综观全方，重在清热泻火，辅以利湿止带，通淋止痛。因此，对火极热盛之黑带而兼有阴中肿痛，小便淋痛者，甚为适宜。

◆ 尤氏内炎方 ◆

胞宫内炎芪公英，银花夏枯紫地丁；

参术益母连翘草，鸡血大青大血藤。

【组成用法】党参15g，炒白术12g，蒲公英10g，紫花地丁10g，大青叶10g，夏枯草10g，黄芪15g，金银花15g，连翘10g，大血藤15g，鸡血藤15g，益母草10g，甘草5g。水煎服，每日1剂，分2次温服。

【功效主治】清热解毒，益气扶正。带下过多证属热毒蕴结者。症见带下量多、色黄质稠、甚至夹有血丝，下腹腰骶疼痛，疲乏无力，或时有发热，月经不调、痛经，口苦咽干，大便干结，小便黄少，舌质黯红，苔黄或黄腻，脉弦滑数或虚弱无力。

【运用技巧】

1. 辨证导航　带下量多、色黄质黏稠，下腹腰骶疼痛，疲乏无力，小便黄少，舌质黯红，苔黄或黄腻，脉弦滑数或虚弱无力。

2. 加减秘钥　热毒盛者加败酱草、两面针、板蓝根；湿邪重者，加薏苡仁、茯苓、泽泻；外阴瘙痒者加千里光、白芷、白鲜皮；带下色赤者加紫珠草、叶下珠、牡丹皮；小便频急赤痛者，加车前草、瞿麦、扁蓄。

3. 适用病症　中医学带下过多、月经不调、痛经、阴痒阴疮等疾病；西医学阴道炎、宫颈炎、子宫内膜炎、HPV感染等，中医辨证属热毒蕴结者。

4. 临床禁忌　寒湿、阴虚者不宜。孕妇禁用。

【编者按语】本方为尤教授经验方，所治为湿热毒邪，损伤任带、胞宫，日久虚实夹杂之证。经期产后，胞脉空虚，或摄生不慎，或房事不禁，或手术损伤，感染湿热毒邪。湿毒蕴结，损伤任带胞宫，以致气血运行不畅，故发诸症。由于病程迁延，损伤脾胃之气，故见精神不振，疲乏无力，脉虚弱。而脾胃气虚，无力驱邪，故致病情反复发作，缠绵难愈。因此，尤教授认为本证多虚实夹杂。如果治疗单纯驱邪，使正气益虚，邪终难去；纯用补益，则有留邪之忧。故治宜驱邪扶正兼顾，使驱邪不伤正，扶正不留邪。

本方用药可分为三组：一是以金银花为首，配伍连翘、蒲公英、紫花地丁、大青叶、夏枯草、大血藤，清热解毒，消散痈肿，寓五味消毒饮配方之意；二是鸡血藤、益母草，配伍大血藤，活血调经，化瘀止痛；三是黄芪、党参、炒白术、甘草，益气健脾，扶正祛邪，驱邪不伤正，其中白术伍益母草燥湿利水。全方用药，攻补兼施，但以驱邪为主，共奏清热解毒，祛湿止带之功。

第三节　带下过少辨证用方

带下过少临床常分为肝肾不足证、血瘀津亏证两型辨证用方。故本类方剂常由补益肝肾、滋阴养血、行气活血等药物组成。代表方如左归丸、小营煎等。

◆ 左归丸 ◆

【组成用法】参见"月经后期·肾虚证"。

【功效主治】滋养肝肾，育阴养血。带下过少证属肝肾亏虚者。症见带下量少或全无，阴部干涩或瘙痒，甚则阴部萎缩、性交涩痛，头晕耳鸣，腰膝酸软，月经紊乱或闭经，烘热汗出，失眠健忘，口燥咽干，舌红少苔，脉沉细。

【运用技巧】

1. 辨证导航　带下量少，阴部干涩，头晕耳鸣，腰膝酸软，或月经紊乱，口燥咽干，舌红少苔，脉沉细。

2. 加减秘钥　阴部瘙痒者，加蝉蜕、防风、白蒺藜；腰痛者，加川续断、狗脊；大便干结者，加生地黄、玄参、何首乌。

3. 适用病症　参见"月经后期·肾虚证"。

【编者按语】本方治证系由肝肾精亏血少所致。肝肾亏损，阴液不足，任带失养，不能润泽阴道，发为带下过少，阴部萎缩、性交涩痛；肝肾精血亏少，血海空虚，故月经紊乱，甚或闭经；阴虚津亏，虚火内生，则烘热汗出，咽干失眠。头晕耳鸣，腰膝酸软，舌红少苔，脉沉细，均为肝肾亏损之证。治宜滋养肝肾之阴血。

熟地黄气浓味厚，滋阴补肾，"凡精枯血少……大剂频投，其功甚伟。"（《本草正义》）故在方中重用为君。山茱萸、枸杞子滋肾养肝；龟板胶、鹿角胶血肉有情之品，峻补精血。四药助地黄以填肾阴，益精血，为臣。菟丝子、川牛膝补养肝肾，强筋壮骨，活血通经，因其性降，还能引火下行；山药补益脾胃，以滋生化之源，正所谓补后天以实先天。同为佐使。全方不仅于补肾滋阴中注重填精补髓，而且配以鹿角胶、菟丝子温润养阳，体现出"阳中求阴"，从而共奏滋肾养阴，养血补肝之效。

◆ 小营煎 ◆

小营煎中归芍草，熟地枸杞与山药；

血少阴虚经后期，小腹隐痛经带少。

【组成用法】当归6~9g，熟地黄6~9g，芍药（酒炒）6g，山药（炒）6g，枸杞子6~9g，炙甘草3~6g。水煎服。

【功效主治】补血养阴，活血化瘀。带下过少证属津血虚瘀者。症见带下量少，阴道干涩、性交疼痛，小腹或少腹疼痛拒按，胸胁、乳房胀痛，经量少或闭经，舌质淡暗或舌边有瘀斑，脉弦细涩。

【运用技巧】

1. 辨证导航　原书言本方："治血少阴虚，此性味平和之方也"。临床以带下量少，阴道干涩，小腹或少腹疼痛，胸胁、乳房胀痛，舌质淡暗，脉弦细涩为使用依据。

2. 加减秘钥　瘀滞较重者，可加加丹参、桃仁、川牛膝活血化瘀；兼气滞而见胸腹作痛者，加制香附3~6g，广郁金以理气止痛；心悸不眠，入夜汗多者加炒枣仁、茯神、五味子以养心安神敛汗；阴虚有热者，加炒牡丹皮、青蒿、炙鳖甲等以滋阴退热。

3. 适用病症　中医带下过少、月经后期、月经量少、痛经、妊娠腹痛、产后腹痛等；西医卵巢早衰、双侧卵巢切除术后、盆腔放射治疗后、绝经综合征、席汉综合征，以及功能失调性子宫出血、痛经等，辨证属血虚阴亏者。

4. 临床禁忌　腹痛便溏、形寒肢冷者忌用。

【编者按语】本方源自《景岳全书·卷十五》，所主之证皆因血虚阴亏，瘀血停滞所致。瘀血阻滞冲任，阴精不能运达阴窍，故带下过少，阴道干涩、性交疼痛；瘀阻气滞，故胸胁、乳房胀痛；瘀阻冲任、胞脉，故小腹或少腹疼痛拒按，甚则经量过少或闭经。舌质淡暗、舌边瘀斑，脉弦细涩，均为血瘀阴亏之征。治宜补血养阴，活血化瘀。

方中熟地黄甘温味厚质润，入肝肾二经，长于滋阴养血，补肾填精，为补血要药，故为君药。当归甘辛温，归肝心脾经，既为补血良药，又是活血调经要药，故为臣药。芍药养肝补血敛阴；枸杞子滋肾填精益阴；山药健脾养阴固肾。此三者，养肝血，滋肾精，益脾气，气旺生血，精盛化血，血足充阴，共为佐药。炙甘草益气和中调药，为佐使。诸药配伍，共奏补血益阴，活血化瘀之效。

本方系四物汤去川芎，加枸杞子、山药、炙甘草而成。加枸杞子养阴补肾；山药、炙甘草补脾益阴；川芎因其辛香温燥，恐耗血伤阴，故去之不用。综观全方，补血养阴作用较四物汤更强更专。

◆ 尤氏滋阴润玉汤 ◆

滋阴润玉玉精熟，石斛桑椹草骨肉；

三七花绿紫芝藤，北沙百合合欢凑。

【组成用法】熟地黄、黄精、桑椹、玉竹、百合、石斛、北沙参、肉苁蓉、补骨脂、合欢皮、夜交藤各10g，绿梅花、三七花、紫芝、甘草各5g。水煎服，每日1剂，分2次温服。

【功效主治】滋阴养血，活血化瘀。带下过少证属肝肾阴虚，瘀血内阻者。症见带下过少、甚或全无，阴道干涩、性交疼痛，小腹或少腹疼痛拒按，月经不调，腰膝酸软，烘热汗出，夜不能寐，精神抑郁，烦躁易怒，舌质淡紫，苔薄白而干，脉弦细涩。

【运用技巧】

1. 辨证导航　带下量少，阴部干涩或阴道萎缩，性交涩痛，头晕腰酸，精神抑郁，舌淡紫，苔薄白而干，脉弦细涩。

2. 加减秘钥　阴部瘙痒者，加蝉蜕、防风、白蒺藜；大便干结者，加生地黄、玄参、何首乌；小腹疼痛甚者，加五灵脂、延胡索。

3. 适用病症　中医学带下过少；西医学卵巢早衰、双侧切除卵巢术后、盆腔放射治疗后、绝经综合征等引起的阴道分泌物过少，中医辨证属肝肾阴虚，瘀血内阻者。

4. 临床禁忌　脾虚便溏者慎用。

【**编者按语**】本方为尤昭玲教授经验方。带下过少主要病机为阴精不足，不能润泽阴户。其因有二：一为肝肾亏损，阴精津液亏少，不能润泽阴户；二为瘀血阻滞冲任，阴液不能运达阴窍。阴精津液亏少，任带失养，不能润泽阴道，则见带下量少、甚或全无，阴部干涩、性交涩痛；瘀血阻滞，不通则痛，故小腹或少腹疼痛拒按；肾虚外腑失养，则腰膝酸软；肝肾阴虚，虚热内生，则烘热汗出，夜不能寐；瘀阻气滞，情志不遂，故精神抑郁，烦躁易怒。舌质淡紫，苔薄白而干，脉弦细涩均为阴虚血滞之征。治宜滋阴养血，活血化瘀。

本方用药主要可分为二组。一是熟地黄、黄精、桑椹、玉竹、百合、石斛、北沙参、肉苁蓉、补骨脂、紫芝补肾滋阴，养血生津。二是合欢皮、夜交藤、绿梅花、三七花疏肝活血，解郁安神。全方阴津血兼顾，肝肾脾并调；补阴之中配以补阳，阳中求阴；补益中佐以疏肝活血，补而不滞，行而不伤。共奏滋阴养血、活血化瘀之效。

第三章

◆

带下病组方规律与辨证用方

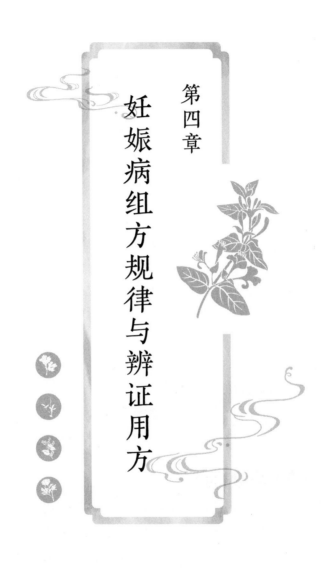

第四章

妊娠病组方规律与辨证用方

妊娠期间，发生与妊娠有关的疾病，称为妊娠病，又称"胎前病"。妊娠病不但影响孕妇的身体健康，妨碍妊娠的继续和胎儿的正常发育，甚则威胁生命。

常见的妊娠病有：妊娠恶阻、异位妊娠、胎漏、胎动不安、堕胎、小产、滑胎、胎萎不长、胎死不下、胎水肿满、胎气上逆、子肿、子晕、子痫、妊娠咳嗽、妊娠小便淋痛、妊娠小便不通、难产等。

第一节　妊娠病组方规律

妊娠病的治疗，以胎元的正常与否为前提。胎元正常者，宜治病与安胎并举，但临证时须辨明标本始末以确定治疗重点：若因母病而致胎不安者，当重在治"病"；若因胎不安而致母病者，应重在安胎。正如《诸病源候论》所云："其母有疾以动胎，治母则胎安；若其胎有不牢固，致动以病母者，治胎则母瘥。"治疗大法宜补肾、健脾、疏肝为要，故本类方剂常由滋肾温阳、健脾益气、疏肝养血等药物为主组方。若胎元异常，胎堕难留，或胎死不下，或孕妇有病不宜继续妊娠者，则宜从速下胎以益母。常选活血化瘀、消癥杀胚之品，方如脱花煎、救母丹、宫外孕Ⅱ号方等。

妊娠期间，凡峻下、滑利、祛瘀、破血、耗气、散气以及一切有毒药品，都宜慎用或禁用。处方时还要严格掌握剂量，以免动胎、伤胎。

一、补肾健脾以固胎

"胞脉者，系于肾"，冲任二脉皆起于胞中。胎儿居于母体之内，全赖母体肾以系之，气以载之，血以养之，冲任以固之。虽胎漏、胎动不安、滑胎有肾虚、气血两虚、血热、跌扑损伤、癥疾伤胎等不同，但在临床安胎中，当以治肾为先，益精为要。鉴于引起胎动不安的因素因人而异，组方用药又当审因而别。

《女科经纶》引《女科集略》："女子肾脉系于胎，是母之真气，子之所赖也。若肾气亏损，便不能固摄胎元。"是故胎元不固之属于肾虚冲任损伤而致者，治宜补肾固冲安胎，常用菟丝子、杜仲、续断、巴戟天、桑寄生、狗脊等，代表方如寿胎丸、安奠二天汤、滋肾育胎丸等。

《临证指南医案》云："胎气系于脾，如寄生之托于苞桑，……脾气过虚，胎无所附，堕胎难免矣"。又《格致余论·胎自堕论》曰："血气虚损，不足荣养，其胎自堕。"故气血虚弱不能固摄滋养胎元者，治宜补气养血，健脾安胎，常用人参、白术、黄芪、熟地黄、阿胶、桑寄生、白芍等，方如泰山磐石散、固胎丸等。孕妇若素体气血不足，以致胎不长养者，亦宜补气益血，常重用当归加枸杞、首乌、白芍、熟地黄等，方如胎元饮、八珍汤。

二、调和阴阳以养胎

《灵枢·五音五味》说："妇人之生，有余于气，不足于血，以其数脱血也。"妇人"不足于血"，又孕后血聚养胎，阴血更显相对不足。阴血既虚，或使失于濡养，或使不能潜阳，或使生风，或使化火，每易变生出纷纷诸症。诸症虽繁，根本则一，故滋阴养血，诚为妊娠病治疗中一个时当谨记的要点。处方宜以此为基础，视其具体病位、病性等，酌加针对性的药物。

其失于濡养者，如血虚胞脉失养而致妊娠腹痛，治宜养血安胎止痛，常用当归、芍药、川芎、白术、茯苓、首乌、桑寄生等，方如当归芍药散；气血亏虚，脑失所养而致妊娠眩晕，治宜调补气血，常用益气养血药配伍钩藤、石决明等；心脾气血亏虚，或肝肾阴亏血少而致妊娠"贫血"，治宜健脾养心，滋补肝肾，临床常选用八珍汤、归脾汤、大补元煎；孕妇素体元气不足，或临产用力过早耗伤气力，或胞浆早破而致难产，治宜大补气血，可用黄芪、党参、茯神配伍当归、川芎、白芍、枸杞子、龟甲等，方如蔡松汀难产方。

其阴虚不能潜阳者，如肝阳鸱张，上扰清窍而致眩晕，治宜育阴潜阳，常用熟地黄、山茱萸、枸杞等滋阴养血药，配伍龟甲、石决明、钩藤、白蒺藜、天麻等平肝潜阳药；如阳亢生风化火，或灼津成痰，痰热交织，上蒙清窍而致子痫，治宜滋阴养血的同时，配伍平肝息风、清热豁痰之品，常用生地黄、白芍、麦冬、天冬、龟板等配伍羚羊角、钩藤、竹沥、天竺黄、石菖蒲、牛黄、朱砂、郁金等。

其阴虚化火生风者，如虚火上炎而致子嗽，治宜养阴润肺，止咳安胎，常用百合、麦冬、玄参、生地黄、熟地黄、白芍、当归等；若痰中带血，加侧柏叶、仙鹤草、旱莲草；伴腰酸、腹坠等动胎之兆，则宜酌加续断、桑寄生、枸杞、菟丝子等滋肾安胎。如血虚化燥生风而致瘙痒，治宜养血祛风，滋养肝肾，常用当归、川芎、白芍、生地黄、首乌配伍防风、荆芥、白蒺藜等。

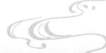

妊娠后出现恶心呕吐，为恶阻；呕则伤气，吐则伤阴，呕吐日久，浆水不入，气阴两虚。胃阴伤不能下润大肠，便秘益甚，腑气不通，加重呕吐；肾阴伤则肝气急，肝气急，则呕吐愈甚，出现阴亏气耗之恶阻重症。是故当务之急乃平冲降逆，和胃止呕，常可选用砂仁、半夏、生姜、木香、陈皮等。其脾胃虚弱者，加人参、白术、茯苓；脾虚挟痰浊者，加全瓜蒌、苏叶，并以橘红易陈皮。其伤阴较甚者，可加玉竹、麦冬、胡麻仁等养阴和胃；其气阴两虚者，则宜人参、麦冬、生地黄、玄参、五味子等益气养阴，方如生脉散合增液汤。若肝胃不和，肝火亢盛，宜加竹茹、黄连、枇杷叶等清肝降逆；若素有堕胎、小产、滑胎病史，宜加杜仲、菟丝子、桑寄生等固肾安胎。

三、祛邪除寇以安胎

古人云：孕妇"腹中增一障碍，则升降之气必滞"（《沈氏女科辑要》），气滞则血行受阻；它如母体胞宫素有癥瘕痼疾，或孕后不慎跌仆闪挫、孕期手术创伤、产前安逸过度、临产过度紧张度等，均可使气血不和，瘀阻胞中。因此，气滞血瘀亦是妊娠病常见的发病机理。瘀阻胞宫胞脉，或导致妊娠腹痛；或阻滞孕卵不能运达子宫而成异位妊娠；或使胎元失养而不固；或碍胎外出而致难产。对此气滞血瘀之证，治疗较为棘手。因为一方面气不畅，瘀不去，胎便难安；另一方面妊娠期用药，原则上又慎用或禁用行气活血化瘀之品。此时组方用药务必详审病情：如胎元不正，胎堕难留，或胎死不下者，治宜从速下胎以益母，可选用破血化瘀，消癥杀胚之品，如宫外孕Ⅱ号方之用丹参、赤芍、桃仁、三棱、莪术；脱花煎之用当归、川芎、牛膝、红花、肉桂、车前子。若胎元正常，则宜祛瘀消癥，调血安胎，即《内经》所谓"有故无殒，亦无殒也"。此时可适当选用行气活血药物，但应注意以下三点：首先，宜选择作用和缓之品如柴胡、苏梗、大腹皮、枳壳、香附、桃仁、丹皮、丹参、当归、川芎、五灵脂、益母草等；其次，应适当配伍养血安胎药如阿胶、桑寄生、何首乌等；再者，须严格掌握剂量，"衰其大半而止"，以免动胎伤胎。方如少腹逐瘀汤、桂枝茯苓丸加减。

《景岳全书·妇人规》曰："凡胎热者，血易动；血动者，胎不安。"因此，热伤冲任扰动胎元者，治宜清热凉血，固冲安胎，常用生地黄、丹皮、黄连、黄芩、知母等，方如清热安胎饮、当归散；其阴虚者，可加地骨皮、麦冬、女贞子、旱莲草等以滋阴清热，方如保阴煎、加减一阴煎。

妊娠 5~6 月以后，胎体渐长，不但因其妨碍气机升降可使气滞湿停，而且由于精血聚养胎体可致素体虚乏，脾肾由是益虚，从而加剧水湿停聚。水湿或渗于胞，发为"子满"；或蓄于脬，形成"转胞"；或泛于肌肤，发为"子肿"；或聚为痰饮，上犯于肺而导致"子嗽"。此皆本虚标实之证，显当标本兼顾；而且，尤须注意治病与安胎并举的原则，以运化水湿为主，适当加入养血安胎之品。组方多选皮类利水药，慎用温燥、寒凉、峻下、滑利之物，以免伤胎。渗利水湿，常用茯苓、扁豆、桑白皮、大腹皮等；脾气虚者，配伍党参、黄芪、白术等；肾虚者，配伍巴戟天、菟丝子、附子、桂枝、生地黄、山茱萸、山药等；气滞者，配伍乌药、香附、陈皮、砂仁等；湿聚成痰而咳嗽者，酌加半夏、紫菀、苏梗、陈皮等；肿甚者，酌加猪苓、泽泻、防己等。

第二节　妊娠恶阻辨证用方

妊娠早期，出现严重的恶心呕吐，头晕厌食，甚则食入即吐者，称为"妊娠恶阻"。又称"妊娠呕吐""子病""病儿""阻病"等。西医学的妊娠剧吐可参照本病辨证治疗。

恶阻主要是脾胃虚弱，肝胃不和，以致冲气上逆，胃失和降引起。其治疗以调气和冲，降逆止呕为主，临床多用健脾和胃、化痰止呕、养血调肝药物为主组方。代表方如香砂六君子汤、紫苏叶黄连汤、二陈汤等。

一、脾胃虚弱证

◆ 香砂六君子汤 ◆

香砂六君健脾胃，化痰止呕功效最；

参苓术草半夏陈，木香砂仁生姜汇。

【组成用法】人参 6g，白术 12g，茯苓 12g，甘草（炙）4g，陈皮 5g，半夏 6g，木香 4g，砂仁 5g。上加生姜 6g，水煎分服。

【功效主治】健脾和胃，化痰止呕。妊娠恶阻证属脾胃虚弱，痰湿内阻者。症见妊娠早期恶心呕吐，甚至食入即吐，吐出物为所进之食物、清水或

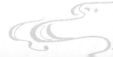

清涎，不思饮食，神疲思睡，全身乏力，舌质淡苔白，脉滑无力。

【运用技巧】

1. 辨证导航　妊娠呕吐不食，呕吐食物或清水痰涎，神疲倦怠，舌质淡苔白，脉滑无力。

2. 加减秘钥　若流清涎重者，可加入益智仁、白豆蔻以温脾化饮，摄涎止唾；若脾胃虚寒者，酌加丁香、白豆蔻以增强温中降逆之力；若吐甚伤阴，症见口干便秘者，宜去木香、砂仁、茯苓等温燥或淡渗之品，酌加玉竹、麦冬、石斛、胡麻仁等养阴和胃。

3. 适用病症　参见"经行泄泻·脾虚证"。

4. 临床禁忌　忌服萝卜，呕吐伤阴者慎用。

【编者按语】方源、组成见"经行泄泻·脾虚证"。脾胃素虚，升降失常，孕后血聚于下以养胎元，冲气偏盛，冲气挟胃气上逆，故呕吐不食或食入即吐；脾胃虚弱，运化失职，痰湿内停，因而不思饮食、呕吐清水或清涎；中阳不振，清阳不升，则神疲思睡，全身乏力。舌淡、苔白，脉滑无力，亦为脾胃虚弱，痰湿内阻之征。

本方由四君子汤加味而成。方中人参甘温益气，健脾养胃。为君药。白术苦温，燥湿健脾，加强益气助运之力；茯苓甘淡，渗湿健脾。苓、术合用，则健脾祛湿之功更显，共为臣药。木香辛温行气，能调和肝脾，与参、术合用，可收补而不滞之效。砂仁辛温，化湿行气温中，以醒脾和胃见长。生姜、陈皮、半夏燥湿化痰，降逆止呕，偕砂仁成止呕安胎之阵，共为佐药。炙甘草甘温，益气和中，调和诸药，为使药。总之，全方重在补益脾胃，化痰降逆。脾胃健则清阳升，清阳升故中焦运化有权；逆气降则呕吐止，呕吐止故摄纳得复。

类方

1. 异功散（《小儿药证直诀》）　组成：人参、白术、茯苓、甘草、陈皮各9g。用法：共为细末，生姜5片，大枣2枚，煎汤送服6g。功效：健脾，益气，和胃。主治：脾胃虚弱，兼气滞之妊娠恶阻。

2. 缩砂二陈汤（《济阴纲目·卷八》）　组成：半夏3g，陈皮3g，炒砂仁3g，茯苓6g，炙甘草2g，生姜3片，大枣1枚，乌梅肉少许。用法：水煎服，1～2剂/天。功效：健脾养胃，止呕安胎。主治：妊娠脾胃虚弱，饮食不化，呕吐不止。

3. 罩胎散（《郑氏家传女科万金方·卷二》）　组成：当归身6g，酒炒白芍 6g，麸炒枳壳 9g，砂仁 3g，川芎 3g，炙甘草 1g。用法：水煎服。功效：调和气血，安胎养胎。主治：妊娠初期呕吐轻者。

◆ 人参饮 ◆

人参饮内麦冬陈，生姜甘草共茯苓；

再加大枣健脾胃，脾虚呕吐此方灵。

【组成用法】人参 9g，麦冬 9g，白茯苓 9g，生姜 9g，陈皮 15g，甘草 15g，大枣 5 枚。水煎服。

【功效主治】健脾和胃，降逆止呕。妊娠恶阻证属脾胃虚弱者。症见妊娠早期，呕哕吐逆，恶闻食气，心中烦闷，头重目眩，四肢百节痠疼，嗜卧汗出，疲极黄瘦，舌淡苔薄，脉细滑无力。

【运用技巧】

1. 辨证导航　心中烦闷，呕哕吐逆，恶闻食气，头重目眩，嗜卧汗出，疲极黄瘦，舌淡苔薄，脉细滑无力。

2. 加减秘钥　若呕吐带血样物者，加藕节、乌贼骨、乌梅炭等养阴清热，凉血止血。

3. 适用病症　中医妊娠恶阻等；西医妊娠剧吐等，辨证属脾胃虚弱，且呕吐阴伤但不重者。

4. 临床禁忌　忌喝茶和吃萝卜。

【编者按语】本方源自《圣济总录·卷一五四》，适于脾胃虚弱呕吐阴伤者。孕后血聚于下以养胎元，冲气挟肺胃之气上逆，故呕哕吐逆；脾胃虚弱，运化失职，因而不思饮食，恶闻食气；中阳不振，清阳不升，故头重目眩，嗜卧疲极；脾虚生湿，湿浊阻滞气机，则心中烦闷，四肢百节痠疼；脾虚失于统摄，卫表不固，故汗出；汗出呕逆皆可伤阴，故患者黄瘦，舌淡苔薄，脉细滑无力。

方中人参甘温，益气生津，健脾养胃，乃针对主要病机而设者，为君药。茯苓甘平，健脾渗湿而不伤阴，是为人参益气健脾之助；生姜辛温，尤擅温胃止呕，有"呕家圣药"之称。共为臣药。陈皮苦辛而温，辛行温通苦降，能理气健脾，化浊开痞，配生姜功专理气和中止呕；麦冬甘微寒，益胃生津，既以补益患者此前既伤之阴津，又以防范方中苦辛温燥之品复耗其阴，共为佐药。大枣健脾和胃，甘草和中调药。共为佐使。全方健脾和胃，止呕而不伤正。

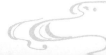

类方

益气养阴汤（《妇科病最新中医治疗·汪氏经验方》）　组成：生地黄20g，麦冬、五味子、乌梅各10g，玄参、白芍各15g，石斛、佛手、炙枇杷叶各9g，竹茹6g。用法：水煎服。功效：健脾和胃，养阴止呕。主治：妊娠恶阻属脾胃虚弱伤阴者。

◆ 小半夏加茯苓汤 ◆

小半夏汤半夏姜，温胃止呕又散寒；

茯苓宁心泄肾浊，善治恶阻小便难。

【组成用法】半夏15g，生姜24g，茯苓9g。水煎服。

【功效主治】温胃止呕，利水化饮。妊娠恶阻证属饮阻胃阳者。症见妊娠早期，呕吐频繁，心下痞满，膈间有水，目眩心悸，或胃脘悸动，小便不利，舌淡苔白滑，脉沉。

【运用技巧】

1. 辨证导航　妊娠呕吐，心下痞满，膈间有水，或小便不利，舌淡苔白滑，脉沉。

2. 加减秘钥　胸脘满闷甚者，加砂仁、陈皮以宽中理气，行滞止呕；兼痰热者，加竹茹、黄芩以清热化痰止呕。

3. 适用病症　中医妊娠恶阻；西医妊娠剧吐、月经期或产后急慢性胃炎等所致呕吐，辨证属饮阻胃阳水盛者。

4. 临床禁忌　本方药性辛温，易于伤阴助热，阴虚津亏或火旺者不宜用。

【编者按语】本方源自《金匮要略·卷中》，异名有半夏加茯苓汤（《外台·卷八》）、大半夏汤（《活人书·卷十八》）、半夏茯苓汤（《鸡峰·卷十八》）、茯苓半夏汤（《宣明论·卷六》）、小半夏汤（《伤寒心要》）、小半夏茯苓汤（《直指·卷七》）、小茯苓半夏汤（《普济方·卷一三八》）、茯苓散（《普济方·卷一六六》）。

本方适于饮阻胃阳水盛者。受孕后，血聚子宫以养胎元，子宫内实，冲脉之气较盛。冲脉起于胞宫隶于阳明，冲气循经上犯脾胃，脾失健运，胃失和降，停痰留饮积水，痰饮水气随冲气上逆，故呕吐频繁；痰饮上犯，则目眩心悸；水留胃脘则心下痞满，膈间有水，或胃脘悸动；水湿内停，故小便不利。舌淡苔白滑，脉沉，俱为水饮停聚之征。

方中半夏辛苦温性燥，温胃阳，化痰饮，善止呕吐，为君药。重用生姜，一则助半夏温胃阳，散水汽；二则和胃止呕；三则制半夏之毒，为臣。二者配伍，使脾胃之阳不为饮邪所阻遏，脾阳以运津，胃阳以化津，既断生饮之源，又除已成之痰饮。茯苓甘淡，渗利水湿而有利去饮邪，为佐。三药相伍，共奏温胃利水，化饮止呕之功。

类方

桔梗汤（《圣济总录·卷一五四》）组成：炒桔梗 6g，法半夏 6g，白茯苓 6g，细辛 6g，川芎 6g，人参 6g，炙甘草 6g，芍药 30g，熟干地黄（微炒）90g，生姜 5 片。用法：水煎服。功效：健脾益气，化痰降逆。主治：妊娠恶阻。

二、肝胃不和证

◆ 橘皮竹茹汤 ◆

橘皮竹茹治呃逆，人参甘草枣姜益；
胃虚有热失和降，肝胃不和更相宜。

【组成用法】橘皮 12g，竹茹 12g，大枣 5 枚，生姜 9g，甘草 6g，人参 3g。水煎服。

【功效主治】降逆止呕，清热益气。妊娠恶阻证属肝胃不和，胃虚有热者。症见妊娠早期，呃逆、不思饮食，胸满胁痛或乳房胀痛，嗳气叹息，舌质嫩红，苔薄黄，脉滑数。

【运用技巧】

1. 辨证导航 呃逆或呕吐，虚烦气弱，舌质嫩红苔薄黄，脉滑数。

2. 加减秘钥 胸胁或乳房胀痛者，酌加青橘叶、丝瓜络、炒川楝疏肝行通络止痛；头胀而晕者，加菊花、钩藤、夏枯草以清热平肝。

3. 适用病症 中医妊娠恶阻、经行呕吐等；西医妊娠剧吐、经前期综合征等，辨证属肝胃不和，胃虚气逆偏热者。

4. 临床禁忌 呃逆、呕吐属实热或虚寒者，不宜使用。

【编者按语】本方源自《金匮要略·卷中》，异名有竹茹汤（《医学入门·卷七》）、陈皮汤（《医学纲目·卷十六》）、竹茹橘皮汤（《中国医学大辞典》）。本方证为肝胃不和，胃虚兼热，气机上逆所致。孕初，冲气上逆，挟肝气犯胃，胃失和降，故恶心呕吐；上逆于喉间，则呃逆有声；肝胆互为表里，肝郁化热，气逆而郁火上炎，胆热亦随之上升，胆热液泄，故呕吐酸水

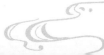

或苦水；乳头胸胁属厥阴肝经所主，肝气瘀滞致乳房胀痛，胸满胁痛；气滞欲舒故嗳气叹息；木旺土弱，脾气不足，故运化无力而不思饮食。舌质嫩红、苔薄黄，脉滑数亦为胃虚有热之象。

方中橘皮苦辛性温，能行气化滞，和胃降逆，通调胃气以止呕；竹茹甘寒，长于清肝胃无形之热，降胃中浊逆之气。二药相伍，一寒一温，陈皮长于理气燥湿，竹茹善于止呕除烦，可令气顺热清，胃气和降，以止呕呃，共为君药。生姜温胃和中，降逆止呕，随配伍之不同，可治多种呕吐，本方以之与竹茹相伍，正可治肝胃郁热之呕吐，为臣药。人参补脾益气，配大枣、甘草以增强补虚之功，寓扶土抑木之意。诸药合用，使胃虚得补，胃热得清，呃逆、呕吐诸症自解。

类方

1. 竹茹麦冬汤（《渭川经验方》） 组成：竹茹5g，麦冬6g，砂仁2g，淮山药9g，藿香6g，白芍5g，扁豆9g，公丁香1g，冬瓜仁9g，丝瓜络3g，甘草3g，另用灶心土60g。用法：开水泡化，用澄清的水煎药服用。功效：疏肝和胃。主治：肝胃不和之恶阻。

2. 戊己丸（《太平惠民和剂局方》） 组成：黄连150g，吴茱萸150g，白芍150g、共为末，面糊为丸。用法：6g/次，2次/天。功效：疏肝和胃。主治：肝胃不和之恶阻。

◆ 苏叶黄连汤 ◆

妊娠呕吐苔薄黄，二味苏叶黄连汤；

擅清胃热来和中，理气呕吐最相当。

【组成用法】川连3g，紫苏叶9g。水煎服。

【功效主治】清胃和中，理气止呕。妊娠恶阻证属肝胃不和，胃热气郁者。症见妊娠早期，呕吐酸水苦水，胸胁胀痛，叹息嗳气，头胀而晕，烦渴口苦，舌质红，苔薄黄或黄，脉弦滑或滑数。

【运用技巧】

1. 辨证导航 妊娠呕吐酸苦水，胸胁胀痛头胀，口渴，舌红苔薄黄，脉弦滑。

2. 加减秘钥 呕吐剧烈者，加姜竹茹、炙乌梅；呕吐甚伤津者，加北沙参、麦冬、芦根；便秘者，加生何首乌、胡麻仁。

3. 适用病症 中医妊娠恶阻；西医妊娠剧吐等，辨证属肝胃不和，胃热气郁者。

4.临床禁忌 本方性凉，脾胃虚寒者禁用。

【编者按语】本方源自《温热经纬·卷四》，名见《中医妇科学》。《素问·至真要大论》云："诸逆冲上，皆属于火"；"诸呕吐酸……皆属于热"。孕初呕吐酸、苦水，烦渴口苦，乃冲气挟肝气上逆，胆火随之上升，胆热液泄，胃失和降所致；肝之经脉布于胁肋，肝气失于疏泄，则胸满，两胁胀痛，嗳气叹息；肝气上逆而走空窍，则头胀而晕。舌红苔薄黄或黄，脉弦滑亦为肝胃不和，胃热气郁之象。

方中川连味苦性寒，既擅清泻肝胆实火，又能清泻胃热。肝火清则自不横逆犯胃，胃火降则其气自和。一箭双雕，标本同治，故为君药。紫苏叶辛温芳香，长于理气宽中，化浊醒脾，止呕安胎。其芳香理气，有助肝之疏泄；其辛温醒脾，可反佐以制黄连苦寒凉遏之弊；其宽中止呕安胎，于妊娠呕吐嗳气，又尤为合拍，故为佐使。两药合用，一寒一温，一苦一辛，祛邪之中寓调和之意，降泄之余无郁遏之忧。共奏清胃和中，理气止呕之功。

类方

苏连胡芩汤（《妇科病最新中医治疗·汪氏经验方》）组成：黄连3g，紫苏叶、柴胡、竹茹各6g，黄芩、绿萼梅、橘皮、姜半夏各9g。用法：水煎服。功效：抑肝和胃，止呕安胎。主治：肝胃不和之妊娠恶阻。

◆ 加味温胆汤 ◆

加味温胆夏草苓，枳竹陈姜连枣芩；

清肝和胃长止呕，麦冬芦根又养阴。

【组成用法】陈皮9g，竹茹9g，半夏9g，茯苓9g，炙甘草3g，枳实9g，黄芩9g，黄连6g，麦冬18g，芦根9g，生姜5片，大枣5枚。水煎服。

【功效主治】清肝和胃，降逆止呕。妊娠恶阻证属肝热犯胃，热盛津伤者。症见妊娠早期，呕吐酸水或苦水，胸胁满闷，嗳气叹息，头晕目眩，口苦咽干，渴喜冷饮，便秘溲黄，舌红苔黄，脉弦滑数。

【运用技巧】

1.辨证导航 妊娠呕吐酸水或苦水，胸胁满闷，口苦咽干，渴喜冷饮，便秘溲黄，舌红苔黄，脉弦滑数。

2.加减秘钥 呕甚伤津，五心烦热，舌红口干者，加沙参、石斛、麦冬、玉竹以养胃阴；便秘，加胡麻仁以润肠通便。

3. 适用病症　中医恶阻、经行呕吐等；西医妊娠剧吐、经前期综合征等，辨证属肝热犯胃者。

4. 临床禁忌　呕吐属虚寒证者不宜用。

【编者按语】本方源自《医宗金鉴·卷四十六》。孕后冲气挟肝气上逆直犯胆胃，故呕吐酸水或苦水；肝郁气滞，痰浊内阻，是以胸胁满闷，嗳气叹息；肝火上逆，因而头晕目眩，口苦咽干；热盛伤津，故渴喜冷饮，便秘溲黄。舌红、苔黄，脉弦滑数为肝热内盛之征。

方中竹茹清热化痰，除烦止呕；半夏燥湿化痰，和胃降逆。二药相伍，降逆化痰清热兼顾，是为君。黄芩、黄连擅清肝胆胃热，肝胆之火得清，胃气得降，呕自止，胎自安；枳实苦辛微寒，开结除痞，助竹茹清热宽胸。共为臣药。陈皮苦辛微温，理气和胃，助半夏降逆，偕枳实理气；茯苓健脾固本；芦根、麦冬养胃生津。共为佐药。生姜和胃止呕，兼治半夏毒性；甘草、大枣益气和中，合茯苓健脾助运，兼调和诸药。同为佐使。总之，全方重在清降，性偏寒凉，于妊娠恶阻而又热盛伤津者用之为宜。

类方

1. 左金丸（《丹溪心法》）　组成：黄连180g，吴茱萸30g。用法：共为末成水丸，1.5g/次，3次/天。功效：清肝泻火，降逆止呕。主治：肝热证之妊娠恶阻。

2. 清化汤（《产科发蒙·卷一》）　组成：半夏6g，茯苓6g，陈皮3g，神曲4.5g，山楂4.5g，麦芽4.5g，黄连（姜汁炒）1.5g，青皮3g，香附3g，栀子3g。用法：水煎服。功效：清肝泄热，导滞消积，健脾开胃。主治：妊娠恶阻属肝热者。

三、痰湿阻滞证

◆ 竹茹汤 ◆

竹茹汤是外台方，茯苓半夏橘生姜；

呕呃胸闷用皆灵，化痰除湿降逆良。

【组成用法】鲜竹茹12g，橘皮12g，白茯苓9g，半夏9g，生姜5片。水煎服。

【功效主治】化痰除湿，降逆止呕。妊娠恶阻证属痰湿阻滞者。症见妊娠早期，呕吐痰涎，胸膈满闷，不思饮食，口中淡腻，头晕目眩，心悸气短，舌淡胖苔白腻，脉滑。

【运用技巧】

1.辨证导航　呕吐痰涎，胸膈满闷，不思饮食，口中淡腻，头晕目眩，心悸气短，舌淡胖苔白腻，脉滑。

2.加减秘钥　若脾胃虚弱，痰湿内盛者，酌加苍术、白术健脾燥湿；兼寒者，症见呕吐清水，形寒肢冷，面色苍白，宜加丁香、白豆蔻以温中化痰，降逆止呕；若兼热者，症见呕吐黄水，头晕心烦，喜食酸冷，酌加黄芩、知母、前胡等以清热降火。

3.适用病症　西医妊娠剧吐、经期呕吐辨证属痰湿阻滞者。

4.临床禁忌　呕吐阴伤者不宜用。

【编者按语】本方源自《外台秘要·卷二十三》，名见《医心方·卷二十二》，异名青竹茹汤（《摄生众妙方·卷十一》）。素为痰湿之体，或脾虚停饮，孕后血壅气盛，冲气上逆，挟痰饮上泛，故呕吐痰涎；膈间有痰饮，中阳不运，故胸膈满闷，不思饮食；痰饮中阻，清阳不升，故有头晕目眩；饮邪上凌心肺，则心悸气短。舌淡胖、苔白腻，脉滑，也为痰饮内停之征。

方中竹茹甘寒，清热化痰，除烦止呕；半夏辛温体滑而性燥，和胃降逆止呕。共为君药。陈皮理气燥湿，芳香醒脾，助半夏化痰，使气顺则痰降，气化痰亦化，即治痰先治气之意；茯苓甘淡，甘能运脾，痰能利湿，脾复健运之职，则湿无所聚，痰自不生，是兼顾其本之法。同为臣药。生姜降逆化痰，既可制半夏之毒，又助陈夏以行气消痰，温胃止呕，为佐使。全方共收除湿化痰，降逆止呕之效。

◆ 二陈汤 ◆

二陈汤用半夏陈，苓草姜梅一并存；

燥湿化痰兼利气，湿痰为患此方珍。

【组成用法】半夏9g，橘红9g，白茯苓6g，甘草3g，生姜5片，乌梅1个。水煎服。

【功效主治】燥湿化痰，理气和中。妊娠恶阻证属痰阻者。症见妊娠早期，恶心呕吐，胸膈胀满，头眩心悸，或咳嗽痰多色白，舌苔白润，脉滑。

【运用技巧】

1.辨证导航　妊娠恶心呕吐，胸膈胀满，头眩心悸，舌苔白润，脉滑。

2.加减秘钥　肢体沉重，腹胀嗜卧，面黄脉缓者，加苍术、白术、木香

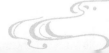

以燥湿化痰。

3. 适用病症　中医妊娠恶阻、子嗽、子晕等；西医妊娠剧吐、妊娠期或经期感冒咳嗽、支气管炎、妊娠期高血压疾病出现头晕等，辨证属痰阻者。

4. 临床禁忌　本方偏燥，若痰中带血者忌用。

【编者按语】本方源自《太平惠民和剂局方·卷四》，为治湿痰证而设。《本草纲目》曰："脾无留湿不生痰，脾为生痰之源"。痰由水湿凝聚而成，水湿之成源于脾气不运。若脾失健运，则聚湿而成痰，痰随气升，上犯于肺，肺失清肃，则咳嗽痰多；痰阻气机，则胸膈胀满；痰浊犯胃，胃气上逆，失其和降，则恶心呕吐；痰为阴邪，阴浊凝聚，阻遏清阳，则眩晕心悸。舌苔白润，脉滑亦为痰阻之征。

方中以半夏为君，其药辛温体滑而性燥，入肺燥湿化痰而止咳，入胃和胃降逆止呕。陈皮为臣，其药理气燥湿，芳香醒脾。夏、陈等量相伍，相辅相成，在增强燥湿化痰之力的同时，又寓治痰先理气，气顺则痰消之意。茯苓为佐，其味甘淡，甘能运脾，淡能利湿，脾复健运而湿无所聚，则痰自不生。甘草和中益脾，脾健则足以制湿；生姜降逆化痰，既可制半夏之毒，又助陈、夏以行气消痰；乌梅少量，收敛肺气，与夏、陈相伍，散中有收，相反相成，使痰去而肺气不伤。同为佐使。诸药合用，一祛已生之痰，一绝生痰之源，有标本兼顾之妙。

类方

1. 藿朴二陈汤（《妇科病最新中医治疗·汪氏经验方》）　组成：藿香、陈皮、枳壳各10g，厚朴、半夏各9g，茯苓、炒白术各12g，白扁豆30g，竹茹6g。用法：水煎服。功效：燥湿化痰，理气和中止呕。主治：痰湿阻滞之妊娠恶阻。

2. 六君子汤（《世医得效方·卷五》）　组成：人参3g，白茯苓3g，白术4.5g，陈皮3g，半夏4.5g，炙甘草3g，生姜3片，大枣2枚。用法：水煎服。功效：益气补中，健脾养胃，行气化滞，燥湿除痰。主治：妊娠呕吐属于脾虚痰滞者。

◆ 干姜人参半夏丸 ◆

干姜人参半夏方，姜汁糊丸或煎汤；
擅医妊娠恶阻症，化痰降浊中阳昌。

【组成用法】干姜 30g，人参 30g，半夏 60g。上为末，以生姜汁糊为丸，如梧桐子大小，6~9g/次，3次/天。亦可水煎服，用量酌减。

【功效主治】温中散寒，化痰降浊。妊娠恶阻证属脾虚寒饮内停者。症见妊娠后泛恶呕吐黄水，不能饮水、进食，头晕，心烦，口干口苦，但喜热饮，四肢微冷，舌淡苔少，脉细滑。

【运用技巧】

1. 辨证导航 妊娠呕吐，口干，喜热饮，四肢微冷，舌淡苔少，脉细滑。

2. 加减秘钥 心悸气短者，加葶苈子、苏子、杏仁以降气消痰。

3. 适用病症 中医妊娠恶阻；西医妊娠剧吐辨证属脾虚寒饮内停者。

4. 临床禁忌 热痰者不宜用。

【编者按语】本方源自《金匮要略·卷下》，异名干姜人参半夏汤（《产科发蒙》）。

妊娠二月之后，胚化成胎，浊气上冲，痰饮随涌，故泛恶呕吐；痰饮上犯心脑，故心烦，头晕；阳气下养胎元，中寒乃起，故运化失常，因见不能饮水、进食；水不化气，故口干而喜热饮；阳气不达四末，故四肢微冷。舌淡苔少，脉细滑，均为脾虚寒饮内停之征。

半夏味辛，辛能泄散；其体多涎甚滑，则又速降。方中取其辛温善散，化痰降逆之长，以布阳气、化痰饮、降逆气、止呕恶，重用为君。干姜辛热，温中逐寒，辛可散邪理结，热可除寒通气，为半夏化痰温散之助，属臣药。人参甘温，大补中气，能回阳气于垂绝，却虚邪于俄顷，但"宜同诸药共用，始易成功"（《本草新编》）。干姜人参相配，使温中回阳之力倍增，况半夏得人参，不唯不碍胎，且能固胎，故为佐药。全方药精力专，专主温中降逆。

类方

1. 醒脾饮子（《王氏博济方》） 组成：草豆蔻（煨去油）15g，厚朴15g，干姜30g，甘草38g。共研细末，6g/次，生姜2片，大枣2枚，用法：水煎服。功效：温中散寒，除湿止呕。主治：妊娠呕吐属寒湿气滞者。

2. 半夏泻心汤（《伤寒论》） 组成：半夏9g，黄芩6g，干姜6g，人参6g，黄连3g，甘草6g，大枣4枚。用法：水煎服。功效：和胃降逆，开结除痞。主治：妊娠恶阻属寒热错杂者。

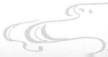

第三节　妊娠腹痛辨证用方

　　妊娠期间因胞脉阻滞或失养，发生小腹疼痛者，称为"妊娠腹痛"，亦称"胞阻"，也有称"痛胎""胎痛""妊娠小腹痛"。"胞阻"之名首见于《金匮要略》，以阴道下血及腹痛并见为主证。后世医家多数仅以妊娠小腹痛即称本病，故本节所论妊娠腹痛系指不伴下血者。现代医学认为，妊娠腹痛是先兆流产的症状之一。

　　本病病机主要是胞脉、胞络阻滞或失养，气血运行不畅，"不通则痛"或"不荣则痛"。其治疗应本着虚则补之，实则行之的原则，以调理气血为主，佐以补肾安胎，常用当归、芍药、川芎、何首乌、桑寄生、桃仁、牡丹皮等药物配伍成方。代表方剂如当归芍药散、逍遥散、胶艾汤、桂枝茯苓丸。

一、血虚证

◆ 当归芍药散 ◆

当归芍药用川芎，白术泽苓六味同；

妊娠腹中绵绵痛，调肝理脾可为功。

　　【组成用法】当归 9g，芍药 30g，茯苓 12g，白术 12g，泽泻 15g，川芎 9g。水煎服。

　　【功效主治】养血调肝，健脾安胎。妊娠腹痛证属肝血不足者。症见妊娠腹中急痛或下腹绵绵作痛、按之痛减，面色萎黄或黄白无华，头晕目眩，心悸怔忡，少寐多梦，或下肢水肿，小便不利，舌质淡苔白腻，脉弦细。

　　【运用技巧】

　　1. 辨证导航　妊娠腹痛，面色萎黄，头晕目眩，或下肢水肿，小便不利，舌质淡苔白腻，脉弦细。

　　2. 加减秘钥　血虚甚者，酌加枸杞子、炙何首乌、菟丝子滋肾养血，濡养胞脉；心悸失眠者，酌加酸枣仁、龙眼肉、五味子养血宁心安神；无下肢水肿，小便不利者，去泽泻。

　　3. 适用病症　中医妊娠腹痛、经期腹痛、月经不调、痛经、不孕症、子满等；西医先兆流产、盆腔炎、附件炎、功能失调性子宫出血、卵巢囊肿、胎位不正、妊娠水肿、妊娠中毒症、流产、围绝经期综合征、输卵管积水、妊娠羊水过多等，辨证属肝血不足，脾虚湿停者。

4. 临床禁忌　本方所治为虚实夹杂证。纯虚或纯实证，均不宜单独使用。

【编者按语】 本方源自《金匮要略·卷下》，异名有当归芍药汤（《济生·卷九》）、当归茯苓散（《普济方·卷三三九》）。本方所治系肝血不足，脾虚湿停而致。小腹为胞宫所居、胞脉所过之处。素体气血虚弱，或因劳倦思虑，饮食失节，内伤脾土以致化源匮乏，或因孕前失血而虚，使胞脉失养，不荣而痛，故腹中急痛或下腹绵绵作痛、按之痛减；血虚不能上荣，故面色萎黄，头晕目眩；心神失养，则心悸怔忡，少寐多梦；肝体失柔，则肝郁不达，木郁乘土，脾失健运，水湿内生，故下肢水肿，小便不利，苔白腻。舌质淡，脉弦细为血虚之征。治宜养血调肝，健脾安胎。

方中以用量多于他药数倍之芍药为君，一以养血柔肝，二以缓急止痛。当归养血补肝，既助白芍养血止痛，其活血之能又可使补而不滞；白术味苦而甘，健脾燥湿安胎，不仅于脾虚湿蕴榫卯相合，而且能滋气血之化源，共为臣药。君臣相配，养肝扶脾。川芎行气活血调肝，配白芍一散一收，与肝体阴用阳相符；茯苓渗湿健脾宁心，泽泻淡渗利湿消肿，二药共协白术健脾去湿。同为佐药。本方肝脾同调，养血疏肝与健脾祛湿同行，养血而不腻脾胃，渗利而不伤阴血。肝血充，脾气健，水湿去，肝脾调和，气血畅通，胎安而痛止。

类方

1. 八珍汤（《正体类要》）　组成：当归10g，川芎5g，白芍8g，熟地黄15g，人参3g，白术10g，茯苓8g，甘草5g。用法：水煎服，必要时去川芎。功效：补益气血。主治：妊娠腹痛属气血两虚者。

2. 安胎鲤鱼粥（《圣惠方·卷九十七》）　组成：鲤鱼1尾（重500g，去鳞、杂，细切），苎麻根30g，糯米150g。用法：用水先煎苎麻根，取汁，下米，鱼煮粥，空腹时服。功效：健脾安胎。主治：妊娠腹中疼痛。

3. 安胎养血益母丸（《宋氏女科秘书》）　组成：益母草末240g，当归身60g，川芎45g，生地黄45g，白芍45g，砂仁45g，酒川续断30g，酒黄芩45g，炒白术30g，阿胶30g，人参24g。用法：共为末，炼蜜为丸，如梧桐子大，6~9g/次，空腹服。功效：保养血气，安胎。主治：妊娠腹痛，气血虚弱者。

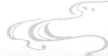

二、气滞证

◆ 逍遥散 ◆

【组成用法】参见"月经先后无定期·肝郁证"。

【功效主治】疏肝理气，养血安胎。妊娠腹痛证属肝气瘀滞者。症见妊娠小腹胸胁胀痛或少腹胀痛，情志抑郁，嗳气吐酸，或烦躁易怒，舌淡红苔薄黄，脉弦滑。

【运用技巧】

1. 辨证导航　妊娠小腹胸胁胀痛，情志抑郁，或烦躁易怒，舌淡红苔薄，脉弦滑。

2. 加减秘钥　若郁而化热者，酌加栀子、黄芩清热凉血，和营止痛。

3. 适用病症　参见"月经先后无定期·肝郁证"。

4. 临床禁忌　阴虚阳亢者慎用。

【编者按语】本方所治系肝郁气滞所致。肝之经脉绕阴器，至少腹，上贯膈布胁肋。素性忧郁，孕后肝血偏虚，血不养肝，肝失调达，气机不畅，胞脉气血阻滞，故小腹胸胁胀痛或少腹胀痛；肝与情志关系密切，气滞则肝气无以宣达，故情志抑郁，烦躁易怒；木郁乘土，肝胃不和，故嗳气吐酸。舌淡红、苔薄黄，脉弦亦为肝郁气滞之象。治宜疏肝理气，养血安胎。

方中柴胡疏肝解郁，以使肝气调达，为君药。白芍酸苦微寒，养血敛阴，柔肝缓急；当归甘辛苦温，活血养血，且气香可理气，为血中之气药。二味相合，养肝体以助肝用，兼制柴胡疏泄太过，为臣药。木郁则土衰，肝病易于传脾，故以白术、茯苓、甘草健脾益气，实土以抑木，使营血生化有源，白术且能安胎；烧生姜温胃降逆和中，且能辛散达郁；薄荷少许，助柴胡疏散郁遏之气，透达肝经郁热。共为佐药。柴胡兼为肝经引经药，与甘草调和药性，共为使药之用。全方重在疏肝理气，养血安胎，兼可健脾和胃，对肝郁气滞，肝胃不和之妊娠腹痛较为适宜。

本方与当归芍药散均有芍药、当归、白术、茯苓四味，具有养肝血，健脾气之功，主治肝血不足，肝郁乘脾（胃）之证。但白术芍药散重用芍药为君，以养血补肝，缓急止痛为主，另增泽泻、川芎，渗湿力强，兼以疏肝，适用于肝血不足，脾虚湿停之腹痛，或下肢水肿，小便不利，苔白腻等证。本方以柴胡为君，重在疏肝理气，适用于肝郁气滞，兼脾虚血弱之胁腹胀痛。

类方

1.黑逍遥散（《医略六书·女科旨要》）组成：柴胡、当归、白芍、茯苓、熟地黄、生地黄各30g，甘草15g。用法：共研末，6~9g/次。功效：疏肝健脾，养血止痛。主治：妊娠腹痛证属肝郁气滞而血虚较甚者。

2.解肝煎（《景岳全书》）组成：紫苏梗6g，川朴10g，茯苓10g，半夏6g，陈皮10g，砂仁3g，白芍10g。用法：水煎服。功效：疏肝理脾，止痛安胎。主治：妊娠腹痛属于肝脾气郁不达者。

三、虚寒证

◆ 胶艾汤 ◆

胶艾汤能暖胞宫，地芍归草共川芎；

妊娠腹痛虚寒证，养血安胎建奇功。

【组成用法】阿胶（烊化）9g，艾叶9g，当归9g，川芎6g，炒白芍12g，干地黄15g，甘草6g。水煎服。

【功效主治】暖宫止痛，养血安胎。妊娠腹痛证属虚寒者。症见妊娠小腹冷痛、喜温喜按，甚或胎漏下血，形寒肢冷，倦怠无力，面色㿠白，舌淡苔白，脉细滑。

【运用技巧】

1.辨证导航　妊娠小腹冷痛、喜温喜按，形寒肢冷，倦怠无力，面色㿠白，舌淡苔白，脉细滑。

2.加减秘钥　若肾阳虚衰，兼腰痛者，酌加杜仲、巴戟天、补骨脂以温肾助阳。

3.适用病症　中医妊娠腹痛、胎漏、胎动不安、月经过多、月经过少、崩漏、不孕等；西医先兆流产、不全流产、产后子宫复旧不全、功能失调性子宫出血、黄体功能不全、不孕症等，辨证属血虚阳弱者。

4.临床禁忌　热盛者忌用，忌食生冷。

【编者按语】本方源自《金匮要略·卷下》，异名有芎归胶艾汤（《金匮要略·卷下》）、地黄汤（《圣济总录·卷一五八》）、胶艾芎归汤（《济阴纲目·卷八》）。素体阳虚血弱，孕后血聚养胎，其虚益甚，胞宫、胞脉失于温养濡润，营血凝滞，故小腹冷痛；"血得热则行"，寒遇热而散，故疼痛喜温喜按；阳虚血弱，冲任虚损，不能固摄滋养胎元，故胎漏下血；阳虚不温，

303

第四章　◆　妊娠病组方规律与辨证用方

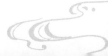

则形寒肢冷，面色㿠白；血虚不养，则倦怠无力，头晕心悸，舌淡，脉细。治宜温阳散寒，养血安胎。

方中阿胶功专养冲补血，滋阴润燥，为安胎止血之要药；艾叶辛温，温经止血，暖宫安胎，且善行血中之气，气中之滞，凡妇女血气寒滞者最宜用之。二药暖宫与养血并举，止痛与安胎兼得，相得益彰，为方中君药。辅以当归、地黄、芍药、川芎（即四物汤），养血调血。其白芍合甘草，可缓急止痛。综观全方，补而不滞，温而不燥，共奏暖宫止痛，养血安胎之效。

类方

1. 加味芎归饮（《医宗金鉴》）　组成：川芎6g，当归10g，党参3g，吴茱萸2g，阿胶5g，艾叶6g，甘草2g。用法：水煎服。功效：暖宫散寒，调冲固胎。主治：宫寒腹痛。

2. 附子汤（《伤寒论》）　组成：炮附子2g，茯苓10g，党参6g，白术9g，芍药9g。用法：水煎服。功效：暖宫止痛。主治：妊娠腹痛属于虚寒者。

3. 黄芪补血汤（《辨证录·卷十二》）　组成：黄芪60g，当归30g，肉桂1.5g。用法：水煎服。功效：补气安胎。主治：孕妇气虚受寒，畏寒腹痛。

4. 和营汤（《中医妇科治疗学》）　组成：当归身6g，白芍9g，甘草3g。用法：水煎服。功效：养血散寒，暖宫止痛。主治：妊娠血虚受寒，腹痛，苔白，脉浮无力。

四、血瘀证

◆ 桂枝茯苓丸 ◆

【**组成用法**】参见"胎漏、胎动不安·血瘀证"。

【**功效主治**】活血化瘀，缓消癥块。妊娠腹痛证属血瘀者。症见妊娠期小腹疼痛、痛处不移、拒按，或素有癥瘕，或胎动不安，漏下不止、血色紫黑晦暗，舌质紫黯或有瘀点，脉沉涩。

【**运用技巧**】

1. 辨证导航　妊娠期小腹疼痛、痛处不移、拒按，舌质暗或有瘀点瘀斑，脉沉涩。

2. 加减秘钥　若瘀血阻滞较甚，可加丹参、川芎等以活血祛瘀；若疼痛剧烈者，可加延胡索、乳香、没药等活血止痛；出血者，可加茜草、蒲黄等以活血止血；若瘀血日久化热，症见发热者，加黄芩、蒲公英以清热凉血。

3.适用病症　参见"胎漏、胎动不安·血瘀证"。

4.临床禁忌　孕妇确有瘀血癥瘕者，才可使用本方，且应严格掌握剂量、用法，否则伤胎。

【编者按语】本方原治妇人素有瘀血癥块留阻胞宫，致妊娠漏下不止，胎动不安之证。因胞宫素有血瘀癥块，复又妊娠，阻遏经脉，以致小腹疼痛、痛处不移、拒按；瘀血或癥块阻于胞宫，血不归经，胎失所养，故漏下不止，胎动不安。治宜活血化瘀，缓消癥块。

方中桂枝味辛甘而性温，入气入血以温通经脉而行瘀滞，为君药。桃仁味苦甘平，为化瘀消癥之要药，为臣。牡丹皮味辛苦性微寒，既能散血行瘀，又能清退瘀久所化之热；芍药味苦酸性微寒，能和血养血，又能缓急止痛，与诸祛瘀药合用，有活血养血止痛安胎之功；水为血之侣，"血不利则为水"，故用茯苓之甘淡，消痰利水，渗湿健脾，以助消癥之力。共为佐药。以白蜜为丸，取其缓和诸药破泄之力，为使药。诸药相合，共奏活血化瘀，缓消癥块之效。瘀血化，癥块消，通则不痛。

第四节　异位妊娠辨证用方

受精卵在子宫体腔以外着床发育称为"异位妊娠"，以往习称"宫外孕"。但两者含义稍有不同，异位妊娠包括输卵管妊娠、卵巢妊娠、腹腔妊娠、阔韧带妊娠、宫颈妊娠及子宫残角妊娠。宫外孕则仅指子宫以外的妊娠，不包括宫颈和子宫残角妊娠。中医学无此病名，但在"妊娠腹痛""胎动不安""胎漏"及"癥瘕"等病症中有类似症状的描述。

本病病机与少腹宿有瘀滞，冲任胞脉、胞络不畅，或先天肾气不足，后天脾气受损等有关。治疗以活血化瘀为主，注意动态观察病情变化，尤以判断胚胎死活最为重要。组方时应注意，攻下药不可过剧，以免导致再次出血；补气药宜适当选用，以免滞气而加剧腹胀、腹痛；尽量不用碳类药，以免使积血结成癥块，难以吸收。代表方剂有宫外孕Ⅰ号方、宫外孕Ⅱ号方。

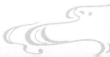

一、未破损期

◆ 宫外孕Ⅱ号方 ◆

宫外孕有Ⅱ号方，丹桃赤芍棱莪帮；

消癥杀胚效可观，若已破损则禁尝。

【组成用法】丹参15g，赤芍15g，桃仁9g，三棱3~6g，莪术3~6g。水煎服。

【功效主治】活血化瘀，消癥杀胚。输卵管妊娠未破损证属瘀血停滞者。症见停经后有不同程度的早孕反应，或下腹一侧隐痛，或阴道出血淋漓，妇科检查可发现一侧输卵管略有膨大或有软性包块、压痛，尿妊娠试验可为阳性，B超可探及一侧附件有囊性块物声像，或宫内无妊娠囊，舌正常，苔薄白，脉弦滑。

【运用技巧】

1. 辨证导航　停经后有不同程度的早孕反应，或下腹一侧有隐痛、胀痛不适感，妇科检查可发现一侧输卵管略有膨大或有软性包块，有压痛，尿妊娠试验可为阳性，B超可探及一侧附件有囊性块物声像，或宫内无妊娠囊。

2. 加减秘钥　临证可加蜈蚣、全蝎、紫草以破血通络，杀胚消癥。

3. 适用病症　输卵管妊娠、输卵管阻塞之不孕症、慢性盆腔炎、痛经等，辨证属血瘀者。

4. 临床禁忌　阴道大量出血、休克者，不宜使用本方。

【编者按语】本方为山西医学院附属第一医院经验方，录自《中华医学杂志》。

本方所治系因瘀血停滞而致。经期产后，余血未尽，不禁房事，感染邪毒，毒壅血瘀；或情志不畅，气郁血瘀。血瘀胞脉，孕卵不能运达胞宫，阻碍胞脉气血，故下腹隐痛，有包块、压痛；孕卵滞于宫外，生长受阻，则阴道出血淋漓；妊娠冲气上逆，胃气不和，故有早孕反应。脉弦滑为妊娠征象。治宜活血化瘀，消癥杀胚。

方中重用丹参、赤芍为君，二药性味苦寒，长于活血祛瘀，其凉血之用可防血瘀化热，养血之功可使化瘀而不伤正。桃仁性苦平，助君药活血祛瘀行滞，又有润肠通便之功，防大便秘结使包块破裂，为臣药。三棱、莪术破血消癥，祛瘀止痛。其中三棱苦平不香，偏入血分，长于破血通经，破血祛瘀力强；莪术苦辛温香，偏入气分，长于破气消积，行气止痛力强。二药相配伍，入气入血，消癥散结，共为佐药。全方药少力专，共奏化瘀消癥之功。

类方

活络效灵丹（《医学衷中参西录·上册》）组成：当归、丹参、生乳香、生没药各15g。用法：水煎服或制成散剂，分4次用温酒送下。功效：活血祛瘀，通络止痛。主治：宫外孕属气血瘀滞者。

◆ 膈下逐瘀汤 ◆

【**组成用法**】参见"闭经·气滞血瘀证"。

【**功效主治**】活血化瘀，行气止痛。输卵管妊娠未破损证属气滞血瘀者。症见停经后有不同程度的早孕反应，下腹一侧隐痛，或胀痛不适，妇科检查可发现一侧输卵管略有膨大或有软性包块、压痛，尿妊娠试验可为阳性，B超可探及一侧附件有囊性块物声像，或宫内无妊娠囊，舌苔正常，脉弦滑。

【**运用技巧**】

1. 辨证导航　输卵管妊娠未破损型，下腹疼痛为主。

2. 加减秘钥　若胚胎存活者，加蜈蚣、天花粉以杀胚下胎。

3. 适用病症　参见"闭经·气滞血瘀证"。

4. 临床禁忌　已破损者禁用。

【**编者按语**】本方所治为血瘀气滞而致。索性抑郁，或愤怒过度，气滞而致血瘀；或经期产后，余血未尽，不禁房事，或感染邪毒，以致血瘀气滞。气滞血瘀，胞脉不畅，孕卵阻滞不能运达子宫，而在输卵管着床发育，进一步影响气血运行，不通则痛，故发诸证。治宜化瘀消癥，行气止痛。

方中枳壳、乌药、香附、延胡索、川芎行气活血，长于止痛；赤芍、桃仁、红花、牡丹皮、五灵脂活血祛瘀，消癥止痛。两组药物配伍，气行则血行，血行则瘀去，瘀去则癥散痛止。当归养血活血，既助化瘀之力，又使瘀去不伤正。甘草和中调药。全方用药疏肝理气，活血祛瘀，其止痛之功较为突出，对输卵管妊娠未破损而以下腹疼痛为主者较为适宜。

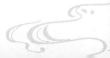

二、已破损期

（一）休克型

◆ 生脉散 ◆

生脉麦味与人参，益气养阴效力神；

气少汗多兼口渴，病危脉绝急煎斟。

【组成用法】人参 20g，麦冬 15g，五味子 6g。水煎服。

【功效主治】益气固脱，养阴敛汗。输卵管妊娠破损后休克证属气阴两虚者。症见妊娠后突发性下腹剧痛，阴道急性大量出血，肛门有下坠感，面色苍白，四肢厥逆，或冷汗淋漓，恶心呕吐，血压下降或不稳定，有时烦躁不安，脉微欲绝或细数无力。

【运用技巧】

1. 辨证导航　输卵管妊娠破损后出现急性大量出血，突发下腹剧痛，面色苍白，四肢厥逆，或冷汗淋漓，血压下降或不稳定，脉微欲绝或细数无力。

2. 辨证加减　临证常与宫外孕Ⅰ号方配合应用以活血化瘀消积血；若四肢厥逆者，酌加附子回阳救逆；大汗淋漓不止者，酌加山茱萸敛汗涩精气；内出血未止者，酌加三七化瘀止血。

3. 适用病症　输卵管妊娠破损后有休克征象、产后汗出等，辨证属气阴两虚者。

4. 临床禁忌　实证忌用。

【编者按语】本方源自《医学启源》。孕卵停滞于胞宫之外，胀破脉络，故阴道急性大量出血，突发下腹剧痛；络伤内崩，阴血暴亡，气随血脱，则面色苍白，四肢厥逆，冷汗淋漓；血亡心神失养，故烦躁不安。脉微欲绝或细数无力，为阴血暴亡，阳气暴脱之征。治宜益气固脱，养阴敛汗。

方中人参甘温，大补元气，固脱止汗，为君药。麦冬甘寒，养阴生津，与人参相伍，气阴双补，相得益彰，为臣药。五味子酸温，益气生津，敛阴止汗，与人参、麦冬相配，既可固气津之外泄，又能复气阴之耗损，为佐药。三药合用，人参复气虚之本，五味子固气泄之标，麦冬滋不足之阴，共奏益气固脱，养阴止汗之效。

类方

1. 救脱汤（《类证治裁·卷二》） 组成：人参9g，黄芪6g，熟地黄6g，附子6g，麦冬6g，五味子3g。用法：水煎服。功效：峻补气血，回阳固脱。主治：宫外孕失血休克。

2. 参附汤（《重订严化济生方》） 组成：人参15g，炮附子30g。用法：共为末，分3次用生姜汤送服。功效：益气回阳，救厥固脱。主治：异位妊娠已破损休克，属阳气暴脱者。

（二）不稳定型

◆ 宫外孕Ⅰ号方 ◆

宫外孕有Ⅰ号方，丹参赤芍桃仁尝；

药少力专祛瘀血，不稳定型此方扛。

【组成用法】丹参15g，赤芍15g，桃仁9g。水煎服。

【功效主治】活血化瘀。输卵管妊娠破损后证属瘀血内停者。症见突发性剧烈腹痛，腹部拒按、有压痛及反跳痛、可触及界限不清包块，时有少量阴道流血、血色暗红，甚则四肢厥冷，头晕目眩，冷汗淋漓，或烦躁不安，舌正常或舌质淡，苔薄白，脉细缓、甚或脉微欲绝。

【运用技巧】

1. 辨证导航 孕后突然腹痛拒按，腹部有压痛及反跳痛，阴道少量流血，面色苍白，冷汗淋漓，脉细缓或脉微欲绝。

2. 加减秘钥 临证常加党参、黄芪、当归等以益气养血；面色苍白、四肢厥冷，冷汗淋漓者，可配合参附汤以益气回阳；阴道下血不止者，可加人参、三七、阿胶以益气化瘀止血；后期有血块形成者，可加三棱、莪术消癥瘕积聚，但用量由少到多，逐渐增加。

3. 适用病症 输卵管妊娠破损后时间不长，病情不够稳定，以及慢性盆腔炎、附件炎、输卵管积水、痛经等，辨证属血瘀者。

4. 临床禁忌 密切观察病情变化，若有再次出血征象，做好抢救休克的准备；出血过多，或反复休克，或休克不易纠正者，非本方所宜。

【编者按语】本方为山西医学院附属第一医院经验方，录自《中华医学杂志》。本方适宜输卵管妊娠破损后时间不长，病情不够稳定，有再次发生内出血可能的病证。少腹宿有瘀滞，冲任胞脉、胞络不畅，孕卵不能运行至子宫，而在输卵管内发育，以致脉络破损，阴血内溢于少腹。"离经之血即是

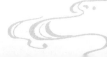

瘀"，瘀血阻滞不通，则腹痛拒按、可触及包块；脉络破损，血溢脉外，加之瘀血内阻，新血不得归经，故阴道流血、血色暗红；气随血泄，气血骤虚，故四肢厥冷，头晕目眩，冷汗淋漓，脉细缓或脉微欲绝。治宜活血化瘀。

方中丹参一药三功，既可针对主要病机以活血祛瘀，又可养血安神以镇定神志，防治烦躁不安，且其寒凉之性还能防瘀血化热。该药作用和缓，化瘀而不伤阴血，前人有"一味丹参饮，功同四物汤"之说，对血瘀兼有失血者甚为合拍，故重用为君。赤芍、桃仁活血祛瘀，行滞止痛，共助君药活血化瘀以消积血，为臣佐。其中赤芍尚可凉血，助丹参防瘀血化热；桃仁性善下行，润肠通便，不仅可防便秘而复使包块破裂，而且能引药下行兼为使药。全方用药仅三味，但活血化瘀之功著。瘀血消则通则不痛，瘀血散则血得归经而出血止，寓"以通为塞"，"通因通用"之妙。

（三）包块型

◆ 宫外孕Ⅱ号方 ◆

【组成用法】参见"异位妊娠·未破损期"。

【功效主治】破瘀消癥。输卵管妊娠破损后形成包块者。症见输卵管妊娠破损时间较长，腹痛逐渐减轻，阴道出血逐渐停止，但下腹有坠胀或便意感，腹部可扪及包块、压痛，舌黯苔白，脉细涩。

【运用技巧】

1. 辨证导航　停经后腹痛，少腹可触及膨大包块压痛明显，舌黯，脉细涩。

2. 加减秘钥　有感染者，加金银花、连翘、大血藤、败酱草清解热毒；便秘者，加生大黄以通导大便；兼有虚象，食欲缺乏，脉虚弱者，可加党参、黄芪以健脾益气。

3. 适用病症　参见"异位妊娠·未破损期"。

4. 临床禁忌　虚证禁用。

【编者按语】络伤血溢于少腹成瘀，瘀积成癥，故腹腔血肿包块形成；癥块阻碍气机，故下腹胀痛或坠胀。舌黯，脉细涩为瘀血内阻之征。治宜化瘀消癥

本方由宫外孕Ⅰ号方加味组成。Ⅰ号方作用较为和缓，偏于活血化瘀止痛；Ⅱ号方加入三棱、莪术，其中三棱既能入血分以破血祛瘀，又能走气分以行气消积，为中下焦气滞血瘀之要药，常用于癥瘕积聚等证；莪术偏入肝

脾气分，功专行气破血，散瘀通经。二药配伍，正如张锡纯所言："……为化瘀血之要药，以治女子癥瘕，月经不通，性非猛烈而建功甚速"。可见Ⅱ号方活血化瘀，破瘀消癥之力更强，对输卵管妊娠破损后属包块型者较为合适。

◆ 消癥散 ◆

消癥散归追地风，五加椒芷断寄生；

千年艾芍透骨草，羌独乳没血竭蒸。

【组成用法】千年健60g，川续断120g，追地风60g，花椒60g，五加皮120g，白芷120g，桑寄生120g，艾叶500g，透骨草250g，羌活60g，独活60g，赤芍120g，归尾120g，血竭60g，乳香60g，没药60g。上药为末，每250g，为1份，纱布包，蒸15分钟，趁热外敷下腹部，1~2次/天，10天为一疗程。

【功效主治】破瘀消癥。输卵管妊娠破损后形成血肿包块者。症见腹腔血肿包块形成，腹痛逐渐减轻，腰骶胀痛，下腹坠胀或有便意感，阴道出血已止，舌质黯苔薄白，脉细涩。

【运用技巧】

1. 辨证导航 输卵管妊娠破损后腹腔血肿包块形成，腹痛，腰骶胀痛，下腹坠胀，舌黯，脉细涩。

2. 加减秘钥 若发热腹痛者，加金银花、大血藤以清热解毒；若病程长，癥块难消者，加水蛭、蜈蚣以破瘀软坚散结。

3. 适用病症 输卵管妊娠腹腔血肿包块形成者。

4. 临床禁忌 休克期禁用。

【编者按语】本方源自《中医妇科学》。输卵管妊娠破损后，络伤血溢于少腹成瘀，瘀积成癥，故腹腔血肿包块形成；癥块阻碍气机，故腰骶胀痛，下腹坠胀。舌黯，脉细涩为瘀血内阻之征。治宜破瘀消癥。

瘀积成癥，非化瘀消癥之品不能促其消散，故以赤芍、归尾、血竭、乳香、没药协力当之，化瘀消癥。瘀血阻滞，不通而痛，故以羌活、独活、白芷、花椒、追地风、透骨草、千年健等芳香走窜之药辅之，一则通经络而止痛，二则借其走散通透之性以助消散血肿包块。病位处于冲任胞宫，冲为血海，属肝肾所主，故以艾叶、寄生、川续断暖胞宫，补肝肾，强腰膝，调血脉。全方药多量重，且乘热外敷局部，可使药力直接作用于血肿包块之处而使其消散之。

第五节 胎漏、胎动不安辨证用方

妊娠期，阴道少量出血，时下时止，或淋漓不断，而无腰酸、腹痛、小腹下坠者，称为"胎漏"。亦称"胞漏"或"漏胎"。妊娠期，出现腰疫、腹痛、小腹下坠，或伴阴道少量流血者，称为"胎动不安"，又称"胎气不安"。西医学妊娠早期的先兆流产和妊娠中晚期的前置胎盘出血，可参照本病辨证治疗。

胎漏、胎动不安多因冲任损伤，胎元不固所致，治疗以补肾安胎为大法，辅以清热凉血、益气养血、化瘀固冲等，故本类方剂常由续断、菟丝子、桑寄生、枸杞子、山茱萸、白术、牡丹皮、桃仁等药物组成。代表方为寿胎丸、保阴煎、胎元饮等。临床若出现胎堕难留或胚胎停止发育时，宜去胎益母为要。

一、肾虚证

◆ 寿胎丸 ◆

寿胎菟丝寄生断，水化阿胶和为丸；

养血止血自见功，补肾固冲胎可安。

【组成用法】菟丝子120g，桑寄生（炒熟）60g，川续断60g，阿胶60g。前三味轧细，水化阿胶和为丸，6g/次，2次/天；亦可作汤剂水煎服，用量按原比例酌定。

【功效主治】补肾固冲，养血安胎。胎漏、胎动不安证属肾虚者。症见妊娠期，腰疫腹痛，胎动下坠，或伴阴道少量流血、色黯淡，头晕耳鸣，两膝疫软，小便频数，或曾屡有堕胎，舌淡苔白，脉沉细而滑。

【运用技巧】

1. 辨证导航　妊娠期阴道少量流血，或伴腰疫腹痛，或屡孕屡堕，头晕耳鸣，两膝疫软，舌淡苔白，脉沉细而滑。

2. 加减秘钥　若伴气虚者，酌加党参、黄芪、白术以益气安胎；流血多者，加艾叶炭、棕榈炭、山茱萸以收涩止血；兼阴虚者，加熟地黄、枸杞子、女贞子、旱莲草等以滋阴补血；兼阳虚者，加杜仲、补骨脂、鹿胶霜以补肾助阳。

3. 适用病症　中医胎漏、胎动不安、滑胎、胎萎不长等，西医先兆流产、习惯性流产、先兆早产、胎儿宫内发育迟缓、继发性不孕等，辨证属肾虚者。

4. 临床禁忌　血瘀实证者不宜使用本方；若腰腹痛加剧，阴道流血增多，胎堕难留者，不宜使用，宜去胎益母。

【编者按语】本方源自《医学衷中参西录·上册》，主治系由肾虚所致。《女科经纶·引女科集略》言："女子肾脉系于胎，是母之真气，子之所赖也，若肾气亏损，便不能固摄胎元"。若先天禀赋不足，或房劳多产，大病久病穷必及肾；或孕后房事不节伤肾耗精，肾虚冲任损伤，胎失所系，因而腰痠腹痛，胎动下坠，或阴道流血、色黯淡，或屡有堕胎；肾虚髓海不足，故头晕耳鸣；肾主骨，肾虚则两膝痠软；肾与膀胱相表里，肾虚膀胱失约，故小便频数。舌淡、苔白、脉沉细为肾虚之征。治宜补肾安胎。

本方证肾虚乃病机核心，安胎为当前要务，肾旺自可荫胎。方中菟丝子补而不峻，温而不燥，长于补肾益精，固摄冲任，故重用为君。桑寄生、续断皆能补肝益肾，安胎止漏，且补中有行，补而不滞，《本草汇言》云"所损之胎孕非此不安"，故共为君药之助。君臣相伍，补益肝肾，固摄胎元。阿胶性味甘平，养血止血，既可使血旺而能养胎安胎，又可止血以防胎漏伤及胎气，为防治胎漏、胎动不安之要药，用以为佐。诸药合用，其力精专，使肾气旺，冲任固而无流产之忧。正如原书所言："凡受妊之妇，于两月之后，徐服一料，必无流产之弊"。

类方

大造丸（《胎产秘书·卷上》）　组成：紫河车1具，枸杞子30g，天冬30g，益智仁30g，盐水炒黄柏30g，人参45g，当归60g，茯苓60g，姜熟地黄60g，麦冬39g，五味子15g，川牛膝15g，山药24g，盐水炒菟丝子120g。用法：共为末，炼蜜为丸，如梧桐子大，6~9g/次，2~3次/天。功效：益肾养血安胎。主治：妊娠肾虚，气血两亏，不能摄养胎元，胎动不安者。

◆ 安奠二天汤 ◆

安奠二天熟地仲，白术人参山山融；
枸杞扁豆炙甘草，奠下安胎是其功。

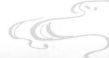

【**组成用法**】人参30g，熟地黄30g，炒白术30g，炒山药15g，炙甘草3g，山茱萸（蒸，去核）15g，炒杜仲9g，枸杞子6g，扁豆（炒，去皮）15g。水煎服。

【**功效主治**】补肾健脾，养血安胎。胎漏、胎动不安证属肾脾两虚，气血不足者。症见妊娠阴道下血，腰疫腹坠，或屡孕屡堕，头晕耳鸣，神疲肢倦，气短懒言，纳少便溏，夜尿频多，舌质淡嫩苔薄，脉沉弱。

【**运用技巧**】

1. *辨证导航* 妊娠阴道下血，腰疫腹坠，头晕耳鸣，神疲肢倦，气短懒言，舌质淡苔薄，脉沉弱。

2. *加减秘钥* 若气虚下坠甚者，酌加黄芪、升麻益气升提安胎；流血增多难止者，加艾叶炭、棕榈炭、地榆等固冲止血；见面色晦暗，肢冷畏寒，小腹冷痛，舌质淡苔白，脉沉迟而弱等肾阳亏虚之候者，可酌加巴戟、仙茅、淫羊藿、补骨脂、艾叶、台乌以温经散寒、暖宫止痛。

3. *适用病症* 中医胎漏、胎动不安、滑胎等，西医先兆流产、先兆早产、习惯性流产等，辨证属肾脾两虚者。

4. *临床禁忌* 实证禁用；若腰腹痛加剧，阴道流血增多，胎堕难留者，宜去胎益母。

【**编者按语**】本方源自《傅青主女科·卷下》。肾虚难以系胎，脾虚难以养胎，故阴道下血，腰疫腹坠，甚至屡孕屡堕而致滑胎；脑为髓海，肾开窍于耳，肾虚髓海不足，外窍失养，则头晕耳鸣；肾与膀胱相表里，肾虚膀胱失约，故夜尿频多；脾虚气弱血亏，故神疲肢倦，气短懒言；脾失运化，是以纳少便溏。舌质淡嫩苔薄，脉沉弱为脾肾两虚之候。青主言："脾为后天，肾为先天，脾非先天之气不能化，肾非后天之气不能生，补肾而不补脾则肾之精何以遽生也，是补后天之脾，正所谓补先天之肾也；补先后二天之脾与肾，正所谓固胞胎之气与血，脾肾可不均补乎！"故治宜"安奠二天"。

本方用药可分二组：炒杜仲固肾强腰安胎，合山茱萸、熟地黄、枸杞子养血益精，以夯先天之基；炒白术补脾和中安胎，偕人参、炒山药、扁豆、炙甘草健脾益气，以裕后天化源。后天化源充足则能资助先天，先天精血旺盛则能濡养后天。诸药合用，填精养血无阴柔碍脾之恼，补中益气无化燥伤阴之虞，补中奠下，自成安胎之功。本方用量有特色：人参、白术、熟地黄重用至1两，其意义正如傅青主所言："夫胎动乃脾肾双亏之症，非大用参、术、熟地黄补阴补阳之品，断不能挽回于顷刻。世人往往畏用参术或少用，以冀建功，所以寡效。此方正妙在多用也"。

类方

加味安奠二天汤（《妇科治验》） 组成：续断 12g，桑寄生 18g，杜仲 12g，山茱萸 12g，熟地黄 12g，白芍 12g，枸杞子 12g，党参 12g，炒白术 15g，淮山药 18g，扁豆 24g，炙甘草 6g。用法：水煎服。功效：补肾健脾，固冲安胎。主治：肾虚脾亏较重，冲任不固之胎漏、胎动不安、滑胎。

◆ 滋肾育胎丸 ◆

滋肾育胎参巴戟，首乌胶艾地术杞；
菟砂杜断鹿角霜，寄生安胎又健体。

【组成用法】党参 120g，阿胶 120g，何首乌 120g，鹿角霜 90g，巴戟天 90g，川续断 90g，杜仲 90g，熟地黄 150g，枸杞子 90g，菟丝子 240g，桑寄生 90g，白术 90g，砂仁 15g，艾叶 90g。上药为末，炼蜜为丸，5g/ 次，3 次/ 天，淡盐水或蜜糖水送服；亦可作汤剂水煎服，用量按比例酌减。

【功效主治】补肾健脾，养血安胎。胎漏、胎动不安证属肾脾虚弱，阳亏血少者。症见孕后阴道流血、色淡质稀，腰痠腹痛下坠，或屡孕屡坠，头晕耳鸣，神疲肢冷，乏力懒言，夜尿数多，舌淡苔白，脉沉迟无力。

【运用技巧】

1. 辨证导航　孕后阴道流血、色淡质稀，或腰痠腹痛下坠，或屡孕屡坠，头晕耳鸣，神疲肢冷，舌淡苔白，脉沉无力。

2. 加减秘钥　若阴道流血量多，加山茱萸、地榆炭以固冲止血；腹痛下坠明显，加黄芪、升麻益气升提。

3. 适用病症　中医胎漏、胎动不安、滑胎、不孕症等；西医先兆流产、习惯性流产、流产后不孕等，辨证属肾阳虚者。

4. 临床禁忌　实证忌服。

【编者按语】本方源自《罗元恺女科述要》，所治系脾肾两虚而致。肾主系胞，为冲任之本，肾虚冲任失固，蓄以养胎之血下泄，故阴道流血、色淡质稀；肾虚胎元不固，有欲坠之势，故腰痠腹痛下坠，或屡孕屡坠；肾虚髓海不足，外窍失养，则头晕耳鸣；肾虚阳亏，膀胱失其温煦，故夜尿数多。余候均为肾虚阳亏血弱之象。治宜补肾益脾，养血安胎。

方中重用菟丝子，并率巴戟天、鹿角霜、川续断、杜仲、桑寄生补肾气，温肾阳，固胎元；大量熟地黄，且率阿胶、何首乌、枸杞子补肾阴，益

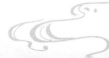

精血，养胎元；党参配白术，健脾气，资化源，安胎气，既益气助阳，又益气生血。三组药物配伍，脾肾同治，阴阳双补，使肾阳充足，精血旺盛，而能固胎育胎。艾叶止血安胎；少量砂仁，和胃安胎，其行气之功又可使诸补益之品补而不滞，滋而不腻。全方用药虽多，但多而不乱，共奏补肾健脾，养血安胎之效。

◆ 补肾安胎饮 ◆

补肾安胎断菟丝，杜仲狗脊补骨脂；

人参白术益智仁，胶艾安胎把血止。

【组成用法】人参 10g，白术 12g，杜仲 12g，续断 12g，狗脊 10g，益智仁 10g，阿胶 12g，艾叶 9g，菟丝子 20g，补骨脂 12g。水煎服。

【功效主治】温肾健脾，止血安胎。胎漏、胎动不安证属脾肾阳虚者。症见妊娠期阴道下血、色淡、质清稀，腰腹冷痛下坠，头晕耳鸣，食少便溏，小便频数，夜尿多甚至失禁，舌淡苔白，脉滑尺弱。

【运用技巧】

1. 辨证导航　妊娠期阴道下血、色淡质稀，腰腹冷痛下坠显，头晕耳鸣，大便溏泻，小便频数，舌淡苔白，脉滑尺弱。

2. 加减秘钥　阴道流血量多者，宜重用阿胶、艾叶，酌加仙鹤草、旱莲草止血；腰痠腹坠甚者，可配服黄芪、升麻益气升阳；小便频数失禁者，酌加覆盆子、桑螵蛸温肾缩小便。

3. 适用病症　中医胎漏、胎动不安、滑胎、胎萎不长等，西医先兆流产、先兆早产、习惯性流产、胎儿宫内发育迟缓等，辨证属脾肾阳虚者。

4. 临床禁忌　阳盛血热者忌用。

【编者按语】本方源自《中医妇科治疗学》。肾为冲任之本，胎借肾气以举。肾阳不足，冲任失固，血海不藏，系胞无力，故孕后见阴道流血，腰腹冷痛下坠；肾虚精气不足，血无精化又失肾阳之温煦，故血色淡红、质清稀；肾主骨生髓，脑为髓海，肾虚髓海不充，而脑失所养，故令头晕耳鸣；肾虚膀胱失煦，则小便频数，夜尿多甚至失禁；肾阳不足不能温煦脾阳，脾肾阳虚，故食少便溏。舌淡苔白，脉沉滑尺弱为脾肾虚弱之征。治宜温肾健脾，止血安胎。

方中菟丝子性味辛温质黏，补而不峻，温而不燥，《名医别录》言其："治男女虚冷，填精益髓，去腰疼膝冷，能补肾益精固胎"，故重用为君药。

续断、杜仲补肾强腰，安胎止痛；补骨脂、益智仁温肾助阳，固精缩尿，暖脾止泻。四药助君补肾阳，固胎元，为臣。血不止胎不固，血不足胎不养，故以阿胶、艾叶温经止血，养血安胎；脾为气血生化之源，主统摄，故伍人参、白术健脾益气，其与阿胶、艾叶等补血止血药相配，可以补气生血，补气摄血；与菟丝子、杜仲等补肾温阳药相伍，则脾肾同健，阳气同补。阳气旺，气血足，则冲任自固，胎安有望；狗脊既助杜仲、续断补肝肾，强腰膝，治腰膝酸痛之能，又助补骨脂、益智仁温肾阳，固肾气，治尿频尿多之效。以上均为佐药。综观全方，温肾益精安胎为主，辅以健脾益气养血，温而不燥，补而不腻，对脾肾两虚而偏肾阳虚者较为适宜。

◆ 寄生汤 ◆

寄生汤中用秦艽，二味煮水入糯胶；

养血止血补正气，固肾安胎此方挑。

【组成用法】桑寄生 15g，秦艽 15g，阿胶 15g，糯米 15g。先煮寄生、秦艽，取汤，入阿胶、糯米再煮，于饭前服。

【功效主治】补肾养血，止血安胎。胎漏、胎动不安证属肾虚者。症见妊娠五月以后腰腹坠痛，或阴道极少量流血，舌淡苔少，脉细滑。

【运用技巧】

1. 辨证导航　妊娠五月后腰腹坠痛，或阴道极少量流血，舌淡苔少，脉细滑。

2. 加减秘钥　五心烦热者，加地骨皮、女贞子、旱莲草。

3. 适用病症　中医胎漏、胎动不安等，西医先兆流产、先兆早产、习惯性流产等，辨证属肾虚者。

4. 临床禁忌　阳盛血热者慎用。

【编者按语】本方源自《妇人大全良方·卷十二》。肾为冲任之本，胞络系于肾。素体肾虚之人，妊娠五月后其虚愈甚，冲任因此失固，故见阴道少量流血，腰腹坠痛。舌淡苔少，脉细，亦为阴血不足之征。治宜补肾养血安胎。

方中桑寄生性味苦甘而平，补肝肾，强筋骨，且能通调血脉，《药性论》谓其"能令胎牢固，主怀孕漏血不止"，故用为君药。秦艽苦辛而平，擅长和血舒筋，一为寄生调血安胎之助，二借其舒缓筋脉之功以止腰痛；阿胶功专补血止血，滋阴固肾。共为臣药。糯米甘温性黏，健脾益气安胎，正所谓补后天以实先天之意，用为佐使。诸药合用，共奏补肾养血，安胎止血之功。

二、血热证

◆ 保阴煎 ◆

【组成用法】参见"月经过多·阴虚血热证"。

【功效主治】清热凉血，养阴安胎。胎漏、胎动不安证属血热者。症见妊娠期腰酸腹痛，胎动下坠，或阴道少量流血、血色深红或鲜红，潮热盗汗，心烦少寐，渴喜冷饮，便秘溲赤，舌红少苔，脉细滑数。

【运用技巧】

1. 辨证导航　妊娠期腰痠腹痛，胎动下坠，或阴道少量流血、血色深红或鲜红，心烦少寐，口渴喜冷饮，便秘溲赤，舌红少苔，脉细滑而数。

2. 加减秘钥　阴道流血多，加仙鹤草、地榆炭以凉血止血；胎动甚腰酸腹痛者，加菟丝子、桑寄生、杜仲等以补肾安胎。

3. 适用病症　参见"月经过多·阴虚血热证"。

4. 临床禁忌　虚寒者忌用。

【编者按语】本方所治系由血热扰动胎元而致。《景岳全书·妇人规》曰："凡胎热者，血易动，血动者，胎不安"。若阳盛血热或阴虚内热，或孕后过食辛热，以致热伤冲任，迫血妄行，损伤胎气，故见阴道少量流血、血色深红或鲜红；热盛血动，胎元不安，故腰痠腹痛，胎动下坠；热扰心神，故心烦少寐；热伤津液，故口渴喜冷饮，便秘溲赤；阴虚火旺，则潮热盗汗。舌红少苔，脉细滑数为阴虚血热之征。治宜清热凉血，养阴安胎。

热伤冲任，迫血妄行，故以生地黄清热养阴，凉血止血；内热炽盛，非苦寒之品不能直折，故以黄芩、黄柏、生甘草清热泻火，其中黄芩长于安胎，善治胎热胎动不安。热盛伤阴，苦寒之品化燥伤阴；阴虚则火旺，阴虚则胎失所养，故配熟地黄、白芍、山药益阴养血，其中山药尚可补脾固肾。续断功专补肝肾，调冲任，止血安胎，并能除腰膝酸痛。甘草和中调药兼为使。综观全方，用药重点在清热养阴，清热不仅使热不扰动胎元，而且能够"保阴"；养阴既可制火，又可养胎。因此，对血热伤阴或阴虚火旺之胎漏、胎动不安较为适宜。

类方

保孕方（《孙朗川妇科经验》）组成：熟地黄 12g，菟丝子 12g，川续断 12g，白术 10g，黄芩 12g，白芍 10g，砂仁 6g，苎根 10g。用法：水煎服。功效：补肾健脾，清热安胎。主治：脾肾不足，胎火偏亢的胎漏、胎动不安。

◆ 清热安胎饮 ◆

奉五清热安胎饮，山药石莲连胶芩；

椿根白皮侧柏炭，安胎止血传福音。

【组成用法】山药 15g，石莲 9g，黄芩 9g，川连 3g，椿根白皮 9g，侧柏炭 9g，阿胶（烊化）15g。水煎服。

【功效主治】清热凉血，养血安胎。胎漏、胎动不安证属实热者。症见妊娠期阴道少量流血、血色深红或鲜红，或腰痠腹痛，胎动下坠，面赤心烦，或伴头痛发热，咽干口渴，溲黄便干，舌红苔黄，脉滑数。

【运用技巧】

1. 辨证导航　妊娠期阴道少量流血、血色深红或鲜红，或腰痠腹痛，胎动下坠，面赤心烦，咽干口渴，舌红苔黄，脉滑数。

2. 加减秘钥　肝郁血热者，酌加炒柴胡、焦栀、白芍、炒川楝、生地黄疏肝清热，凉血安胎；外感热邪为患，加银花、连翘、桑叶、淡竹叶以疏风清热。

3. 适用病症　中医胎漏、胎动不安、崩漏、月经过多等；西医先兆流产、习惯性流产、子宫功能失调性出血等，辨证属热伏冲任，内扰胎元者。

4. 临床禁忌　气血亏虚或肾虚不固之胎漏、胎动不安者忌用。

【编者按语】本方源自《刘奉五妇科经验》。热邪直犯冲任，冲任失固，血为热迫而妄行，离经下走，致使阴道少量下血、血色深红或鲜红；热邪内扰胎元，则胎动下坠，腰痠腹痛；热邪上扰头面，则面赤或头痛发热；热为阳邪，最易伤阴，故咽干口渴，溲黄便干。舌红苔黄，脉滑数者为邪热亢盛之征。治宜清热安胎。

本方体现了"澄源、塞流、复旧"的妇科经典治疗法则。养胎之血为热所迫而妄行，热不去则胎不安，故清热即所谓"澄源"，方中以苦寒清肃之黄芩、黄连、石莲清泄邪热。血液离经，犹长波之决，塞流堵漏势在必行，故以苦涩性凉之椿根白皮、侧柏叶凉血止血，其侧柏叶炒炭后尤能收敛止血。胎赖血以养，血去则胎失所养，故以阿胶、山药补益既伤之气血而"复旧"。不仅如此，刘奉五先生认为阿胶甘而微寒，其性黏腻，除有清热凉血、益阴安胎之用外，还能凝固血络而善于止血，可收标本同治之功。

类方

生脉安胎饮（《现代名中医妇科绝技·宋光济经验方》）组成：生地黄12g，麦冬6g，甘草3g，续断9g，桑寄生9g，黄芩6g，苎麻根12g。用法：水煎服。功效：清热滋肾，止血安胎。主治：阴虚内热，冲任不固之胎漏、胎动不安。

◆ 当归散 ◆

当归散中芩泻火，川芎芍药一般多；

白术健脾促化源，养血安胎功效卓。

【组成用法】当归、川芎、白芍、黄芩各500g，白术250g。上药共末，9g/次，2次/天，酒调下；亦可作汤剂，水煎服，用量酌减。

【功效主治】养血安胎，清热健脾。胎漏、胎动不安证属气血两虚兼热者。症见妊娠期面色萎黄，肌肤枯涩，乏力气短，腰酸，腹部隐痛，或阴道少量流血、血色淡红或有小血块，大便偏干，小便略黄，舌淡苔薄白，脉弱或细数。

【运用技巧】

1. 辨证导航　原方言："妊娠常服即易产，胎无苦疾。产后百病悉主之。"可见本方为胎前产后常用方。以妊娠期面色萎黄，乏力气短，腰酸、腹部隐痛，或阴道少量流血、血色淡红或有小血块，便干尿黄，舌淡苔薄白，脉细弱为辨证要点。

2. 加减秘钥　阴道流血稍多，加阿胶、山茱萸、地榆滋阴止血；热盛者，加生地黄、牡丹皮、黄柏等清热凉血。

3. 适用病症　中医胎漏、胎动不安、月经不调等，西医先兆流产、习惯性流产等，辨证属于血虚有热者。

4. 临床禁忌　妊娠血虚有寒者不宜使用。

【编者按语】本方源自《金匮要略·卷下》，异名芍药汤（《永类钤方·卷十八》）

素体气血虚弱之人，孕后冲任复为热邪扰犯，血液离经，故见妊娠期阴道少量流血、色淡红或有小血块；热邪波及大肠、膀胱，故大便略干，小便稍黄；冲任匮乏，胎元不安，故感腰酸，腹部隐痛；气血两虚，故见面色萎黄，肌肤枯涩，乏力气短，舌质淡，脉弱。脉细数为虚中夹热之象。治宜补血养胎，清热安胎。

方中当归补血和血，调血以荣胎，为君药。白芍养血敛阴和营，与当归配，旨在养血安胎；黄芩苦寒，长于除热安胎，协芍药，能泄迫血之热。共为臣药。川芎活血行气，与当归、芍药相合，既使阴血得补，又使阴血得行，阴血下达血海以荣胎，正如汪昂所言："冲任血盛，则能养胎而胎安"；白术益气，使气能摄纳以固胎，与黄芩合用，为历代安胎常用药对，且使黄芩无苦寒伐脾之忧，与当归相合，使气血旺盛以滋养胎儿。共为佐药。诸药合用，立足安胎，安胎以补为主，补中有清。

◆ 凉胎饮 ◆

景岳全书凉胎饮，生地归芍石斛芩；

胎动胎漏因血热，还有生草枳壳苓。

【组成用法】生地黄 12g，白芍 12g，黄芩 10g，当归 10g，枳壳 6g，石斛 12g，茯苓 10g，生甘草 3g。水煎服。

【功效主治】清热滋阴，养血安胎。胎漏、胎动不安证属血热者。症见妊娠期阴道少量流血、血色深红或鲜红，或腰瘀，胎动欲坠，胸闷腹胀，面赤心烦，口干喜饮，大便干燥，小便不利，舌红苔黄而干，脉细数。

【运用技巧】

1. 辨证导航　妊娠期阴道少量流血、血色深红或鲜红，或腰瘀胎动下坠，面赤心烦，口干便燥，胸闷腹胀，舌红苔黄而干，脉细数。

2. 加减秘钥　邪热盛而阴亏津伤甚者，重用生地黄，加玄参、麦冬、黄柏、知母；肠燥便秘，可加火麻仁、何首乌、肉苁蓉。

3. 适用病症　中医胎漏、胎动不安、滑胎等；西医先兆流产、习惯性流产等，辨证属血热者。

4. 临床禁忌　虚寒者忌用。

【编者按语】本方源自《景岳全书·卷五十一》。孕后过食辛热，热邪直犯冲任，冲任失固，血为热迫，离经下走，致使阴道少量下血、血色深红或鲜红；热邪内扰胎元，则腰瘀胎动下坠；热扰心神，则心烦面赤；热为阳邪，最易伤津，故口干便燥。舌红苔黄，脉细数为热盛津伤之征。治宜清热凉血，滋阴养血。

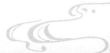

方中生地黄甘寒微苦，质润多汁，长于清热凉血，养阴生津，兼能止血，为君药。黄芩、石斛清热生津。其黄芩苦寒，能泄血分之热而清胎火，长于安胎；石斛甘凉，能滋阴养胃而生津止渴，二药共为臣药。白芍、当归养血和血。白芍酸寒柔润，功专养血敛阴；当归辛甘而温，补血行血。二药与生地黄、石斛配伍，滋阴养血之力倍增，以养胎荣胎；茯苓甘淡，既可渗湿行水以泄邪热，又能宁心安神而除心烦；枳壳苦辛，理气行滞，既能宽胸消胀，又可防寒凉之药冰遏胎气，还令柔润滋腻之品不致困脾。以上同为佐药。生甘草清热而调和诸药，为使药。诸药一炉，共奏清热滋阴，养血安胎之功。

三、气血虚弱证

◆ 胎元饮 ◆

胎元饮中参归甘，杜仲芍药地术掺；

加入陈皮理脾气，补气养血胎可安。

【组成用法】人参 10g，当归 6g，杜仲 6g，芍药 6g，熟地黄 9g，白术5g，陈皮 2g，炙甘草 3g。水煎服。

【功效主治】补气养血，固肾安胎。胎漏、胎动不安证属气血虚弱者。症见妊娠期阴道少量流血、色淡红质稀薄，或感腰腹胀痛或坠痛，神疲肢倦，面色㿠白或萎黄，心悸气短，舌质淡苔薄白，脉细滑。

【运用技巧】

1. 辨证导航　妊娠期阴道少量流血、色淡红质稀薄，或感腰腹胀痛或坠痛，神疲肢倦，面色㿠白或萎黄，心悸气短，舌质淡、苔薄白，脉细滑。

2. 加减秘钥　阴道流血稍多，加阿胶、黄芪补气摄血，养血止血；如虚而兼热者，加黄芩、生地黄清热凉血。

3. 适用病症　中医胎漏、胎动不安、滑胎、胎萎不长、月经不调等；西医先兆流产、习惯性流产、胎儿宫内发育迟缓等，辨证属气血虚弱者。

4. 临床禁忌　实热证忌用。

【编者按语】本方源自《景岳全书·卷五十一》。《格致余论·胎自堕论》："血气虚损，不足荣养，其胎自堕"。孕妇素体气血虚弱，孕后气虚胎失所载，血虚胎失所养，胎气不固，故见妊娠期阴道少量流血、色淡红、质稀薄，或感腰腹胀痛或坠痛；气虚则阳气不布，故神疲倦怠；气血两虚，颜面失荣，故见面色㿠白或萎黄；心失所养则心悸气短。舌质淡苔薄白，脉细滑，为气血虚弱之征。治宜补益气血，固肾安胎。

方中人参、白术、炙甘草甘温益气，健脾调中，助生化之源；熟地黄、白芍、当归滋阴养血，滋肾补肝，丰乏匮之血。两组药物相配，气血双补，阴阳兼顾，不唯于气血虚弱之病机正相吻合，且彼此又有相辅相成之妙：气足便能生血、摄血；血足则必助气，化气。杜仲色紫而润，质绵而韧，味甘微辛，其气温平，既协熟地黄补肾安胎，又善强筋壮骨以治腰膝疼痛。陈皮理气健脾，既防甘温益气药物之壅滞，又去阴柔养血药物之滋腻。诸药同用，补气兼养血，固肾而安胎，胎元内有载养，胎气安和，自无漏、动之患。

类方

十圣散（《广嗣纪要·卷八》） 组成：人参、黄芪、白术、地黄、炒砂仁各6g，炙甘草、当归、炒白芍各8g，续断6g。用法：水煎服。功效：补气养血，安胎。主治：胎动不安，腰痛或腹痛，精神疲倦，面色萎黄。

◆ 八物胶艾汤 ◆

八物胶艾用参术，苓芎归芍地黄助；

补气养血兼固肾，漏胎不安急煎煮。

【组成用法】人参12g，白术12g，茯苓12g，川芎6g，当归6g，白芍12g，干地黄12g，阿胶12g，艾叶10g。水煎服。

【功效主治】补气养血，止血安胎。胎漏、胎动不安证属气血虚弱者。症见妊娠期阴道流血、时出时止、淋漓不断、色淡红、质稀薄，神疲肢倦，面色萎黄，心悸气短，舌质淡苔薄白，脉细滑无力。

【运用技巧】

1. 辨证导航 妊娠期阴道流血、色淡红、质稀薄，神疲肢倦，心悸气短，舌质淡苔薄白，脉细滑无力。

2. 加减秘钥 阴道流血多者，去当归、川芎，加山茱萸、地榆固冲止血；腰酸腹痛者，加续断、杜仲、桑寄生以强腰固胎。

3. 适用病症 中医胎漏、胎动不安、月经过多、崩漏等；西医先兆流产、习惯性流产、子宫功能失调性出血等，辨证属气血虚弱者。

4. 临床禁忌 实热证忌用。

【编者按语】本方源自方出《医学入门·卷六》，名见《产孕集·卷上》。

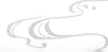

母体气血素虚，或久病大病耗伤气血，或孕后思虑过度，劳倦伤脾，气血生化不足，气血虚弱，冲任匮乏，不能固摄滋养胎元，致胎漏下血、色淡质稀；气虚不养，则气短神疲肢倦；血虚不滋，则心悸、面色萎黄。舌质淡，苔薄白，脉细滑无力为气血两虚之象。

本方系《金匮》芎归胶艾汤去甘草，加人参、白术、茯苓而成。方中人参甘温，益气健脾；阿胶甘平，补血止血安胎。二药合用，两补气血，共为君药。白术、茯苓同为脾经要药，助人参补气安胎；干地黄、白芍养血和营，助阿胶补血养胎。均为臣药。当归补血和血；川芎行气调肝，二者少量与之，既助补血之功，又使诸补益之品补而不滞；艾叶辛温，与阿胶、地黄润燥相济，寒温相制，助其止血安胎之效。是为佐药。诸药合用，气血兼补，补中寓止，止中有行。

类方

六物汤（《杨氏家藏方·卷十六》） 组成：阿胶（蛤粉炒成珠）、糯米（炒）、黄芪（蜜炙）、川芎、当归、熟地黄各等分，共为末。用法：每服9g，用生姜3片及葱白煎汤送服，2次/天。功效：养血安胎，调和气血。主治：胎漏、胎动不安属气血虚弱者。

◆ 安胎当归汤 ◆

小品安胎当归汤，炙胶艾叶川芎帮；

人参大枣补脾气，养血止血母子康。

【组成用法】当归 12g，阿胶（另烊）30g，川芎 6g，人参 12g，大枣 12枚，艾叶 10g。水煎服。

【功效主治】补气养血，止血安胎。胎漏、胎动不安证属气血虚弱者。症见妊娠五月后，举动惊愕，小腹疼痛、痛引腰骶，或阴道流血、量少、色淡、质稀，舌质淡苔薄白，脉细滑而弱。

【运用技巧】

1. 辨证导航 小腹疼痛、痛引腰骶，或阴道流血、量少色淡质稀，舌质淡苔薄白，脉细滑而弱。

2. 加减秘钥 腰痛甚者，加杜仲、寄生固肾安胎止痛。

3. 适用病症 中医妊娠五月后胎漏、胎动不安、月经量多等；西医先兆早产、先兆流产、功能失调性子宫出血等，辨证属气血虚弱者。

4. 临床禁忌 川芎辛香走窜，易于犯胎，宜谨慎使用；阴虚有热之胎漏、胎动不安者不宜使用。

【编者按语】本方源自《外台秘要·卷三十三》引《小品方》。母体气血素虚，妊娠五月后，复因举动惊愕，气血失和，致令胎失载养而不固，故出现小腹疼痛。甚至痛引腰骶，或伴阴道少量流血、色淡、质稀。舌质淡苔薄白，脉细弱为气血虚弱之征。

方中当归甘辛性温，质润而腻，养血和血；阿胶甘平质黏，犹长补血止血，兼能养血安胎。二药相伍，补血和血，养胎安胎之力倍增，本方取之以为君药。川芎辛温而燥，性善行走，活血行气，与当归配伍，润燥相宜，使气血各有归，于胎气不安，如佛手之神妙，是以《普济本事方》冠其名曰"佛手散"；艾叶辛温香燥，功偏安胎止血，亦可行气定痛，伍黏腻之阿胶则无温燥之嫌，为安胎常用药对。此二者共辅归、胶养血止血，调气安胎，故取之以为臣药。人参补气力雄，既有助于补元载胎、摄血养胎，又可扶脾以益气血生化之源；大枣补气健脾，养血安神，既为人参、当归之助，并可调和诸药，共为佐使。全方补气摄血以止漏，养血固冲以安胎，标本兼顾，故对气血虚弱之胎漏、胎动不安适宜。

◆ 尤氏止血丸 ◆

尤师止血梅芩炭，旱莲桂花把宫安；

黄芪阿胶补气血，胎漏崩漏不用烦。

【组成用法】黄芪150g，阿胶粉30g，旱莲草、黄芩炭各100g，乌梅炭50g，桂花30g。水丸，每日二次，每次6g，温开水送服，可连服7天。

【功效主治】益气补血，安宫止血。孕后阴道出血、清宫或产后恶露不绝、假腔宫腔内积血、经期延长、子宫及阴道各种手术后不规则出血等妇科血证证属气血亏虚者。症见：阴道流血、非时而下，量或多或少，或伴腰酸，神疲肢倦，头晕，舌质淡苔白，脉沉弱。

【运用技巧】

1. 辨证导航　阴道流血、非时而下、量或多或少，神疲肢倦，头晕，舌质淡，脉沉弱。

2. 适用病症　中医学胎漏、胎动不安、产后恶露不绝、经期延长、崩漏、经间期出血等；西医学先兆流产、产后子宫复旧不良、剖宫产后子宫瘢痕憩室、子宫异常出血、子宫及阴道各种手术后不规则出血等，辨证属气血亏虚者。

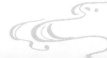

3. 临床禁忌　勿空腹服药，服药期间勿服酸奶。

【编者按语】本方为尤教授经验方。妇科血证发病机理主要有三：一为气虚不摄，二为血热妄行，三为瘀血内阻。此三者常相兼为患，但总以气血虚弱为主。气虚不摄导致出血，出血既伤阴血，又气随血脱加重气虚。尤教授临床治疗妇科血证在益气补血的同时，善用炭类中药。认为炭类药不仅具有收敛止血之功，而且现代药理研究提示炭类药能吸附毒素，具有抗炎作用。巧用炭类药不仅止血，更能抗感染以促进伤口愈合。尤氏止血丸中黄芪为君。益气健脾，气旺摄血。阿胶、黄芩炭为臣。阿胶"气味俱阴，既能入肝经养血，又可入肾经滋水"，还善止血，是治疗胎漏、崩漏等各种出血病症之要药，与黄芪配合，气血双补；黄芩素有安胎要药之称，可清热安胎，炒炭用之则有收涩之功，能安宫止血。旱莲草、乌梅炭为佐。旱莲草甘酸而寒，入肝肾，为凉血止血之要药，用之助黄芩清热止血；乌梅炭性味酸涩，既能敛阴生津，又可收涩止血，助君臣养血止血之力。少佐桂花为佐使。尤教授处方用药注重"色、香、味、形"兼备，桂花气味芳香，《本草纲目》记载其"辛温无毒"，方中加之既改善口感，又借其化瘀之功可使该方止血不留瘀。诸药相合成丸，益气补血，安宫止血。因其用药安全无毒，并能安胎养胎，故无论是胎前还是产后，各种出血辨证属气血亏虚夹有血热者均可运用。

🌿 四、血瘀证

◆ 桂枝茯苓丸 ◆

《金匮》桂枝茯苓丸，桃仁芍药与牡丹；

等分为末蜜丸服，缓消癥块胎可安。

【组成用法】桂枝、茯苓、桃仁（去皮尖，熬）、芍药、牡丹皮各9g。上为末，炼蜜为丸。6~9g/次，食前服；亦可作汤剂水煎服，用量按原方比例酌定。

【功效主治】活血祛瘀，缓消癥块。胎漏、胎动不安证属瘀阻胞宫者。症见妇人素有癥块，妊娠期阴道不时少量下血、色紫黑晦暗，腹痛拒按，或屡孕屡堕，口干不渴或但欲漱水不欲咽，舌紫黯或边尖有瘀斑，脉沉涩。

【运用技巧】

1. 辨证导航　妊娠期阴道不时少量下血、色紫黑晦暗，腹痛拒按，舌黯红，脉沉滑或沉涩。

2.加减秘钥　临证常配合寿胎丸治疗，以固肾安胎；若瘀血阻滞较甚者，加丹参、川芎等以活血祛瘀；疼痛剧烈者，加延胡索、乳香、没药等以活血止痛；出血多者，加茜草、蒲黄等以活血止血；气滞者，加香附、陈皮等以理气行滞。

3.适用病症　中医胎动不安、胎漏下血、滑胎、妊娠腹痛、难产、死胎不下、月经后期、月经量少、痛经、闭经、崩漏、经期延长、产后恶露不下、产后恶露不绝、癥瘕、不孕等；西医子宫肌瘤、子宫息肉、卵巢囊肿、先兆流产、习惯性流产、产后子宫复旧不良、子宫内膜异位症、多囊卵巢综合征、慢性输卵管炎、慢性盆腔炎等，辨证属瘀血内阻者。

4.临床禁忌　服用本方应注意用量与用法，做到渐消缓散，切不可峻攻猛破；若阴道流血反复量多，腰痠腹痛较甚者，谨慎使用。

【编者按语】本方源自《金匮要略·卷下》，异名有夺命丸（《妇人大全良方·卷十二》）、牡丹丸、夺命丹（《普济方·卷三五七》）、催生汤《济阴纲目》；仙传保命丹、安穰丸（《胎产心法·卷中》）。本方原治妇人素有癥块，致妊娠胎动不安或漏下不止之证。瘀血癥块停留于胞宫，冲任失调，胎元不固，则胎动不安，甚或屡孕屡堕；瘀阻胞宫，阻遏经脉，新血不得下归血海养胎，反离经妄走，故见阴道下血、血色紫黑晦暗；瘀血内阻胞宫，血行不畅，不通则痛，故腹痛拒按；瘀血内阻，津液不得上乘，致口干不渴或但欲漱水不欲咽。舌紫黯边尖有瘀斑，脉沉涩为瘀血内滞之征。女子妊娠期本应慎用化瘀消癥之品，但对此素有癥块，瘀阻胞宫之证，又不得不化瘀下癥，即如仲景所言："妊娠……所以下血不止者，其癥不去故也，当下其癥，桂枝茯苓丸主之"。此亦即《内经》所言"有故无殒，亦无殒也"。

方中桂枝味辛甘而性温，能温经通络，以行瘀滞，为君药。桃仁性苦甘平，为化瘀之要药，助君药以化瘀消癥，为臣。牡丹皮、芍药既能散血行瘀，又能清退瘀久所化之热，芍药尚可缓急止痛；"水为血之侣"，故用茯苓之甘淡，利水消痰，渗湿健脾，以助消癥之力。正如《金匮要略论注》所言："癥之成，必夹湿热为窠囊，苓渗湿气，丹清血热"。以上共为佐药。以白蜜为丸，取其缓和诸药破泄之力，为使药。诸药相合，共奏活血祛瘀消癥之效。综观全方，其配伍特点有二：一为既用桂枝温通血脉，又佐牡丹皮、芍药凉血散瘀，寒温并用，寒不留瘀，温不动血，且无耗伤阴血之弊。二为漏下之症，采用活血之法，体现"通因通用"之法则，使癥块得消，血行常

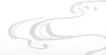

道，则出血得止。

《妇人良方》以本方更名为夺命丸，用治妇人小产，子死腹中而见"胎上抢心，闷绝致死，冷汗自出，气促喘满者"。《济阴纲目》将本方改为汤剂，易名为催生汤，用于妇人临产见腹痛、腰痛而胞浆已下时，有催生之功。

类方

安胎丸（《仙拈集·卷三》）组成：茯苓 120g，黄芩、白术、香附、益母草各 60g，延胡索、红花、没药各 15g。用法：共为末，炼蜜为丸，如梧桐子大，3~6g/次，不宜多服，空腹时服。惯于小产者，可预服之。功效：行气调血，健脾安胎。主治：妊娠腹痛，腰痠作胀，惯于小产者；甚至见红将堕者，亦能保足月。

第六节　堕胎、小产辨证用方

凡妊娠 12 周内，胚胎自然殒堕者，为"堕胎"；妊娠 12~28 周内，胎儿已成形而自然殒堕者，为"小产"，亦称"半产"。也有怀孕一月不知其已受孕而殒堕者，称为"暗产"。西医学的早期流产、晚期流产，可参照本病辨证治疗。

本病的发病机制主要是冲任损伤，胎元不固，而致胚胎、胎儿自然殒离子宫而下，总的治疗原则是去胎益母，故本类方剂常以活血化瘀药配伍扶助正气药组成，代表方有脱花煎、生化汤等。

◆ 脱花煎 ◆

脱花煎使殒胎下，归桂芎膝加红花；
车前利水又催生，活血祛瘀疗效佳。

【组成用法】当归 15g，肉桂 9g，川芎 6g，牛膝 25g，车前子 12g，红花 10g。水煎服，或服后饮少量酒。

【功效主治】祛瘀下胎。堕胎、小产证属瘀血阻滞者。症见妊娠早期，下腹坠胀疼痛，阴道流血渐多、色紫黑有块，或妊娠中晚期，小腹疼痛、阵阵紧逼，会阴逼胀下坠，或有羊水溢出，继而阴道下血量多，或胎殒之后，尚有部分组织残留于子宫，阴道流血不止，甚至大量出血、腹痛阵阵紧逼，或心悸气短，面色苍白，头晕目眩，舌质正常或紫暗、舌边尖有瘀点，脉滑或涩。

【运用技巧】

1. 辨证导航　胎堕难留，下腹坠胀疼痛，阴道流出血块，舌紫黯，脉涩。

2. 加减秘钥　胎死腹中，坚滞不下者，加芒硝、益母草逐瘀下胎；气机瘀滞，胁腹胀痛，酌加香附、台乌、橘核、丹参以理气消胀；血瘀甚，并可扪及包块者，加三棱、莪术、乳香以化瘀消癥；胎堕不全，见有发热，腹痛，阴道流液臭秽者，为感染邪毒所致，可加银花、连翘、大血藤、败酱草、牡丹皮、蒲公英、紫花地丁等以清热解毒、凉血化瘀。

3. 适用病症　中医堕胎、小产、胎死不下、产后恶露不行、痛经等；西医早期流产、晚期流产、胎盘残留、胎儿死亡综合征、产后子宫复旧不良等，辨证属血瘀者。

4. 临床禁忌　如经活血化瘀治疗后，殒胎仍未见外排而阴道流血量多不止者，应及时配合西医治疗。

【编者按语】本方源自《景岳全书·卷五十一》，所治系因瘀血阻滞，殒胎留滞胞中而致。孕后不慎，劳力过度，跌仆闪挫，致使气血紊乱，冲任损伤，或瘀阻子宫，胎失所养，甚或跌仆直接损伤胎元，故而发生堕胎、小产，出现阴道流血，小腹坠胀疼痛，羊水外溢等证候。由于失血耗气，故见心悸气短，面色苍白，头晕目眩等。本方证虽见阴道流血，但若瘀血不去，死胎不下，则阴道出血难止，故治宜祛瘀下胎。

方中当归，《本草正义》称"其味甘而重，故专能补血；其气轻而辛，故又能行血。补中有动，行中有补，诚血中之气药，亦血中之圣药也"。是以本方重用为君，一借其行血散血，以祛离经之死血；二取其补血和血，以期瘀去新生，血复常道。川芎辛温香窜，长于行气活血，伍当归有"佛手"之称；红花体轻善走，行血通经达络，同为当归活血祛瘀之助。故为臣。牛膝性善走下，能去瘀血，通经络，引败血、死胎下行；肉桂味厚，其性剽悍，能温通血脉，振奋元阳，与化瘀下胎之品同用，共奏破血堕胎之功；车前子渗泄滑利，以助祛瘀药下死胎。以上共为佐使。诸药合而用之，可使瘀血去，死胎下，且有祛瘀下胎不伤正之妙。

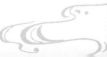

类方

1. 下胎散（《医略六书·卷二十九》）　组成：大黄 90g，桃仁 90g，冬葵子 90g，肉桂 45g，甘草 45g。用法：共为散，9g/次，葱白汤调下，下胎止服。功效：活血祛瘀下胎。主治：妊娠胎动欲堕，下胎以益母。

2. 桂香散（《古今医统大全·卷八十五》）　组成：桂心 9g，麝香 5g。用法：共为末，5g/次，酒调下。功效：行血利窍下胎。

◆ 生化汤 ◆

【组成用法】参见"产后腹痛·瘀滞子宫证"。

【功效主治】去胎逐瘀，养血止血。堕胎、小产证属血瘀夹血虚者。症见妊娠阴道流血、其量增多、色黯有块，下腹坠胀疼痛较剧，可查见子宫颈口已扩张，或已有胚胎组织堵塞于子宫颈口，舌淡或黯，脉涩或细涩。

【运用技巧】

1. 辨证导航　妊娠胎堕难留，阴道流血、色黯有块，下腹坠胀疼痛，脉细涩。

2. 加减秘钥　瘀滞较甚，腹痛剧烈者，可加蒲黄、五灵脂、延胡索、牛膝等祛瘀止痛；小腹不温者，酌加补骨脂、巴戟、吴茱萸温阳散寒；气滞明显者，可加木香、香附、乌药以理气止痛。

3. 适用病症　参见"产后腹痛·瘀滞子宫证"。

4. 临床禁忌　严密观察阴道流血情况，殒胎仍未见外排而阴道流血量多不止者，应及时配合西医治疗。

【编者按语】因故伤胎，胞脉受损，故孕后阴道流血；胎殒之后，欲排而不能，滞于胞中，故小腹坠胀疼痛；胎殒将堕，故或见子宫颈口已扩张，或已有胚胎组织堵塞于子宫颈口。舌淡或黯，脉细涩乃血瘀夹血虚之征。

本方原出《景岳全书》卷六十一引钱氏方，傅氏为加强逐瘀之力，祛原方滋腻碍邪之熟地黄、大枣，而添温通化瘀之黄酒、童便。方中重用当归养血活血，化瘀止痛，为君药。川芎味辛性温，辛则能散，温则可通，为血中气药，能活血行气；桃仁苦甘性平，本血分之品，最善破血行瘀。二者共助君药化瘀以逐死胎，为臣药。干姜炮黑能入血分，既可温经止血，又能温中止痛；黄酒温通血脉而活血；童便化瘀，并引败血下行。共为佐药。炙甘草缓急和中，调和诸药，为使药。诸药配合，共奏逐瘀去胎，养血止血之功，对瘀血夹虚夹寒之证最为适宜。

类方

加味补血汤（《辨证录·卷十二》） 组成：黄芪60g，当归30g，人参30g，牡丹皮9g，益母草9g，荆芥9g。用法：水煎服。功效：补气化瘀，排出胚胎。主治：妇人因跌扑伤胎，遂致小产，血流紫块，昏晕欲绝。

第七节　胎死不下辨证用方

胎死胞中，历时过久，不能自行产出者，称为"胎死不下"，亦称"子死腹中"。西医学死胎及稽留流产可参照本病辨证治疗。死胎一经确诊，急当下胎。

下胎之法，必须根据母体的强弱，审慎用药，不宜概投猛攻峻伐之品，致伤孕妇正气。本类方剂多由益气养血、活血化瘀、行气燥湿等药物为主组成，代表方有救母丹、脱花煎。下死胎时，如伴有阴道大量出血，或死胎不能排尽者，则需中西医结合治疗，采取吸宫、钳刮等手术，尽快取出胎物，迅速止血，以免重伤气血，变生他证。

一、气血虚弱证

◆ 救母丹 ◆

救母丹主下死胎，益母石脂芥穗来；
气血双补参归芎，炼蜜为丸可消灾。

【组成用法】人参30g，当归（酒洗）60g，川芎30g，益母草30g，赤石脂3g，炒荆芥穗9g。水煎服。

【功效主治】益气养血，活血下胎。胎死不下证属气血虚弱者。症见妊娠中、晚期，孕妇自觉胎动停止，腹部不再继续增大，小腹疼痛或有冷感，或阴道流血、色淡质稀，精神疲倦，面色苍白，气短懒言，食欲缺乏，或口有恶臭，舌淡苔薄腻，脉虚大而涩。

【运用技巧】

1. 辨证导航　胎死腹中，小腹疼痛，或阴道流血、色淡质稀，神疲面白，气短懒言，或口有恶臭，舌淡苔薄腻，脉虚大而涩。

2. 加减秘钥　气虚甚者，加黄芪；血虚肠燥便秘，加柏子仁、肉苁蓉。

3. 适用病症　中医胎死不下、产后胞衣不下等；西医死胎、产后胎盘残留等，辨证属气血虚弱者。

4. 临床禁忌　用后死胎未下，出血多者，须结合西医治疗。

【编者按语】本方源自《傅青主女科·卷下》。孕妇素体虚弱，或孕后久病体虚，气虚血弱，不足养胎，以致胎死宫中；气虚失运，血虚不润，不能促胎外出，故胎死而不能自下；死胎内阻，气血运行不畅，胞脉失于温养，故小腹疼痛或有冷感；气血虚弱，冲任不固，且瘀血阻滞，血不归经，故阴道流血；胎死日久，腐臭之气随冲脉之气上逆，故口出恶臭。其他证候均系气血虚弱夹有瘀滞之征。对此子死宫内而气血亏虚之证，"倘徒用降子之剂以坠之，则死子未必下，而母气先脱矣，非救援之善者也。"（《傅青主女科》）故治以补益气血为主，兼以活血下胎。

"有形之血不能骤生，无形之气当以急固"。方中人参甘温，补气之力最峻，当此胎死不下而阴道流血不止，母命危急之时，赖其益气摄血；当归为血分之药，养血和血。二味合用，相得益彰，故重用冀以回狂澜，为君药。川芎辛温香窜，为血中气药，功专行气活血，助当归化瘀通脉；益母草行血去瘀，既为归、芎活血之助，又擅长下死胎。同为臣药。赤石脂甘温质重，酸涩收敛；荆芥穗辛温质轻，苦涩平和。二药皆能走血分而具止血涩血之效，用之可使胎下而不致流血过多反损母体，是为佐使。全方配伍，不但补气益血摄血，而且具有活血下胎之功。正如青主所言："此方用芎、归以补血，人参以补气，气旺血旺，则上能升而下能降，气能推而血能送。况益母又善下死胎，石脂能下瘀血，自然一涌而出，无少阻滞矣"。

类方

加味芎归汤（《世医得效方·卷十四》）　组成：川芎 30g，当归 30g，龟板 10g，血余炭 12g。用法：水煎服。功效：补益气血。主治：气血虚弱之胎死不下。

◆ 疗儿散 ◆

疗儿散中用鬼臼，人参当归乳香牛；

胎死宫内难以下，益气活血瘀不留。

【组成用法】人参 30g，当归（酒洗）60g，川牛膝 15g，鬼臼 9g，乳香 6g。水煎服。

【功效主治】益气养血，活血下胎。胎死不下证属气血虚弱者。症见胎死腹中，小腹疼痛较甚，面色苍白，气短懒言，食欲缺乏，或口有恶臭，舌淡苔白，脉细涩无力。

【运用技巧】

1. 辨证导航　胎死腹中，小腹疼痛，神疲面白，气短懒言，舌淡苔白，脉细涩无力。

2. 加减秘钥　气虚甚者，加黄芪；血虚肠燥便秘，加柏子仁、肉苁蓉；小腹冷痛，肢冷畏寒者，加肉桂、补骨脂、吴茱萸、台乌。

3. 适用病症　胎死不下证属气血虚弱者。

4. 临床禁忌　用后死胎未下，出血多者，须结合西医治疗。

【编者按语】本方源自《傅青主女科·卷下》。素体气虚血弱，不足养胎，以致胎死；气虚血弱，运行无力，故胎死而不能自下；胎死腹中，气血不畅，不通则痛，故小腹疼痛；胎死日久，腐臭之气随冲脉之气上逆，故口出恶臭；气血虚弱，失其滋养，故面色苍白，气短懒言，食欲缺乏。舌淡苔白，脉细涩为气虚血少，运行不畅之象。

根据方证分析，此处死胎不下之病机关键在于血少气虚而血行不畅。故方中重用当归为君。当归味甘而重，专能补血；其气轻而辛，又能行血。补中有动，行中有补，为血中之圣药。"气为血帅"，"气能行血"，人参大补元气，为补气第一要药，故用以为臣，共奏补气养血，活血化瘀之功。鬼臼苦辛，乳香香窜，牛膝性善下行，皆能祛瘀散结止痛，有助死胎产出。共为佐使。全方围绕下胎用药，攻补并施，气血兼顾。傅青主言："此方救儿死之母，仍大补气血，所以救其本也，谁知救本即所以催生哉！"

类方

送子丹（《傅青主女科·卷下》）　组成：生黄芪 30g，当归 30g，川芎 9g，麦冬 30g，熟地黄 15g。用法：水煎服。功效：补益气血以助下胎。主治：血虚不能下胎者。

二、气滞血瘀证

◆ 脱花煎 ◆

【组成用法】参见"堕胎、小产"。

【功效主治】活血行滞，去瘀下胎。胎死不下证属气滞血瘀者。症见妊娠中、晚期，孕妇自觉胎动停止，腹部不再继续增大，小腹疼痛，或见阴道流血、色紫黑有块，或口出恶臭。面色青黯，口唇发青，舌紫黯，脉弦涩。

【运用技巧】

1. 辨证导航　胎死胞中，小腹疼痛，或见阴道流出紫黑血块，面色青黯，口唇发青，舌紫黯，脉弦涩。

2. 加减秘钥　临证常加枳壳、香附以理气行滞，使气行则血行，助排胎外出；气虚者，可加黄芪补气运胎；出血多者，加三七、蒲黄、茜草根、益母草以化瘀止血。

3. 适用病症　参见"堕胎、小产"。

4. 临床禁忌　胎死不下属气虚血亏者不宜使用。

【编者按语】孕期跌仆外伤，或寒凝血瘀，瘀阻冲任，伤及胎元，使胎死宫中；胎死瘀血内滞，气血运行不畅，产道不利，故胎死不下，小腹疼痛；瘀血内阻，血不归经而外溢，故阴道或见流出紫黑血块；胎死日久，腐浊上攻，故口有恶臭；面色青黯，口唇发青，舌紫黯，脉弦涩均为瘀血内阻之象。治宜化瘀下胎。

方中当归、川芎活血行气而不伤血，功同"佛手"；肉桂温通血脉，并长于止痛；红花行血助化瘀；牛膝引血下行，助胎下行；"血不利则为水"，故以车前子利水、催生下胎。全方药少力专，使瘀血祛而死胎下。

类方

活水无忧散（《寿世保元·卷七》）组成：益母草60g，枳壳30g，当归12g，川芎30g，白芍6g，生地黄6g，鲫鱼1条，官桂3g，急性子12g，陈皮3g，甘草2.5g。用法：水煎分两次服。功效：开关通窍，润胎催产。主治：治疗难产，死胎在腹。

三、湿浊瘀阻证

◆ 平胃散 ◆

平胃散用朴陈皮，苍术甘草姜枣齐；

燥湿运脾除胀满，行气下胎此方宜。

【组成用法】苍术120g，厚朴90g，陈皮60g，炙甘草30g。上为散，6g/次，加生姜2片，大枣2枚，水煎服；亦可作汤剂水煎服，用量按比例酌定。

【功效主治】燥湿健脾，行气下胎。胎死不下证属湿浊瘀阻者。症见子死腹中，久不产下，胸腹满闷，小腹疼痛，四肢困重，怠惰嗜睡，口出秽气，苔白厚腻，脉濡细。

【运用技巧】

1. 辨证导航　子死腹中，久不产下，胸腹满闷，口出秽气，苔白厚腻，脉濡细。

2. 加减秘钥　临证常加芒硝以软坚润下；脾虚者，加党参、黄芪、白术以健脾益气；湿从热化者，加黄连、黄芩；湿从寒化者，加干姜、肉桂、吴茱萸；腹胀便秘甚，加莱菔子、焦槟榔。

3. 适用病症　中医胎死不下、带下等，西医胎儿死亡综合征、阴道炎、附件炎、盆腔炎等，辨证属湿停气滞者。

4. 临床禁忌　胎死不下属气血亏虚者不宜使用；用后死胎未下，出血多者，结合西医治疗。

【编者按语】本方源自《医方类聚·卷十》引《简要济众方》，异名有天下受拜平胃散（《岭南卫生方·卷中》）、受拜平胃散（《杂类名方》）、神效平胃散（《保命歌括·卷十九》）。本方为治疗湿滞脾胃的基础方。脾为太阴湿土，居中州而主运化，其性喜燥恶湿，湿邪滞于中焦，则脾运不健，且气机受阻，胎失所养，以致胎死；气机不畅，则死胎滞涩难下；湿停气滞，故胸腹满闷，小腹疼痛；胎死日久，死胎已为湿浊瘀邪化腐，故见口出秽气；湿为阴邪，其性重着黏腻，故四肢困重，怠惰嗜睡。苔白厚腻，脉濡细均属湿浊内盛之象。治宜燥湿运脾为主，兼以行气和胃，使气行则湿化。

方中君以苍术，其味辛苦，性温燥，偏入脾、胃二经，最擅燥湿健脾，作用猛悍，为健运中州之主药。脾气之运、湿浊之化，皆赖于气之运行，故臣以厚朴，其药苦温而燥，其性主降，长于行气化湿，消胀除满，与苍术相伍，可加强健脾燥湿、化浊通滞之功。佐以陈皮行气化滞，协苍术、厚朴共行行气破结之功，使中州得运，死胎自下。使以甘草甘缓和中，调和诸药。煎加生姜、大枣调和脾胃，以助健运。诸药合用，能消、能散、能化，共奏燥湿健脾，行气下胎之效。

类方

1. 芒硝急救饮（《陈素庵妇科补解·卷四》）　组成：苍术9g，肉桂9g，陈皮4.5g，厚朴6g，甘草1.5g，芒硝（后下）15g。用法：水煎服。功效：降浊散瘀，下死胎。主治：胎死不下，痰湿阻滞。

2. 牛膝汤（《世医得效方·卷十四》）　组成：牛膝（酒浸）30g，瞿麦

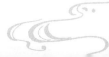

30g，滑石 60g，赤小豆 75g，当归（酒浸）45g，木通 45g，葵子 40g。用法：共为散，9g/ 次，可不拘时候服。功效：滑利产道。主治：子死腹中不得出。

第八节　滑胎辨证用方

凡堕胎或小产连续发生 3 次或以上者，称为"滑胎"，亦称"数堕胎"。但明代以前有些医著所言滑胎是指临床催生的方法，不属本节讨论范畴。西医学复发性流产可参照本病辨证治疗。

滑胎的病因临床常见有肾虚、气血两虚和血瘀，其治疗应本着预防为主，防治结合的阶段性原则。孕前宜以补肾健脾，益气养血，调理冲任为主；孕后即应积极进行保胎治疗，并应维持超过既往堕胎、小产的时间 2 周以上，万不可等到发生流产先兆以后再进行诊治。本类代表方有补肾固冲丸、肾气丸、泰山磐石散等。

一、肾虚证

（一）肾气不足

◆ 补肾固冲丸 ◆

补肾固冲菟归地，续断巴戟杜仲杞；

阿鹿二胶补精血，二参术砂枣健脾。

【组成用法】菟丝子 240g，川续断 120g，白术 120g，鹿角胶 90g，巴戟 120g，枸杞子 120g，熟地黄 180g，砂仁 20g，党参 150g，阿胶 120g，川杜仲 90g，当归头 90g，大枣肉 50 枚，吉林红参 30g。上为细末，炼蜜为丸。6g/ 次，2 次 / 天，连服 3 个月为一疗程，月经期停服；亦可作汤剂水煎服，用量按比例酌减。

【功效主治】补肾固冲，健脾养血。滑胎证属肾气不足者。症见屡孕屡堕，甚或应期而堕，或堕胎后难以受孕，头晕耳鸣，腰膝痠软，夜尿频多，面色晦暗，舌质淡、苔薄白，脉细滑尺脉沉弱。

【运用技巧】

1. 辨证导航　屡孕屡堕，头晕耳鸣，腰膝痠软，夜尿频多，舌淡苔白，脉虚弱。

2. 加减秘钥　偏肾阳虚而见神疲肢冷者，可加肉苁蓉以补肾助阳；阴道下血者，加艾叶炭、山茱萸以收涩止血；偏于脾虚，见有食少便溏者，加黄芪、补骨脂等以健脾止泻。

3. 适用病症　中医滑胎、胎漏、胎动不安、不孕等；西医先兆流产、习惯性流产、继发性不孕症等，辨证属肾气不足者。

4. 临床禁忌　阴虚血热、血瘀癥瘕之滑胎不宜使用。

【编者按语】本方源自《罗元恺医著选》。胞脉系于肾，肾气虚衰，胎失系载而殒堕。因堕更虚，虚损未复，故屡孕屡堕，或堕胎后难以受孕。肾主脑生髓，开窍于耳，肾虚髓海不足，外窍失养，故头晕耳鸣，面色晦暗；肾主骨，腰为肾之外府，肾虚则骨髓不充，外府失荣，故腰膝痠软；肾与膀胱相表里，肾虚膀胱气化不及，故夜尿频多。舌质淡，脉沉细弱为肾虚之征。罗元恺先生认为：连续自然流产3次以上，身体必然受到耗损而虚弱，肾、脾、气、血均受到影响，要认真调补，故拟补肾固冲，益气养血法。

方中菟丝子、续断、杜仲补肾固冲安胎。《本草正义》曰："菟丝子多脂微辛，阴中有阳，守而能走，与其他滋阴诸药之偏于腻者绝异"。罗老经验：补肾安胎应首选菟丝子，并重用为主药。巴戟、鹿角胶功专温肾益精，壮阳生气，与菟丝子、续断、杜仲配伍，使肾气充盛，不仅可以固冲系胎，而且能够益精种子；当归、熟地黄、枸杞子、阿胶补血养肝，滋肾填精。二组药物合用，不仅体现了"乙癸同源"，精血相生的思想，而且蕴含着"形不足者，温之以气；精不足者，补之以味"的古训精神。党参、红参、白术、大枣益气健脾，其中党参，罗老认为是补气健脾药中的首选之品，因为其"健脾而不燥，养血而不腻，能鼓舞清阳，振动中气而无刚燥之弊（《本草正义》）"；砂仁理气安胎，既防补中过滞，又利胞中胎安，因其性躁善走，故少量与之。诸药合用，肾脾气血并补，使肾气充，精血旺，则孕前冲任流通，二脉相滋；孕后肾能系胎，气能载胎，血能养胎，故滑胎之疾可愈。

类方

补肾固胎散（《刘奉五妇科经验》）　组成：桑寄生、川续断、阿胶、菟丝子各45g，椿根白皮15g。用法：共为细末，9g/次，每月逢1、2、3日，11、12、13日，21、22、23日各服1次。功效：补肾安胎。主治：治疗肾虚滑胎。

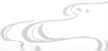

◆ 二本振元汤 ◆

二本振元菟女贞，续断寄生苓术参；

艾叶胶芩淮山草，补肾健脾胎元振。

【组成用法】党参15g，菟丝子20g，炒续断10g，桑寄生20g，女贞子12g，茯苓10g，焦白术10g，淮山药12g，黄芩10g，阿胶12g，艾叶6g，炙甘草6g。水煎服。

【功效主治】补肾健脾，固冲安胎。滑胎证属肾脾不足者。症见屡孕屡堕，每于孕后2~3个月而见阴道少量出血，腰酸腹坠，头晕耳鸣，神疲乏力，气短懒言，食少恶心，舌质淡苔薄白，脉虚弱。

【运用技巧】

1. 辨证导航　屡孕屡堕，头晕耳鸣，腰痠腹坠，乏力气短，舌淡苔白，脉虚弱。

2. 加减秘钥　少腹坠痛甚者，加黄芪、白芍以益气升阳，缓急止痛；兼呕吐者，加砂仁、扁豆、竹茹以安胎止呕；肾虚腰酸甚者，加杜仲、鹿角胶以补肾强腰。

3. 适用病症　中医滑胎、胎漏、胎动不安、不孕等；西医先兆流产、习惯性流产、功能失调性子宫出血等，辨证属肾脾两虚者。

4. 临床禁忌　阴虚血热以及瘀血阻滞之滑胎不宜使用。

【编者按语】本方源自高氏方，录自《保胎良方》，所治系由肾脾两虚而致。胞脉者系于肾。冲任二脉皆起于胞中。胎儿居于母体之内，全赖母体肾以系之，气以载之，血以养之，冲任以固。若母体肾气健壮，气血充实，冲任通盛，则胎固母安；反之若母体脾肾不足，气血虚弱，则冲任受损，胎元不固而致滑胎；肾虚失养，则头晕耳鸣，神疲乏力；脾虚不健，则气短懒言，食少恶心。舌质淡，脉虚弱亦为脾肾虚弱之征。治宜补肾健脾，固冲安胎。

本方系寿胎丸合四君子汤加减而成。方中菟丝子、桑寄生、阿胶、女贞子补肾养血，固冲安胎；党参、白术、茯苓、炙甘草、淮山药健脾益气，载胎养胎。二组药物配伍，脾肾并补，气血兼顾。补肾以助脾，健脾以资肾。脾肾先后天之本健旺，气血充足，则冲盛任通，胎元振奋，胎固而无滑坠之忧。艾叶配阿胶，长于养血安胎；黄芩伍白术，善于安胎止漏，二药专为胎动不安、胎漏而设。诸药合用，能补"二本"，振胎元，故命名为"二本振元汤"。

（二）肾阳亏虚

◆ 肾气丸 ◆

【组成用法】参见"经行水肿·脾肾阳虚证"。

【功效主治】补肾助阳。滑胎证属肾阳亏虚者。症见屡孕屡堕，腰酸膝软，甚则腰痛如折，下半身有冷感，少腹拘急，小便不利，或小便反多、入夜尤甚，或滑胎后难以再孕，舌质淡胖、苔白润，脉虚弱，尺部沉细。

【运用技巧】

1. 辨证导航　屡孕屡堕，腰痛膝软，小便不利或反多，舌淡而胖，脉虚弱或尺部沉细。

2. 加减秘钥　临证运用时常配合菟丝子、杜仲、白术以补肾安胎；畏寒肢冷较甚者，可将桂枝改为肉桂，并加重桂、附之量；夜尿多者，加巴戟天、益智仁、金樱子、芡实等以助温阳固摄之力。

3. 适用病症　参见"经行水肿·脾肾阳虚证"。

4. 临床禁忌　阴虚火旺者不宜用。

【编者按语】先天禀赋不足，命火虚衰，冲任失于温煦，胞宫虚寒，胎元不固，故屡孕屡堕；屡孕屡堕重耗精血，难以摄精成孕，则可见滑胎后又难以再孕；腰为肾府，肾阳不足，寒从内生，故腰痛脚软，身半以下有冷感，少腹拘急；肾司二便，肾阳虚弱，不能化气利水，则小便不利；肾阳虚馁，膀胱不约，则小便反多，入夜阳消阴长，故夜尿尤多。舌质淡、苔白润、脉虚弱、沉细为阳虚之征。治宜补肾助阳，即王冰所谓"益火之源，以消阴翳"。

方中附子大辛大热，为温阳诸药之首，长于温肾壮阳；桂枝辛甘而温，为温通阳气之要药，二药配合，温肾助阳为君药。肾为水火之脏，内舍元阴元阳，阴阳互相依存，互相制约，阳气无阴则不化，"善补阳者，必于阴中求阳，则阳得阴助，而生化无穷"（《类经》），故方中重用干地黄滋阴补肾，配伍山茱萸、山药补肝脾而益精血，共为臣药。君臣相伍，补肾填精，温肾助阳，不仅可借"阴中求阳"而加强补阳之力，而且阳药得阴药之柔润则温而不燥，阴药得阳药之温通则滋而不腻，二者相得益彰。方中补阳之品药少量轻，而补阴之品则药多而量重，可见其立方之旨，不在峻补元阳，而在微微生火，鼓舞肾气，取《内经》"少火生气"之意。泽泻、茯苓利水渗湿；牡丹皮苦辛而寒，擅入血分，合桂枝可调血分之滞，伍附、桂可防其温热动

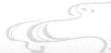

血之虞，三药于补中寓泻，使邪去则补乃得力，并防滋阴药助湿碍邪之弊、共为佐药。本方配伍特点有二：一为补阳与补阴配伍，阴中求阳，使阳有所化；二为少量补阳药与大队滋阴药为伍，旨在"微微生火，少火生气"。总而言之，全方配伍，使肾阳振奋，冲任、胞宫得以温煦，则胎元坚固，自无滑胎之苦。

类方

1. 紫石英丸（《圣济总录·卷一五七》）　组成：紫石英、炒当归、鹿茸（酒炙）、禹余粮、枳壳（麸炒）、川芎各30g，炒侧柏叶、艾叶（醋拌炒黄）、肉桂、赤芍、阿胶（蛤粉炒黄）、白芷各22.5g，乌贼骨（微炙）、木香各15g。用法：共为末，炼蜜为丸，如梧桐子大。6~9g/次，2次/天，用温酒送下。功效：暖宫温肾，调经固胎。主治：妇人血气不足，子宫虚寒，妊娠数堕。

2. 四物鹿胶汤（《不知医必要·卷四》）　组成：当归4.5g，鹿角胶4.5g，杜仲3g，（盐水炒）补骨脂3g，（盐水炒）白芍3g，（酒炒）川芎3g，菟丝子3g，川续断3g，熟地黄6g。用法：水煎服。功效：温补肾气。主治：精亏阳弱所致之滑胎。

（三）肾阴亏虚

◆ 育阴汤 ◆

育阴汤牡寄生续，地胶地榆芍山萸；

龟板山药海螵蛸，滑胎只缘肾精虚。

【组成用法】熟地黄9g，山药9g，山茱萸肉9g，续断9g，桑寄生9g，海螵蛸12g，牡蛎12g，白芍12g，阿胶9g，炒地榆30g，龟板12g。水煎服。

【功效主治】补肾滋阴，固冲安胎。滑胎证属肾之阴精亏虚者。症见屡孕屡堕，头眩耳鸣，腰膝酸软，甚或足跟疼痛，潮热盗汗，手足心热，舌质红少苔，脉细数。

【运用技巧】

1. 辨证导航　屡孕屡堕，头眩耳鸣，腰膝酸软，潮热盗汗，手足心热，舌红少苔，脉细数。

2. 加减秘钥　阴虚内热盛者，加黄柏、地骨皮、知母以降火退热；阴道出血者，加陈棕炭、蒲黄炭以收敛止血。

3. 适用病症　中医滑胎、胎漏、月经过多等；西医先兆流产、习惯性流产、功能失调性子宫出血等，辨证属肾之阴精亏虚者。

4.临床禁忌　服药期间忌食辛辣食品。

【编者按语】本方源自《百灵妇科》。先天不足，又多次堕胎，伤及肾之阴精，冲任精血不足，胎失濡养，结胎不实，故屡孕屡堕；肾精不足，髓海不充，故头眩耳鸣；腰为肾之府，足跟乃少阴肾经所循布，且肾主骨，肾虚故腰膝酸软，足跟痛；阴虚火旺，故见潮热盗汗，手足心热，舌红少苔，脉细数。治宜补肾滋阴，固冲安胎。

本方药味虽繁，然其组方立意，无非体现在"填""敛""壮"三字。所谓"填"，乃填其虚空乏匮之髓海和精血，故以熟地黄、阿胶、白芍养血益阴，以山茱萸肉、龟板、山药填精补髓；所谓"敛"，乃敛其浮越之虚阳以及离经妄行之血，故以海螵蛸、炒地榆、牡蛎养阴清热，收敛止血；所谓"壮"，乃壮其根本，强其羸弱，故以续断、桑寄生补肝肾，强筋骨，固冲任。诸药合用，共奏补肾填精，固冲安胎之功。

二、气血虚弱证

◈ 泰山磐石散 ◈

胎滑血虚气也微，泰山磐石护宫帏；
八珍去茯加芪糯，续断芩砂建绩巍。

【组成用法】人参3g，黄芪3g，白术1.5g，炙甘草1.5g，当归3g，川芎2.4g，白芍2.4g，熟地黄2.4g，续断3g，糯米10g，黄芩3g，砂仁1.5g。水煎服。

【功效主治】补气健脾，养血安胎。滑胎证属气血虚弱者。症见胎动不安，屡孕屡堕，腰酸神疲，倦怠乏力，不思饮食，面色淡白，舌质淡苔薄白，脉滑无力或细弱。

【运用技巧】

1.辨证导航　屡孕屡堕，倦怠乏力，腰酸神疲，面色淡白，舌质淡，脉细弱。

2.加减秘钥　若小腹空坠不适，重用人参、黄芪，加升麻、柴胡以升阳举陷；若形寒肢冷，小腹冷痛者，酌加巴戟、肉桂、艾叶、小茴香以温阳散寒，暖宫止痛；若烦热，咽干，舌红少苔，脉细数者，少用砂仁以防辛温助热，倍黄芩清热安胎，并酌加生地黄、知母、白薇以养阴清热；恶心呕吐者，加生姜、竹茹等以和胃止呕；脾虚不运，食少脘痞者，可稍减黄芩以免苦寒伤胃，酌加砂仁以增理气和中之效。

3. 适用病症　中医胎漏、胎动不安、滑胎等；西医先兆流产、习惯性流产等，辨证属气血虚弱者。

4. 临床禁忌　戒房事恼怒，远酒醋等辛热之物。

【编者按语】《古今医统大全·卷八十五》，异名有泰山磐石散（《景岳全书·卷六十一》）、安胎散（《文堂集验方·卷三》）。冲为血海，任主胞胎。若冲任气血虚弱，气虚胎失所载，血虚胎失所养，故胎动不安，甚至滑胎；屡孕屡堕伤及肾气，故腰酸神疲。面色淡白，倦怠乏力，不思饮食，舌淡，脉无力或细弱均为气血虚弱之象。本证病机为气血虚弱，胎元失固失养。因脾胃为气血生化之源，冲任隶属肝肾，故治从健脾益气养血，补肾调肝固冲着手。

方中人参大补元气以固胎元，熟地黄补血滋阴以养胎元，二者配伍以复冲任气血不足之本，共为君药。黄芪益气升阳，协人参既可补气升阳以助胎元之固，又能补后天之本而滋气血生化之源；当归、川芎、白芍养血调肝，合熟地黄则补血养胎之功尤著。同为臣药。续断补肾安胎；白术健脾安胎；黄芩亦为安胎要药，其性寒凉，又可制诸药温燥之偏；少量砂仁理气醒脾，既可防益气养血之品滋腻碍胃，又有安胎之效。俱为佐药。糯米甘平，补脾养胃，调药和中，其黏腻之性有助安胎，用为佐使。诸药配伍，使气血旺盛，冲任安固，自无胎堕之患。

本方系八珍汤去茯苓，加黄芪、续断、砂仁、黄芩、糯米而成。去茯苓者，因其淡渗，易使津液下行外泄，不利养胎；加黄芪、续断、砂仁、黄芩、糯米者，补脾益肾，和胃清热，意在养胎固胎，使胎元坚如"泰山磐石"。于此，变单纯补益气血之剂而为妇科安胎要方。

考原方用量较小，服法亦有讲究："……食远服。但觉有孕，三五日常用一服，四月之后方无虑也。"其目的盖在于借其"少量持久"以安胎保胎，防患于未然。现代用量可以适当增加，一般从妊娠第2个月起，每周服用2剂，连服2~3个月。

类方

1. 保产无忧散（《女科·产后篇》）　组成：当归5g，川芎5g，炒荆芥穗2.5g，艾叶2g，麸炒枳壳2g，炙黄芪2.5g，菟丝子5g，羌活1.5g，厚朴2g，川贝母3g，白芍4g，甘草1.5g，生姜3片。用法：水煎温服。功效：益气养血，理气安胎，顺产。主治：妊娠胎动。

2. 圣愈汤（《东垣十书》） 组成：熟地黄 6g，黄芪 6g，党参 6g，当归 3g，川芎 3g，白芍 6g。用法：水煎服。功效：补气养血安胎。主治：滑胎之气血虚弱偏于血虚者。

◆ 芎劳补中汤 ◆

芎劳补中炮干姜，胶归黄芪味木香；

参术赤芍杜仲草，养血安胎脾气强。

【组成用法】炮干姜、阿胶（锉，蛤粉炒）、芎劳、五味子、炙黄芪、当归（去芦，酒浸）、白术、赤芍各 30g，木香、人参、杜仲（去皮，锉，炒）、炙甘草各 15g。上为末，12g/ 次，水煎服，阿胶另烊。

【功效主治】益气健脾，养血安胎。滑胎证属气血虚弱者。症见屡孕屡堕，头晕目眩，神疲肢软，气短懒言，阴道少量出血，自汗，面色淡白，舌质淡苔薄，脉滑无力或细弱。

【运用技巧】

1. 辨证导航 屡孕屡堕，阴道不时少量流血，面色淡白，头晕气短，自汗，舌质淡苔薄，脉滑无力或细弱。

2. 加减秘钥 气虚偏甚者，去川芎、赤芍，加山药、党参以补气健脾；血虚偏甚，见有心悸者，丹参易赤芍，加酸枣仁、龙眼肉以养心安神。

3. 适用病症 中医胎漏、胎动不安、滑胎等；西医先兆流产、习惯性流产等，辨证属气血亏虚者。

4. 临床禁忌 本方药性偏燥，体内有热者慎服。

【编者按语】本方源自《济生方》引《校正时贤胎前十八论治》，见（《医方类聚·卷二二四》)，异名有芎归补中汤（《万病回春·卷六》)、芎归补血汤（《叶氏女科证治》)。脾胃气虚则胎失所载，阴血不足则胎失所养，故胎元不固而殒堕；胎元堕下则更伤气血，亏损未复又再受孕，气血无以系胎养胎，遂致屡孕屡堕；血虚失荣，故头晕目眩，面色淡白；气虚不养，故神疲肢软，气短懒言；气虚不摄，故孕后阴道不时有少量出血，自汗出。舌质淡、苔薄，脉滑无力或细弱为气血虚弱之象。治宜益气健脾，养血安胎。

方中黄芪、白术、人参、炙甘草益气健脾，以资气血之源，使气血旺盛而能载胎养胎。阿胶、当归补益阴血，与芪、术、参配伍，则羽翼协同，共补气血，其中白术为安胎要药，阿胶善于补血止血安胎，亦为治漏下、胎动不安之常用药物。干姜味辛性温，长于温暖中宫，伍健脾益气之品，可使脾胃阳气振奋，生化有源，干姜炮黑，则能温经止血，常用于治疗阴道出血；杜仲补肝肾以固胎；五味子酸涩收敛，其性主静，功擅补肾涩精，敛阴止汗。此三药意在止血安胎。木香、川芎、赤芍调理气血，入于大队补气养血药物之中，使之补而不滞，行而不伤。诸药合用，气血双补，标本兼顾，补中有行，行中有止，气畅血丰，胎元自安。

类方

补母寿子方（《胎产指南·卷一》）组成：人参 3~6g，当归、白术、生地黄、黄芩各 6g，川芎 3g，紫苏、陈皮、甘草各 2g。用法：水煎服，每月服 15 剂。功效：养胎顺产。主治：屡产而生子无气，或育而不寿，气血虚弱，孕成不安，或得孕数堕。

三、血瘀证

◆ 桂枝茯苓丸 ◆

见"胎漏、胎动不安·血瘀证"。

第九节　胎萎不长辨证用方

妊娠腹形小于相应妊娠月份，胎儿存活而生长迟缓者，称为"胎萎不长"，亦称"胎不长""妊娠胎萎"。本病的特点是妊娠中晚期后，腹形明显小于妊娠月份，B 超提示胎儿存活而生长缓慢。严重时可致胎死腹中 或过期不产。西医学的胎儿生长受限可参照本病辨证治疗。

本病主要由于母体先天禀赋虚弱，脏腑血气亏损，孕后胎失所养而致。治疗重在助其母气，常用健脾益气、补肾暖宫、滋阴养血等药物为主组方。代表方有胎元饮、温土毓麟汤等。

一、气血虚弱证

◆ 胎元饮 ◆

【组成用法】参见"胎漏、胎动不安·气血虚弱证"。

【功效主治】补气养血，固肾安胎。胎萎不长证属气血虚弱者。症见妊娠四、五个月后，胎儿存活、腹形明显小于正常妊娠月份，身体羸弱，面色萎黄或㿠白，头晕心悸，气短少言，舌淡嫩，脉细弱无力。

【运用技巧】

1. 辨证导航　妊娠四、五个月后，腹形明显小于正常妊娠月份，身体羸弱，面色萎黄，舌淡嫩，脉细弱无力。

2. 加减秘钥　气虚甚者，加黄芪、山药以健脾益气；血虚甚者，加枸杞子、何首乌等以养血安胎；肾虚者，加巴戟天、菟丝子以补肾益精；兼气滞者，加紫苏梗、砂仁等以理气行滞。

3. 适用病症　参见"胎漏、胎动不安·气血虚弱证"。

4. 临床禁忌　忌辛热之品。

【编者按语】《景岳全书·妇人规》曰："妊娠胎气本乎血气，胎不长者，亦惟血气之不足耳"。胎赖血以养，血虚气弱，胎元失养，故胎虽存活，而生长迟缓、腹形明显小于正常妊娠月份；血虚心脑失养，故见头晕心悸；气虚阳气不布，则气短少言。体瘦面色萎黄，舌淡少苔，脉细弱无力，均为气血不足之候。

方中人参、白术、炙甘草甘温益气，健脾调中，助生化之源；当归、熟地黄、白芍滋阴养血，补血活血，填其所需。杜仲色紫而润，质绵而韧，补肾安胎；陈皮理气健脾，既防甘温益气药物之壅滞，又去阴柔养血药物之滋腻。诸药同用，使气生血长，则胎有所养。

◆ 当归饮 ◆

当归饮中有四味，川芎阿胶白术归；

重在补气又养血，胎萎不长此方推。

【组成用法】当归（切，焙）30g，川芎2g，阿胶（炙炮）2g，白术60g。上为末，9g/次，水煎服，3次/天。

【功效主治】补气养血。胎萎不长证属气血虚弱者。症见妊娠腹形小于妊娠月份，胎儿存活，身体羸弱，食少神疲，头晕心悸，面色淡白，舌淡苔薄，脉细弱。

【运用技巧】

1. 辨证导航　妊娠腹形小与妊娠月份，身体羸弱，头晕心悸，舌淡苔少，脉细弱。

2.加减秘钥　肾虚者，加杜仲、续断以固肾安胎；肠燥便秘者，加玄参、生何首乌润肠通便。

3.适用病症　中医胎萎不长，西医胎儿宫内发育迟缓者，辨证属气血虚弱者。

4.临床禁忌　胎元不固见阴道流血者慎用，忌辛热之品。

【编者按语】本方源自《圣济总录·卷一五五》。"胎气本乎血气"，若素体气血不足，或久患宿疾，气血暗损；或因胎漏下血日久，则胎元失气血濡养，而生长迟缓，故孕母腹形小于妊娠月份；气血亏虚，机体失于充养，故身体羸弱；脾气亏虚，运化失职，则食少神疲；血虚心脑失养，故头晕心悸；肌肤失荣，故面色淡白。舌淡，脉细弱，为气血不足之征。

证属气血两虚，用药自须兵分两路。一路重用白术，健脾助运，以滋化源；一路以当归领衔，率阿胶、川芎补血和血。其当归甘温而辛，质润而腻，养血之中兼有活血之力；阿胶甘腻纯厚，滋阴养血；川芎辛温香窜，行气活血，胶、芎相伍，用以助当归养血行血。如是则气足而能生血，血足而能化气，相辅相助，使胎儿得以荣养。

类方

三才固本膏（《陈素庵妇科补解·卷三》）　组成：天冬、白术各180g，麦冬、杜仲、黄芩各120g，熟地黄、人参各130g，当归240g。将药熬成膏，加入人乳、牛乳、羊乳各50mL，白蜜240g，和匀再熬，滴水成珠为度。用法：15~30mL/次。功效：补气益血养胎。主治：妊娠后胎儿存活而生长迟缓之胎萎不长。

二、脾肾不足证

◆ 寿胎丸 ◆

见"胎漏、胎动不安·肾虚证"。

◆ 温土毓麟汤 ◆

温土毓麟汤覆盆，巴戟山药术人参；

神曲消食炒来用，全方健脾又温肾。

【组成用法】巴戟（去心，酒浸）30g，覆盆子（酒浸蒸）30g，炒白术15g，人参9g，炒山药15g，炒神曲3g。水煎服。

【功效主治】温肾健脾。胎萎不长证属脾肾不足者。症见腹形小于正常妊娠月份，腰腹冷痛，纳少便溏，或形寒怕冷，四肢不温，神疲乏力，舌淡苔白，脉沉迟。

【运用技巧】

1. 辨证导航　腹形小于正常妊娠月份，腰腹冷痛，纳少便溏，四肢不温，舌淡苔白，脉沉迟。

2. 加减秘钥　肾之阴精不足者，可加枸杞子、熟地黄、鹿角胶以补肾填精；腰腹冷痛甚者，加杜仲、台乌以温阳散寒，行气止痛。

3. 适用病症　中医胎萎不长；西医胎儿宫内发育迟缓，证属脾肾不足者。

4. 临床禁忌　阴虚血热者忌用。

【编者按语】本方源自《傅青主女科·卷上》。素体禀赋脾肾不足，或孕后房事不节，伤及肾气，或劳倦过度，损伤脾气，以致精血化源匮乏，胎失所养，故胎萎不长；脾失温煦，运化失常，故纳少便溏；脾肾为诸阳之本，脾肾阳虚则腰酸冷痛，形寒怕冷，手足不温，神疲乏力。舌淡苔白，脉沉迟，均为脾肾虚衰之候。治宜温补脾肾。

方中巴戟甘温能补，辛温能散，专入肾经，温阳助火之力尤强；覆盆子甘平入肾，味带微酸，长于收摄耗散之阴气而生精。二味组合，散收有度，阴阳兼补，功专益肾，正所谓"益火之源"，补火生土之法，为方中君药。人参、炒白术、炒山药益气健脾滋其化源，使源盛流畅，血有所生，胎有所养，是为臣药。炒神曲消食导滞，既助人参、白术、山药健脾和胃，又使诸甘缓补益之品补而不滞，故为佐使。诸药合用，温而不燥，甘而不壅，既能温肾暖宫，又可健脾生血，使肾脾旺盛，气血充足，则胎有所养而生长正常。

类方

1. 熟干地黄汤（《圣济总录·卷一五五》）　组成：熟干地黄、白术、炙甘草、茯苓各25g，炒阿胶、木香各30g，细辛、人参、防风、白芷各15g。用法：水煎服，3次/天。功效：益气养血，补脾长胎。主治：妊娠胎萎燥，羸瘦不长。

2. 黄芪汤（《济阴纲目·卷九》）　组成：炒黄芪、炒白术、茯苓、前胡、人参各9g，川芎、炙甘草各6g，生姜3片，大枣2枚。用法：水煎空腹服。功效：益气健脾，和血养胎。主治：妊娠胎萎不长。

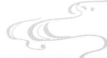

◈ 大补脾丸 ◈

大补脾丸木香陈，地苓归术苓芍参；

固肾安胎需杜仲，稍佐甘草与砂仁。

【组成用法】人参 12g，白术 12g，当归 12g，熟地黄 12g，白芍 12g，甘草 6g，茯苓 9g，杜仲 12g，黄芩 9g，陈皮 12g，木香 9g，砂仁 6g。水煎服。

【功效主治】健脾益肾，行气开郁。胎萎不长证属脾肾不足兼气郁者。症见孕妇忧郁不解，腹形小于正常妊娠月份，神疲倦怠，食欲缺乏便溏，舌淡苔白腻，脉沉弱。

【运用技巧】

1. 辨证导航　腹形小于正常妊娠月份，情绪低落，神疲倦怠，食欲缺乏便溏，舌淡苔白腻，脉沉弱。

2. 加减秘钥　气郁甚者，可加香附行气开郁；血虚者，加枸杞子、山茱萸肉、制何首乌滋阴养血。

3. 适用病症　中医胎萎不长，西医胎儿宫内发育迟缓，辨证属脾肾不足兼气郁者。

4. 临床禁忌　证属阴虚血热者忌用。

【编者按语】本方源自《陈素庵妇科补解·卷三》。孕妇忧郁日久，以致阴血暗耗，胞脉失养，故胎不长，腹形小于正常妊娠月份；忧思伤脾，脾虚失运则神疲倦怠，食欲缺乏便溏。舌淡苔白腻，脉沉弱，为脾肾虚弱之征。

方中人参、白术、茯苓、甘草即名方"四君子汤"之组成，功专益气补中，健脾养胃，以期脾胃气旺，运化复常，而生化之源自足。当归、熟地黄、白芍滋阴养血。其熟地黄入肾，壮水补阴；当归、白芍入肝，养血和血。三药协同，以复既耗之阴血，使胎有所养。陈皮、砂仁、木香行气开郁，醒脾畅中，既是针对本证病由忧郁而起这一特点所设，又可令诸药补而不滞。杜仲固肾，黄芩清热，一补一泻，一温一寒，然皆专擅安胎，故与补气养血诸药一道，共奏养胎、壮胎之功。

三、血寒宫冷证

◈ 长胎白术丸 ◈

长胎白术丸牡蛎，川芎当归川椒地；

阿胶加入养阴血，胎萎不长服之益。

【组成用法】白术 30g，川芎 30g，阿胶（炒）30g，地黄（炒令六分焦）30g，当归（去尾，炒）30g，牡蛎（煅）6g，川椒 9g。上为末，炼蜜为丸，6~9g/次，2~3 次/天；亦可作汤剂水煎服，用量按原比例酌定。

【功效主治】调补冲任，暖宫育胎。胎萎不长证属气虚血亏宫寒者。症见腹形小于正常妊娠月份，脘腹冷痛，呕吐清涎，不思饮食，少气懒言，头晕心悸，舌淡苔白，脉沉迟。

【运用技巧】

1. 辨证导航　腹形小于正常妊娠月份，脘腹冷痛，呕吐清涎，不思饮食，头晕乏力，舌淡苔白，脉沉迟。

2. 加减秘钥　肾阳虚，腰腹冷痛甚者，加杜仲、鹿角片以温阳育胎；气虚甚者，可加人参、黄芪、山药以益气健脾。

3. 适用病症　中医胎萎不长、胎漏、胎动不安等；西医胎儿宫内发育迟缓、先兆流产等，辨证属气虚血亏宫寒者。

4. 临床禁忌　证属阴虚血热者忌用。

【编者按语】本方源自《医学入门·卷八》，异名白术丸（《妇人良方·卷十三》）。

本方原自"妊娠宿有风冷，胎萎不长，或失于将理，伤动胎气，多致损堕妊孕"。素体阳气不足，或孕后过食寒凉生冷之品，或大病久病，损伤脾胃之阳。脾阳不足，一则化源匮乏，冲任失养；二则阳虚寒生，血寒宫冷。于此则胎儿失于温养，以致胎萎不长，即《胎产新法》言："血气寒而不长，阳气衰生气少"；阳虚寒凝，经脉失于温养，故脘腹冷痛；脾虚运化迟缓，水饮停胃，故呕吐清涎，不思饮食。少气懒言，头晕心悸，舌淡苔白，脉沉迟为气虚血亏宫寒之征。治宜补益气血，温中暖宫。

方中白术健脾燥湿，温中安胎；阿胶补血润燥，止血安胎。二者气血双补，不仅使胎得安而固，而且使胎得养而长，为君药。川椒辛热，长于温中燥湿，散寒止痛，与白术温补并用，以复脾胃之阳，得阿胶暖宫散寒而不伤阴血；当归助阿胶补血，其"去尾"意在专于补，"炒"用又可使补而不滞。此二药为臣。川芎擅入厥阴经，能行气活血，可使气血下达冲任胞宫而养胎安胎；地黄滋阴养血，既助阿胶、当归补血，又可使川芎行而不伤，其炒焦使用，擅能止血以防胎漏下血；牡蛎咸寒以引诸药入肾而养胎元，并有补钙长胎之功。共为佐使。诸药配合，共奏健脾养血，散寒暖宫之效。

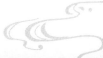

◆ 白术散 ◆

宫冷《金匮》白术散，芎椒牡蛎把胎安；

今加地胶归苓芪，气血双补无形寒。

【组成用法】川芎 12g，白术 12g，川椒 9g，牡蛎 6g。水煎服。

【功效主治】健脾除湿，暖宫安胎。胎萎不长证属脾胃虚寒夹湿者。症见腹形小于正常妊娠月份，脘腹时痛，恶心呕吐，不欲饮食，四肢不温且困重，或带下，或胎动不安，口黏腻。舌淡苔白滑。脉弱或滑。

【运用技巧】

1. 辨证导航　腹形小于正常妊娠月份，四肢不温困重，脘腹时痛，饮食减少，舌淡苔白，脉弱。

2. 加减秘钥　气血不足，可加阿胶、干地黄、当归、茯苓、黄芪以益气养血；阳虚甚者，加菟丝子、艾叶、补骨脂温肾助阳，暖宫散寒；腰腹冷痛甚者，加杜仲、台乌、续断温阳散寒行气止痛。

3. 适用病症　中医胎萎不长、胎动不安、带下等，西医胎儿宫内发育迟缓、先兆流产、盆腔炎等，辨证属脾胃虚寒夹湿者。

4. 临床禁忌　证属阴虚血热者忌用。

【编者按语】本方源自《金匮要略·卷下》，异名有芎劳散（《圣济总录·卷一五五》）、芎椒白术散（《鸡峰普济方·卷十六》）、安胎白术散（《卫生宝鉴·卷十八》）。本方所治系因脾阳不足，寒湿阻滞而致。脾为后天之本，气血生化之源，胎儿的正常生长与否，靠脾胃化生之气血濡养。若脾胃阳虚，化源不足，则冲任胞宫失于煦养，故胎儿生长迟缓，或胎动不安；脾虚运化失职，升降失司，故脘腹时痛，恶心呕吐，饮食减少；脾阳不振，寒湿困阻，故四肢困重不温；寒湿下注胞宫，则带下。舌淡，苔白滑，脉弱或滑均为脾虚寒湿内阻之征。治宜健脾除湿，暖宫安胎。

方中白术苦甘而温，补脾以健运，补胃以受纳，燥湿以健脾，益气以安胎，善治脾胃虚证，对脾胃虚寒之胎萎不长、胎动不安最为适宜，为君。川芎辛温香窜，能升能散，能降能泄，上行巅顶，下达血海，活血行气，与白术配伍，使脾胃化生气血下行胞中以养胎，为臣。川椒芳香，味辛性温，善散阴冷之气，既能温胃化饮，散寒止痛，又能燥湿暖宫以煦胎；牡蛎咸涩而凉，主入肝、肾二经，功偏敛阴涩精，与白术相合，以益气固胎，与川芎相伍，行血之中兼固涩安胎，与川椒相配，温散之中收敛安胎，兼能制酸以止呕吐，以上共为佐使。全方共奏健脾除湿、暖宫安胎之效，对脾胃虚寒夹湿之证较为适宜。

第十节　子肿辨证用方

妊娠中晚期，肢体、面目发生肿胀者，称为"子肿"，亦称"妊娠肿胀"。古人根据肿胀的部位、性质和程度不同，又有"子气""皱脚""脆脚"等名称。如在妊娠7~8个月后，只是脚部轻微的水肿，无其他不适者，为妊娠晚期的常见现象，可不必治疗，产后自消。西医学的妊娠期高血压疾病可参照本病进行辨证论治。

本病辨证不外虚、实两个方面。虚者为脾肾阳虚，水湿内停；实者乃气滞湿郁，泛溢肌肤。其治疗应遵循"治病与安胎并举"的原则，以运化水湿为主，适当加入养血安胎之品。临床常以健脾温肾、利水化湿、理气行滞、养血益阴等药物为主组成方剂，慎用温燥、寒凉、峻下、滑利之品，以免伤胎。代表方如白术散、真武汤、天仙藤散等。若水肿明显者，需适当休息，必要时需住院治疗，并进低盐饮食。

一、脾虚证

◆ 白术散 ◆

全生指迷白术散，健脾消肿无水泛；
茯苓生姜橘腹皮，白术独重同仁赞。

【组成用法】白术30g，生姜15g，大腹皮15g，茯苓15g，橘皮15g。为细末。6g/次，米汤调下。

【功效主治】健脾行气，利水消肿。子肿证属脾虚水停者。症见妊娠面目四肢水肿，或遍及全身，肤色淡黄或㿠白，皮薄而光亮，按之凹陷如泥，胸闷气短，懒于语言，口淡无味，食欲缺乏，大便溏薄。舌质胖嫩，苔薄白或薄腻，边有齿痕。脉缓滑无力。

【运用技巧】

1.辨证导航　头面肢体水肿，按之凹陷，神疲乏力，腹满纳呆，便溏，

舌淡苔白，脉缓滑。

2. 加减秘钥　水肿明显，小便短少者，加猪苓、泽泻、车前子、防己以利水消肿；肿甚以致胸闷而喘者，酌加葶苈子、杏仁、厚朴以宽胸行气，降逆平喘；食少便溏者，酌加山药、薏苡仁、扁豆、芡实以实脾利湿；脾虚气弱见气短懒言，神疲乏力者，酌加人参、黄芪以补脾益气。

3. 适用病症　中医子肿、经行水肿等；西医妊娠高血压综合征所致的全身肿胀、妊娠久泻等，辨证属脾虚水湿内停者。

4. 临床禁忌　子肿证属气滞实证者不宜。

【编者按语】本方源自《全生指迷方·卷四》，异名有白术汤（《普济方·卷一九二》）、全生白术散（《女科撮要·卷下》）。脾主肌肉、四肢，素体脾虚，因孕重虚，水湿停聚，浸渍四肢肌肉，故面目四肢水肿；水聚皮下，则肤色淡黄，皮薄而光亮，而按之凹陷如泥。脾虚中阳不振，故胸闷气短，懒于语言；中焦运化失司，故口淡纳少，大便溏薄。舌质胖嫩，边有齿痕，苔薄白或薄腻，脉缓滑无力，均为脾虚中阳不振之候。

综上所述，脾虚不运，水湿内停，乃本方证之病机要点，故治疗重在健脾利水。方中重用白术，其味甘而苦，甘以健脾，苦温燥湿，正合《内经》"脾欲缓，急食甘以缓之；脾苦湿，急食苦以燥之"之意，被誉为培补脾脏之要药；茯苓味甘而淡，甘以健脾，淡以利湿，功擅渗利水湿而益脾。两药合用，同归脾经，前者重在补，后者重在利，一补一利，既健脾以杜生湿之源，又利水以祛已成之湿，共为君药。大腹皮辛而微温，性善下行，能行气导滞，利水消肿，为宽中利水之捷药；陈皮苦辛性温，味苦能燥，辛温能通，长于理气健脾，燥湿化痰。两者共奏行气利水之功，为臣药。生姜辛温，温能助白术、茯苓以振中土，辛能助陈皮、腹皮之理气行滞，为佐药。全方配伍严谨，其特点在于：于健脾祛湿之中佐以理气利湿之品，使补消结合，标本兼治，既培土以绝水湿生化之源，又开闸予水湿以出路，从而水湿有制，肿胀能消。

类方

1. 健脾利水汤（《胎产心法·卷上》）　组成：人参、茯苓各3g，白术（土炒）、当归（水洗）各6g，川芎、大腹皮各30g，紫苏、陈皮各2.5g，炙甘草1g。用法：水煎服。功效：健脾利水。主治：孕妇脾胃气虚或久泻所致面目水肿者。

2. 葵子茯苓散（《金匮要略·卷下》）　组成：葵子500g，茯苓150g。用法：水煎服。功效：利水消肿。主治：妊娠水肿，悸满，小便不利，起则头眩。

3.加减补中益气汤（《傅青主女科》）组成：黄芪、当归（酒洗）各10g，柴胡3g，甘草7.5g，白术（土炒）、人参各5g，茯苓30g，升麻、陈皮各2.5g。用法：水煎服。功效：健脾利水。主治：妊娠肿胀属脾虚者，伴有肢体倦怠，饮食无味等。

二、肾虚证

◆ 真武汤 ◆

真武汤壮肾中阳，茯苓术芍附生姜；
少阴腹痛有水气，悸眩瞤惕保安康。

【组成用法】茯苓30g，芍药30g，白术60g，生姜30g，附子（炮，去皮）9g。水煎服。

【功效主治】补肾温阳，化气利水。子肿证属肾虚水泛者。症见妊娠中后期，孕妇面目肢体水肿、下肢尤甚、按之没指，心悸气短，腰膝酸冷，小便不利，舌淡胖，苔白润，脉沉细。

【运用技巧】

1.辨证导航 小便不利，肢体沉重或水肿，舌淡胖苔白，脉沉。

2.加减秘钥 若腰痛甚者，酌加杜仲、续断、桑寄生以固肾强腰安胎；便溏者，加扁豆、莲肉以健脾利水。

3.适用病症 中医子肿、子晕、经行水肿等；西医妊娠高血压综合征、经前期综合征等，辨证属肾阳虚弱，水湿泛滥者。

4.临床禁忌 方中附子有毒，用量不宜过重，同时应予久煎，以减少毒性。

【编者按语】本方源自《伤寒论》，异名有玄武汤（《备急千金要方·卷九》）、固阳汤（《易简方》）。肾气素虚，或孕后精血养胎影响肾气化生，导致肾阳不足，上不能温煦脾阳，下不能温煦膀胱，从而脾失健运，膀胱气化不利，出现小便不利；水湿莫制，泛溢肌肤，故面目肢体水肿，按之没指；阳虚不能外达，故下肢逆冷；水气凌心，故心悸气短；腰为肾之外府，肾虚则腰酸无力。舌淡胖，苔白润，脉沉细，亦为肾阳不足之征。

本方冠名"真武汤"，取"真武"乃北方司水之神，赖以镇水之义。由

第
四
章
◆
妊
娠
病
组
方
规
律
与
辨
证
用
方

于人身主水在肾，制水在脾，故方中以大辛大热之附子为君药，用以壮肾之元阳，兼暖脾土，温化水湿，令水有所主。臣以白术、茯苓，以白术之苦燥，健脾燥湿，使水有所制；以茯苓之甘淡，健脾利水，使水邪从小便而出。佐以生姜、白芍，生姜之温散，既助附子以温阳祛寒，又协同茯苓、白术宣散水湿；白芍"利小便"（《本经》）以行水气，并可防附子温燥伤阴，适宜孕妇使用。诸药配伍，温脾肾，利水湿，共奏温阳利水之效。

类方

桂附苓术饮（《中医妇科治疗学》）组成：附片9g，肉桂3g，茯苓12g，茅术、炒远志、生姜皮各6g，制台乌4.5g。用法：水煎服。功效：温肾利水。主治：妊娠数月，面浮肢肿，面色晦暗，心悸气短，下肢畏寒，腰胀腹满，舌淡苔薄白而润，脉迟。

三、气滞证

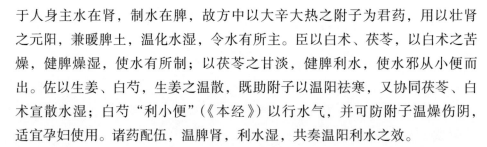

◆ **天仙藤散** ◆

天仙藤散陈木瓜，香附姜草乌苏佳；

理气行滞兼利湿，子肿气滞效堪夸。

【组成用法】天仙藤（略炒）、香附子（炒）、陈皮、甘草、乌药各30g。上为细末，9g/次，加生姜3片、木瓜3片、紫苏叶3片，水煎服。

【功效主治】理气行滞，化湿消肿。子肿证属气滞湿停者。症见妊娠数月，面浮肢肿，始肿两足，渐及于腿，皮色不变，压痕不显，头晕胀痛，胸胁胀满，饮食减少，苔薄腻，脉弦滑。

【运用技巧】

1. 辨证导航　水肿皮厚颜色不变，压痕不显，胸胁胀满，苔薄腻，脉弦滑。

2. 加减秘钥　若肺气壅塞，气逆不安，头面水肿者，加桑白皮、北杏仁、桔梗宣肺降气，利水消肿；气滞中焦，肿甚脘腹胀满，纳呆者，加白术、茯苓（皮）、大腹皮以健脾行水；头晕且胀，情怀不畅者，加佛手、枳壳、柴胡以疏肝理气。

3. 适用病症　中医子肿；西医妊娠高血压综合征所致全身肿胀及妊娠合并心脏病所致肿胀、心悸、气喘等，辨证属气滞者。

4. 临床禁忌　子肿证属脾虚、肾虚者不宜。

【编者按语】本方源自《妇人大全良方·卷十五》引陈景初方，异名有香附散（原书同卷）、天仙藤饮（《灵验良方汇编·卷三》）。妊娠日久，胎气上升，气机因而瘀滞。气郁则升降失司，清阳不升，故头晕胀痛；浊阴下滞，故始肿两足，渐及于腿，而皮色不变，压痕不显；气滞不宣，横侮中土，故胸胁胀痛，饮食减少。苔薄腻，脉弦滑均为气滞湿停之征。

方中天仙藤味苦而性温，味苦主于疏泄，性温得以通活，理气行滞，化湿消肿，用以为君。辅以香附、陈皮、乌药为臣。香附芳香性平，通行三焦，有"气病总司"之称；陈皮辛散苦泄，善于通达，能理气调中，燥湿化痰；乌药辛散性温，上走脾肺，下达肾与膀胱，长于顺气散寒，三者相合，相须为用，共助君药理气行滞。生姜、木瓜、紫苏温中化湿，升清降浊，为佐；甘草补中，调和诸药，为使。众药配伍，能使气行滞化，湿去肿消，故诸症皆除。

类方

1.升阳化湿汤（《陈素庵妇科补解·卷三》）组成：苍术 10g，白术 12g，黄柏 6g，茯苓 15g，赤苓 10g，黄芪 15g，防风 10g，防己 10g，杜仲 15g，泽泻 10g，广皮 6，香附 10g，远志 6g，车前子 10g。用法：水煎服。功效：健脾理气，利水消肿。主治：妊娠受湿，足跗肿，腰重，遍体骨节疼痛下坠。

2.茯苓导水汤（《医宗金鉴·妇科心法要诀白话解》）组成：茯苓、槟榔、猪苓、砂仁、木香、陈皮、泽泻、白术、木瓜、大腹皮、桑白皮、桔梗各等分。用法：水煎服。功效：调和脾肺，利水渗湿。主治：妊娠水肿、胀满、子气等。

第十一节　子晕辨证用方

妊娠期出现头目晕眩，状若眩冒，甚者眩晕欲厥者，称为"子晕"，亦称"妊娠眩晕""子眩"。西医学的妊娠期高血压疾病出现眩晕者，可参照本病进行辨证论治。

子晕的发生机制主要是阴血不足、肝阳上亢或痰浊上扰，属本虚标实之证。其治疗以育阴潜阳为主，本类方剂常有滋阴养血、平肝潜阳、益气健

脾、化痰理气等药物为主组方，慎用温阳助火之剂，以免重伤其阴反助风火之邪。代表方如杞菊地黄丸、半夏白术天麻汤和八珍汤等。

一、阴虚肝旺证

◆ 杞菊地黄丸 ◆

【组成用法】参见"经行头痛·阴虚阳亢证"。

【功效主治】滋阴补肾。子晕证属肝肾阴虚者。症见妊娠中后期，头晕目眩，视物模糊，心中烦闷，颧赤唇红，口燥咽干，手足心热，舌红苔少，脉弦细数。

【运用技巧】

1. 辨证导航　妊娠中晚期头晕目眩，口燥咽干，手足心热，舌红苔少，脉弦细数。

2. 加减秘钥　临证常加龟甲、石决明、牡蛎、天麻等平肝潜阳之品，共奏养育肝阴，镇摄浮阳之效；热象明显者，酌加知母、黄柏以滋阴降火；口苦心烦者，酌加黄芩、竹茹以清热除烦；眩晕昏仆者，酌加钩藤、天麻以镇肝息风；水肿甚者，酌加茯苓、防己、泽泻以利水消肿；有动风先兆者，酌加羚羊角以镇肝息风。

3. 适用病症　参见"经行头痛·阴虚阳亢证"。

4. 临床禁忌　妊娠眩晕证属气血虚弱或脾虚痰蒙者禁用。

【编者按语】素体阴虚，复因孕后阴血下注养胎，阴虚更甚，肝阳上亢，故头晕目眩，视物模糊；阴虚内热，则颧赤唇红，口燥咽干，手足心热；热扰神明，则心中烦闷。舌红苔少，脉弦细数，为肝肾阴虚之象。综上所述，本方证病机之要在于肝肾阴虚，肝阳上亢。故治疗宜滋养肝肾为主以治其本。

全方以六味地黄丸为组方基础。熟地黄甘柔补血且滋肾填精，而以泽泻分导肾与膀胱之邪浊相辅；山茱萸滋养肝肾并固肾气，而以牡丹皮凉泄肝火佐之；山药健脾益气有助运化，又以茯苓之淡渗脾湿协同。六药开合有度，三阴并治，故具滋肾壮水之功。枸杞子、菊花，一补一清，标本兼顾。其枸杞子甘平质润，能补肾生精，养肝明目；菊花甘苦性凉，能收摄虚阳纳归于下，且长于清肝明目。八药相伍，收滋阴补肾，清肝明目之功。

二、脾虚肝旺证

◆ 半夏白术天麻汤 ◆

半夏白术天麻汤，苓草橘红枣生姜；

眩晕头痛风痰盛，痰化风熄复正常。

【组成用法】半夏 4.5g，白术 9g，天麻、茯苓、橘红各 3g，炙甘草 1.5g，生姜 1 片，大枣 2 枚。水煎服。

【功效主治】化痰息风，健脾祛湿。子晕证属风痰上扰者。症见妊娠中晚期头目眩晕，甚则视物昏花，不能站立，两胁胀满，头重胸闷泛恶，时吐痰涎，面浮肢肿，倦怠嗜卧，苔白腻，脉弦滑而缓。

【运用技巧】

1. 辨证导航　妊娠中晚期头目眩晕，胸闷泛恶，时吐痰涎，面浮肢肿，苔白腻，脉弦滑。

2. 加减秘钥　若头痛甚者，加蔓荆子、僵蚕以祛风止痛；肝经有热见目赤口苦者，加菊花、夏枯草以祛风清热；风痰较甚见眩晕较重者，加僵蚕、胆南星以化痰息风。

3. 适用病症　参见经行头痛·痰湿中阻证。

4. 临床禁忌　妊娠眩晕证属阴亏阳亢或气血虚弱者禁用。

【编者按语】本方源自《医学心悟·卷四》。素体脾虚，孕后阴血养胎，其虚益甚。脾虚湿停，湿聚成痰，湿痰引动肝风，风痰上扰，蒙蔽清阳，故妊娠头晕目眩，甚则视物昏花，不能站立；痰阻气滞，升降失常，故见两胁胀满，头重胸闷泛恶，时吐痰涎；痰饮泛溢，则面浮肢肿；痰湿困脾，则倦怠嗜卧；内有痰浊，则舌苔白腻。脉弦滑，主风主痰。治宜化痰息风，健脾祛湿。

　　本方系二陈汤加味而成，在原方燥湿化痰的基础上，加入白术、天麻，而成化痰息风之剂。方中以半夏燥湿化痰，降逆止呕；天麻平肝息风，而止头眩。两者合用，为治疗风痰眩晕之要药，为君。白术健脾燥湿，与半夏、天麻配伍，祛湿化痰、止眩之功更佳，为臣。茯苓健脾渗湿，与白术为伍，尤能治生痰之本；橘红理气化痰，以使气顺则痰消。姜枣调和脾胃，共为佐。甘草调和诸药，为使。诸药合用，健脾燥湿以治其本，化痰息风而治其标，标本兼治，共奏化痰息风之效，使风熄痰消，则眩晕自止。

三、气血虚弱证

◆ 八珍汤 ◆

【组成用法】参见"经行头痛·血虚证"。

【功效主治】补气养血。子晕证属气血虚弱者。症见妊娠后期头晕眼花，心悸健忘，少寐多梦，神疲乏力，气短懒言，面色苍白或萎黄，舌淡，脉细弱。

【运用技巧】

1. 辨证导航　孕期突发头晕眼花，片刻即止，兼心悸神疲，气短懒言，舌淡，脉细弱。

2. 加减秘钥　若头晕眼花甚者，酌加枸杞子、何首乌、钩藤、菊花、石决明以养血平肝；心悸，健忘，少寐者，酌加远志、酸枣仁、龙眼肉以养心安神；胃弱食欲缺乏者，加砂仁、神曲以消食和胃。

3. 适用病症　参见"经行头痛·血虚证"。

4. 临床禁忌　子晕证属肝阳上亢者禁用。

【编者按语】素体气血不足，孕后气以载胎，血以养胎，因孕重虚，气血愈感不足。气虚则清阳不升，血虚则髓海失养，故孕后头晕眼花；气血虚弱，心神失养，故心悸健忘，少寐多梦。神疲乏力，气短懒言，面色苍白或萎黄，舌淡，脉细弱，均为气血不足之征象。治宜补气养血。

方中人参与熟地黄相配，益气养血，共为君药。白术健脾燥湿，助人参益气补脾；白芍养血和营，助熟地黄补益阴血，均为臣药。茯苓渗湿健脾；当归、川芎补血活血，可使补益之品补而不滞，共为佐药。炙甘草益气和中，调和诸药；煎加生姜、大枣，亦可调和脾胃，是为佐使。全方以四君子汤健脾益气，四物汤养血益阴，气旺血足，髓海复丰，则眩晕能止。

第十二节　子痫辨证用方

妊娠晚期、临产时，或新产后，突然发生眩晕倒仆，昏不知人，两目上视，牙关紧闭，四肢抽搐，全身强直，须臾醒，醒后复发，甚或昏迷不醒者，称为"子痫"，亦称"妊娠痫证""子冒"。西医学的妊娠期高血压疾病根据不同阶段的临床表现，可参照本疾病进行辨证论治。

　　本病多由子晕、先兆子痫治疗不及时发展而来。其病机主要为肝阳上亢，肝风内动；或痰火上扰，蒙蔽清窍。对子痫应防重于治，因其病程进展有明显的阶段性，所以中医治疗重点在先兆子痫，以滋阴养血，平肝潜阳为法；子痫一旦发生，治疗以清肝息风，安神定痉为主。常用羚羊角、钩藤、石决明、天麻、朱砂等药物配伍组方，代表方如羚角钩藤汤、牛黄清心丸等。由于本病病情危急，必要时需中西医结合进行抢救治疗。

一、肝风内动证

◆ 羚角钩藤汤 ◆

【组成用法】参见"经行头痛·肝火证"。

【功效主治】清热息风，平肝养阴。子痫证属肝风内动者。症见妊娠晚期，或临产时及新产后，头痛眩晕，突然昏仆不知人，两目上吊，牙关禁闭，四肢抽搐，腰背反张，时作时止，或良久不醒，或高热烦躁，颧赤息粗。舌红或绛，苔无或剥。脉弦细而数，或弦劲有力。

【运用技巧】

　　1. 辨证导航　妊娠晚期，或临产时及新产后，高热，手足抽搐，脉弦数。

　　2. 加减秘钥　热邪内扰，神志不清者，可加紫雪丹或安宫牛黄丸以清热开窍；抽搐甚者，可配合止痉散以加强息风止痉之效。`

　　3. 适用病症　参见"经行头痛·肝火证"。

　　4. 临床禁忌　阴虚及血虚动风者不宜。

【编者按语】素体肝肾阴虚，孕后血聚养胎，阴血更虚，阳热亢盛，肝风内动，故头晕目眩，两目上吊，牙关禁闭，四肢抽搐，腰背反张；肝火相煽，扰犯神明，故高热烦躁，颧赤息粗，昏仆不知人。舌红或绛，苔无或花剥，脉弦细而数，或弦劲有力，为阴虚热盛，阳亢风动之征。治宜清热平肝息风为主，兼以滋阴增液。

　　方中羚羊角入肝经，凉肝息风；钩藤清热平肝，息风解痉，二药清肝热，平肝风，共为君药。桑叶、菊花辛凉疏泄，清热平肝息风，以加强凉肝息风之效，为臣药。竹茹、贝母清热化痰；生地黄、白芍养阴清热；茯神宁心安神，为佐药。甘草和中缓急，调和诸药，为使药。综观全方，以凉肝息风为主，配伍滋阴、化痰、安神之品，标本兼治。

类方

1. 龙胆羚羊角汤（《中医妇科治疗学》） 组成：龙胆草9g，黄芩6g，干地黄9g，羚羊角（磨汁冲服）3g，茯神9g，丹参3g，车前子6g。用法：水煎服。功效：清热平肝，养血息风。主治：妊娠子痫，偏于风热者。未发之前，头痛甚剧，面色发红，头昏眼花，脘腹疼痛，大便秘结，或有呕吐；病发后，抽搐神昏，舌质红，脉弦滑而数。

2. 羚羊角散（《妇科玉尺》） 组成：羚羊角、独活、酸枣仁、防风、五加皮、薏苡仁、当归（酒洗）、川芎、茯苓、杏仁各10g，木香、甘草各6g。用法：水煎服。功效：平肝息风，安胎。主治：妊娠昏闷，角弓反张。

二、痰火上扰证

◆ 牛黄清心丸 ◆

牛黄清心黄连芩，辰砂山栀与郁金；

清热解毒能开窍，加服安宫格外灵。

【组成用法】黄连（生）15g，黄芩、山栀子仁各9g，郁金6g，辰砂4.5g，牛黄0.75g。共为细末，调成面糊为丸。6~9g/次，灯芯汤送下。

【功效主治】清热开窍，豁痰安神。子痫证属痰火上扰者。症见妊娠晚期，临产时或新产后，头痛头晕，胸闷泛恶，突然昏仆不知人，两目上吊，牙关禁闭，口流涎沫，面浮肢肿，息粗痰鸣，四肢抽搐，腰背反张，时作时止，舌红苔黄腻，脉弦滑而数。

【运用技巧】

1. 辨证导航 妊娠晚期，或临产时及新产后，突然昏仆不知人，口流涎沫，息粗痰鸣，四肢抽搐，舌红苔黄腻，脉弦滑而数。

2. 加减秘钥 痰热甚者，加天竺黄、竹沥，或送服安宫牛黄丸；风动甚者，加羚羊角、钩藤、僵蚕、地龙；窍闭深重者，加麝香、冰片，或送服安宫牛黄丸。

3. 适用病症 中医子痫、产后痉病等；西医重度妊娠高血压综合征、产后抽搐症等，辨证属痰火上扰者。

4. 临床禁忌 子痫证属肝阳上亢者不宜。

【编者按语】本方源自《痘疹心法·卷二十二》，异名有万氏牛黄清心丸（《景岳全书·卷六十二》）、万氏牛黄丸（《医方简义·卷三》）、牛黄丸（《证治宝鉴·卷五》）。素体阴虚火旺之人，因分娩前后阴血下聚或暴亡而虚火愈炽，火邪灼津炼液为痰，痰火内蕴。痰火入于心包，上蒙清窍，则头痛而晕，昏仆不知人；火盛风动，则两目上吊，牙关禁闭，四肢抽搐，腰背反张；痰湿中阻，则胸闷泛恶，口流涎沫，息粗痰鸣；湿浊泛溢肌肤，则面浮肢肿。舌红、苔黄腻，脉弦滑而数，为痰火内盛之征。治宜清热豁痰，开窍安神。

方中牛黄味苦而凉，乃幽香轻灵之物，长于内透胞络，辟邪解秽，既解心经之热，亦息肝木之风，用以清心解毒，豁痰开窍，兼以定惊止痉，为君药。黄连、黄芩、山栀子，一皆味苦性寒，功专清热泻火，其芩、连偏祛上焦湿热，栀仁清上导下，有利清心除烦，共助牛黄以清心包之火，用以为臣。郁金辛开苦降，芳香宣达，能径入膈间散气行血，既可化解痰火之胶着，以除胸闷诸症，又能开闭以通心气；朱砂色赤气寒，质重主镇，取以清心安神镇惊，共为佐使。诸药合用，共奏清热豁痰、开窍安神之功。

类方

1.加味地黄汤（《胎产心法·卷上》）　组成：大熟地黄（姜汁、砂仁拌炒）24g，净萸肉12g，怀山药16g，茯苓9g，牡丹皮9g，泽泻6g，陈胆南星6g，吴茱萸1.5g。用法：水煎服。功效：清热滋阴，豁痰开窍。主治：子痫，口噤项强，手足挛搐，言语蹇涩，痰涎壅盛，不省人事。

2.涤痰汤（《奇效良方》）　组成：天南星（姜制）、半夏各7.5g，枳实6g，茯苓6g，橘红4.5g，石菖蒲、人参各3g，竹茹2.1g，甘草1.5g。用法：水煎服。功效：清热利气，豁痰开窍。主治：痰迷心窍，昏迷不醒之子痫。

第十三节　胎水肿满辨证用方

妊娠5~6个月后出现胎水过多，腹大异常，胸膈胀满，甚或遍身浮肿，喘不得卧，称为"胎水肿满"，亦称"子满"。本病常与胎儿畸形、多胎妊娠、巨大胎儿、孕妇合并症（如妊娠合并高血压病、糖尿病、贫血等）等因素有关。西医学的羊水过多可参照本病辨证治疗。如伴有胎儿畸形，应及时终止妊娠，不属于本节范围。

本病多由脾胃虚弱，脏腑之间有停水，而挟以妊娠所致，为本虚标实证，治宜标本兼顾，本着治病与安胎并举的法则，健脾消水而不伤胎。本类方剂

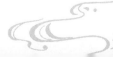

常由健脾益气、行气利湿药物为主组成，代表方如鲤鱼汤、当归芍药散。

◆ 鲤鱼汤 ◆

鲤鱼汤用鲤鱼头，术苓姜芍归一炉；

健脾利水治腹大，养血安胎子满瘳。

【组成用法】鲤鱼头 1000g，白术 150g，生姜 90g，芍药 90g，当归 90g，茯苓 120g。水煎服。

【功效主治】健脾渗湿，养血安胎。子满证属脾虚湿盛者。症见妊娠中期后，出现腹大异常，胸膈满闷，呼吸短促，甚则喘不得卧，神疲肢软，小便不利，舌淡胖苔白，脉沉滑无力。

【运用技巧】

1. 辨证导航　妊娠中期腹大异常，胸膈满闷，呼吸短促，神疲肢软，小便不利，舌淡胖、苔白，脉沉滑无力。

2. 加减秘钥　若阳虚兼畏寒肢冷者，加桂枝以温阳化气行水；喘甚不得卧者，加杏仁、紫苏叶等以宣肺平喘；尿少甚则尿闭者，加车前子、泽泻等以利尿消肿；腰痛甚者，加杜仲、续断、菟丝子固肾安胎，脾虚水肿甚者，加五加皮、大腹皮、黄芪等健脾利水。

3. 适用病症　中医子满、子肿、经行水肿等；西医羊水过多、妊娠期高血压病、妊娠贫血、经前期综合征等，辨证属脾虚水停者。

4. 临床禁忌　阴虚及湿热内阻者不宜使用。

【编者按语】本方源自《备急千金要方·卷二》，异名千金鲤鱼汤（《校注妇人良方·卷十五》）。素体脾虚，或孕后饮食不节，过食生冷，劳倦忧思伤脾，妊娠气血归胎，脾虚益甚，土不制水，水湿泛溢，湿渗于胞，胞中蓄水，故见腹大异常；水湿上迫胸腹心肺，则见胸膈满闷，呼吸短促，甚则喘不得卧；脾虚湿停，故神疲肢软，小便不利，舌淡胖、苔白，脉沉滑无力。治宜健脾利湿，养血安胎。

本方系一药膳食疗方，原方治妊娠腹大、胎间有水汽。方中鲤鱼既能健脾补虚，又善下气利水，为妊娠妇女理想食物，最宜于孕妇水肿、羊水过多之病症；白术甘温，健脾燥湿，为脾虚湿盛之要药。二药配合，药助食力，食助药威，使补虚祛湿之力倍增，共为君药。茯苓甘淡，利水渗湿；生姜辛温，化饮行水。二者与白术，一燥、一渗、一散，协鱼头分消水湿，令水湿得除而脾气复健，上焦有阴霾尽散之望，下焦无蓄水困扰之忧，为方中臣药。当归、白芍，养血安胎，旨在使水行而不伤胎。诸药合用，充分注意到妊娠子满的特点，气血兼顾，用药平和，驱邪不伤正，除湿不伤阴。

类方

1. 白术散（《女科指掌·卷三》）　组成：白术、茯苓、泽泻、陈皮、生姜皮、大腹皮、木香各等分为末。用法：5g/次，砂仁汤调下，3次/天。功效：健脾化湿，利水消肿。主治：脾虚不运，湿聚胞中所致之胎水肿满。

2. 肾着汤（《陈素庵妇科补解》）　组成：香附、茯苓、白术、当归、白芍、大腹皮、苍术各10g，陈皮、甘草、川芎、木香、黄芩、紫苏叶、羌活各6g。用法：水煎服。功效：理气渗湿，养血安胎。主治：妊娠中期，出现腹大异常，胸膈满闷，呼吸迫促，舌淡胖、苔白腻，脉沉滑无力。

3. 达气和中汤（《胎产护生篇》）　组成：生姜皮、炒大腹皮、紫苏叶、黄芩、土炒白术、人参各3g，砂仁2.4g，陈皮6g。用法：水煎空腹服。功效：补脾行滞，行气消胀。主治：妊娠腹胀满。

◆ 当归芍药散 ◆

【组成用法】参见"妊娠腹痛·血虚证"。

【功效主治】养血疏肝，健脾利湿。子满证属肝血不足，脾虚湿停者。妊娠中期，出现腹大异常，腹中急痛，或下肢水肿，胸膈满闷，喘息不得卧，头晕心悸，体倦肢软，小便不利，舌淡苔白腻，脉细滑无力。

【运用技巧】

1. 辨证导航　妊娠中期，出现腹大异常，或腹中急痛，胸膈满闷，小便不利，神疲肢软，头晕心悸，舌淡苔白腻，脉细滑无力。

2. 加减秘钥　血虚明显者，加枸杞子、炙何首乌、菟丝子以补精养血；脾虚甚者，加党参、黄芪以健脾益气；肝郁甚者，加柴胡、香附以疏肝理气。

3. 适用病症　参见"妊娠腹痛·血虚证"。

4. 临床禁忌　本方所治系虚实夹杂证，纯虚或纯实证，均不宜单独使用。

【编者按语】素体肝血不足，妊娠血聚养胎，其虚益甚。血不养肝，肝气失于条达，木郁乘土，脾失健运，水湿停聚，蓄积胞中，故胎水过多，腹大异常；泛滥肌肤，则下肢水肿；阻碍膀胱气化，则小便不利；上迫心肺，则喘不得卧。血虚筋脉失养，腹中筋脉挛急，则腹中急痛；血不化精生髓，则头晕；血不养心，则心悸。体倦肢软，舌淡、苔白腻，脉细滑无力为血虚脾弱湿郁之征。

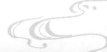

方中重用芍药为君，一则养血柔肝，于"土中泄木"，二则缓急止痛，三则"利小便"，一药三功，切中病情。白术甘苦而燥，健脾燥湿，为臣药。君臣相配，补血养肝，扶脾除湿。川芎、当归行气活血，养血调肝，伍芍药则使肝血足，肝气畅；茯苓、泽泻淡渗利湿，协芍药、白术去除内停之水湿，其中茯苓尚可宁心神，泽泻长于消肿满，共为佐药。诸药相合，养血而不腻脾胃，渗利而无伤阴血。使肝血充，脾气健，水湿去，则诸证可解。

类方

瘦胎饮（《郑氏家传女科万金方·卷二》）组成：益母草、白芍、香附、枳壳、砂仁、甘草各 3g，当归、益智仁 4.5g。用法：水煎服。功效：行气运脾，化痰安胎。主治：妊娠五六月，胎气不和，肚腹膨胀，腰酸疼痛，不思饮食。

第十四节 妊娠咳嗽辨证用方

妊娠期间，咳嗽不已，称为"妊娠咳嗽"，亦称"子嗽""子咳"。本病的发生、发展与妊娠期母体内环境的特殊改变有关。若妊娠咳嗽剧烈或久咳不已，可损伤胎气，严重者可致堕胎、小产。西医学妊娠期合并慢性支气管炎、肺炎可参照本病辨证治疗。

子嗽的主要发病机制是肺失濡润，清肃失职。治疗大法以清热润肺，化痰止咳为主，重在治肺，兼顾脾胃，故常由滋阴润肺、清热泻火、健脾燥湿、化痰止咳等药物组方。因其咳嗽发生于妊娠期间，治疗宜治病与安胎并举，对过于降气、豁痰、滑利等碍胎药物必须慎用。代表方如百合固金汤、六君子汤等。

一、阴虚证

◆ 百合固金汤 ◆

百合固金二地黄，玄参贝母橘甘藏；

麦冬芍药当归配，喘咳痰血肺家伤。

【组成用法】百合 12g，熟地黄、生地黄、当归身各 9g，白芍 6g，甘草

3g，桔梗 6g，玄参 6g，贝母 5g，麦冬 9g。水煎服。

【功效主治】滋养肺肾，止咳化痰。子嗽证属阴虚肺燥者。症见妊娠期间，咳嗽不已，干咳无痰，甚或咳嗽带血，咽喉燥痛，失眠盗汗，手足心热，舌红苔少，脉细滑数。

【运用技巧】

1. 辨证导航　妊娠期间干咳无痰，或痰中带血，口干咽燥，手足心热，舌红，苔少，脉细滑数。

2. 加减秘钥　若咳嗽痰中带血者，酌加侧柏叶、仙鹤草、旱莲草以养阴清热止血；若颧红潮热，手足心热甚者，酌加地骨皮、白薇滋阴清热；伴大便干结者，酌加肉苁蓉、胡麻仁润肠通便。

3. 适用病症　中医妊娠期、行经期、产后等咳嗽；西医上呼吸道感染、急慢性支气管炎或肺结核，辨证属阴虚者。

4. 临床禁忌　妊娠期间外感咳嗽者禁用；脾虚便溏者不宜。

【编者按语】本方源自《慎斋遗书·卷七》。素体阴虚，孕后阴血养胎，其虚益甚。阴虚津亏，虚火内生，灼肺伤津，故干咳无痰，咽喉燥痛；虚火内炽，迫液外泄，故见潮热盗汗；火刑肺金，肺络受损，故咳嗽带血；水不济火，心神不安，故虚烦失眠；阴虚内热，故手足心热。舌红、苔少、脉细数均为阴虚肺燥之征。治宜滋养肺肾之阴血，兼以清热化痰止咳，以期标本兼顾。

方中百合甘苦微寒，滋阴清热，润肺止咳；熟地黄、生地黄滋肾壮水，其中熟地黄功专补血填精，滋阴润燥；生地黄长于滋阴清热，凉血止血。三者合用为润肺滋肾，金水并补的常用组合，在方中为君。麦冬甘寒，助百合滋阴清热，润肺止咳；玄参咸寒，助二地滋肾壮水，以清虚热，且善利咽喉，共为臣药。君臣相伍，共奏滋养肺肾阴津，清泄上炎虚火之功。贝母甘润，走上焦而入心肺，以润肺化痰见长；当归治"咳逆上气"，配白芍养血和血；俱为佐药。桔梗主升入肺，能载药上行，化痰散结，清利咽喉；生甘草清热泻火，调和诸药，共为佐使。综观全方，可使阴血渐充，虚火自清，痰化咳止，以达固护肺阴之目的。

类方

麦味地黄丸（《医宗金鉴·妇科心法要诀》）　组成：熟地黄 12g，山茱萸、山药、麦冬各 6g，泽泻、茯苓、牡丹皮各 4.5g，五味子 3g。用法：水煎服。功效：滋阴清热润肺。主治：久嗽阴虚火动。

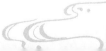

❖ 紫菀汤 ❖

紫菀汤治妊娠咳，桑皮桔梗杏草合；

重用紫菀与天冬，煎加竹茹除痰热。

【组成用法】甘草、杏仁各6g，紫菀30g，桑白皮8g，苦桔梗9g，天门冬30g，竹茹9g。水煎服。

【功效主治】滋阴清肺，止咳化痰。子嗽证属阴虚燥痰者。症见妊娠期间，咳嗽不止，痰量较少，胸膈满闷，咽干口燥，心烦欲呕，舌红苔薄，脉细滑数。

【运用技巧】

1. 辨证导航　妊娠期间咳嗽不止，痰量较少，胸膈满闷，心烦欲呕，舌红，苔薄，脉细滑数。

2. 加减秘钥　若咳嗽痰黏难咯者，可加瓜蒌仁、天花粉、川贝母以润燥化痰止咳；若阴虚较甚者，酌加百合、麦冬以滋阴清热。

3. 适用病症　中医妊娠期、行经期、产后等咳嗽；西医上呼吸道感染、急慢性支气管炎等，辨证属阴虚燥痰者。

4. 临床禁忌　妊娠期间外感咳嗽者禁用。

【编者按语】本方源自《妇人大全良方·卷十三》，原治"妊娠咳嗽不止，胎不安"。素体阴虚，孕后阴血养胎，其虚益甚。阴虚火生，灼津成痰，故咳嗽有痰，但痰量较少；肺失濡润，宣降失常，故胸膈满闷；阴虚津亏，故咽喉干燥，舌红，脉细数。治宜滋阴清肺，止咳化痰。

方中紫菀甘润苦泄，辛温而不燥，主入肺经，长于润肺下气，开肺郁，化痰浊而止咳；天冬甘苦寒，能养阴清肺润燥。二者针对主症和病因病机而起主要治疗作用，故重用为君。桑白皮清肺热，泄肺气，止咳喘；杏仁肃降肺气，止咳化痰，二者清肺热，化痰浊，为臣。桔梗开宣肺气，伍杏仁一宣一降，以复肺之宣降，而助止咳化痰之功；竹茹清热化痰，止呕除烦。共为佐药。甘草和中调药，为使。诸药合用，共奏滋阴清肺，止咳化痰之效。

🌿 二、痰饮证

❖ 六君子汤 ❖

四君子汤中和义，参术茯苓甘草比；

增益陈夏名六君，化痰止咳更健脾。

【组成用法】人参 3g，白术 8g，茯苓 6g，甘草 6g，陈皮 5g，半夏 8g。加大枣 2 个、生姜 3 片，水煎服。

【功效主治】健脾除湿，化痰止咳。子嗽证属脾虚痰饮者。症见妊娠期间，咳嗽痰多，胸闷气促，甚则喘不得卧，神疲纳呆，苔白腻，脉濡滑。

【运用技巧】

1. 辨证导航　咳痰量多，神疲，胸闷，纳呆，舌淡，苔腻，脉濡滑。

2. 加减秘钥　若胸闷痰多者，加苏子、瓜蒌仁、枇杷叶以宽胸顺气，化痰止咳。

3. 适用病症　中医妊娠咳嗽、妊娠呕吐、胎动不安等；西医上呼吸道感染、急慢性支气管炎、妊娠剧吐等，辨证属脾虚痰湿者。

4. 临床禁忌　子嗽证属外感咳嗽以及阴虚者不宜。

【编者按语】本方源自《医学正传·卷三》。素体脾虚，孕后气以载胎，其虚愈甚。脾虚运化失职，湿聚而成痰。痰饮上犯，肺失肃降，故咳嗽痰多，胸闷气促，甚则喘不得卧；脾虚中阳不振，故神疲纳呆；苔白腻，脉濡滑为痰饮内停之征。治宜健脾益气，燥湿化痰。

方中人参甘温益气，健脾养胃；半夏辛苦温性燥，功擅燥湿化痰，二者健脾化痰，标本兼顾，共为君药。白术甘温而兼苦燥之性，甘温补气，苦燥健脾，与人参相伍，益气健脾之力倍增；痰阻则气滞，前人言"治痰先治气"，故以陈皮理气燥湿，助半夏化痰，二药共为臣。茯苓甘淡，健脾渗湿，与白术相伍，一补中健脾，守而不走，一渗湿助运，走而不守，相辅相成，健脾燥湿，以治痰之源；炙甘草甘温，与人参、白术合用可加强补中之力，为佐药。甘草兼能调和诸药为使。诸药合用，共奏健脾益气，燥湿化痰之功。

类方

紫菀七味汤（《外台秘要·卷九》引《小品方》）组成：紫菀 10g，五味子 6g，桂心 5g，麻黄 8g，杏仁 9g，干姜 8g，甘草 6g。用法：水煎服。功效：温肺化痰，止咳平喘。主治：咳嗽证属寒饮伏肺者。

◆ 清金化痰汤 ◆

清金化痰汤芩栀，桔梗麦瓜橘红知；

清肺化痰止咳好，贝母茯苓草桑皮。

【组成用法】黄芩、栀子各 1.5g，桔梗 6g，麦冬（去心）、川贝母、橘红、茯苓各 9g，桑皮、知母、瓜蒌仁（炒）各 3g，甘草 1.2g。水煎服。

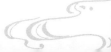

【功效主治】清热润肺，化痰止咳。子嗽证属痰热蕴肺者。症见妊娠期间，咳嗽，痰咳难出、色黄且浓，或带血丝，或出腥臭，咽喉干痛，面赤，鼻出热气，舌红苔黄腻，脉滑数。

【运用技巧】

1. 辨证导航　咳嗽痰黄质稠，咽喉干痛，舌红苔黄腻，脉滑数。

2. 加减秘钥　若恶心呕吐者，加竹茹清热止呕；烦躁不寐者，黄连、远志以清心安神。

3. 适用病症　中医妊娠咳嗽；西医上呼吸道感染、急慢性支气管炎等，辨证属痰热内蕴者。

4. 临床禁忌　子嗽证属外感咳嗽以及寒痰、湿痰者不宜使用。

【编者按语】本方源自《杂病广要》引《统旨》，治证系因痰热蕴肺而致。孕后过食辛辣厚味，化火生痰，痰热蕴肺，肺失宣降，故咳嗽，痰黄质浓腥臭；火伤肺金，灼伤肺络，则痰中带血；火热上炎，灼伤津液，则咽喉干痛，面赤，鼻出热气。舌红、苔黄腻，脉滑数亦为痰热内蕴之征。治宜清热化痰，润燥止咳。

方中君以黄芩、川贝母，前者既可清泄肺热，又善于安胎；后者功专润肺清热，化痰止咳。桑白皮甘寒，清热泄肺，止咳平喘，其与黄芩配伍，李时珍称"最擅清肺热"；瓜蒌仁甘寒微苦，清肺润燥，开结涤痰，与川贝母相须为用，是为润肺清热化痰的常用组合，共为臣药。栀子、知母苦寒，助君臣清热泻火，其中知母质润，尚可滋阴润燥；麦冬甘寒，质润多液，长于润肺生津止咳；橘红理气化痰，使气畅痰消；茯苓利湿健脾，湿去脾旺痰无由生；桔梗宣肺止咳，以上共为佐药。甘草调和诸药为使。全方以清肺泄火药与化痰止咳药为主，清热化痰中又配伍养阴润燥之品，使清热化痰不伤阴，养阴润肺不留邪，对妊娠咳嗽证属痰热蕴肺者较为适宜。

三、外感证

◆ 尤氏子嗽方 ◆

尤氏止嗽川贝陈，芥穗紫苏桑寄生；

前胡紫菀枇杷叶，百合桔草北沙参。

【组成用法】荆芥穗、紫苏叶、陈皮、枇杷叶、桑寄生、前胡、桔梗、紫菀、百合、北沙参各 10g，川贝母、甘草各 5g。水煎服，每日 1 剂，少量频服。

【功效主治】解表散邪，润肺止咳。妊娠感冒咳嗽证属外感风邪者。症见妊娠期间咳嗽不已，痰白而黏，恶寒发热，咽喉不适，甚或胸闷气促，舌淡红苔薄白，脉浮滑。

【运用技巧】

1. 辨证导航　咳嗽，恶寒发热，咽喉不适，舌淡红，苔薄白，脉浮滑。

2. 加减密钥　外感风寒者，加防风、生姜；外感风热者加桑叶、金银花；外感燥热者加桑叶、生石膏；发烧者加柴胡、黄芩；痰黄黏稠者，加黄芩、桑白皮；口干舌燥者重用北沙参，加芦根；咳而呕者加竹茹、生姜。

3. 适用病症　中医学子嗽；西医学妊娠合并上呼吸道感染、肺炎等辨证属外感表邪者。

4. 临床禁忌　内伤咳嗽不宜。

【编者按语】本方为尤昭玲教授经验方。尤教授依据妊娠生理病理特点，在古方止嗽散的基础上加减变化而来。孕后阴血聚以养胎，阴血相对不足。如果外邪犯肺，肺失宣降，故咳嗽不已，痰白而黏，甚或胸闷气促。其治疗既要解表散邪，宣发肺气，又要照顾阴血不足之妊娠病理特点，而且还应治病与安胎并举。

方中荆芥穗、紫苏叶辛散轻宣，解表散邪而不峻；川贝母、紫菀、前胡、桔梗、枇杷叶、陈皮理气宣肺，止咳化痰而不燥；百合、北沙参养阴润肺；桑寄生固肾安胎；甘草和中调药。诸药合用，不寒不热，温润平和，于妊娠感冒咳嗽者安全有效。

第十五节　妊娠小便淋痛辨证用方

妊娠期间，尿频、尿急、淋沥涩痛者，称为"妊娠小便淋痛"，亦称"子淋""妊娠小便难"。西医学的妊娠合并尿道炎、膀胱炎、肾盂肾炎等泌尿系感染的疾病可参照本病辨证治疗。

妊娠小便淋痛之发病机制主要是热灼膀胱，气化失司，水道不利，治疗以清润为主，故本类方剂常由滋阴清热、利尿通淋、泻火解毒等药物为主组成。用药不宜过于通利，以免重耗阴液，损伤胎元，必予通利者，应佐以固肾安胎之品。代表方如知柏地黄汤、导赤散等。

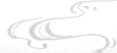

一、阴虚津亏证

◆ 知柏地黄丸 ◆

【组成用法】参见"经行口糜·阴虚火旺证"。

【功效主治】滋阴润燥，清热通淋。子淋证属肝肾阴虚，虚火上炎者。症见妊娠期间，小便频数，淋漓涩痛，量少色黄，大便干结，骨蒸潮热，手足心热，盗汗颧红，口干，舌红少苔，脉细滑而数。

【运用技巧】

1. 辨证导航　孕后小便频急而痛，手足心热，大便干结，舌红苔少，脉细滑而数。

2. 加减秘钥　若潮热盗汗显著者，酌加麦冬、地骨皮、五味子、牡蛎粉滋阴清热敛汗；尿中带血者，酌加女贞子、墨旱莲、小蓟养阴清热，凉血止血。

3. 适用病症　参见"经行口糜·阴虚火旺证"。

4. 临床禁忌　子淋证属虚寒者禁用。

【编者按语】素体阴虚，孕后阴血养胎，阴虚益甚。阴虚内热，虚热蕴于膀胱，膀胱气化不利，故小便频数，淋漓涩痛，量少色黄；虚热内扰，故骨蒸潮热，手足心热，盗汗；虚热上浮，则颧赤；阴虚津亏，则口干，大便干结，舌红、苔少，脉细数。治宜滋阴清热，通淋止痛。

方中熟地黄、山茱萸滋阴补肾，养血润燥；山药健脾补虚，涩精固肾。三药合力滋肾以补水。牡丹皮清肝胆相火，兼泻血中之热；知母、黄柏泻命门相火，去火以保阴；茯苓、泽泻利尿通淋，导热于外。诸药合用，使水足火平，津液来复，淋痛自愈。

类方

1. 子淋方（《沈氏女科辑要》）　组成：生地黄10g，阿胶15g，黄芩10g，黑山栀子10g，木通9g，甘草6g。用法：水煎服。功效：滋阴润燥，清热通淋。主治：子淋证属阴虚火旺，小便频数淋漓者。

2. 生津饮（《医略六书·卷二十六》）　组成：人参4.5g，麦冬（去心）9g，知母4.5g，天冬（去心）9g，甘草梢4.5g，车前子9g。用法：水煎服。功效：滋阴益气，清热利尿。主治：妊娠气亏，湿热伤津液，不能上敷下达，口燥心烦，小便涩痛淋漓不已，脉软数。

二、心火偏亢证

◆ 导赤清心汤 ◆

导赤清心竹木通，生地茯神共麦冬；

牡丹莲心益元散，童便灯芯建奇功。

【组成用法】生地黄 18g，辰茯神 6g，细木通 1.5g，原麦冬（辰砂染）3g，粉牡丹皮 6g，益元散（包煎）9g，淡竹叶 4.5g，莲子心（冲）30 支，辰砂染灯芯 20 支，童便（冲）150mL。水煎服。

【功效主治】清心泻火，利尿通淋。子淋证属心火偏旺者。症见妊娠期间，小便频数，艰涩而痛，尿少色黄，面赤心烦，甚至口舌生疮，舌红苔薄黄，脉细滑数。

【运用技巧】

1. 辨证导航　小便频数，艰涩而痛，面赤心烦，口舌生疮，舌红苔薄黄，脉细滑数。

2. 加减秘钥　小便热痛甚者，酌加栀子、黄芩以清热解毒；热伤阴络，尿中带血者，酌加炒地榆、藕节、小蓟以凉血止血；若小便涩痛甚者，可与八正散合用以利尿通淋。

3. 适用病症　中医妊娠小便淋痛、经行口糜等；西医妊娠合并泌尿系感染、经行口腔溃疡等，辨证属心火亢盛者。

4. 临床禁忌　脾胃虚弱者慎用。

【编者按语】本方源自《重订通俗伤寒论》。心与小肠相表里，心火偏旺，热移小肠，灼伤膀胱，故小便频数，艰涩而痛，尿少色黄；心火内扰，故心烦；心火循经上行，灼伤苗窍，故面赤，口舌生疮。舌红、苔薄黄，脉细滑数为心火偏旺所致。

方中生地黄甘寒，质润多汁，长于凉血止血，清心生津；牡丹皮清芳透散，味苦性寒，功善凉血祛瘀，二药相须为用，清热而宁络，凉血兼散瘀，为君药。木通、竹叶、灯心草、益元散（滑石、甘草、辰砂）清心利水通淋，既为针对小便频涩疼痛而设，又能引其热邪得从小便而泄，为臣药。麦冬、莲子心、茯神皆入心经，合而能养心阴，清心火而宁心神，为佐药。童便滋阴降火，止血消瘀，兼引诸药直达膀胱与心，为使药。全方清心与利尿并行，清利之中寓以养阴，使清利不伤阴，共奏清心泻火、导赤通淋之功。

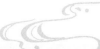

类方

1. 导赤散（《小儿药证直诀》） 组成：生地黄、木通、生甘草梢各 10g，竹叶 3g。用法：水煎服。功效：清心养阴，利水通淋。主治：小便淋漓涩痛属心经火热轻证。

2. 子淋散（《古今医卷·卷十二》） 组成：麦冬、赤茯苓、大腹皮、木通、甘草、淡竹叶各 10g。用法：水煎服。功效：养阴利水通淋。主治：妊娠小便涩痛频数。

三、湿热下注证

◆ 加味五淋散 ◆

加味五淋赤茯苓，黑栀白芍当归芩；

生地木通甘草梢，车泽滑石俱等分。

【组成用法】黑栀子、赤茯苓、当归、黄芩、白芍、甘草、生地黄、泽泻、车前子、木通、滑石各 10g。水煎服。

【功效主治】清热利湿，润燥通淋。子淋证属湿热下注者。症见妊娠期间，突感小便频急，尿色黄赤，艰涩不利，灼热刺痛，甚或腰痛，口苦咽干，渴喜热饮，胸闷食少，面色黄垢，舌红苔黄腻，脉滑数。

【运用技巧】

1. 辨证导航 孕后尿频急而痛，口苦口干，舌红苔黄腻，脉滑数。

2. 加减秘钥 若热盛毒甚者，酌加金银花、连翘、蒲公英以清热解毒；湿热灼伤阴络，尿中带血者，酌加大蓟、侧柏叶、炒地榆以凉血止血。

3. 适用病症 中医妊娠、产后小便淋痛；西医妊娠、产后合并泌尿系感染等，辨证属湿热者。

4. 临床禁忌 子淋证属阴虚津亏者不宜使用；方中滑石滑利较甚，当归味厚活血，易动胎气，须审慎用之；木通用量以 6g 为宜，有研究报道其用量超过 15g，可损伤肾功能。

【编者按语】本方源自《医宗金鉴》卷四十六。孕后摄生不慎，用具不洁，感受湿热之邪，或胎压膀胱，尿液留滞，化生湿热。湿热蕴结膀胱，气化不行，水道不利，故小便频急，尿色黄赤，艰涩不利，灼热刺痛；壅滞腰部经脉，则致腰痛；熏蒸于上，故口苦咽干，面色黄垢；困阻脾胃，则胸闷食少；热灼津液，则渴喜热饮。舌红、苔黄腻，脉滑数，为湿热内蕴之征。

治宜清热利湿，润燥通淋。

方中栀子善清三焦火热，并导热下行，炒焦入血分，清血分郁热而能止血；黄芩清热燥湿，止血安胎，栀芩相须为用，使清热之力倍增，又兼具止血安胎之功。滑石性寒而滑，寒以清热，滑以利窍；木通性擅通利，上清心肺之火，下导小肠膀胱之湿。二味合赤茯苓、泽泻、车前子等利水泄湿之品，而能令湿热之邪从小便排出。当归、生地黄、白芍补阴养血以安胎，使邪去而不伤正，治病而不动胎。甘草既能泻火解毒，又可调和诸药，配白芍更具养阴清热，缓急止痛之用。诸药合用，共奏清热利湿，润燥通淋之功。

类方

1.八正散（《太平惠民和剂局方·卷六》）组成：车前子、瞿麦、扁蓄、滑石、山栀子仁、炙甘草、木通、大黄各9g。用法：水煎服。功效：清热泻火，利水通淋。主治：湿热淋证。

2.清热通淋汤（《中医妇科治疗学》）组成：黄连6g，黄柏9g，龙胆草9g，焦栀9g，甘草梢6g，车前草9g。用法：水煎服。功效：清肝泄热，利水通淋。主治：妊娠肝经郁热小便黄赤，艰涩而痛者。

第十六节　妊娠小便不通辨证用方

妊娠期间，小便不通，甚至小腹胀急疼痛，心烦不得卧，称为"妊娠小便不通"，又称"转胞"或"胞转"。常见于妊娠中晚期。西医学的妊娠合并尿潴留可参照本病辨证治疗。

本病病因病机，主要是胎气下坠，压迫膀胱，以致膀胱不利，水道不通，尿不得出，属本虚标实之证。治疗按"急则治其标，缓则治其本"的原则，以补气升提，助膀胱气化为主，不可妄用通利之品，以免影响胎元。故常用补肾温阳、益气健脾、升阳举胎之品为主组方，代表方如肾气丸、益气导溺汤等。

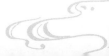

一、肾虚证

◆ 肾气丸 ◆

【组成用法】参见"经行水肿·脾肾阳虚证"。

【功效主治】补肾助阳，化气利水。妊娠小便不通证属肾阳亏虚者。症见妊娠小便频数不畅，继则闭而不通，小腹胀满而痛，坐卧不宁，畏寒肢冷，腰腿酸软，舌质淡苔白，脉沉滑无力。

【运用技巧】

1. 辨证导航　孕后小便不利，小腹胀痛，兼腰膝酸软，舌淡，苔白，脉沉细。

2. 加减秘钥　若畏寒肢冷者，加淫羊藿、肉苁蓉以温肾助阳；若兼见腰酸者，加菟丝子、杜仲、桑寄生以强肾安胎。

3. 适用病症　参见"经行水肿·脾肾阳虚证"。

4. 临床禁忌　妊娠小便不通属实证者禁用；附子一般列为妊娠禁忌药，用量宜小，用时宜久煎，恐有伤胎之弊。

【编者按语】肾虚系胞无力，胎压膀胱，或命门火衰，不能温煦膀胱以化气利水，故小便频数不畅，甚至小便不通；溺蓄其中，则小腹胀而痛，坐卧不宁；肾虚，阳气不振，则畏寒肢冷，腰腿酸软。舌质淡、苔薄白，脉沉细无力，均为肾虚之候。治宜补肾助阳，化气利水。

方中君以附子、桂枝，二者为温阳要药，配合运用可补肾阳之虚，助气化之弱。然阴阳互根，阴损及阳，阳损及阴，而且肾阳虚一般病程较长，多由肾阴虚发展而来，若单温阳而不顾阴，则阳无以依，无从发挥温升之能，故臣以干地黄、山茱萸、山药，意在补肾填精，以阴中求阳。泽泻、茯苓渗利行水，与桂枝、附子配伍，标本兼顾，既可温阳化气，又能渗利小便；牡丹皮苦辛性寒，擅入血分，用之不仅可制温热太过，而且伍桂枝可调血分之滞。以上三药共为佐。诸药合用，助阳之弱以化水，滋阴之虚以生气，使肾阳振奋，气化复常，则诸证自除。

本方配伍特点有二：一是少量温阳药与大量滋阴药相伍，旨在阴中求阳，少火生气；二是补肾温阳药与通散渗利药相配，补泻兼施，标本兼治。

类方

八味汤（《产科心法·卷上》）　组成：熟地黄9g，茱萸肉3g，山药

4.5g，茯苓 3g，泽泻 2.4g，麦冬 3g，肉桂 0.9g，制附子 0.9g。用法：水煎服。功效：补肾助阳，暖胞通尿。主治：肾虚妊娠小便不通。

二、气虚证

◆ 益气导溺汤 ◆

益气导溺通闭癃，乌药升桔通草功；

参术扁豆云苓桂，畏寒则加二仙苁。

【组成用法】党参 15g，白术 6g，白扁豆、云苓各 9g，桂枝、炙升麻各 3g，桔梗 4.5g，通草 6g，台乌 4.5g。水煎温服。

【功效主治】补中益气，升清利尿。妊娠小便不通证属气虚者。症见妊娠期间，小便不通，或频数量少，大便不爽，小腹胀急疼痛，坐卧不安，面色㿠白，精神疲倦，头重眩晕，短气懒言，舌质淡苔薄白，脉虚缓滑。

【运用技巧】

1. 辨证导航　妊娠小便不通，腹胀疼痛，伴气短头晕，舌质淡苔薄白，脉虚缓滑。

2. 加减秘钥　若畏寒肢冷，加仙茅、淫羊藿、肉苁蓉以温肾助阳；若腰酸腿软，加菟丝子、杜仲、桑寄生以壮肾助腰；头晕气短者，加黄芪以补中益气。

3. 适用病症　中医妊娠、产后小便不通；西医妊娠、产后尿潴留等，辨证属气虚下陷者。

4. 临床禁忌　妊娠小便不通属实证者禁用。

【编者按语】本方源自《中医妇科治疗学》。人身气血有限，聚以养胎，其气必虚，气虚无力举胎，胎重下坠，压迫膀胱，水道不通，溺不得出，故小便不利，或数频量少；溺停膀胱，膀胱胀满，故小腹胀急疼痛，坐卧不安；气虚下陷，清阳不升，中气不足，故头重眩晕，面色㿠白，气短懒言。舌淡，苔薄白，脉虚缓，皆为气虚不足之象。治宜补中益气，升清利尿。

方中党参甘平，力能补脾养胃，健运中气，鼓舞清阳而无刚燥之弊；扁豆味甘而气清，其性温和，健脾益气之中又有和中化湿之用；白术苦温，健脾燥湿；茯苓甘淡，健脾渗湿，四药相合，协力健脾，冀培中州之气以载胎。升麻、桔梗，升提举胎。其中升麻辛甘，功专引阳明清气上行；桔梗辛苦，又能宣通肺气而升清降浊，寓提壶揭盖之意。乌药味辛性温，上走脾、肺，下达肾与膀胱，尤善温散下焦之气；桂枝辛甘发散，长于温阳化气。二味合通草、茯苓，以成化气利水之功。全方标本兼顾，补中有行，共奏益气导溺之效。

类方

二陈升提饮（《嵩崖尊生全书》卷十四）组成：当归6g，白术、生地黄各4.5g，川芎2.4g，人参3g，甘草、陈皮各1.2g，半夏1.8g，柴胡、升麻各1.2g。用法：水煎服。功效：补中益气，升阳利尿。主治：气虚胎压尿胞，淋闭不通或微痛。

◆ 人参升麻汤 ◆

《玉尺》人参升麻汤，参麻用药等量尝；

药少力专功效捷，益气升提有特长。

【组成用法】人参6g，升麻6g。水煎服。

【功效主治】益气升提。妊娠小便不通证属气虚下陷者。症见妊娠期间，小便频数、点滴而出，甚或点滴不出，少腹胀急，面白神疲，短气懒言，舌质淡苔薄白，脉虚无力。

【运用技巧】

1. 辨证导航　妊娠小便频数、点滴而下，少腹胀急，气短懒言，舌质淡苔薄白，脉虚无力。

2. 加减秘钥　气虚甚者，可加白术、黄芪以健脾益气；小腹膨胀疼痛者，可加茯苓、通草以渗湿利尿；兼阳气虚寒者，可加桂枝、干姜以温阳化气。

3. 适用病症　中医妊娠、产后小便不通；西医妊娠、产后尿潴留等，辨证属气虚下陷者。

4. 临床禁忌　妊娠小便不通属实证者禁用。

【编者按语】本方源自《妇科玉尺·卷二》。素体虚弱，中气不足，孕后胎体渐长，气虚无力举胎，胎重下坠，压迫膀胱，溺不得出，故小便频数，点滴而出，甚或点滴不出，少腹胀急；气虚下陷，清阳不升，故面白神疲，气短懒言。舌淡，苔薄白，脉虚皆为气虚不足之象。治宜益气升提。

方中人参为君，本品甘温，大补元气，为补气之要药，气旺则能举胎，胎举则膀胱气化复常，小便通利。升麻体轻味薄，功擅"引阳明清气上升"，配之以协助人参升提下陷之中气，为臣佐。二者相伍，药少力专，既补气，又升阳，清阳升，浊阴自降。

类方

举元煎(《景岳全书》) 组成:人参 10~20g,炙黄芪 10~20g,炙甘草 3~6g,升麻 4g。用法:水煎服。功效:益气升提。主治:妊娠小便不通属气虚下陷而气虚较重者。

◆ 举胎四物汤 ◆

举胎四物熟地参,归芎术芍升麻陈;

益气养血治转胞,若加通草效更神。

【组成用法】当归、川芎、熟地黄、白芍、人参、白术各 6g,陈皮、升麻各 3g。水煎服。

【功效主治】益气养血,升提举胎。妊娠小便不通证属气血两虚者。症见妊娠期间,小便频数不通、点滴而出,面色萎黄,神疲乏力,短气懒言,头晕心悸,舌质淡苔白,脉虚细无力。

【运用技巧】

1. 辨证导航 妊娠小便频数,点滴而下,头晕心悸,气短懒言,舌质淡,苔白,脉虚细。

2. 加减秘钥 气虚甚者,可加黄芪;小腹膨胀疼痛者,可加茯苓、通草以渗湿利尿。

3. 适用病症 中医妊娠、产后小便不通;西医妊娠、产后尿潴留等,辨证属气血两虚者。

4. 临床禁忌 妊娠小便不通属实证者禁用。

【编者按语】本方源自《医宗金鉴·卷四十六》。素体虚弱,孕后气血聚以养胎,其虚益甚。气虚无力举胎,血虚无以养胎,胎重下坠,压迫膀胱,溺不得出,故小便频数不通、点滴而出;气虚血弱,清阳不升,故面色萎黄,神疲乏力,气短懒言,头晕眼花;血虚心失所养,故心悸。舌淡,苔白,脉虚细为气血虚不足之象。治宜益气养血,升提举胎。

本方系四物汤加味而成。方中君以熟地黄、人参,前者养血补肾,后者益气健脾,二药配伍,气血并补,脾肾同健。当归补血活血以助熟地黄;白术健脾安胎以协人参,共为臣药。白芍补血敛阴;川芎行气活血,此二药伍熟地黄、当归补血调血,补血不滞血,行血不伤血。气虚清阳不升,则浊阴不降,故配伍升麻、陈皮,升麻升阳举陷,伍人参、白术,标本兼顾,益气升阳,有"欲降先升"之妙;陈皮调理气机,以助升降之复,使清浊之气各

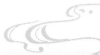

行其道，并可理气和胃，使诸补药补而不滞。以上共为佐使。全方配伍，气血并补，标本同治。血足可养胎，气旺能举胎。

第十七节　妊娠身痒辨证用方

妊娠期间，孕妇出现与妊娠有关的皮肤瘙痒症状，称为"妊娠身痒"。西医学妊娠合并荨麻疹、妊娠肝内胆汁淤积症等引起的全身瘙痒，可参照本病辨证论治。至于妊娠合并皮肤病，如风疹、妊娠疱疹、疱疹样脓疱病等，可导致宫内感染，致畸，甚至威胁胎儿生命，不属本节讨论范围。

妊娠身痒多为血虚、风热、营卫不和、肝胆湿热所致。治疗上，血虚者，以养血为主，佐以滋肾养阴；风热者，以疏散风热为主，佐以养血安胎；营卫不和者，调和营卫，滋补肝肾；肝胆湿热者，清利湿热。故本类方剂常由当归、生地黄、白芍、蝉蜕、桂枝、茵陈蒿等药物组方，代表方如人参养荣汤、消风散等。

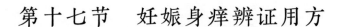

一、血虚证

◆ 人参养荣汤 ◆

【组成用法】参见"闭经·气血虚弱证"。

【功效主治】补血益气，养心安神。妊娠身痒证属血虚气亏者。症见妊娠期间，皮肤干枯，瘙痒难忍，夜寐不安，无疹或有疹，疹色淡红，倦怠无力，食少无味，心悸健忘，咽干唇燥，舌淡苔白，脉细滑无力。

【运用技巧】

1. 辨证导航　皮肤干燥瘙痒，疹色淡红，心悸失眠，乏力食少，舌淡苔白，脉细滑无力。

2. 加减秘钥　肉桂性热，有动血伤胎之嫌，可去之；痒甚者，可加白蒺藜、蝉蜕等以祛风止痒。

3. 适用病症　参见"闭经·气血虚弱证"。

4. 临床禁忌　妊娠身痒证属实证者禁用。

【编者按语】素体血虚气弱，孕后气血聚以养胎，其虚益甚。血虚生风，风盛则皮肤瘙痒难忍；血虚化燥，肌肤失养，则皮肤干枯，疹色淡红；血虚心失所养，心神不安，故心悸健忘，夜寐不安；脾气虚弱，健运失常，则倦怠乏力食少乏味。舌淡，脉细无力均为气血亏虚之征。治宜补血益气，养心安神。

本方实由八珍汤加减变化而成。方中以四物汤去辛燥之川芎，补血润燥；以四君子汤加黄芪健脾益气，益气生血；加五味子、远志养心安神；橘皮理气醒脾，使补而不滞；肉桂心温而不燥，与八珍汤配伍温补气血。全方温而不燥，补而不滞，如此，则气血充足，风祛痒止。

类方

当归地黄饮子（《济生方》）　组成：当归、白芍、川芎、生地黄、白蒺藜、防风、荆芥穗各9g，何首乌、黄芪、炙甘草各3g。用法：水煎服。功效：养血活血，祛风止痒。主治：血虚有热，风邪外袭。皮肤瘙痒，或肿或痒，或发赤疹瘙痒。

二、风热证

◆ 消风散 ◆

【组成用法】参见"经行风疹块·风热证"。

【功效主治】疏风除湿，清热养血。妊娠身痒证属风热湿毒者。症见妊娠期间全身皮肤瘙痒，出现大小不等的风团，上半身尤甚，疹块色红有灼热感，遇热则痒增，抓破后津水渗出，咽喉肿痛，头痛，舌红苔黄，脉浮滑数。若因食鱼虾所致的过敏反应，还可兼脘腹胀满或大便泄泻，食欲减退等。

【运用技巧】

1. 辨证导航　孕后皮肤瘙痒，疹色红而灼热，脉浮滑数。

2. 加减秘钥　若风热偏胜而身热、口渴者，加金银花、连翘以疏风清热解毒；湿热偏盛，胸腹痞满，身重乏力，舌苔黄厚而腻者，加地肤子、车前子、栀子等清热利湿；血分热甚，皮肤红赤，烦热，舌红或绛者，重用生地黄，并加赤芍、牡丹皮以清热凉血。

3. 适用病症　参见"经行风疹块·风热证"。

4. 临床禁忌　妊娠身痒证属虚寒者不宜。服药期间，忌食辛辣、鱼腥、烟酒、浓茶。

【编者按语】孕后血聚养胎，阴血不足，风热湿毒之邪乘虚而入，侵袭

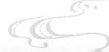

人体，浸淫血脉，内不得疏，外不得透达，郁于肌肤腠理之间，故见全身皮肤瘙痒，疹块色红，抓破后津水渗出；风热之邪上攻咽喉、头目，故兼咽喉肿痛，头痛；风邪轻散上升，故瘙痒以上身为甚。舌红、苔黄，脉浮滑数，均为风热之候。治宜疏风除湿，清热养血。

"痒自风来，止痒必先疏风"，故方中君以荆芥、防风、牛蒡子、蝉蜕、疏风止痒，以祛除在表之风邪。湿性黏腻，重浊下趋，故以苍术祛风燥湿；苦参清热燥湿；木通渗利湿热。"热者清之"，故以石膏、知母清热泻火。当归、生地黄、胡麻仁养血滋阴润燥，既与孕后病理特点相符，其活血之能又寓"治风先治血，血行风自灭"之意。甘草清热解毒，和中调药。全方以祛风为主，配伍祛湿、清热、养血之品，祛邪之中，兼顾扶正，使风邪得散，湿热得清，血脉调和，则瘙痒自止。

三、肝胆湿热证

◆ 茵陈蒿汤 ◆

> 茵陈蒿汤治阳黄，栀子大黄组成方；
>
> 妊娠剧痒亦可治，肝胆湿热倏尔康。

【组成用法】茵陈 18g，栀子 9g，大黄 6g。水煎服。

【功效主治】清热利湿。孕后身痒证属肝胆湿热者。症见妊娠中晚期腹壁皮肤及大腿内侧、手脚掌剧痒难忍，无皮肤病变，随妊娠进程逐步加重，目黄身黄，便秘腹胀，小便短少而黄，舌质红苔黄腻，脉弦或略数。

【运用技巧】

1. 辨证导航　腹壁皮肤及大腿内侧、手足掌剧痒难忍，目黄身黄，舌质红苔黄腻，脉弦或略数。

2. 加减秘钥　如精神郁闷，时欲太息，可加郁金、柴胡等以疏肝解郁；如身痒甚，可酌加地肤子、白鲜皮等祛湿止痒。

3. 适用病症　中医妊娠身痒、黄疸等；西医妊娠期荨麻疹，妊娠期肝内胆汁淤积综合征等，辨证属肝胆脾胃湿热者。

4. 临床禁忌　妊娠身痒证属虚证者禁用。本方用药为通利之品，剂量不宜太重，以免伤及胎儿。

【编者按语】本方源自《伤寒论》，异名有茵陈汤（《外台秘要·卷四》引《范汪方》）、涤热汤（《圣济总录·卷六十》）、大茵陈汤（《证治准绳·类方卷五》)、茵陈栀子大黄汤（《济阳纲目·卷三十四》）、茵陈大黄汤（《症因脉治·卷三》）。

本方所治系由脾胃肝胆湿热内蕴而致。素体脾虚湿盛，或孕后过食生冷瓜果，损伤脾胃，湿浊内生，湿蕴化热，湿热郁于肌肤，浸淫血脉，故皮肤瘙痒；湿性下趋，故瘙痒以下部为甚；湿热熏蒸肝胆，胆汁外溢，故身目尽黄；湿热内结膀胱，气化不利，故小短少而黄；湿热结于肠胃，腑气不通，故便秘腹胀。舌质红、苔黄腻，脉弦或略数均为湿热内蕴之候。治宜清热利湿。

方中茵陈味苦性寒，入肝、胆、脾、胃，擅长清热利湿退黄，重用为君；臣以栀子清热泻火，通利三焦，使湿热自小便而出；佐以大黄导泻脾胃肝胆湿热，通利大便，令湿热从大便而除。诸药合用，利湿与泄热相伍，使二便通利，前后分消，湿热得行，则诸证消失。

类方

茵栀黄汤（经验方） 组成：茵陈、鲜芦根、鲜生地黄各15~30g，牡丹皮、赤芍、山栀子、车前草、大腹皮、龙胆草各10g，防风3~5g，生大黄5g（后下），绿豆、黑芝麻各30g。用法：水煎服。功效：清利湿热，凉血止痒。主治：妊娠身痒属肝胆湿热内蕴者。

第十八节　妊娠贫血辨证用方

妊娠贫血是指妇女妊娠期间出现倦怠乏力、气短、面色苍白、水肿、食欲缺乏等，检查呈现血红蛋白或红细胞总数降低、红细胞比容下降等异常变化的疾病。西医学的妊娠合并贫血可参照本病辨证论治。

妊娠贫血，除因妊娠阴血下聚养胎，血为胎夺的生理因素外，通常有先天禀赋薄弱，精血亏虚；后天脾胃虚弱，化生乏源；或大病、久病，精血暗耗等三个方面的病理因素。治疗上以调理脏腑气血为主，常由益气养血、健脾补心、滋补肝肾之品组成方剂。代表方如：归脾汤、八珍汤等。

◆ 八珍汤 ◆

【组成用法】参见"经行头痛·血虚证"。

【功效主治】补气养血。妊娠贫血证属气血两虚者。症见孕后面色苍白或萎黄，头晕目眩，四肢倦怠，气短懒言，心悸怔忡，饮食减少，或见妊娠水肿，胎动不安，舌淡苔薄白，脉细弱或虚大无力。

【运用技巧】

1. 辨证导航　孕后面色苍白或萎黄，气短乏力，心悸眩晕，舌淡，脉细无力。

2. 加减秘钥　血虚为主者，加大熟地黄、白芍用量；气虚为主者，加大人参、白术用量；水肿甚者，可加白扁豆、大腹皮、陈皮以健脾利湿消肿；胎动不安者，可加续断、桑寄生、枸杞子、菟丝子以补肾安胎。

3. 适用病症　参见"经行头痛·血虚证"。

【编者按语】 禀赋脾虚，或久病大病失养，损伤脾气。脾虚则生化乏源，而致气血两虚。心主血，肝藏血，心肝血虚，故见面色苍白，头晕目眩，心悸怔忡，舌淡脉细；脾为后天之本，气血生化之源，主四肢肌肉，脾气虚，则面黄肢倦，气短懒言，饮食减少，脉虚无力；气血亏虚，胎失所养，故胎动不安；脾主运化，气虚不能运化水湿，水湿泛滥肌肤，故水肿。治宜补益气血。

本方即四君子汤合四物汤加姜枣而成。方以四君子汤健脾益气助运；四物汤补血调血养肝；煎加姜枣者，调和脾胃，以滋生化气血。全方配伍，气血并补，气旺血生，气血充盛，则诸证悉除。

◆ 归脾汤 ◆

【组成用法】 参见"月经先期·脾气虚证"。

【功效主治】 益气补血，健脾养心。妊娠贫血证属心脾两虚者。症见妊娠后面色无华，心悸怔忡，失眠多梦，头晕眼花，唇甲色淡，或伴胎动不安，或胎萎不长，舌质淡苔少，脉细弱或结代。

【运用技巧】

1. 辨证导航　面色无华，心悸怔忡，失眠多梦，头晕眼花，唇甲色淡，舌质淡，苔少，脉细弱或结代。

2. 加减秘钥　心神不宁较重者，加首乌藤、龙齿；兼见纳呆、乏力、腹胀等脾虚者，加山药、白扁豆、砂仁；若胎动不安者，加寿胎丸；胎萎不长者，加续断、枸杞子、菟丝子。

3. 适用病症　参见"月经先期·脾气虚证"。

4. 临床禁忌　服药期间禁食萝卜。

【编者按语】本方所治系心脾气血两虚而致。孕后思虑过度，劳伤心脾，气血暗耗。血虚心神失养，故心悸怔忡，失眠多梦；气虚不能载胎，血亏无以养胎，故胎动不安，或胎萎不长；气血不足，失其所养，失其所濡，故见面色无华，头晕眼花，唇甲色淡，舌淡苔少，脉细弱或结代。治宜益气健脾，补血养心。

方中黄芪甘温益气，补脾益气；龙眼肉甘温，既能补脾气，又能养心血，共为君药。人参、白术甘温补气，与黄芪配伍，加强补脾益气之功；当归滋养营血，与龙眼肉相伍，增强补心养血之效，均为臣药。茯神、酸枣仁、远志宁心安神；木香理气醒脾使之补而不滞，俱为佐药。炙甘草补气健脾，调和诸药；姜、枣调和脾胃，以资化源，共为使药。诸药合用，共奏补心脾，益气血之功。

◆ 圣愈汤 ◆

【组成用法】参见"痛经·气血虚弱证"。

【功效主治】益气补血摄血。妊娠贫血证属气血虚弱者。症见孕后出现眩晕心悸，面色无华，口唇爪甲不荣，或见胎动不安，四肢乏力，体倦神衰，舌淡、苔白，脉细弱。

【运用技巧】

1. 辨证导航　孕后眩晕心悸，面色无华，口唇爪甲不荣，乏力神衰，舌淡，苔白，脉细弱。

2. 加减秘钥　失眠多梦者，加合欢皮、茯神、酸枣仁以养血安神；筋脉抽搐，肢体麻木者，加木瓜、桑寄生、杜仲以舒筋缓急，补肾安胎；兼腹胀腹泻等脾虚证者，加白术、山药以健脾止泻。

3. 适用病症　参见"痛经·气血虚弱证"。

4. 临床禁忌　服药期间禁食萝卜。

【编者按语】本方证系由气血不足而致。素体脾胃虚弱，或孕前月经量多，耗气伤血。血虚不濡，则眩晕心悸，面色无华，口唇、爪甲、舌淡白，脉细；气虚不养，则四肢乏力，体倦神疲，脉弱无力；气血两虚，气失统摄，冲任不固，则胎动不安。治宜益气补血摄血。

本方由四物汤加人参、黄芪而成。原治气血虚弱，气不摄血之月经先期以及月经量多证。方以四物养血调血；人参、黄芪益气健脾，既滋生血之源，又复摄血之能。诸药合用，气血并补，气旺血充，气足血固，则诸症可瘳。

第十九节　难产辨证用方

难产是指妊娠足月临产时，胎儿不能顺利娩出。古称"产难"。西医学中因产道因素和胎儿因素所导致的难产非药物所能及，因产力因素、精神心理因素导致的难产可参照本病辨证治疗。

产力异常导致难产的机制主要在于气血失调。或因气虚不运而致；或因气滞血瘀使然。治疗上，虚者补之，使气血充足，产力正常，产道润畅，自然分娩；实者理气活血，催生下胎。本类方剂多由益气、养血、滋阴、行气、活血、化瘀等药物为主组成。用药时注意：补虚不可过于滋腻，以防滞产；化瘀不可过用破血耗气药，以防伤胎。代表方如催生丹、送子丹等。

一、气血虚弱证

◆ 送子丹 ◆

功效独擅送子丹，补气养血能催产；

熟地九蒸加川芎，芪归麦冬各 1 两。

【组成用法】生黄芪、当归（酒洗）、麦冬（去心）各 30g，熟地黄（九蒸）15g，川芎 9g。水煎服。

【功效主治】补气养血，润胎催产。难产证属血虚气弱者。症见临产腹痛数日，不能生产，或胎膜早破，神倦乏力，心悸气短，面色苍白，舌淡苔薄，脉虚大或细弱。

【运用技巧】

1. 辨证导航　临产腹痛数日，不能生产，面色苍白，心悸气短，舌淡苔薄，脉虚大或细弱。

2. 临证加减　气虚甚者，可加党参，或加人参或高丽参以大补元气；阴虚精亏者，可加枸杞子、龟甲以滋肾填精；宫缩微弱，亦可加乳香、朱砂以活血行滞，镇心安神助产。

3. 适用范围　中医难产、产后胞衣不下；西医学产力异常所致难产、胎盘滞留等，辨证属血虚气弱者。

4. 临床禁忌　产道异常、胎位异常、胎儿异常之难产禁用。

【编者按语】本方源自《傅青主女科·卷下》。素体血虚气弱，复因产时用力过早，耗伤气力，无力促胎外出，或临产胞浆早破，水干液竭，滞涩难产，故腹痛数日，不能生产；血虚失其所养，故心悸，面色苍白；气虚中阳不振，则神倦乏力，气短。舌淡，苔薄，脉虚大或细弱为气血虚弱之征。本方证傅青主认为系因"血虚胶滞，胞中无血，儿难转身"所致，治"宜用补血之药"，但"补血而血不能遽生，必更兼补气以生之，然不可纯补其气也，恐阳过于旺，则血仍不足，偏胜之害，必有升而无降，亦难产之渐也"。故立"气血兼补"之法，"使气血并旺，则气能推送，而血足以济之，是汪洋之中自不难转身也，又何有胶滞之患乎"！

本方实由四物汤去酸收涩敛之白芍，加黄芪、麦冬组成。方中当归甘补辛散，苦泄温通，养血之中有活血之力，不仅可以养血润燥以滑胎，而且能够活血催生以下胎，故重用为君。前人言："血不自生，需得生阳气之药，血自旺也"，故臣以黄芪，该药味甘性温，走而不守，补气生血，补气运胎；麦冬甘寒，滋阴养液，伍当归可使产道润畅，泽枯润胎，亦为臣药。熟地黄养血益阴，助当归、麦冬补益阴血，润泽胞胎；川芎辛温而燥，善于行走，以活血行气见长。本方用之，既可催生下胎治其标，又能制约补益之品的腻滞，其性虽燥，但稍稍与之，且配伍于滋阴养血药物之中，则无伤阴耗液之忧。以上为佐。全方"补血之味，多于补气之品，……血旺气得所养，气生血得所依，胞胎润泽，自然易产；譬如舟遇水浅之处，虽大用人力，终难推行，忽逢春水泛滥，舟自跃跃欲行，再得顺风以送之，有不扬帆而迅行者乎"！（《傅青主女科》）

类方

培荣滑胎散（《陈素庵妇科补解》） 组成：川芎、熟地黄各30g，白芍（酒炒）、丹参各30g，生芝麻（捣）9g，益母草、当归各60g，冬葵子（研）6g，陈皮、香附（酒炒）、肉桂各3g。用法：水煎服。功效：大补气血，滑胎催产。主治：孕妇临产胞浆先来数日，胎久不下之难产。

◆ 蔡松汀难产方 ◆

蔡氏松汀难产方，益气养血催生尝；

龟板川芎党参芍，黄芪枸杞茯神当。

【组成用法】黄芪（蜜炙）15g，当归9g，茯神12g，党参15g，龟甲（醋炙）12g，川芎9g，白芍（酒炒）12g，枸杞子9g。水煎，只取头煎，顿服。

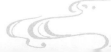

【功效主治】补益气血，滋肾催产。难产证属气血虚弱者。症见临产阵痛微弱，宫缩时间短而弱，间歇长，产程进展缓慢，或下血量多色淡，或胎膜早破，面色苍白，神倦肢倦，心悸气短，舌淡苔薄，脉大而虚或沉细弱。

【运用技巧】

1. 辨证导航　临产阵痛微弱，宫缩缓慢，面色苍白，神倦气短，舌淡，细弱。

2. 临证加减　气虚甚者，可加人参或高丽参以大补元气；血虚而心悸者，可加龙眼肉、何首乌养血安神。

3. 适用范围　中医难产、产后胞衣不下；西医学产力异常所致难产、胎盘滞留等，辨证属血虚气弱者。

4. 临床禁忌　证属气滞血瘀者，不宜使用；产道异常、胎位异常、胎儿异常之难产禁用。

【编者按语】本方录自《中医妇科学》，所治系因气血虚弱，无力促胎外出而致。素体气血不足，或因临产用力过早，耗气伤正，或胞浆早破，浆水干竭。气虚失运，血虚不润，故胎儿难以产出；气虚精血失其统摄，故下血量多色淡，胎膜早破；精血不足，失其所养，故神疲心悸面白；脾气亏虚，则肢倦乏力气短。舌淡、苔薄，脉虚大或细弱为气血虚弱之征。治宜大补气血，益精催生。

本方用药可分三组：一为黄芪、党参、茯神，三药大补元气，气旺既可运胎助产，又能生血摄血，其中茯神尚可宁心安神，减轻分娩期间的焦虑情绪，使产程缩短。二为白芍、当归、龟甲、枸杞子，四药补肝肾，益精血，血旺精足以润胞滑胎；三为川芎，其与当归配伍，行气活血，既调血催生，又防滋补之品滞产。全方气血并补，肝肾脾兼顾，补益之中，又有调血催生之效，故对气血不足，体弱乏力之难产颇为适宜。用法中只取头煎顿服者，意在集中药力，一鼓作气而使胎儿娩出。

二、肾气虚弱证

◆ 催生丹 ◆

神效催生治难产，兔髓乳麝母丁香；

宫缩无力耗时久，胎位不正慎思量。

【组成用法】腊月兔脑髓1枚（去皮膜，研如泥），麝香（另研）0.7g，乳香末（另研）0.1g，母丁香（极细末）3g。上药研细拌匀，用兔脑髓为丸，阴干后置瓶收封备用。10g/次，临产时温水送服。

【功效主治】补肾降气，开窍催产。难产证属肾气虚弱者。症见产时阵痛微弱，宫缩不强，努责无力，产程过长，腰脊酸痛，头晕耳鸣，舌淡苔薄润，脉细滑。

【运用技巧】

1. 辨证导航　产时产程过长，宫缩无力，腰脊酸痛，头晕耳鸣，舌淡苔薄润，脉细滑。

2. 临证加减

3. 适用范围　中医难产；西医产力异常之难产，辨证证属肾虚者。

4. 临床禁忌　难产属胎位不正、胎儿异常、产道异常者禁用。

【编者按语】本方源自《太平惠民和剂局方·卷九》，异名有神效催生丹（《卫生家宝产科备要·卷六》）、顺生丹（《校注妇人良方·卷十七》）、兔脑丸（《医学六要·卷七》）、催生丸（《良朋汇集·卷四》）、兔脑催生丹（《女科指掌·卷四》）、催生兔脑丸（《灵验良方汇编·卷上》）、手握丹（《胎产心法·卷四》）、速产兔脑丸（《饲鹤亭集方》）。

肾气虚弱，冲任不足，胞宫无力运胎养胎，致令关窍不利，故阵痛微弱，宫缩不强，努责无力，产程过长；肾主脑生髓，开窍于耳，腰为肾府，肾气虚弱，故头晕耳鸣，腰脊酸痛。舌淡，苔薄润，脉细滑为肾气虚弱之征。

方中以擅长催生滑胎的兔脑髓为君。兔脑髓为血肉有情之品，能补肾益精，使胞宫运胎之力大增而助产下胎。母丁香纯阳辛温，其气芳香，既入肾经而温下焦，助肾阳，以辅君药补肾之力；又芳香开窍，为胎儿娩出开启关隘，为臣药。乳香辛散温通，偏入气分而善于调气活血止痛；麝香芳香走窜，乃通关利窍之上品，现代药理研究证实，该药对子宫具有明显兴奋作用，二味共奏通经开窍，降气催产之功，为佐使。全方药精力专，气雄剽悍，是以取效迅捷。用丸剂者，意在峻药缓图。

🌿 三、气滞血瘀证

◆ 催生饮 ◆

《回春》催生饮神奇，归芎枳芷大腹皮；

行气活血催生产，气滞血瘀服之宜。

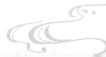

【组成用法】当归9g，川芎9g，大腹皮9g，枳壳9g，白芷9g。水煎温服。

【功效主治】行气活血，养血催产。难产证属气滞血瘀者。症见产时腰腹胀痛，疼痛剧烈，宫缩虽强，但无规律，久产不下，脘腹胀闷，面色紫黯，舌淡或黯红，苔薄白，脉弦涩。

【运用技巧】

1. 辨证导航　产时腰腹胀痛，脘腹胀闷，久产不下，面色紫黯，舌淡或黯红，脉弦涩。

2. 加减秘钥　临证可酌加益母草、川牛膝等以活血通经下胎；兼寒凝血瘀者，可加肉桂、生姜以温阳散寒；兼气虚者，可加人参、黄芪以益气运胎。

3. 适用病症　中医难产、产后胞衣不下；西医产力异常之难产、胎盘滞留等，辨证属气滞血瘀夹虚者。

4. 临床禁忌　单由气虚血亏致之难产，不宜使用；产道异常、胎位异常、胎儿异常之难产禁用。

【编者按语】本方源自《万事回春·卷六》。《医略六书》言本方证发病机制为："临产血亏气滞，不能荣润其胎，故生产艰难。"临产过度紧张，忧惧恐怖，以致气结，或产前过度安逸，气血运行不畅，碍胎外出；又素体血虚之人，孕后血聚养胎，其血愈亏，不能润胎，故见腰腹胀痛，脘腹胀闷，宫缩无规律，久产不下。治宜行气活血，养血催生。

对本方用药意义，《医略六书》有精辟论述，可资借鉴。曰："方中当归养血，以荣胎气；川芎活血，以行血气；白芷通经散滞；枳壳泻滞化气；大腹皮泻滞气，以推送胎元。水煎温服，使血活气行，则胎元运动而无阻碍之患，何致生产艰难不顺哉！"

◆ 催生立应散 ◆

催生立应功效奇，气滞血瘀尤为宜；

枳壳芷归膝芍芎，车前冬葵大腹皮。

【组成用法】车前子30g，当归30g，冬葵子9g，白芷9g，牛膝6g，大腹皮6g，枳壳6g，川芎6g，白芍3g。水煎，入酒少许温服。

【功效主治】行气化瘀，滑胎催产。难产证属气滞血瘀者。症见产时腰腹持续胀痛，疼痛剧烈，宫缩虽强，但无规律，久产不下，精神紧张，烦躁不安，脘腹胀闷，小便不利，面色紫黯，舌黯红苔薄白，脉弦大或至数不均。

【运用技巧】

1. 辨证导航　产时腰腹持续胀痛，久产不下，脘闷腹胀，小便不利，面色紫黯，舌黯红，苔薄白，脉弦大或至数不均。

2. 加减秘钥　血瘀甚者，可加益母草活血化瘀；胸胁胀满甚者，可加柴胡、郁金疏肝理气。

3. 适用病症　中医难产、产后胞衣不下；西医产力异常之难产、胎盘滞留等，辨证属气滞血瘀者。

4. 临床禁忌　难产属虚者，不宜使用本方；胎位不正、胎儿异常之难产禁用。

【编者按语】本方源自《古今医鉴·卷十二》。产前安逸过度或临产忧惧气结，遂致气血运行不畅。气机不通，瘀滞胞宫，故产时腰腹持续胀痛，疼痛剧烈，宫缩虽强，但无规律，久产不下；气机不利，情志不畅，故精神紧张，烦躁不安；气机瘀滞，膀胱气化失司，故脘闷腹胀，小便不利。面色紫黯，舌黯红，脉弦大或至数不均，为气机逆乱、气滞血瘀之征。治宜行气化瘀，滑胎催产。

方中重用当归、车前子为君。当归辛甘质润，为血中气药，养血和血而兼可润胎；车前子甘淡渗利，性专降泄滑利，以助滑胎。气为血帅，气行则血行，故配伍大腹皮、枳壳宽中下气，行滞催产；牛膝性善下行，长于活血通经，与当归相伍活血化瘀，润胎催产，共为臣药。白芷辛温散结，芳香通窍，得牛膝下行之性，则利于开启胞门；川芎辛散温通，为气中血药，能行气中之血，助当归、牛膝活血下胎。其性虽燥，但与大量当归相配，则无伤津之弊；白芍养血和营，缓急止痛，因其为酸涩之品，故用量较小，以免滞胎；冬葵子伍车前，降泄滑胎，渗利小便。以上共为佐。加酒温服者，意在加强活血之功，以行药力。诸药合用，行气化瘀，滑胎催产，行而不伤，补而不滞，对气滞血瘀之难产较为适宜。

◆ 神效达生散 ◆

神效达生草苏梗，芎归白术大腹陈；

酒芍川贝葱枳壳，难产服之不求人。

【组成用法】紫苏梗9g，当归6g，白芍（酒炒）12g，甘草3g，川芎（酒炒）6g，大腹皮6g，枳壳（麸炒）6g，白术（土炒）6g，陈皮6g，川贝

母 12g，葱白 6g。水煎温服。

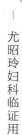

【功效主治】理气催产，燥湿化瘀。难产证属气滞湿郁痰阻者。症见产时腰腹胀痛沉重，疼痛难忍，宫缩虽强，但无规律，久产不下，面浮肢肿，胸膈满闷，恶心呕吐，舌黯苔白腻，脉弦滑或滑大。

【运用技巧】

1. 辨证导航　产时腰腹胀痛沉重，面浮肢肿，胸膈满闷，恶心呕吐，苔白腻，脉弦滑或滑大。

2. 加减秘钥　湿甚者，可加车前子、冬葵子以利水消壅；血瘀甚者，可加益母草、牛膝以活血化瘀。

3. 适用病症　中医难产、产后胞衣不下；西医产力异常之难产、胎盘滞留等，辨证属气滞湿郁痰阻者。

4. 临床禁忌　虚证难产不宜使用；产道异常、胎儿异常之难产禁用。

【编者按语】本方源自《经验百方·卷上》。产前过度安逸，临产过度忧惧，以致气机瘀滞。气机不畅，水湿不运，湿聚成痰，气、湿、痰壅阻胞宫，阻碍产道，故腰腹胀痛沉重，疼痛难忍，久产不下；湿痰内停，泛溢肌肤，则面浮肢肿；气滞湿蕴痰阻，脾之运化升降失常，故胸膈满闷，恶心呕吐。舌淡红，苔白腻，脉弦滑或滑大，为气滞湿郁痰阻之征。治宜理气催生，燥湿化痰。

方中紫苏梗辛温芳香，其性主降，功擅理气行滞止呕；大腹皮、枳壳利膈宽肠，善下降行散；陈皮苦辛而温，理气燥湿，四药同建顺气催产之功。白术甘温而苦，补脾益气，燥湿利水，与大腹皮、陈皮相伍，燥湿利水之功倍增。贝母苦寒而润，善开痰气之郁结；葱白辛而微温，通阳行水，疏滞开壅。二者与行气燥湿之品相配，则化痰散结之效益著。妇女以血为主，气滞痰湿内阻，必令血行不畅，故佐以当归、白芍、川芎，养血行血，血和则胎安而产顺。甘草缓急止痛，调和诸药。全方以行气燥湿，开壅散结为主，辅以补血和血之品，行气燥湿而不伤阴耗血，补血敛阴而不涩滞，对气滞湿蕴痰阻之证较为适宜。

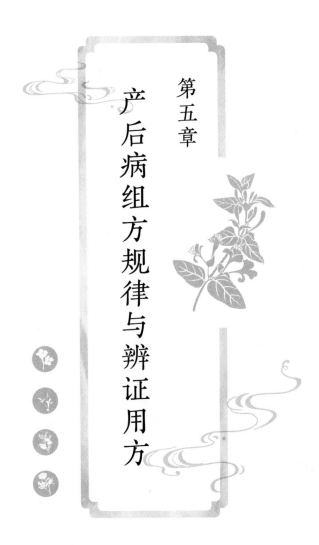

第五章

产后病组方规律与辨证用方

产妇在产褥期内发生与分娩或产褥有关的疾病，称为"产后病"。从胎盘娩出至产妇全身各器官（除乳腺外）恢复至孕前状态的一段时期，称为"产褥期"，一般需6~8周。常见病有：产后血晕、产后痉证、产后发热、产后腹痛、产后恶露不绝、产后身痛、产后自汗盗汗、产后小便异常、产后乳汁异常、产后情志异常等。

第一节　产后病组方规律

产后病的病因病机，可归纳为三个方面：一是亡血伤津；二是元气受损；三是瘀血内阻。因此，产后病的治疗应根据其多虚多瘀的特点，本着"勿拘于产后，亦勿忘于产后"的原则，结合病情进行辨证论治。一般而言，新产后（分娩三候内），为了促进败血的祛除，加速新生，以祛瘀为主，辅以生新之品；产后恶露已净，则以补益气血为要，辅以祛瘀之药。常用的具体治法有补虚化瘀、清热解毒、益气固表、调理肾肝脾等。补虚化瘀，以补益气血尤以补血为主，佐以化瘀，使瘀去新生；清热解毒，以清泄邪毒为主，佐以凉血化瘀，使邪毒不入营血，而无邪陷心包之虞；益气固表，以补肺健脾为主，佐以调和营卫，使皮毛充，腠理实，而无"百脉空虚"之忧；调理肾肝脾，以恢复肾肝脾各自功能为主，佐以调和气血，治疗产后诸虚百损，而无产后抑郁、产后血劳之苦。

一、立足气血之虚

妇人由于分娩用力、汗出，或产创和出血，或产后操劳过早，易使气耗津亏血虚，形成所谓"产后百节空虚"。此时若生活稍有不慎或调摄失当，均可致气血不调，营卫失和，脏腑功能失常，冲任损伤而变生产后诸疾。正如清代著名妇科专家傅青主所云："凡病起于血气之衰，脾胃之虚，而产后尤甚。"因此，对产后病的治疗，前人主张"大补气血为先"。然气血之虚，有轻重缓急之异，故气药血药，当有主次之分。

补气为先者如：因产时或产后出血过多，气随血脱，而致产后血晕者，治宜益气固脱，常用大补元气的人参，配伍回阳救逆的附子，方用参附汤；气虚冲任不固，而致恶露不绝者，治宜补气固冲，常将益气健脾之人参、黄芪、白术，与止血固冲之阿胶、艾叶、益母草等同用；气虚而致汗出不止者，治宜补气养阴，固表止汗，常用黄芪、白术、熟地黄、麦门冬配伍煅牡蛎、浮小麦等，方如黄芪汤；气虚失约而致乳汁自出者，治宜益气补血，佐以固摄，可用补中益气汤加芡实、五味子；气虚无力通调水道，而致小便不通者，治宜补气升清，化气行水，可将益气养阴药与渗湿利水药相伍，使利水不伤阴，补气不留邪，方如补气通脬饮；气虚发热者，治宜益气升阳，甘温除热，常用人参、白术、黄芪健脾益气，配伍柴胡、升麻升阳举陷。

补养阴血为重者如：失血伤津，阴虚风动而致发痉者，治宜育阴养血，息风止痉，常用白芍、阿胶、龟甲、鳖甲、麦冬、地黄等配伍牡蛎、天麻、钩藤；血虚阴亏，经脉骨节失养而致身痛者，治宜养血滋阴，通络止痛，常用当归、熟地黄、白芍配伍鸡血藤、秦艽、川续断、杜仲、桑寄生、独活；若阴虚火旺，热灼膀胱而致产后小便淋痛者，治宜滋肾养阴、清热通淋，常用生地黄、熟地黄伍黄柏、知母、车前子、泽泻、猪苓等，方如化阴煎。

气血并重者如：产后气血暴脱，脾肾虚弱而致产后血劳者，治宜峻补脾肾气血阴精，常取益气养血，滋阴填精之药与紫河车等血肉有情之品组合成方；产后心脾气血亏虚，心神失养而致产后抑郁者，宜将健脾益气，补血养心药配伍安神之品；倘产后气血虚弱而致缺乳，治宜补气养血通乳，常用黄芪、人参、当归、麦冬、猪蹄配伍木通、桔梗，方如通乳丹；气血亏虚，胞脉失养而致产后腹痛者，治宜补血益气，缓急止痛，可将人参、山药和当归、熟地黄、阿胶、麦冬相伍，使"气血既生，不必止疼而疼自止矣"。

二、关注瘀留邪犯

产后"多瘀"。"瘀"的形成有因分娩创伤，脉络受损，血溢脉外，离经成瘀者；有产后元气受损，"元气既虚，必不能达于血管，血管无气，必停留而瘀"者，所谓"因虚致瘀"；还有因为外邪乘虚而入，以致寒凝热灼成瘀者。因此，治疗产后病的方剂中，每多配伍活血化瘀之品。如有产后通用方之称的生化汤，即配有当归、川芎、桃仁。傅氏称誉"生化汤系血块圣药"，主张"产后危疾诸症，当频服生化汤……"《盘珠集胎产症治》尤倍加推崇："予考新产诸方，莫若生化汤为产后第一妙方。其方芎、归、桃仁温中行血，善去旧血，骤生新血，佐以炙黑干姜、炙草，引入三味入肺肝，行中有补，化中有生……此实治产之良方，保全产妇之圣药也。"它如用于产后的桃红消瘀汤、散结定疼汤、补血定痛汤等，亦无不配伍活血化瘀之品。

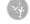

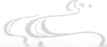

值得提出的是，在组方选药时，应注意两点：一是选用既能活血化瘀，又能兼顾脏腑生理解剖特点的引经报使药物，如选用擅入下焦、胞宫、肝肾的牛膝、穿山甲等；二是基于产后"多虚"的病理生理特点，临证化瘀时攻逐不能太过，或在化瘀的同时，适当配伍益气养血之品，使化瘀不伤正。生化汤中傅氏强调重用既可补血又能化瘀之全当归，亦寓此意。

产后血室正开，"百节空虚"，外邪极易乘虚而入。若邪毒直窜筋脉而致发痉，治宜解毒镇惊，理血祛风，常用防风、白芷、羌活、白附子、天南星、天麻、僵蚕、蜈蚣等配伍成方。若正邪交争而致产后发热，当视邪毒所犯之部位区别用药：犯表，宜养血祛风，疏散表邪；直侵胞宫，则宜清热解毒，凉血化瘀。疏风散寒解表，常用荆芥、防风、苏叶等；疏风散热解毒，多用银花、连翘、薄荷、牛蒡子等；清热凉血解毒，可用金银花、野菊花、蒲公英、紫花地丁、紫背天葵、鱼腥草、丹皮、赤芍等。若湿热邪毒乘虚入侵膀胱而致小便淋痛，治宜养阴清热，利湿通淋，常用车前子、木通、滑石、黑栀子、黄芩、泽泻、赤茯苓配伍当归、生地、白芍等；其热伤胞络而致尿色红赤者，宜加白茅根、小蓟、地榆、墨旱莲；小便浑浊者，可加萆薢、石菖蒲。若风寒乘虚稽留骨节、肢体而致产后身痛，治宜养血祛风，散寒除湿，常用独活、防风、细辛、秦艽、寄生、牛膝、杜仲、当归、川芎等，代表方如独活寄生汤、防风汤、趁痛散。

三、辅以药膳调养

药膳是在中医辨证立法的基础上，将中药与某些具有药用价值的食物，按照一定的组织结构妥善配伍，并采用我国独特的饮食烹调技术和现代科学方法，制作而成的具有一定色、香、味、形的美味食品。产后"多虚多瘀"，虚则易外感六淫之邪，内伤七情、饮食等而变生诸病；瘀则胞宫冲任被阻，旧血留滞，新血不生，进一步伤血耗气。因此，补虚祛瘀为产后病治疗关键。然产后胃气较弱，且需哺乳，故不宜大寒太热及峻猛攻伐之品。药膳既有药物之性，又有食物之味。用食物补其虚，填其精，以药物活其血，祛其邪。食借药力，药助食威，二者相辅相成，相得益彰，与产后病理生理特点吻合，最宜于产后调治。如张仲景用当归生姜羊肉汤治疗产后腹中冷痛及腹中寒疝，虚劳不足；唐《食疗本草》用鸡子、醋、好酒煎汁治疗产后血不止；宋《太平圣惠方》中有"食治产后诸方"15首、《圣济总录·食治产后诸病》中有方24首。它如治疗产后乳汁不下的通乳丹、鲫鱼通乳汤，治疗产后大便难的奶蜜饮、麻仁苏子粥等均为产后常用药膳。

　　总的来说，产后"多虚多瘀"的病理特点，决定了其用药的特殊性。其用药原则：首先当照顾气血。既重视恶血内停之病理特征，补血毋忘活血，补气毋忘行气；又应把握力度：行气勿过于耗散，化瘀勿过于攻逐，解表不过于发汗，攻里不过于削伐。其次，尚须固护胃气。消导必兼扶脾，清热慎用寒凉。总之，补虚不留邪，攻邪不伤正，勿犯虚虚实实之戒。同时应注意前人提出的产后用药"三禁"：禁大汗以防亡阳，禁峻下以防亡阴，禁通利小便以防亡津液。

第二节　产后血晕辨证用方

　　产妇分娩后，突然头晕眼花，不能坐起，或心胸满闷，恶心呕吐，痰涌气急，心烦不安，甚则神昏口噤，不省人事，称为"产后血晕"。可与西医"产后出血"和"羊水栓塞"等病互参。

　　产后血晕的病因病机有虚实两端。虚者因产后阴血暴亡，心神失养；实者则为瘀血上攻，扰乱心神而致。其治疗虚者宜补益；实者宜逐瘀。故本类方剂常由益气回阳，养血止血，活血化瘀等药物为主组成。代表方如参附汤、扶阳救脱汤，血竭散等。

　　由于本病不论虚实，俱属危急重症，因此，均须立即抢救。必要时积极进行中西医结合治疗，以免延误病情。

一、血虚气脱证

◆ 参附汤 ◆

参附汤是救脱方，补气回阳效力彰；

元气大亏阳暴脱，脉微肢厥自复康。

【组成用法】人参 15g，炮附子 30g。水煎服。

【功效主治】回阳救逆，益气固脱。产后血晕证属阳气暴脱者。症见产后出血过多，突然晕眩，甚则昏不知人，面色苍白，口唇淡白，心悸烦闷，呼吸微弱，手足厥冷，冷汗淋漓，手撒口开，双目紧闭，舌淡无苔，脉微欲

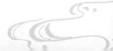

绝，或浮大而虚。

【运用技巧】

1. 辨证导航　本方补气固脱，回阳救逆，是治疗产后血虚气脱厥逆的代表方。以产后失血过多，突发晕眩，面色苍白，四肢厥冷，冷汗淋漓，脉微欲绝为辨证要点。

2. 加减秘钥　若阴道下血不止者，加姜炭、荆芥穗以增强止血之力；若阳虚自汗、产后乳汁自出，加黄芪，或合生脉饮等以补气助阳固表。本方加焦白术、肉桂、吴茱萸、干姜，可治虚寒痛经；加炮姜炭、远志炭、赤石脂、补骨脂、艾炭则可治阳虚血崩。

3. 适用病症　中医血崩证、产后血晕等；西医功能失调性子宫出血、产后或引产后、前置胎盘、子宫黏膜下肌瘤、子宫颈癌、子宫内膜癌等出现出血休克，痛经出现疼痛性休克等，辨证属血脱亡阳者。

4. 临床禁忌　本方为大温大补之剂，乃急救用之，不可久服，阳复者需另行调理；产后阴血亏虚，或阴阳两虚者不宜使用。

【编者按语】 本方源自《医方类聚·卷一五〇》引《济生续方》，异名有附参汤（《医统·卷二十二》）、转厥安产汤（《叶氏女科·卷三》）。本方证系由阳气随血暴脱而致。血为气之母，产时或产后失血过多，阳气随血暴脱于外，故突然晕眩，甚则昏不知人，冷汗淋漓，四肢厥冷；心主血，血虚心失所养，则心悸烦闷；血不上荣，则面白眼闭。舌淡、无苔，脉微细欲绝均为血虚气脱之象。治宜益气固脱，急救回阳。

方中人参甘温，大补元气而使五脏之气皆旺，补气以固脱，补气以摄血，为君药。臣以大辛大热之附子，温壮元阳，回阳救逆。两药相伍，药专力宏，上温心阳，下补命火，中助脾土。正如《删补名医方论》所言："补后天之气，无如人参，补先天之气，无如附子，此参附汤之所由立也……二药相须，用之得当，则能瞬息化气于乌有之乡，顷刻生阳于命门之内，方之最神捷者也。"

◆ 扶阳救脱汤 ◆

扶阳救脱参附芪，产后晕眩最相宜；

浮麦乌贼水煎服，辨证毋轻汗淋漓。

【组成用法】 高丽参5g，熟附子10g，黄芪15g，浮小麦12g，海螵蛸6g。水煎服。

【功效主治】回阳益气，固脱敛汗。产后血晕证属阳虚气脱，卫表不固者。症见突然晕眩，昏不知人，冷汗淋漓，四肢冰凉，舌淡苔白，脉浮大而虚。

【运用技巧】

1. 辨证导航　本方所治系由阳气暴脱，阴液不能内守而致。以产后突然晕眩，冷汗淋漓，舌淡苔白，脉浮大而虚为辨证要点。

2. 加减秘钥　汗多而面红脉微者，可加龙骨、牡蛎以固脱。

3. 适用病症　中医血崩证、产后血晕、产后汗出等；西医功能失调性子宫出血、产后或引产后、前置胎盘、子宫黏膜下肌瘤、子宫颈癌、子宫内膜癌等出现失血性休克，痛经出现疼痛性休克，产后大汗而出现失水性休克等，辨证属阳虚气脱，卫表不固者。

4. 临床禁忌　产后阴虚者不宜使用。

【编者按语】本方源自《中医妇科治疗学》，证系由阳气暴脱，卫表不固而致。产时或产后失血过多，气随血耗，阳气暴脱于外，故产后突然晕眩，昏不知人；阳气暴散，卫表失固，则冷汗淋漓，汗出不止；阳气不能温养四肢，则手足冰凉。舌淡苔白，脉浮大而虚为阳气虚脱，浮阳外越之象。治宜益气温阳，固脱止汗。

方中黄芪甘温益气，内可大补脾肺之气，外可固表而止汗，重用为君。人参大补元气；熟附子温壮肾阳，二者一补一温，使气旺阳复，为臣药。君臣相伍，共建益气回阳固脱之功。浮小麦甘可益气，功专止汗；海螵蛸咸涩而收敛止血，同用为佐，使汗止阴血存。综观全方，益气回阳固脱为主，兼以固表止汗，标本兼顾，诸症自除。

◆ **补气解晕汤** ◆

补气解晕归芪参，药均一两足量称；

少佐黑荆干姜炭，气血两旺定心神。

【组成用法】人参、生黄芪、当归（酒洗）各30g，荆芥穗9g，干姜炭3g。水煎服。

【功效主治】益气固脱，养血止血。产后血晕证属血虚气脱，心神失养者。症见产后失血过多，突然眼目昏花，呕恶欲吐，心神不定，精神恍惚，面色苍白，呼吸微弱，脉沉细欲绝。

【运用技巧】

1. 辨证导航　本方为治产后失血过多，气随血脱，心神失养之证而设。

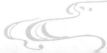

以产后突然晕倒，心神恍惚，面色苍白，脉细欲绝为辨证要点。

2. 加减秘钥　兼手足厥逆者，加制附子以回阳救逆；兼心悸、汗出过多者，加龙骨、牡蛎、五味子以宁心定悸，敛阴止汗。

3. 适用病症　中医血崩、产后血晕等；西医产后大出血、功能失调性子宫出血等引起的虚脱、休克，辨证属血虚气脱，心神失养者。

4. 临床禁忌　实邪内闭之神昏不宜使用。

【编者按语】本方源自《傅青主女科·卷下》，治证系由产后失血过多，气随血脱，心神失养而致。血为气之宅，载气而养心神。若妇人产后失血过多，气随血耗而致心神失养，则见产后突然眼目昏花，心神不定，精神恍惚；气血不能上荣于面，则面色苍白；阴血不能充盈脉道则脉细欲绝。治宜大补元气，气旺而能摄血，气壮而能生血。

方中君以人参大补元气以固脱。黄芪补气健脾，脾旺而气血滋生有源；当归补血和营，一则补益已耗之阴血，二则养血使气有所依附，气血两充而心神可养，两药共为臣药。三药重用，共建补气养血固脱之功。又血之外脱为急，故佐以荆芥穗、干姜炭，借其入血分而达"血见黑则止"之效，其中干姜性温，有动血之嫌，故用量较少。综观全方，以补气摄血为务，辅以养血止血，且补中有涩，标本兼顾，使血旺气足而使心神得养，晕眩自除。

类方

清魂散（《产育保庆集》）　组成：泽兰、人参各3g，荆芥穗30g，川芎15g。用法：上药为末，3g/次，温酒热汤各半调下。功效：益气活血，祛风散邪。主治：产后气血虚弱，复感风邪，忽昏晕不知人事。

二、瘀阻气闭证

◆ 血竭散 ◆

卫生家宝血竭散，血竭没药各等量；

产后神昏色青紫，调服每用酒半盏。

【组成用法】血竭、没药等分。上药共研为末，6g/次，用童便、酒各半盏，煎1~2沸调下；白开水调下亦可。

【功效主治】活血逐瘀。产后血晕证属血瘀气逆者。症见产后语言颠倒，健忘失志，心下急满，气粗喘促，或胞衣不下，恶露涩少，少腹疼痛拒按，面色青紫，唇色紫黯，脉涩有力。

【运用技巧】

1. 辨证导航　本方主治产后血瘀气逆证。以产后语言颠倒，健忘失志，胸满上喘，少腹疼痛拒按，面色青紫，唇色紫黯，脉涩有力为辨证要点。

2. 加减秘钥　加当归、川芎可增强活血化瘀作用。

3. 适用病症　中医产后血晕、产后腹痛等；西医羊水栓塞等，辨证属血瘀气逆者。

4. 临床禁忌　产后血晕，属虚证脱证者，不宜用本方治疗。

【编者按语】《卫生家宝产科备要·卷五》，异名有没药散（《朱氏集验方·卷十》引《梁氏总要方》）、夺命散（《云岐子保命集·卷下》）、夺命丹（《校注妇人良方·卷十八》）、血没散（《赤水玄珠·卷七》）。本方证系由产后败血冲心而致。产后瘀血内停，血瘀气逆，上攻心肺，扰乱神明，故见语言颠倒，健忘失志，胸满上喘；瘀血内阻，败血不下，则胞衣不下，恶露涩少，少腹疼痛拒按。面色青紫，唇色紫黯，脉涩有力均为血瘀之象。治宜活血逐瘀。

方中没药苦辛性平，善于散瘀血，通滞结，定疼痛，且"兼入气分"；血竭甘咸性平，"专入血分"（《本草纲目》），长于活血止痛。两药相须为用，使瘀血化，气机畅。原方加童便，意在益阴化瘀，引败血下行；酒则温通血脉以助药力。

◆ 黑神散 ◆

黑神散用黑豆桂，蒲草干姜地芍归；

加酒同煎治血晕，化瘀温经产妇绥。

【组成用法】黑大豆60g，熟地黄、当归、芍药、蒲黄、肉桂、干姜、炙甘草各12g。上为细末，6g/次，酒半盏、童便半盏同煎调下，急者不拘时候，连进2服。

【功效主治】养血温经，化瘀止痛。产后血晕证属寒凝血瘀者。症见神昏，眼黑口噤，恶露或胞衣不下，腹痛拒按，面色青紫，手足不温，舌淡而黯，脉沉细涩。

【运用技巧】

1. 辨证导航　本方治证系由产后血虚受寒，瘀血内阻而致。以产后神昏，恶露不下，腹痛拒按，四肢不温，舌黯淡，脉细涩为辨证要点。

2. 加减秘钥　兼气虚而见神疲气短、食少懒言者，加黄芪、党参；兼气

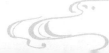

滞而见胸胁胀满者，加香附、枳壳、郁金。

3.适用病症　中医产后血晕、产后腹痛等；西医过期流产、产后胎盘残留、胎死不下等，辨证属血虚寒凝有瘀者。

4.临床禁忌　产后血热而有瘀滞者不宜使用；产后出血量多者忌用。

【编者按语】本方源自《经效产宝·续编》，异名有黑桂散（《圣济总录·卷一六〇》）、蒲黄黑神散（《卫生家宝产科备要·卷四》）。妇人素体血亏气弱，产时、产后寒邪极易乘虚而入。"血得寒则凝"，寒凝血瘀，气机逆乱，上扰神明，则神昏口噤；瘀阻胞宫，败血不下，则恶露不行，或胞衣不下，腹痛拒按。它如面色青紫，手足不温，舌淡而黯，脉沉细涩均为血虚寒凝，瘀血阻滞之象。治宜养血温经，活血化瘀。

方中重用黑大豆为君，活血利水，"去妇人产后冷血"（《本草拾遗》）。当归补血活血，既助君药活血化瘀，又可祛瘀生新，使瘀去不伤正；干姜辛热，温经散寒，并入血分以通行血脉，二者共为臣药。蒲黄甘平，"生则能行"，活血祛瘀；肉桂辛热，温经通阳，温通血脉，伍干姜则散寒通脉之力倍增；熟地黄、芍药补血敛阴，配当归则既增补血之功，又无腻滞之忧。以上共为佐药；炙甘草益气健脾以防化瘀伤正，兼可调和诸药，为佐使。加酒同煎者，意在借酒温通血脉以助药力；童便益阴化瘀，引败血下行。综观全方，集活血化瘀，温经散寒，养血补血于一方，温而不燥，行而不伤，补而不滞，对产后血虚寒凝，瘀血阻滞之证较为适宜。

◆ 牛膝散 ◆

牛膝散中用鬼箭，川芎益母地归延；

产后血晕胸胁痛，不拘时服加酒煎。

【组成用法】牛膝30g，当归（微炒）10g，延胡索15g，川芎10g，鬼箭羽15g，益母草15g，生地黄3g。上为粗末，9g/次，以酒200mL，煎至120mL，去渣，温服，不拘时间。

【功效主治】活血化瘀，行气止痛。产后血晕证属血瘀者。症见产后突然烦闷，神昏，两手握固，心下急满，恶露量少或不行，血色紫黯，胁腹疼痛，舌质紫黯，脉沉弦而涩。

【运用技巧】

1.辨证导航　本方治疗产后血晕证属血瘀者，以产后突然烦闷，心下急满，恶露不行或量少，胁腹疼痛，舌黯，脉沉弦而涩为证治要点。

2. 加减秘钥 少腹冷痛、痛时作呕、口淡面青者，加吴茱萸、砂仁、法半夏以温中止呕；兼气虚而见神疲气短者，加人参、黄芪以益气补虚。

3. 适用病症 中医产后血晕、产后腹痛、产后恶露不下等；西医产后胎盘残留、胎死不下等，辨证属瘀血阻滞者

4. 临床禁忌 产后大出血而神昏不知人者禁用。

【编者按语】本方源自《太平圣惠方·卷八十》。《血证论·产血》曰："下血少而晕者，乃恶露上抢于心，心下满急，神昏口噤，绝不知人"。本方治证即由产后瘀血上扰神明而致。由于瘀血内闭，气机乖戾，故上见烦闷神昏，两手握固，心下急满；下则恶露不下，胁腹疼痛。治宜活血祛瘀，行气止痛。

方中重用牛膝，取其性善走下，活血祛瘀，引败血下行，为君。当归、川芎行气活血补血，既助牛膝化瘀之功，又使瘀去不伤正，为臣。延胡索辛散温通，《本草纲目》言其"能行血中气滞，气中血滞，故专治一身上下诸痛"，《开宝本草》曰其"主破血，产后诸病因血所为者"；益母草、鬼箭羽活血化瘀而止痛；生地黄伍当归滋阴养血，既符合产后多虚之病理特点，又使诸活血化瘀之品无伤阴耗血之弊，以上共为佐药。综观全方，功专化瘀行气，使瘀祛气畅，而神明无扰，诸症消失。

类方

牛膝散（《太平圣惠方·卷八十》） 组成：牛膝20g，刘寄奴3g，当归（微炒）30g，川芎12g，赤芍10g，桂心9g，红蓝花6g，琥珀（研入）6g，生姜3g。用法：将上药为粗散，水酒合煎温服。功效：活血化瘀，通经止痛。主治：产后血晕，心腹绞痛，闷绝，恶血涩滞。

第三节 产后痉证辨证用方

产褥期内，突然发生四肢抽搐，项背强直，甚则口噤不开，角弓反张者，称为"产后痉病"，又称"产后发痉""产后痉风"。本病与西医学的"产后抽搐症"和"产后破伤风"相似。

产后痉病的发生，主要是亡血伤津，筋脉失养，或感染邪毒，直窜经络而致。正如《校注妇人良方》所言："去血过多，元气亏极，或外邪相搏，

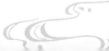

以致牙关紧急，四肢痉强。"其治疗属阴血亏虚者，当以养血息风为主；属感染邪毒者，当以解毒镇痉为主。故本类方剂多以养血柔肝、平肝息风、祛风止痉等药物为主组成。由于产后多虚，因此临床应注意不可过用辛温之品，以防耗血伤津，致生他变。代表方如三甲复脉汤、玉真散等。

一、阴血亏虚证

◆ 三甲复脉汤 ◆

三甲复脉用牡蛎，鳖甲龟板配伍奇；

炙草地麦麻胶芍，潜阳补水心动医。

【组成用法】炙甘草、干地黄、生白芍各 18g，麦冬、生牡蛎各 15g，阿胶（烊化）9g，麻仁 9g，生鳖甲 24g，生龟甲 30g。水煎服。

【功效主治】滋阴养血，潜阳息风。产后痉病证属阴虚动风者。症见产后出血过多，突然头项强直，四肢抽搐，牙关紧闭，心悸，面色苍白，口唇淡白，舌淡红苔少或无苔，脉虚细。

【运用技巧】

1. 辨证导航　本方原治温病邪热久羁下焦，热深厥深，心中憺憺大动之证。妇科临床用以治疗产后痉病属阴血亏虚者。以产后失血过多，头项强直，四肢抽搐，心悸，面色苍白，脉虚细为证治要点。

2. 加减秘钥　本方重在治本，临证可酌加天麻、钩藤等药以平肝息风；阴道出血不止者，酌加人参、黄芪以益气摄血，山茱萸敛阴止血；气虚自汗者，加人参、龙骨、浮小麦、麻黄根补气敛汗。

3. 适用病症　中医产后痉病、子晕等，西医产后抽搐症、妊娠期高血压病等，辨证属阴虚动风者。

4. 临床禁忌　产后失血导致亡阳者不宜使用。

【编者按语】本方源自《温病条辨·卷三》。《景岳全书·妇人规》曰："产后发痉，乃阴血大亏症也。"本方证系由产后阴血大亏，虚风内动所致。产时或产后阴血大耗，而肝为风木之脏，阴血大亏，水不涵木，则虚风内动，故见头项强直，牙关紧闭，四肢抽搐；阴血不足，失其濡养，故心悸，面色苍白，口唇淡白，脉虚细。治宜育阴养血，以填补大亏之阴血，平息内动之虚风。

方中重用龟甲、鳖甲，二者均为血肉有情之品，滋阴养液，潜阳息风，为君。生白芍、干地黄养阴益血，敛阴柔肝，助君药滋养阴血；牡蛎咸寒质重，平肝潜阳，助君药潜阳息风。三药用以为臣。阿胶、麦冬、麻仁养血滋阴为佐，伍君臣滋水涵木，滋阴息风。重用炙甘草者，一则补脾益气，滋气血生化之源，二则伍白芍酸甘化阴，三则益心气，除心悸，四则和中调药，为佐使。综观本方配伍，以大队滋阴养血药为主，配以介类潜阳之品，寓息风于滋养之中，使阴血得复，浮阳得潜，而虚风自熄。

◆ 滋荣活络汤 ◆

滋荣活络熟地黄，参芪茯神归芎防；

荆天羌连陈炙草，产后项强急煎尝。

【组成用法】川芎 4.5g，当归、熟地黄、人参各 6g，黄芪、茯神、天麻各 3g，炙甘草、陈皮、荆芥穗、防风、羌活各 1.2g，黄连（姜汁炒）2.4g。水煎服。

【功效主治】养血益气，祛风止痉。产后痉病证属阴血亏虚者。症见产后口噤项强，四肢抽搐，面色苍白，舌淡苔白，脉细无力。

【运用技巧】

1. 辨证导航　本方为产后痉病属阴血亏虚者而设。以产后口噤项强，四肢抽搐，面色苍白，舌淡，脉细无力为证治要点。

2. 加减秘钥　有痰，加竹沥、姜汁、半夏；口渴，加麦冬、葛根；食积，加山楂、砂仁、神曲、麦芽；便秘，加肉苁蓉；汗多，加麻黄根；惊悸，加枣仁。

3. 适用病症　中医产后痉病等；西医产后抽搐症、产后破伤风等，辨证属血虚夹风夹痰者。

4. 临床禁忌　产后痉病属痰热者不宜用本方治之。

【编者按语】本方源自《傅青主女科·产后编》。傅青主创本方用治"产后气血暴虚，百骸少血濡养，忽然口噤牙紧，手足筋脉拘搐等症"。素体阴血亏虚，复加产后失血伤津，营阴耗损，津液虚竭，阴虚风动；又血虚气耗，腠理不密，风邪搏之。故见产后口噤项强，四肢抽搐。治宜养血益气，祛风止痉。

方中当归、川芎补血活血，既治病之本，又寓"治风先治血，血行风自灭"之意，故用以为君。熟地黄益阴养血，以助君药大补营血；人参、黄芪甘温益气，气旺血生，气旺表固；天麻息风止痉，为治肝风内动之要药，四药共为臣。稍佐荆芥、防风、羌活辛散祛风，其与人参、黄芪相伍，则无重伤阴血之忧；茯神宁心镇惊；陈皮理气化痰；黄连清心助安神，姜汁炒用而增陈皮化痰之效，以上共为佐。炙甘草和中调药，兼为佐使。综观全方，补虚不碍邪，驱邪不伤正，标本兼顾，诸症自解。

🌿 二、感染邪毒证

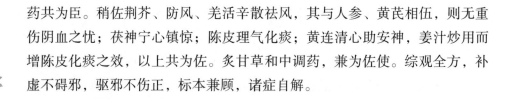

◆ 玉真散 ◆

玉真散治破伤风，牙关紧闭体张弓；

星麻白附羌防芷，外敷内服一方通。

【组成用法】天南星、防风、白芷、天麻、羌活、白附子各6g。上为末，过筛，每次3~6g，2~3次/天，用热酒或童便调服；亦可作汤剂，水煎服，用量按原比例酌定。

【功效主治】祛风化痰，定搐止痉。产后痉病证属邪毒感染者。症见产后牙关紧急，口撮唇紧，身体强直，角弓反张，甚则咬牙缩舌，脉弦紧。

【运用技巧】

1.辨证导航　本方原为破伤风而设，用于产后痉病当以产后牙关紧急，身体强直，角弓反张，脉弦紧为辨证要点。

2.加减秘钥　本方祛风化痰之力较强，而止痉之力次之，若抽搐甚者，可加地龙、全蝎、蜈蚣等以止痉定搐；若痰多者，可加贝母、竹沥以化痰。

3.适用病症　中医产后痉病等；西医产后抽搐症、产后破伤风等，辨证属风痰内窜经脉者。

4.临床禁忌　本方药性温燥，易于耗气伤津，产后气津两虚者不宜使用。此外，白附子、天南星为有毒之品，用量宜慎。

【编者按语】本方源自《外科正宗·卷四》，证系由产后邪毒内侵而致。产后创伤，护理不慎，风气邪毒乘虚入侵。"风胜则动"，风性"善行而数变"。风毒之邪侵入经脉，以致营卫不通，痰浊阻滞，加之邪传入里，外风引动肝风，故见牙关紧急，角弓反张等症。治宜祛风化痰，定搐止痉。

方中君以白附子、天南星，二者辛温，均善祛风化痰止痉。其中白附子，性善上行，长于祛头面之风邪；天南星专走经络，尤善除经络中之风痰。二药相须为用，祛风化痰，解痉定搐之力倍增。羌活、白芷、防风辛散疏风。其中羌活、防风可散太阳之风，白芷散阳明之风，合而用之，共助君药疏散经络中之风邪，导邪外出，为臣药。天麻入肝，其用尤妙，于祛外风、通经络的同时，更能息风止痉，既助君、臣祛风止痉，又兼顾到外风引动内风之病机，是为佐药。热酒与童便擅通经络，行气血，为引经使药。综观全方用药，集祛风、化痰、止痉三法于一方。既祛经络中之风毒，又除经络中之凝痰，还能止痉定搐，如此，使风去痰消而痉止，药少功全，标本兼顾。

◆ 止痉愈风散 ◆

止痉愈风用全虫，芥穗独活加蜈蚣；

风毒常伴产创入，水酒兑服有奇功。

【组成用法】全蝎、蜈蚣各9g，炒荆芥穗15g，独活3g。上为末，3g/次，用黄酒兑开水冲服。如无效，2小时后再服。若无黄酒可用醪糟汁冲开水服。

【功效主治】祛风止痉。产后痉病证属邪毒感染者。症见产后突然昏昧不识人，颈项强直，牙关紧闭，手握不开，身体发热，面色时红时青，呈苦笑状，脉浮弦而劲。

【运用技巧】

1. 辨证导航　本方主治产后痉病证属邪毒感染者。临床以产后突然发痉，颈项强直，牙关紧闭，身体发热，脉浮弦而劲为辨证要点。

2. 加减秘钥　产后出血过多，面色苍白者，加炒墨旱莲、黄芪；自汗加党参、牡蛎。

3. 适用病症　中医产后痉病等；西医产后抽搐症、产后破伤风等，辨证属风毒外侵者。

4. 临床禁忌　本方药性偏温，若热毒盛者不宜适用。

【编者按语】本方源自《中医妇科治疗学》，治证系由风毒内侵而致。若接生不慎，或产创出血，护理不洁，邪毒乘虚入侵，直窜筋脉，故产后突然发痉。治宜祛风止痉，以标本兼顾。

全蝎辛平，专入肝经，具有平肝息风、搜风通络之效。其止痉作用较为突出，可用治各种原因之痉挛抽搐；蜈蚣辛温，性善走窜，通达内外，有比全蝎更强的平息内风，以及搜风通络的作用。二者相须为用，使息风止痉之力倍增，为君。本方所治缘自风毒由外入侵，故方中又配伍荆芥、独活辛散之品，意在祛风散邪通络，两药为臣佐。全方药少力专，祛风定痉两擅其功，故对产后感染邪毒，而见痉挛抽搐者较为适宜。

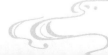

第四节　产后发热辨证用方

产褥期内，出现发热持续不退，或突然高热寒战，并伴有其他症状者，称"产后发热"。包括西医学的"产褥感染"和"产褥中暑"等，其重症可危及产妇生命，应予高度重视。若产后 1～2 日内，出现轻微发热，而无其他症状者，属正常生理现象，一般可自行消退。

本病的病因病机，主要是产时感染邪毒，正邪交争；产后阴血骤虚，阳气浮散；正气亏虚，易感外邪；败血停滞，营卫不通。其治疗以祛邪毒，调气血，和营卫为主，常由清热解毒，祛风散邪，益气养血，活血化瘀等药物组成方剂，代表方如五味消毒饮、荆穗四物汤、八珍汤等。由于产后具有多虚多瘀的病理特点，故前人对本病的治疗提出："不可妄投发散""不可过于滋腻"，此实为经验之谈。至于产后发热重症、危症，则必须中西医结合治疗。

一、感染邪毒证

◆ 五味消毒饮 ◆

【组成用法】参见"带下病·热毒蕴结证"。

【功效主治】清热泻火，祛邪解毒。产后发热证属感染邪毒者。症见产后高热寒战，小腹疼痛拒按，恶露量或多或少，色紫黯如败酱，气臭秽，心烦口渴，尿少色黄，大便燥结，舌红苔黄，脉数有力。

【运用技巧】

1. 辨证导航　本方原治火热毒邪内壅之疔疮。妇科临床用治产后感染邪毒而见发热不退者。以产后高热不退，小腹疼痛拒按，恶露紫黯臭秽，舌红苔黄，脉数有力为辨证要点。

2. 加减秘钥　本方功专清解邪毒，临证应用时可加五灵脂、蒲黄、益母草、赤芍、牡丹皮等以活血化瘀，清热凉血；腹胀甚者，加制香附、青皮理气消胀；腹痛甚者加乳香、没药化瘀止痛；夹有湿热者加苡仁、黄柏、大血藤清热利湿。

3. 适用病症　参见"带下病·热毒蕴结证"。

4.临床禁忌　本方性偏寒凉，脾胃本虚，气血不足者应慎用。

【编者按语】本方治证系由邪毒直犯胞宫，正邪交争而致。产后血室正开，胞脉空虚。若护理不慎，邪毒乘虚而入，直犯胞宫，正气奋起抗邪，邪正剧烈交争，则产后高热寒战；邪毒入胞，与瘀血互结，阻滞胞脉，故少腹疼痛拒按，恶露量少；热毒熏蒸，血肉腐败，故恶露量多，色紫黯臭秽；火热内盛，扰乱心神，灼伤津液，故心烦口渴，尿少色黄，大便燥结。舌红苔黄，脉数有力为邪毒内燔之象。治宜清热解毒。

方中金银花甘寒质轻，清热解毒并可轻疏邪毒于外，重用为君。野菊花、蒲公英、紫花地丁、紫背天葵味苦性寒，功擅泻火解毒，四药俱为臣佐。诸药相伍，药力专一，共建清热泻火，祛邪解毒之功。综观全方，轻宣疏散中伍以苦寒清解，意在使内犯之邪毒从外而透，自内而清，诸症消除。

◆ 解毒活血汤 ◆

解毒活血连翘桃，红花归壳葛赤芍；

柴胡甘草同生地，产褥感染用水熬。

【组成用法】连翘6g，葛根6g，柴胡9g，当归6g，生地黄15g，赤芍9g，桃仁（研）24g，红花15g，枳壳3g，甘草6g。水煎服。

【功效主治】清热解毒，活血化瘀。产后发热证属热毒瘀血互结者。症见产后高热寒战，其热不退，少腹疼痛拒按，恶露紫黯如败酱，气臭秽，口渴尿赤，舌紫红有瘀点瘀斑，苔黄燥，脉沉实而涩。

【运用技巧】

1.辨证导航　本方原治瘟毒吐泻转筋初得者。妇科临床用治产后发热属感染邪毒者。以高热寒战，其热不退，少腹疼痛拒按，恶露色紫黯，气臭秽，舌紫红有瘀点瘀斑，苔黄燥，脉沉实而涩为辨证要点。

2.加减秘钥　热毒甚者，加蒲公英、金银花以清热解毒；瘀滞甚者，加益母草、丹参、牡丹皮以清热化瘀；高热不退，神志不清者，合紫雪丹以清热开窍。

3.适用病症　中医产后发热、产后腹痛、带下过多等；西医产褥感染、急、慢性盆腔炎等，辨证属热瘀互结者。

4.临床禁忌　若见汗多、肢冷、眼塌不可用；产后发热属血虚者不宜使用本方。

【编者按语】本方源自《医林改错·卷下》，治证系由邪毒与胞中瘀血互

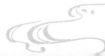

结而致。产后胞脉空虚，邪毒乘虚内侵胞宫，正邪剧烈交争，则高热寒战，其热不退；热壅血瘀，瘀久化热，热毒瘀血相结，则少腹疼痛拒按，恶露紫黯如败酱，气臭秽。舌紫红有瘀点、瘀斑，苔黄燥，脉沉实而涩均为毒瘀互结之征。其治疗若单用清热解毒，则瘀血不去；若纯用活血化瘀，则热毒难除，故治宜解毒、活血并用。

方中重用桃仁配伍连翘为君，桃仁味苦、甘，性平，为活血破瘀之要药；连翘味苦、性微寒，既可清火热毒邪，又能散气血凝聚，为解毒消痈散结之常用药物。二者相伍，化瘀解毒，两擅其功。当归、红花养血行滞，既助桃仁活血化瘀，又使瘀去不伤正；柴胡、葛根辛凉升散，助连翘祛邪退热，共为臣药。生地黄、赤芍清热凉血，防血热互结；枳壳宽胸理气，既可止痛，又促血行，共为佐药。甘草生用清热解毒，调和诸药，兼具佐使之用。全方合用，共奏清热解毒、活血止痛之效。对产后属热毒瘀血互结者，较为适宜。

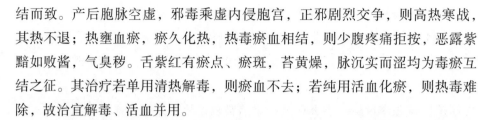

◆ 清营汤 ◆

清营汤治热传营，身热燥渴眠不宁；

犀地银翘玄连竹，丹麦清热更护阴。

【组成用法】犀角（水牛角代）30g，生地黄15g，元参9g，竹叶心3g，麦冬9g，丹参6g，黄连5g，金银花9g，连翘6g。水煎服。

【功效主治】清营解毒，透热养阴。产后发热证属邪毒入营者。症见身热夜甚，烦躁，夜寐不安，时有谵语，目常开不闭，或常闭不开，口渴或不渴，斑疹隐隐，舌红绛而干，脉细而数。

【运用技巧】

1. 辨证导航　本方主治产后发热属邪毒入营者。以身热夜甚，烦躁少寐，斑疹隐隐，舌红绛而干，脉数为辨证要点。

2. 加减秘钥　若热入心包，见有神昏谵语，甚则昏迷者，可用本方煎汤送服安宫牛黄丸或紫雪丹。

3. 适用病症　中医产后发热等；西医产褥感染等，辨证属热入营分者。

4. 临床禁忌　舌绛苔不干或苔白滑者不宜使用本方。

【编者按语】本方源自《温病条辨·卷一》，治证系由邪毒内侵，渐传营阴而致。产后邪毒乘虚内犯，正虚而抗邪不济，热毒内燔渐次由卫表内传营阴。邪热传营，内伏阴分，入夜阳气内归营阴，与热相合，故见身热夜甚；

营气通于心，热毒蕴蓄于营，扰动心神，则烦躁少寐，时有谵语；热毒蒸熏营阴上承于口，则本应口渴而反不渴；营内为血，营热波及血分则可见斑疹隐隐。恶露紫黯、舌绛而干、脉细数均为热毒入营之象。治宜清营解毒，透热养阴。

方中水牛角咸寒，清解营分热毒，为君。热伤营阴，故以生地黄凉血补阴，麦冬清热养阴，玄参降火滋阴，三药共用，既可甘寒养阴保津，又能助君药清营凉血解毒，共为臣药。君臣相伍，咸寒与甘寒并用，清营热，滋营阴，邪正兼顾。邪毒由外渐次而入，故以金银花、连翘、竹叶甘寒质轻之品，轻清透泄，使内陷营分之热透出气分而解，此即叶天士"入营犹可透热转气"之具体应用；黄连清心解毒除烦；丹参清热凉血，活血散瘀，可防热与血结为瘀，以上五药俱为佐药。综观本方，其配伍特点是以清营解毒为务，配以养阴生津和"透热转气"，意在使入营之热外透气分而出，诸症自除。

◈ 济阴汤 ◈

济阴汤中芍药芩，连草翘丹栀金银；

产后寒热恶露少，甚则谵语渴引饮。

【组成用法】连翘 10g，炒山栀子 10g，黄芩 10g，炒黄连 6g，芍药 15g，金银花 30g，牡丹皮 12g，甘草 6g。水煎服。

【功效主治】泻火解毒，凉血散瘀。产后发热证属热毒炽盛者。症见高热寒战，谵语不眠，小腹疼痛拒按，恶露紫黑臭秽，烦渴引饮，小便短赤，大便秘结，舌红苔黄，脉数有力。

【运用技巧】

1. 辨证导航　本方主治产后发热属火毒炽盛者。以产后高热寒战，恶露量少臭秽，心烦口渴，舌红苔黄，脉数为辨证要点。

2. 加减秘钥　热毒盛者，加蒲公英、青天葵以清热解毒；瘀滞盛者，加蒲黄、五灵脂、丹参以活血化瘀；大便秘结者，加大黄、芒硝清热泻下。

3. 适用病症　中医产后发热、乳痈等；西医产褥感染、急性乳腺炎等，辨证属热毒蕴结者。

4. 临床禁忌　阴血亏虚、素体脾胃虚弱者不宜使用。

【编者按语】本方源自《外科枢要·卷四》，治证系产后感染邪毒，火热毒邪炽盛而致。产后护理不慎，邪毒外侵，直犯胞中，正不胜邪，邪毒独盛而见高热寒战；热毒上扰心神，则谵语不眠；热毒蕴结胞宫，血瘀肉腐，故恶露紫黑臭秽，小腹疼痛拒按；热盛火旺，伤津灼液，故大渴引饮，小便短赤，大便秘结，舌红苔黄，脉数有力。治宜苦寒之品直折亢热，拟泻火解毒、凉血散瘀之法治之。

方中重用金银花配伍连翘为君，二者性寒质轻，长于清热解毒，疏邪退热，芳香避秽。黄芩、黄连泻火解毒；山栀子通泻三焦，导热下行，并凉血解毒。三药共助君药清解邪毒，为臣。热与血结为瘀，故以牡丹皮、赤芍清热凉血，活血散瘀，二者为佐。甘草清热解毒，调和诸药，兼为佐使。综观全方，清热解毒与凉血散瘀并行，邪毒除，瘀热散，而诸症自愈。

二、外感邪气证

◆ 荆穗四物汤 ◆

【组成用法】参见"经行感冒·风寒证"。

【功效主治】发散风寒，养血解表。产后发热证属血虚外感者。症见产后恶寒发热，无汗，头晕，肢体疼痛，鼻塞，流清涕，舌淡、苔薄白，脉浮。

【运用技巧】

1. 辨证导航　本方为治疗产后外感发热的常用方剂，以产后恶寒发热，无汗，鼻塞流涕，头晕，舌淡、苔薄白，脉浮为辨证要点。

2. 加减秘钥　外感风寒较重者，加紫苏叶、防风；肺气不畅，咽痒咳嗽者，加桔梗、杏仁。

3. 适用病症　参见"经行感冒·风寒证"。

4. 临床禁忌　产后发热属外感风热者不宜。

【编者按语】本方治证系由产后卫表不实，风寒袭表而致。产后气血虚弱，内无所据，则外无所固，卫阳不固，腠理疏松，风寒乘虚由表而入。正气抗邪，正邪交争，则恶寒发热；寒邪瘀滞，经气不利，则身疼无汗；肺合皮毛，鼻为肺窍，风寒袭表，肺气失宣，则鼻塞流涕；产后血虚，脑失所养，则头晕。其治疗若纯用发散之品，则更伤气血，与产后多虚之病理特点不符。故拟养血解表法治之。

方中荆芥穗辛温而不燥烈，为"风药润剂"，祛风散寒。产后多虚多瘀，故伍以白芍、熟地黄大补精血；当归、川芎行气活血，四药相伍，补血而不滞血，行血而不伤血。诸药相伍，共建养血解表之功。综观全方，散寒解表与养血扶正并用，邪正兼顾，祛邪不伤正，扶正不留邪。

类方

荆防四物汤（《张皆春眼科证治》）组成：荆芥 6g，防风 3g，酒生地黄 15g，当归 12g，酒白芍 9g，川芎 3g。用法：水煎服。功效：养血活血除风。主治：产后血虚有热外感风邪者。

◆ **参苏饮** ◆

参苏饮内用陈皮，枳壳前胡半夏齐；

木香炙草桔梗茯，气虚外感最相宜。

【组成用法】前胡、人参、紫苏叶、茯苓各 6g，桔梗、木香、半夏、陈皮、炒枳壳、炙甘草各 15g，生姜 7 片，大枣 1 个。水煎服。

【功效主治】益气解表，理气化痰。产后发热证属气虚外感风寒，内有痰湿者。症见发热恶寒，头痛鼻塞，咳嗽痰多，胸脘满闷，倦怠无力，苔白，脉浮。

【运用技巧】

1. 辨证导航　本方为治产后气虚外感而致发热的常用方。临床应用以恶寒发热，头痛，鼻塞，咳嗽痰多，倦怠乏力，苔白脉浮为辨证要点。

2. 加减秘钥　表寒证重者，加荆芥穗、防风；头痛甚者，可加川芎、白芷、藁本；气滞轻者，可去木香，并减陈皮、枳壳用量。

3. 适用病症　中医产后发热、经行感冒等；西医月经期及产后感冒、上呼吸道感染等，辨证属气虚外感，内有痰湿者。

4. 临床禁忌　产后发热属阴虚外感者，不宜使用。

【编者按语】本方源自《三因·卷十三》，异名有参苏汤（《普济方·卷四〇三》）、人参前胡散（《奇效良方·卷六十四》）、十味参苏饮（《保婴金镜录》）、冲和汤（《济阳纲目·卷十一》）。本方治证系由产后气虚，痰湿内阻，复感风寒而致。患者素体痰湿内停，产后气随血耗，卫表不固，风寒乘虚侵袭，卫阳被遏，腠理闭塞，故发热恶寒，头痛；"形寒饮冷则伤肺"，风寒引动肺中痰湿，肺失宣肃，故咳嗽痰多，鼻塞；痰阻气滞，则胸脘满闷。倦怠乏力为气虚之象。治宜益气解表，理气化痰。

方中紫苏叶辛温芳香，作用和缓，既善散寒解表，又能宣肺止咳，还可行气畅中；人参甘温，益气健脾，气旺既能鼓邪外出，又可防邪深入。二者相伍，扶正祛邪，驱邪不伤正，扶正不留邪，故用以为君。半夏、前胡降逆化痰；桔梗宣肺止咳。三者一宣一降，升降相因而复肺之宣肃，为臣药。前

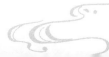

人言"治痰先治气，气顺则痰消"，故以木香、枳壳、陈皮辛香理气，一方面气行则津行痰化，另一方面可消除痰阻气滞之胸脘痞闷；茯苓渗湿健脾，既可去已聚之痰，又能杜生痰之源，共为佐药。甘草益气和中，兼和诸药，为佐使。煎服时，少加生姜、大枣，协紫苏叶解表，合参、苓、草能益脾。诸药配伍，共成益气解表，理气化痰之功。

本方改为丸剂，名"参苏丸""参苏理肺丸"。《太平惠民和剂局方》（淳祐新添方）有干葛；《易简方》有干葛，无木香。

◆ 银翘散 ◆

银翘散主上焦疴，竹叶荆蒡豉薄荷；

甘桔凉解清疏法，芦根汤煎煮无过。

【组成用法】银花、连翘各15g，桔梗、薄荷、牛蒡子各10g，竹叶、荆芥穗各6g，淡豆豉、生甘草各6g，芦根10g。水煎服。

【功效主治】辛凉透表，清热解毒。产后发热证属外感风热者。症见发热微恶风寒，无汗或有汗不畅，头痛口渴，咳嗽咽痛，舌尖红苔薄白或薄黄，脉浮数。

【运用技巧】

1. 辨证导航　本方是治疗外感风热表证的常用方。产后发热属外感风热者常用本方治疗，以发热，微恶寒，咽痛，口渴，脉浮数为辨证要点。

2. 加减秘钥　口渴甚者，加天花粉；项肿咽痛者，加马勃、玄参；咳甚者，加杏仁；胸膈闷者，加藿香、郁金。

3. 适用病症　中医产后发热、经行感冒、乳痈初起等；西医产后感染、产后或月经期感冒等，辨证属风热表证者。

4. 临床禁忌　产后外感风寒以及湿热病初起者禁用。

【编者按语】本方源自《温病条辨·卷一》，异名银翘解毒散（《全国中药成药处方集》西安方）。本方治证系由产后风热外袭，邪在卫表而致。产后调理不慎，风邪夹热由外而入，卫气被郁，开阖失司，故发热，微恶风寒，无汗或有汗不畅；肺合皮毛，邪由肌表袭肺，肺气失宣，则咳嗽；喉为肺系，热邪熏灼咽喉，则咽痛；热伤津液，则口渴；风热上扰清空，则头痛。舌边尖红、苔薄黄，脉浮数为风热在表之象。治宜辛凉透表，清热解毒。

方中重用银花、连翘为君，二者辛凉质轻，气味芳香，在疏风散热的同时，又可清热解毒，避秽化浊，兼顾了温热病邪易蕴结成毒及多夹秽浊之气的特点。薄荷、牛蒡子辛凉，疏散风热，清利头目，且可解毒利咽；荆芥穗，淡豆豉辛而微温，开皮毛，通腠理，有利解表散邪。此二者虽属辛温，但辛而不烈，温而不燥。以上四药俱为臣药。芦根、竹叶甘寒清热生津；桔梗宣肺止咳利咽，同为佐药；甘草既可护胃和中，调和诸药，伍桔梗又能利咽止痛，是为佐使。综观全方，其配伍特点有二：一是疏散清解并用，使风热外散，热毒内清；二是辛凉之中配伍少量辛温之品，既有利于透邪，又不违背辛凉之旨。

◆ 清暑益气汤 ◆

王氏清暑益气汤，善治中暑气津伤；

洋参冬斛荷瓜翠，连竹知母甘粳尝。

【组成用法】西洋参 5g，西瓜翠衣 30g，荷梗 15g，黄连 3g，石斛 15g，麦冬 10g，竹叶、知母各 6g，甘草 3g，粳米 15g。水煎服。

【功效主治】清暑益气，养阴生津。产后发热证属暑热耗气伤津者。症见身热多汗，心烦口渴，体倦少气，精神不振，恶露色红质稠，小便短赤，脉虚数。

【运用技巧】

1. 辨证导航　本方清暑益气，生津止渴，是治疗外感暑热的代表方剂。以发热口渴，多汗，舌红少津，脉虚数为证治要点。

2. 加减秘钥　暑热较重，可加生石膏以清热解暑；暑热夹湿、苔白腻者，可去麦冬、石斛、知母，加藿香、六一散等增强祛湿之功；黄连苦燥，若暑热不盛，而津伤较重者可去之。

3. 适用病症　中医产后发热、产后感冒、经行感冒等；西医产后感染、感冒等，发病在夏季、辨证属暑热内侵，气阴两伤者。

4. 临床禁忌　暑病夹湿不宜使用。

【编者按语】本方源自《温热经纬·卷四》，名见《中医方剂学讲义》。本方治证系由暑热内侵，耗气伤津而致。产时正值炎夏酷暑，暑热阳邪内犯，故身热汗多，恶露色红质稠；"暑气通于心"，暑热扰心，则心烦；热伤津液则口渴，小便短赤；暑热耗气，则体倦少气，精神不振。治宜清暑益气生津。

方中西瓜翠衣甘寒，清热解暑；西洋参益气生津，养阴清热，共为君药。荷梗助西瓜翠衣清解暑热；石斛、麦冬助洋参养阴生津，共为臣药。君臣相伍，共建清暑热，益气阴之功。前人认为"治暑之法，清心利小便最好"，故以苦寒之黄连，清心泻火；甘淡之竹叶，除烦利尿，使暑有去路。知母苦寒质润，既助泻火，又助滋阴，以上均为佐药；甘草、粳米甘平益胃和中为佐使。综观全方，清热祛暑与益气生津并进，意在使暑热得清、气津得复，则诸症自除。

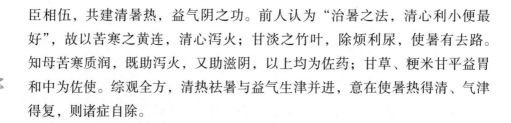

三、瘀血内停证

◆ 生化汤 ◆

【组成用法】参见"产后腹痛·瘀滞子宫证"。

【功效主治】活血化瘀，和营退热。产后发热证属血瘀者。症见产后寒热时作，恶露不下或下亦甚少，色紫黯有块，小腹疼痛，按之益甚，舌质紫黯，或有瘀点，脉弦涩。

【运用技巧】

1. 辨证导航　该方是治疗产后血瘀证的代表方，被誉为"产后第一方"，以产后寒热时作，恶露不下或下亦甚少，小腹疼痛拒按，舌质紫黯，脉涩为辨证要点。

2. 加减秘钥　产后发热甚者，加益母草、丹参、牡丹皮以化瘀清热；腹痛甚者，加延胡索、乳香、没药以祛瘀止痛。

3. 适用病症　参见"产后腹痛·瘀滞子宫证"。

4. 临床禁忌　产后恶露过多、出血不止，甚则汗出气短神疲者，不宜使用本方治疗。

【编者按语】本方所治系由产后血瘀胞宫而致。新产之后，子宫复旧不良，恶露排出不畅，瘀血停滞胞宫，阻碍气机，营卫失调，阴阳失和，故产后寒热时作。气机不畅，瘀血内停，胞宫及胞脉阻滞，故恶露色紫黯有块，小腹疼痛拒按，舌质紫黯，或有瘀点，脉弦涩。治宜活血化瘀，和营退热。

方中重用全当归活血补血，化瘀生新，行滞止痛，为君药。川芎活血行气；桃仁活血祛瘀，共为臣药。炮姜入血散寒，既可温经止痛，又能使"血得热则行"；黄酒活血通脉以助药力；加入童便者，取其益阴化瘀，引败血下行之效，共为佐药。炙甘草调和诸药为使。诸药合用，以活血化瘀见长，有化瘀不伤正之特点。如此，血行瘀祛，恶露畅通，阴阳营卫调和，则诸症消除。

◆ 桃红消瘀汤 ◆

桃红消瘀蕺菜丹，行气活血归乳香；

清热解毒土牛膝，产褥感染祸盆腔。

【组成用法】丹参 9g，土牛膝、归尾各 6g，桃仁、红花各 3g，乳香 6g，蕺菜（鱼腥草）9g。水煎服。

【功效主治】活血化瘀，通经止痛。产后发热证属瘀血内停者。症见发热，恶露断续而下，并有浊带样分泌物，少腹疼痛，痛时不能重压，尿频便结，舌淡苔薄，脉弦实。

【运用技巧】

1. 辨证导航　本方主治产后血瘀发热者。以产后发热，恶露不下或下亦甚少，腹痛拒按，脉弦实为辨证要点。

2. 加减秘钥　热毒盛而见烦躁、热甚者，加金银花、连翘、败酱草、牡丹皮以清热解毒；气滞而见胁痛、腹胀者，加枳壳、郁金、柴胡以疏肝行气。

3. 适用病症　中医产后发热、产后腹痛、痛经等；西医产褥感染、盆腔炎等，辨证属瘀热郁结者。

4. 临床禁忌　产后血虚发热或外感发热不宜使用本方。

【编者按语】本方源自《中医妇科治疗学》，治证系由瘀血停滞，郁久化热而致。产后恶露不畅，当下不下，瘀血停滞，阻碍气机，营卫不通，郁而化热。正如《女科经纶》所言："败血为病，乃生寒热，本于营卫不通，阴阳乖格之故。"治宜活血化瘀，通经活络。

方中丹参味苦性微寒，功擅活血化瘀，凉血清热，与产后血瘀化热之证甚为合拍，故用以为君。归尾活血化瘀，通经活络；乳香辛香行气，破瘀止痛。二者助君药活血化瘀，为臣药。少量桃仁、红花活血散瘀；土牛膝活血通经，引血下行，其与蕺菜配伍尚可清热解毒。四药共为佐药。综观全方，主以祛瘀，辅以清热，使瘀去热清，则诸症自平。

四、气血虚弱证

◆ 当归补血汤 ◆

当归补血东垣笺，黄芪一两归二钱；

血虚发热口烦渴，脉大而虚宜此煎。

【组成用法】黄芪 30g，当归 6g。水煎服。

【功效主治】补气生血。产后发热证属血虚阳浮者。症见产后肌热面赤，烦渴引饮，恶露量少，色淡质稀，舌淡苔薄，脉洪大而虚，重按无力。

【运用技巧】

1. 辨证导航　本方为补气生血的基础方，也是体现李东垣"甘温除热"治法的代表方。以产后肌热面赤，烦渴引饮，舌淡苔薄，脉洪大而虚、重按无力为辨证要点。

2. 加减秘钥　血虚甚者，可配合四物汤补血和血；气虚甚者，可配合四君子汤益气健脾；气血俱虚者，可配合八珍汤补益气血。

3. 适用病症　中医产后发热、经行发热等；西医各种贫血、分娩后或月经期发热等，辨证属血虚气弱，阳气浮越者。

4. 临床禁忌　阴虚潮热者不宜使用。

【编者按语】本方源自《内外伤辨惑论》，为血虚气弱，阳浮于外而设。产后大失血，血虚则气无所依，虚阳浮越于外，故肌热面赤，烦渴引饮，此种烦渴，常时烦时止，渴喜热饮；血虚冲任不足，则恶露量少，色淡质稀。脉洪大而虚，重按无力是血虚气弱、阳气浮越之象。根据有形之血不能速生，生于无形之气之理，当宜补气生血为法。

方中重用黄芪，其用量五倍于当归，意义有二：其一，正如张秉成在分析本方时所言，"如果大脱血之后，而见此等脉证，不特阴血告匮，而阳气亦欲散亡，斯时也，有形之血不能速生，无形之气所当急固，故以黄芪大补脾肺元气而能固外者为君，盖此时阳气已去而越表，恐一时固里无及，不得不从卫外以挽留之"，阳气不再继续浮越，则一系列虚假证象即可消失。其二，有形之血生于无形之气，故重用黄芪补气，以滋生血之源。守气者血也，涵阳者阴也；孤阴不生，独阳不长，故伍以少量当归，养血和营，通脉调经，为臣使药。君臣相配，阳生阴长，气旺血生，血充气固，阴足阳潜，则虚热自退。

◆ 补中益气汤 ◆

【组成用法】参见"月经先期·气虚证"。

【功效主治】补气升阳，甘温除热。产后发热证属气虚下陷者。症见产后身热自汗，渴喜热饮，头痛头晕，恶露量或多或少，色淡质稀，体倦肢软，气短懒言，舌淡，脉虚大无力。

【运用技巧】

1. 辨证导航　本方为补气升阳、甘温除热的代表方。以产后低热不退，时发时止，自汗头晕，恶露色淡质稀，体倦肢软，舌淡，脉虚大无力为辨证要点。

2. 加减秘钥　热势较高者，加地骨皮以甘寒清热；恶露量过多者，去当归，重用黄芪、党参以益气摄血；兼腹痛者，加白芍以柔肝止痛；头痛甚者，加蔓荆子、川芎以祛风止痛。

3. 适用病症　参见"月经先期·气虚证"。

4. 临床禁忌　阴虚发热者禁用。

【编者按语】 本方治证系由脾胃气虚，清阳下陷而致。脾胃为后天之本，营卫气血生化之源，脾气主升。产后若脾胃气虚，则清阳不升，陷于下焦，郁遏不达而发热，因非实热所致，故其热不甚，时发时止，病程较长；气虚腠理不固，阴液外泄则自汗；脾主输布津液，脾气虚弱，不能上承津液，故见口渴，因非热盛伤津之渴，故渴喜热饮；脾虚气陷，清阳之气不能上达，故头痛头晕，因非外感而致，故痛有休止；脾胃气虚，化源匮乏，冲任血少，故恶露量少，色淡质稀；气虚不能统摄血液，则冲任不固，故恶露量多；脾胃虚弱，水谷生化不足，既不能上充于肺，也不能濡养肢体，故见气短懒言，体倦肢软，舌淡，脉虚大无力。对此气虚清阳下陷之证，其治疗方法，一则补中益气，二则升阳举陷，使脾气充盛而清阳复位，则发热可解，是谓"甘温除热"之义。

方中君以黄芪，补中益气，升阳固表；臣以人参、白术、炙甘草，健脾益气。君臣相伍，补中气，益脾胃之功倍增。脾胃健，中气旺，清阳自升。升麻、柴胡少量用之，功擅升举下陷之阳气，与黄芪、人参等相伍，则益气升阳举陷之力益著；陈皮理气和中，既调畅中焦气机，以助升阳之效，又于补气之中佐以理气，使补而不滞；气血同源，气虚日久，营血亦亏，加之产后失血，故用当归养血补虚，与益气药相配，则气血并补，养血以助益气，益气尚能生血，以上共为佐药。炙甘草调和诸药兼为使药。综观全方，以补气升阳为务，辅以行气养血。意在使气旺阳升，而诸证自除，体现治病求本之法。

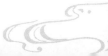

五、阴虚火旺证

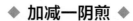

◆ 加减一阴煎 ◆

【组成用法】参见"经间期出血·肾阴虚证"。

【功效主治】滋阴养血，泻火退热。产后发热证属阴虚火旺者。症见产后午后骨蒸潮热，两颧红赤，恶露量少，质黏稠，烦渴喜饮，大便干燥，舌红少苔，脉细数。

【运用技巧】

1. 辨证导航　本方可用于产后发热属阴虚火旺者。以午后骨蒸潮热，心烦口渴，舌红少苔，脉细数为辨证要点。

2. 加减秘钥　阴虚火旺甚者，可酌加山茱萸、龟甲、鳖甲、白薇、青蒿、墨旱莲、女贞子以养阴退热。

3. 适用病症　参见"经间期出血·肾阴虚证"。

4. 临床禁忌　脾肾阳虚或气血不足者不宜使用。

【编者按语】本方治证系由阴血大亏，虚火内盛而致。《医宗金鉴》曰："产后发热，多因阴血暴伤，阳无所附。"由于产后血耗阴亏，阴虚不能制阳，则虚热内生。午后为阴，故午后骨蒸潮热。阴虚火旺，虚火上炎，故颧红，烦渴；虚火下迫，则恶露量少质稠，大便干燥。舌红少苔，脉细数亦为阴虚内热之象。治宜滋阴养血，降泄虚火。

方中熟地黄甘温，益阴养血之上品，为君药。生地黄甘寒，滋阴补血，凉血清热；白芍酸甘，养血敛阴。此二味助君药滋阴清热，为臣药。麦冬甘寒多液，知母苦寒质润，二者长于滋阴清热除烦；地骨皮甘寒，善于养阴退热除蒸，三药为佐。炙甘草调和诸药，用以为使。综观全方，既善滋阴养血，又能清泄虚火，有壮水制火、标本兼顾之妙。

第五节　产后腹痛辨证用方

产妇在产褥期内，发生与分娩或产褥有关的小腹疼痛，称为产后腹痛。其中因瘀血引起者，称"儿枕痛"。本病以新产后多见。孕妇分娩后，由于子宫的缩复作用，小腹呈阵阵作痛，于产后 1~2 日出现，持续 2~3 日自然消失，西医学称"宫缩痛""产后痛"，属生理现象，一般不需治疗。若腹痛阵阵加剧，难以忍受，或腹痛绵绵，疼痛不已，影响产妇的康复，则为病态，应予治疗。

本病的发生，主要是气血运行不畅，迟滞而痛。导致气血不畅的原因，多为气血两虚、瘀滞胞宫。故其治疗虚者补而调之、实者通而调之，常拟补虚化瘀，调畅气血为治法，多用熟地黄、当归、白芍、人参、川芎、益母草、炮姜等药物组成方剂。临证时，根据产后多虚多瘀的特点，用药既勿过于滋腻，亦勿过于攻逐。代表方如肠宁汤、当归建中汤、生化汤等。

一、气血两虚证

◆ 肠宁汤 ◆

肠宁汤中重地归，阿胶参麦轻用桂；
山药续断加甘草，气血既生疼自回。

【组成用法】当归（酒洗）30g，熟地黄 30g，人参 9g，麦冬（去心）9g，阿胶 9g，山药 9g，续断 6g，甘草 3g，肉桂 0.6g。水煎服。

【功效主治】益气养血，调补冲任。产后腹痛证属气血亏虚者。症见小腹隐痛，腰骶酸痛，喜按喜揉，恶露量少，色淡红，质稀无块，面色无华，头晕眼花，心悸怔忡，大便干结，舌质淡，苔薄白，脉细弱。

【运用技巧】

1. 辨证导航　本方系傅青主为"产后少腹疼"而设，临床以产后小腹隐痛，腰骶酸痛，喜按喜揉，恶露量少，色淡质稀，舌质淡，脉细弱为辨证要点。

2. 加减秘钥　如血虚兼寒者，加干姜、吴茱萸以温中散寒；脾虚甚者，加黄芪、白术以补气健脾。

3. 适用病症　中医产后腹痛、产后恶露不绝等；西医产后子宫复旧不良等辨证属气血两虚者。

4. 临床禁忌　血瘀气滞者不宜使用。

【编者按语】本方源自《傅青主女科·卷下》，治证系由气血不足，胞脉失养而致。素体虚弱，气血不足，复因产时、产后失血过多，以致经脉空虚，运行无力，冲任、胞宫失养，故见产后小腹隐痛，腰骶酸痛，恶露量

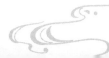

少，色淡质稀；血虚津亏，肠道失濡，则大便干结。头晕眼花，心悸怔忡，面色苍白，舌淡脉细弱均为气血不足之象。《傅青主女科》曰："大凡虚疼宜补，而产后之虚疼，尤宜补。"故治宜益气养血，调补冲任。

方中重用酒洗当归，既可补血养肝，又能活血止痛，为君药。熟地黄甘温，"益阴养血之上品"，伍当归补肝肾，调冲任；人参益气健脾，配熟地黄气血并补，补气生血，二者共为臣药。阿胶为血肉甘润之品，能大补精血；麦冬质润多液，可滋阴生津，二者助君臣养血以调补冲任。山药益气养阴，补脾固肾，配伍人参则能滋气血之生化；川续断补肾养肝，强壮腰膝；少许肉桂温通血脉，散寒止痛，以上五味同为佐药。甘草调和诸药为使。综观全方，阴柔滋腻以补血，辛散温通以行血，补而不滞，行而不伤；且气血并补，标本兼顾，如此，气血旺盛，冲任通调，则诸症消失。

◈ 内补当归建中汤 ◈

内补当归建中汤，白芍桂枝草枣姜；

产后腹痛中脏虚，每加饴糖和阴阳。

【组成用法】当归 12g，白芍（炒）20g，桂枝 10g，炙甘草 6g，生姜 10g，大枣 4 枚，饴糖 60g。六味水煎 2 次，取汁，兑入饴糖，分 2 次温服。

【功效主治】温补气血，缓急止痛。产后腹痛证属中焦虚寒，营血不足者。症见产后虚羸不足，腹中疼痛，或小腹拘急，痛引腰背，食欲缺乏，乳汁缺少，面色无华，舌淡苔白，脉细弦而缓。

【运用技巧】

1. 辨证导航　本方为产后虚羸不足，腹中疼痛而设。临床以产后腹中绞痛，食欲缺乏，面色无华，乳汁缺失，脉虚细为辨证要点。

2. 加减秘钥　若血虚津伤便秘较重者，加肉苁蓉、火麻仁等，以润肠滋液通便；若腹痛兼有下坠感，加黄芪、白术益气升提；腹痛喜热熨者，加吴茱萸、艾叶、小茴香、炮姜，以温阳行气，暖宫止痛；恶露量多者，加熟地黄、阿胶，以补血止血；如寒甚而见四肢不温、畏寒者，加艾叶、制附子，以温经散寒；如气虚而见汗出、气短、食少者，加黄芪、党参以补气益脾。

3. 适用病症　中医产后腹痛、痛经、缺乳等；西医产后子宫复旧不良、原发性或继发性痛经等，辨证属中焦虚寒，营血不足者。

4. 临床禁忌　产后血瘀，恶露不行，或湿热内蕴之腹痛，不宜使用本方。

【编者按语】本方源自《备急千金方·卷三》，异名有当归建中汤（《千金翼方·卷六》）、内补当归汤（《鸡峰·卷十六》）、内补建中汤（《产科发蒙·卷三》）。本方治证系由中焦虚寒，营血不足而致。素为中焦虚寒之体，气血生化不足，复因产后血耗阴亏，以致气血益虚，冲任胞脉失其温养，故见产后虚羸，小腹拘急挛痛不已；中焦阳气之所出，阳气"转输于背"，今中焦虚寒，阳气亏虚不能转输温养于背，则痛引腰背；中焦虚寒，运化失常，乳汁化生乏源，故食欲缺乏，乳汁缺少，面色无华。治宜温中补虚，缓急止痛。

本方系由张仲景小建中汤加当归组成。方中当归养血补肝，温经止痛；饴糖甘温质润，入脾胃，既能温中补虚，又可和里缓急，二者配伍，温补并用，共为君药。白芍酸甘，养血敛阴，缓急止痛，合饴糖酸甘化阴，以补阴血之虚；桂枝辛甘温热，温助中阳，合饴糖辛甘化阳，以建中阳之气，二味共为臣药。生姜温中散寒，佐桂枝以温中；大枣益脾滋液，佐白芍以养血。姜、枣相合，尤能鼓舞脾胃生化之气；甘草甘温补中，助饴、桂益气温中，合饴、芍益脾养肝，缓急止痛，兼能调和诸药。此三味共为佐使。综观全方，温中补虚缓急之中，蕴有益阴和阳之意，意在使中气温建，阴阳气血生化有源，则诸症自除。

◆ 当归生姜羊肉汤 ◆

当归生姜羊肉汤，产后腹痛蓐劳方；

虚劳寒疝皆可治，加入陈术痛呕尝。

【组成用法】当归 9g，生姜 15g，羊肉 500g。水煎服。

【功效主治】温肝补血，散寒止痛。产后腹痛证属血虚寒凝者。症见产后腹中疼痛剧烈，甚则牵引胸胁，临寒则攻冲作痛更甚，痛喜温按，面色不华，肌肤不荣，头晕目眩，舌淡，脉细弦而涩。

【运用技巧】

1. 辨证导航　本方系仲景为产后腹痛者而创，临床以产后腹中疼痛，喜温喜按，舌淡苔白，脉细而涩为辨证要点。

2. 加减秘钥　寒多者，加重生姜用量；血虚寒重而腹痛甚者，加肉桂、白芍、甘草以温中缓急止痛；痛多而呕者，加橘皮、白术；如兼脾胃虚寒而呕吐、食少、便溏者，加白术、陈皮、党参、砂仁以补脾和胃止呕。

3. 适用病症　中医产后腹痛、痛经等；西医产后子宫复旧不良、产后宫

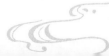

缩疼痛、原发性或继发性痛经等，辨证属血虚寒凝者。

4. 临床禁忌　血热瘀阻之腹痛不宜使用。

【编者按语】本方源自《金匮要略·卷上》，异名有小羊肉汤（《千金·卷三》引《胡洽方》）、当归汤（《圣济总录·卷九十四》）。本方治证系因血虚受寒，寒凝经脉而致。肝主藏血，肝经"绕阴器，抵少腹，布胸胁"。产后阴血大亏，肝血不足，寒邪乘虚入侵。血虚寒凝，"不荣则痛""不通则痛"，故产后腹痛剧烈，痛引胸胁，正如尤在泾所言："血虚则脉不营，寒多则脉绌急，故腹胁痛而里急者。"血属阴，得温则行，得寒则凝，故疼痛临寒更甚，得温则减。血虚不养，故面色不华，肌肤不荣，头晕目眩。舌淡脉弦细而涩为血虚夹瘀之象。治宜补肝血，散寒凝，行血滞，止疼痛。

方中当归甘辛而温，为妇科要药，能养血补肝，活血通络，兼可散寒止痛，一药三功，切中病情，故用以为君。生姜辛温，温中散寒，和中开胃，伍当归则温补并用；羊肉甘温，乃血肉有情之品，长于温补气血而散寒，善治血虚寒凝之腹痛。其与当归相配，则补血扶弱之力优，与生姜相伍，则膻味可减，且补而不腻，二味共为臣佐。综观全方，寓温散于补益之中，温补并进则诸症自平。

类方

1. 羊肉生地黄汤（《备急千金要方》）　组成：羊肉250g，生地黄30g，肉桂10g，当归12g，甘草6g，川芎10g，人参10g，白芍12g。用法：水煎服。功效：益气温经，养血止痛。主治：产后气血亏虚之腹痛。

2. 羊肉汤（《备急千金要方》）　组成：羊肉（去脂）250g，当归15g，肉桂9g，白芍30g，甘草10g，生姜30g，川芎24g，干地黄30g。用法：水煎服。功效：温经散寒，养血止痛。主治：产后体虚，腹中疼痛，眩晕心悸，面色苍白，舌淡苔白，脉沉细而涩。

二、瘀滞子宫证

◆ 生化汤 ◆

生化汤宜产后尝，归芎炙草炮姜桃；

恶露不行少腹痛，黄酒童便活血长。

【组成用法】当归24g，川芎9g，桃仁6g，炮姜2g，炙甘草2g。加黄酒，童便适量，水煎服。

【功效主治】 活血化瘀，温经止痛。产后腹痛证属血虚寒凝，瘀血阻滞者。症见产后小腹冷痛，拒按，得热痛缓，恶露量少，涩滞不畅，色紫黯有块，块下痛减，舌质紫黯，脉沉紧或弦涩。

【运用技巧】

1. 辨证导航　本方为治疗产后瘀阻腹痛之名方。临床以产后小腹疼痛，拒按，恶露量少，舌质紫黯，脉沉紧或弦涩为辨证要点。

2. 加减秘钥　小腹冷痛寒甚者，加小茴香、吴茱萸、肉桂以增温经散寒之功；瘀滞较甚，腹痛较剧者，可加蒲黄、五灵脂、延胡索、益母草等以祛瘀止痛；兼胸胁胀痛，小腹胀甚者，酌加郁金、香附、木香、乌药等以疏肝理气，行滞止痛；若兼乳汁不下者，可加王不留行以通经下乳。

3. 适用病症　中医产后腹痛、产后恶露不下、产后发热、堕胎、小产、痛经、经行身痛闭经等；西医产后子宫复旧不良、产后宫缩疼痛、胎盘残留、自然流产、子宫内膜炎、产褥期或月经期坐骨神经痛等，辨证属瘀血内阻者。

4. 临床禁忌　产后血瘀化热者不宜使用；若恶露过多、出血不止，甚则汗出气短神疲者，当属禁用。

【编者按语】 本方源自《傅青主女科·卷上》，治证系由产后血虚受寒，瘀阻胞宫而致。产后百脉空虚，血室正开，寒邪乘虚入侵，寒凝血瘀，阻滞胞宫，"不通则痛"，故小腹冷痛拒按，得热痛缓；瘀血内阻，败血不下，故恶露量少，色紫黯有块。舌质紫黯，脉沉紧，弦涩为瘀血阻滞之象。治宜活血化瘀，温经止痛。

方中重用全当归，补血活血，化瘀生新，兼温经止痛，为君药；川芎行气活血，桃仁活血化瘀，共为臣药。君臣相配，共建活血祛瘀之功。炮姜入血散寒，温经止痛；黄酒温经散寒活血；童便益阴化瘀，引败血下行，俱为佐药。炙甘草和中缓急，调和诸药为使。综观全方，温、补、通三法并用，与产后多虚多瘀多寒之病理特点甚为合拍，如此，瘀血化，新血生，寒凝散，则诸症自愈。

◆ 散结定疼汤 ◆

散结定疼当归芎，丹皮益母黑荆从；
乳香山楂桃仁炒，一剂痛止勿多用。

【组成用法】 当归酒洗 30g，川芎（酒洗）15g，牡丹皮（炒）6g，益母草 9g，荆芥穗 6g，乳香（去油）3g，山楂（炒黑）10g，桃仁（去皮尖）9g。

【功效主治】补血逐瘀。产后腹痛证属瘀血内结者。症见产后少腹疼痛，甚者腹内有块，按之痛甚，舌质紫黯，脉沉紧或弦涩。

【运用技巧】

1. 辨证导航　本方为"产后少腹疼"而设。临床以产后少腹疼痛，拒按，舌质紫黯，脉沉紧或弦涩为辨证要点。

2. 加减秘钥　少腹痛甚者，加五灵脂、蒲黄以化瘀止痛；胸胁胀痛者，加香附、郁金、延胡索、川楝子等以疏肝理气止痛。

3. 适用病症　中医产后腹痛、痛经等；西医产后子宫复旧不良、产后宫缩疼痛、胎盘残留、原发性或继发性痛经等，辨证属瘀血内结者。

4. 临床禁忌　产后气血虚弱而腹痛者不宜使用。因本方逐瘀之力较强，中病即止。

【编者按语】本方源自《傅青主女科·卷下》，异名散结安枕汤（《辨证录·卷十二》）。本方所治，傅青主认为系由妇人产后"瘀血未散，结作成团而作疼耳"。对其治疗方法，青主亦有独特见解，说："凡此等症，多是壮健之妇血有余，而非血不足也。似乎可用破血之药；然血活则瘀自除，血结则瘀作祟；若不补血而反败血，虽瘀血可消，毕竟耗损难免，不若于补血之中，以行逐瘀之法，则气血不耗，而瘀亦尽消矣。"故拟补血逐瘀法治之。

方中重用当归为君，补血活血，酒洗则化瘀止痛之力增强。气为血帅，气行则血行，血行则瘀去，故以川芎行气活血助祛瘀；桃仁活血破瘀，二药为臣。君臣相伍，共建补血逐瘀之功。益母草为妇科经产要药，长于活血祛瘀；乳香辛香，善于行气活血止痛；牡丹皮炒用，则寒凉之性减，而专于活血散瘀；妙在山楂、荆芥均炒黑入药，取其入血，既助活血祛瘀之力，又无动血之忧。以上五药俱为佐使。甘草调和药性，为方剂中常用之品，然其甘缓之性，有碍逐瘀，故本方配伍无甘草一药。综观全方，"逐瘀于补血之中，消块于生血之内，妙在不专攻疼痛，而疼痛止"。

◆ 补血定痛汤 ◆

补血定痛用四物，另佐青红与香附；

桃丹泽兰延胡索，煎加水酒宜温服。

【组成用法】当归、川芎、熟地黄、白芍（酒炒）各9g，延胡索6g，桃仁（去皮尖研细）、红花各3g，香附、青皮（炒）、泽兰、牡丹皮各5g。水、酒、童便同煎服。

【功效主治】疏肝养血，化瘀止痛。产后腹痛证属血虚肝郁，瘀滞胞宫者。症见产后少腹疼痛拒按，胸胁胀痛，恶露涩滞不畅、色紫黯有块，舌淡，边有青紫斑点，脉弦细而涩。

【运用技巧】

1. 辨证导航　本方原为小产后瘀血腹痛而设。临床以产后少腹疼痛拒按，胸胁胀痛，恶露不畅，舌淡，脉弦细而涩为辨证要点。

2. 加减秘钥　血虚重者，加重熟地黄、白芍用量；瘀滞重者，加重香附、青皮、泽兰、牡丹皮、延胡索、桃仁等药物的重量；若无血虚者，可去熟地黄，白芍易赤芍；肝郁血瘀化火生热者，可加栀子、黄芩以清热泻火。

3. 适用病症　中医产后腹痛、月经不调、痛经等；西医产后子宫复旧不良、产后宫缩疼痛、原发性或继发性痛经等，辨证属血虚肝郁，瘀滞胞宫者。

4. 临床禁忌　产后腹痛属血虚气弱者不宜使用。

【编者按语】本方源自《万病回春·卷六》，治证系由产后血虚，情志不畅，肝郁血瘀而致。肝主藏血，性喜条达。产后失血，营血亏虚，肝失所养，条达失常。此时若情志所伤，则肝气瘀滞，血行不畅。肝郁血瘀，瘀滞冲任，胞脉不通，不通则痛，故见少腹疼痛拒按，恶露不畅，色黯有块；胸胁为肝经之分野，肝郁气滞，故胸胁胀痛，善叹息。舌淡，边有青紫斑点，脉弦细而涩为瘀中有虚之象。其治疗若单用补血之品，则瘀血不化；若纯用化瘀之药，则血虚益甚。故治当补血化瘀，两相兼顾。

本方由妇科名方"四物汤"加味而成。用四物汤者，取其补血活血之效，对血虚而有瘀滞者甚为合拍。方中香附为"气病之总司，女科之主帅"，主入肝经，伍青皮、延胡索，疏肝解郁，行气止痛；桃仁、红花为活血化瘀常用药对，配牡丹皮、泽兰则祛瘀通经止痛之力倍增。上七味药物配伍，疏肝行气助化瘀，瘀化则气畅郁舒。因恐行气化瘀之品耗血伤阴，故其用量较小。煎加酒与童便者，意在增强活血化瘀，引瘀血下行之效。综观全方，滋养营血以补虚，行气活血以通滞，补而不腻，行而不伤。创方者为了强调产后用药须特别注意"多虚"的特点，故本方功效虽以行气化瘀止痛为主，但其方名却为"补血定痛汤"。

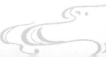

第六节 产后恶露不绝辨证用方

产后血性恶露持续 10 天以上，仍淋漓不尽者，称"产后恶露不绝"。又称"恶露不尽""恶露不止"。包括西医学产后子宫复旧不全、晚期产后出血。

本病的主要发病机制为气虚冲任不固，血失统摄；或瘀血阻滞，血不归经；或热扰冲任，迫血下行。治疗应虚者补之、瘀者攻之、热者清之。常以益母草、黄芪、阿胶、当归、生地黄、桃仁等药物组成方剂。代表方如补中益气汤、生化汤、保阴煎等。

一、气虚证

◆ 补中益气汤 ◆

【组成用法】参见"月经先期·气虚证"。

【功效主治】补气摄血固冲。产后恶露不绝证属气虚冲任不固者。症见产后恶露不尽，质稀量多，色淡无臭，面色㿠白，神疲乏力，短气懒言，小腹空坠，舌淡苔薄白，脉缓弱。

【运用技巧】

1. 辨证导航　本方为补气升阳之代表方。临床以产后恶露不尽，质稀量多，色淡无臭，体倦乏力，舌淡，脉缓弱为辨证要点。

2. 加减秘钥　恶露量多者，加艾叶、阿胶、益母草以温经养血止血；恶露日久不止，腰酸肢软，头晕耳鸣者，加菟丝子、金樱子、川续断、巴戟天补肝肾，固冲任。

3. 适用病症　参见"月经先期·气虚证"。

4. 临床禁忌　产后恶露不绝属血热或血瘀者不宜使用。

【编者按语】本方治证系由气虚不能摄血而致。素体正气虚弱，产后伤血耗气或操劳过早，劳倦伤脾。气虚下陷，冲任失固，不能统摄血行，故产后恶露量多，过期不尽；气虚则阳微，血失温煦，则恶露色淡，质稀无臭气；气虚清阳不升，则小腹空坠，面色㿠白。神疲乏力，气短懒言，舌淡，脉细弱均为气虚之象。治宜补气摄血固冲。

方中黄芪甘温，补中益气，升阳举陷，重用为君；人参、白术、炙甘草补气健脾，三药为臣。君臣相伍，共建补益中气之功，使气旺摄血。血为气之母，故用当归养血和血，使气有所化，气有所附；陈皮理气和胃，使诸药补而不滞；少佐升麻、柴胡，轻清上行，升举下陷之清阳，四药为佐；炙甘草调和诸药，兼为使。综观全方，其主要配伍特点是甘温补气之中少佐以升举清阳之品，补中有升，标本兼顾，使气虚得补，气陷得升，统摄有力则诸症自愈。

◆ 十全大补汤 ◆

十全大补用八珍，芪桂姜枣方内增；

温补虚羸名气大，妇人服之气血生。

【组成用法】人参 6g，肉桂 3g，川芎 6g，干熟地黄 12g，茯苓 9g，白术 9g，甘草 3g，黄芪 12g，当归 9g，白芍 9g，生姜 3 片，大枣 2 枚。水煎服。

【功效主治】温补气血。产后恶露不绝证属气血两虚者。症见产后恶露量少、淋漓不尽，质稀色淡无臭，面色萎黄，头晕目眩，倦怠食少，心悸怔忡，四肢不温，神疲气短，舌淡，脉细弱。

【运用技巧】

1. 辨证导航　本方为温补气血之代表方。用于产后恶露不绝以恶露量少，淋漓不尽，质稀色淡，面色萎黄，四肢不温，舌淡，脉细弱为辨证要点。

2. 加减秘钥　以血虚为主，眩晕心悸明显者，可加重熟地黄、白芍用量；以气虚为主，气短乏力明显者，可加重人参、黄芪、白术用量；阳气虚盛，面白肢冷甚者，可加菟丝子、巴戟天；恶露量多或淋漓不尽病程长者，可加阿胶、川续断、艾叶。

3. 适用病症　中医产后恶露不绝、妊娠贫血、月经过多、崩漏、月经过少、闭经、胎萎不长等；西医产后子宫复旧不全、功能失调性子宫出血、闭经、不孕等，辨证属气血两虚者。

4. 临床禁忌　产后恶露不绝属血热或血瘀者不宜使用。

【编者按语】本方源自《太平惠民和剂局方·卷五》，异名十全散（《传信适用方》）。本方治证系由气血不足，冲任不固所致。素体气血不足，复因分娩失血耗气，气血亏虚，冲任血少不固，故产后恶露量少，淋漓不尽，色淡质稀；气虚及阳，四肢失其温养，故四肢不温。它如面色萎黄，头晕目眩，倦怠食少，心悸怔忡，神疲气短，舌淡，脉细弱等均为气血亏虚之象。

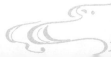

治宜温补气血，以复统摄之权。

方中人参与熟地黄配伍，益气养血，共为君药。黄芪、白术健脾助运，助人参益气补脾；当归、白芍养血和营，助熟地黄滋养营血，均为臣药。肉桂补火助阳，配人参、黄芪、白术，以振奋阳气，恢复其统摄、温养之功；茯苓利湿健脾，合脾喜燥恶湿之特性；川芎活血行气，使地、芍补而不滞，以上共为佐药。甘草为佐使，益气和中，调和诸药。煎加姜、枣为引，调和脾胃，以滋生化气血，亦为佐使之用。本方即由八珍汤加黄芪、肉桂组成，使一首平补气血之方成为一首温补气血之剂。

◆ 尤氏参蒲三草汤 ◆

参蒲三草马鹿茜，芪断狗脊乌草添；

益气化瘀止疼痛，术后宫血此方煎。

【组成用法】党参、生黄芪、狗脊各15g，蒲黄、鹿衔草、马鞭草、茜草、台乌、川续断各10g，甘草5g。分两次煎服，每次服120mL，饭后温服。连服7天为1疗程，可服1~2个疗程。

【功效主治】益气摄血，化瘀止痛。产后或人流、药流、上环等手术后出现阴道不规则流血证属气虚血瘀者，症见阴道出血血色暗红，或有瘀块，量或多或少，淋漓不尽，腹痛，舌黯苔白，脉细涩无力。

【运用技巧】

1. 辨证导航　阴道不规则流血，血色暗红有瘀块，量或多或少，腹痛，舌黯，苔白，脉细涩无力。

2. 加减秘钥　出血多者加侧柏炭、荆芥炭、地榆炭；血虚甚者加阿胶珠、白芍；腹痛甚者加延胡索、五灵脂。

3. 适用病症　中医学产后恶露不绝、宫环出血、崩漏等；西医学产后子宫复旧不良、人工流产、药物流产等异常子宫出血，辨证属气虚血瘀者。

4. 临床禁忌　实证热证不宜。

【编者按语】本方为尤昭玲教授经验方，所治系由气虚血瘀而致。产后病机特点有二，即"多虚多瘀"。其虚多因产程长，产时用力耗气，或失血过多，气随血耗而致，故有"产后百脉空虚"一说；其瘀则因分娩创伤，脉络受损，血溢脉外，离经滞留而成。气虚无力推动血行，则加重血瘀；瘀血不去，新血不生，则加重气血的亏虚。气虚不能统摄血液，或瘀阻血不归经，或手术器械、宫环直接损伤胞宫脉络，是以阴道出血；虚则不荣，瘀则不通，"不通则痛"，不荣亦痛，故产后常小腹疼痛。其治疗若单纯化瘀，则不仅有伤正之忧，而且更有动血之虑；若单纯补益，则有碍邪之弊。故当以益气化瘀。扶正祛邪为法。

方中君以党参、蒲黄。党参味甘性平，入脾、肺经。其补气之效功同人参，唯药力缓弱，"无刚燥之弊"。蒲黄为"蒲之精华所聚"，味甘、性平，入肝，味甘而无峻烈之弊，性平则无寒热之偏，"血之滞者可行，血之行者可止"（《本草汇言》），有止血而不留瘀之妙，故广泛用于妇科血证而属血瘀者。二药配伍，补中有行，行中有止，共成益气化瘀止血之功。黄芪味甘性温，走而不守，能健脾补肺，且补气之中兼能升阳，与党参相须配对，一走一守，补气之力倍增，气旺则血有所摄，血随气行。马鞭草、茜草功擅化瘀止血，与蒲黄为伍，相辅相成，相得益彰，于出血而兼瘀阻者尤宜。三药为臣。"胞络者系于肾"，产后，或人流、上环等手术损伤胞宫脉络，势必伤及肝肾。鹿衔草入肝、肾二经，"通经、强筋、健骨、补腰肾"（《植物名实图考》）。狗脊甘温，"甘则能以益血…温则能以补肾养气"（《本草求真》）。川续断"补续血脉之药也。大抵所断之血脉非此不续；所伤之筋骨非此不养"（《本草汇言》）。三者合用，于补肝肾强筋骨的同时，兼收续伤止血之功。台乌药辛开温通，《药品化义》云："初产血气凝滞，渐次能通，皆藉其气雄之功也。"故方中以之通理上下诸气，气中和血，以疗少腹血海作痛。以上共为臣药。甘草和中调药，为使。综观全方，功专益气摄血，化瘀止痛。化瘀不耗气，止血不留瘀。虚实同治，标本兼顾。与产后或人流、药流、上环等手术后出现腹痛，阴道不规则流血之气虚血瘀病机、主证允为合拍。

🌿 二、血瘀证

◆ 生化汤 ◆

【组成用法】 参见"产后腹痛·瘀滞子宫证"。

【功效主治】 化瘀止血。产后恶露不绝证属瘀血内滞者。症见产后恶露过期不尽，量时少或时多，色暗有块，小腹冷痛拒按，舌紫黯或边有瘀点，脉沉涩。

【运用技巧】

1. 辨证导航　本方为产后病常用方。临床以产后恶露不尽，色黯有块，小腹疼痛拒按，舌紫黯或边有瘀点，脉沉涩为辨证要点。

2. 加减秘钥　病情较重、病程较长者，可加益母草、炒蒲黄以祛瘀止血；小腹空坠者，加党参、黄芪益气升阳；若瘀久化热，恶露臭秽，口干咽燥者，加马齿苋、蒲公英清热解毒；若兼肝郁，症见腹胀、脉弦者，加郁金、川楝子、枳壳以疏肝解郁。

3. 适用病症　参见"产后腹痛·瘀滞子宫证"。

4. 临床禁忌　产后恶露不绝属气虚血失统摄者不宜使用。

【编者按语】本方治证系由瘀血阻滞而致。产后血亏气弱，寒邪乘虚而入；血得寒则凝，瘀血阻滞胞宫，新血不得归经，故产后恶露过期不尽，量少或多，色黯有块；寒凝血瘀，胞脉不畅，故小腹冷痛拒按。舌紫黯，或边有瘀点，脉沉涩为瘀血阻滞之象。治宜补血活血，祛瘀止血。

方中重用全当归活血养血，引血归经，为君；桃仁活血祛瘀，川芎行气活血，均为臣药。君臣相伍，共建活血化瘀之功。炮姜苦涩而温，温经止血，温中止痛，与桃仁、川芎相伍，活血不动血，止血不留瘀；黄酒温通血脉；童便益阴化瘀，引败血下行。综观全方，活血化瘀与温经止血并行，且化瘀不伤正，如此，瘀血得化，血得归经，诸症向愈。

◆ 桂枝茯苓丸 ◆

【组成用法】参见"胎漏、胎动不安·血瘀证"。

【功效主治】化瘀消癥止血。产后恶露不绝证属瘀积阻滞者。症见产后恶露不尽，血色紫黑晦暗，腹痛如针刺，拒按，入夜尤甚，舌紫黯，脉沉涩。

【运用技巧】

1. 辨证导航　本方原治妇人素有瘀血癥块，以致妊娠胎动不安，漏下不止。亦可用于产后恶露不绝，以产后恶露不尽，血色紫黑晦暗，腹痛拒按为辨证要点。

2. 加减秘钥　瘀血阻滞较甚，可加丹参、川芎；疼痛剧烈者，宜加玄胡、没药、乳香等；出血多者可加茜草、蒲黄；气滞者加香附、陈皮等。

3. 适用病症　参见"胎漏、胎动不安·血瘀证"。

4. 临床禁忌　严格掌握用药剂量，宜从小开始，逐渐增加，取缓消渐散之意。

【编者按语】本方治证系由瘀积内阻而致。妇人素有癥瘕积聚，产后多瘀，瘀积内阻，新血难安，则产后恶露不尽，色黯有块；瘀积为有形阴邪，夜为阴，则小腹痛如针刺，痛有定处，入夜尤甚。舌紫黯，脉弦涩为瘀阻之象。治宜活血化瘀，消癥散结。

方中桂枝辛甘而温，温通血脉，以行瘀滞；桃仁活血祛瘀，为消癥之要药，为君。牡丹皮味辛苦微寒，既可活血散瘀，又能凉血以退瘀积所化之热；芍药养血和营，与诸祛瘀药配伍，使祛瘀不伤正，且能缓急止痛，为臣。"血不利则为水"，故以茯苓甘淡渗湿，利水下行，以助活血消癥之功，为佐。丸以白蜜，甘缓而润，以缓诸药活血破泄之力，为使。全方合用，共奏活血化瘀，缓消癥块之功。综观全方，其制方体现两个特点：一为寒温并用。方中既有桂枝温通血脉，又有牡丹皮散瘀凉血，使温而不燥，寒而不遏，温行而无伤阴耗血之弊，寒凉而无冰伏血凝之虞。二为"通因通用"。恶露不止，乃瘀积内阻胞宫所致，瘀血癥块不消，恶露终不能止，故治以活血化瘀消癥之法，但恐祛瘀过猛，于产后不宜，故取缓消癥块之法。

三、血热证

◆ 保阴煎 ◆

【组成用法】参见"月经先期·阴虚血热证"。

【功效主治】清热养阴，凉血止血。产后恶露不绝证属阴虚血热者。症见产后恶露过期，色紫红，量多质稠，有臭味，面色潮红，口燥咽干，舌质红，脉细数。

【运用技巧】

1. 辨证导航　本方主治产后恶露不绝证属阴虚血热者。以产后恶露不止，量多质稠，口干咽燥，舌质红，脉细数为辨证要点。

2. 加减秘钥　出血多者加茜草、海螵蛸、仙鹤草、大蓟、小蓟；邪毒内侵者加大血藤、蒲公英、败酱草；肝郁化火者，加焦山栀子、牡丹皮。

3. 适用病症　参见"月经先期·阴虚血热证"。

4. 临床禁忌　脾胃虚寒者不宜使用。

【编者按语】本方治证系由阴虚血热而致。产后失血伤阴，阴液亏耗；或过食辛热温燥之品，化火生热。热扰冲任，迫血下行，则产后恶露不尽，量多色紫，质稠臭秽；阴液不足，津不上乘，则咽干口燥；虚火上炎，则面色潮红。舌红，脉细数为虚热之象。治宜养阴清热止血。

方中熟地黄、生地黄滋补肝肾，滋阴养血，其中熟地黄专于补肾养血，生地黄长于凉血清热，二药共为君。白芍酸甘，养血敛阴，助君药补益肝

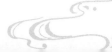

肾；黄柏、黄芩清热泻火，且黄柏苦以坚阴滋肾，二者与生地黄配伍气血两清而能止血，此三味共为臣药。君臣相伍，共建养阴清热凉血之功。川续断补益肝肾，调血止漏；山药补气生血，固肾涩精，共为佐。使以甘草调和诸药。综观全方，滋补肾水以治本虚，凉血清热以治标实，意在培本而清源，滋清结合则血自止。

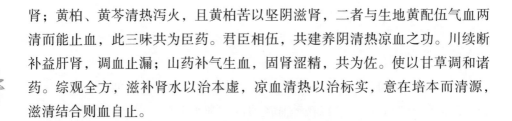

◆ 加味逍遥散 ◆

【组成用法】参见"月经先期·肝郁血热证"。

【功效主治】疏肝解郁，清热凉血。产后恶露不绝证属肝郁化火者。症见产后恶露不尽，量多色红质稠，胸胁胀痛，心烦易怒，口苦咽干，舌红苔黄，脉弦数。

【运用技巧】

1. 辨证导航　本方主治产后恶露不绝属肝郁化火者。临床以产后恶露不尽，量多色红，心烦易怒，口苦咽干，舌红苔黄，脉弦数为辨证要点。

2. 加减秘钥　血分热盛者，加生地黄、墨旱莲、茜草以清热凉血止血；小腹疼痛者，加延胡索、广郁金、绿梅花、八月扎以理气疏肝止痛。

3. 适用病症　参见"月经先期·肝郁血热证"。

4. 临床禁忌　气虚不摄所致者不宜使用。

【编者按语】本方治证系由肝郁化火而致。产后情志所伤，肝气郁结，气郁化火，火扰冲任，迫血下行，故产后恶露不净，色红质稠；肝脉布于胸胁，肝气郁结，经气不畅，故胸胁胀痛；肝经循颈挟咽喉，肝郁化火，灼伤阴液，则口苦咽干；肝火内炽，不能调畅情志，则烦躁易怒。治宜疏肝解郁，清热凉血。

方中柴胡疏肝解郁，使肝气条达为君。肝主藏血，肝郁化火，易见血中伏热，故伍牡丹皮、栀子，前者辛苦凉，清热凉血止血，后者苦寒，清热泻火凉血，为臣。君臣相伍，疏肝解郁，清肝凉血。当归补血和血；白芍敛阴养血，二药养血柔肝，既可补肝体以和肝用，又与产后多虚之病理相符；肝疏泄脾土以助运化，肝经气郁易致脾虚不运，故以白术、茯苓健脾助运，寓"见肝之病，知肝传脾，当先实脾"之意，四药俱为佐。使以甘草，调和诸药。综观全方，疏肝、养肝、清肝并用，使肝气得舒、肝火得清，则诸症自解。

第七节　产后身痛辨证用方

　　产妇在产褥期内，出现肢体或关节酸楚、疼痛、麻木、重着者，称为"产后身痛"。又称"产后遍身疼痛""产后关节痛""产后痹证""产后痛风"，俗称"产后风"。包括西医学产褥期中因风湿、类风湿引起的关节痛、产后坐骨神经痛、多发性肌炎、产后血栓性静脉炎。

　　本病的发病机制，主要是产后营血亏虚，经脉失养，或风寒湿邪乘虚而入，稽留关节、经络。因产后气血俱虚，故其治疗与一般痹证不同，即使夹有外感，也应以调理气血为主。正如《沈氏女科辑要笺正》所言："此证多血虚，宜滋养，或有风寒湿三气杂至之痹，以养血为主，稍参宣络，不可峻投风药。"因此，临床处方用药当以养血益气补肾扶正为主，兼以活血祛风通络止痛。养血之中，应佐以理气通络之品，以标本同治；祛邪之时，当配养血补虚之药，使祛邪不伤正。常用当归、白芍、桂枝、独活、防风、桑寄生、牛膝、杜仲等药物组成方剂。代表方如黄芪桂枝五物汤、独活寄生汤、身痛逐瘀汤、养荣壮肾汤等。

一、血虚证

◆ 黄芪桂枝五物汤 ◆

　　【组成用法】参见"经行身痛·气血虚弱证"。

　　【功效主治】益气养血，温经通络。产后身痛证属血虚气弱者。症见产后遍身肢体关节酸楚疼痛，肌肤麻木不仁，或汗出恶风，舌淡苔薄，脉细弱或涩而紧。

　　【运用技巧】

　　1. 辨证导航　本方主治产后身痛属血虚气弱者。临床以产后肢体关节酸楚疼痛，或麻木不仁，舌淡，脉细无力为辨证要点。

　　2. 加减秘钥　血虚较重，见有头晕心悸，面色萎黄者，可加当归、熟地黄以养血补虚；血行不畅，疼痛甚者，加丹参、鸡血藤、桃仁、红花以活血通络止痛；外感风邪重而麻木甚者，加防风、秦艽以祛风散邪。

　　3. 适用病症　参见"经行身痛·气血虚弱证"。

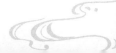

4. 临床禁忌 本方药性偏温，产后身痛属热者不宜使用。

【编者按语】本方治证系由血虚气弱，营卫不足，外感风邪而致。产后营血大亏，气随血脱，气血营卫不足，风寒乘虚侵入经络，致经络闭阻，血行不畅，故产后肢体关节酸楚疼痛，肌肤麻木不仁；营卫俱虚，卫阳不固，营阴失守，故汗出恶风。舌淡苔白，脉细弱或涩紧为气血虚涩之象。治宜益气养血，温经通络。

方中黄芪甘温，大补脾肺之气，脾健则营血化生有源，气旺不仅血行络通，而且表固汗止，为君。桂枝既能扶助卫阳以祛风邪，又能温通血脉以行血滞。黄芪得桂枝，固表不留邪；桂枝得黄芪，散邪不伤正，且使通脉温阳之力大增。白芍养血敛阴，缓急止痛，与桂枝相伍，共奏调和营卫，和血通痹之效，二药为臣。大枣、生姜养血益气，以助芪、芍之力，姜、枣相伍，又能调和营卫，扶阳祛风，共为佐使。综观全方，寓养血于补气健脾之中，寓温通除痹于补养之内，意在气旺而生血，正盛邪祛而诸症自平。

二、风寒证

◆ 独活寄生汤 ◆

独活寄生艽防辛，芎归地芍桂苓均；

杜仲牛膝人参草，风湿顽痹屈能伸。

【组成用法】独活30g，桑寄生、秦艽、防风、细辛、当归、干地黄、杜仲、牛膝、人参、茯苓、甘草、桂心、芍药各20g。水煎服。

【功效主治】祛风散寒除湿，益气养血补肾。产后身痛证属外感风寒湿者。症见产后腰膝冷痛、痿软，肢节屈伸不利，或重着麻木，心悸气短，畏寒喜温，舌淡苔白，脉濡细。

【运用技巧】

1. 辨证导航 本方主治产后身痛属外感风寒湿，兼有气血肝肾亏虚者。临床以产后腰膝冷痛，或痿软，畏寒喜温，舌淡苔白，脉细弱为辨证要点。

2. 加减秘钥 寒邪重者，加附子、干姜；湿邪重者，加薏苡仁、木瓜；痛甚者，加制川乌、白花蛇、鸡血藤；正虚不甚者，可减干地黄、人参等。

3. 适用病症 中医产后身痛、经行身痛等；西医产褥期或月经期坐骨神经痛、腰肌劳损、风湿性或类风湿关节炎等，辨证属气血肝肾不足，风寒湿邪乘虚侵袭者。

4.临床禁忌　产后身痛属湿热者不宜使用。

【编者按语】本方源自《备急千金要方·卷八》，异名有独活汤（《圣济总录·卷一六二》）、万金汤（《朱氏集验方·卷一》）。本方治证系由气血肝肾不足，风寒湿邪乘虚侵袭而致。"产后百节空虚"，气血肝肾不足，肝肾不足，筋骨不健，气血两虚，筋骨失养，风寒湿邪乘虚入侵，留滞不去，气血痹阻，故产后肢节疼痛、痿软、屈伸不利。由于腰为肾之府，膝为筋之所，肝又主筋，肝肾亏虚，故其痛以腰膝为主；因寒湿较重，故畏寒喜温；气血不能养心，则心悸气短，舌淡，脉细。对此虚实夹杂之证，单纯驱邪则正气易虚；单纯补虚则邪气不去，故治当驱邪扶正兼顾，拟祛风湿、止痹痛、补气血、益肝肾为法。

方中独活辛苦温，祛风散寒，除湿邪止痹痛，重用为君。防风为风药走卒，祛风湿而止痛；秦艽祛风湿，舒筋络而利关节；细辛辛热，祛表里脏腑经络之寒；桂心温经散寒，四药为臣。君臣相伍，共建祛风散寒除湿邪之功。人参、茯苓、甘草甘温益气健脾；当归、川芎、地黄、白芍养血和血，正合前人"治风先治血，血行风自灭"之旨；肾主骨，肝主筋，桑寄生、杜仲、牛膝补肝肾而强筋骨，且桑寄生兼可祛风湿，牛膝尚能活血利肢节，以上俱为佐药。使以甘草，调和诸药。综观全方，以祛风散寒除湿通痹为务，辅以益气血，补肝肾之品，祛邪兼以扶正，使祛邪不伤正，扶正不留邪。

类方

三痹汤（《妇人大全良方》）　组成：川续断10g，杜仲10g，防风10g，桂心5g，细辛5g，人参6g，白茯苓10g，当归12g，白芍12g，黄芪12g，牛膝10g，甘草6g。用法：水煎服。功效：益气养血，祛风胜湿。主治：肝肾气血不足，外感风寒湿之产后身痛。见手足拘挛，麻木疼痛。

◆ 趁痛散 ◆

趁痛散里君归芪，独桂生姜术牛膝；
薤白炙草同加入，气弱血亏寒邪袭。

【组成用法】牛膝、当归、桂心、白术、黄芪、独活、生姜各15g，薤白、炙甘草各6g。水煎服。

【功效主治】养血益气，散寒通络。产后身痛证属气血不足，寒邪偏盛者。症见产后遍身疼痛，痛处固定，得温则减，关节屈伸不利，难于仰俯转动，手足不温，舌质淡苔薄白，脉细或细涩。

【运用技巧】

1. 辨证导航　本方治产后身痛属寒邪偏盛者。临床以产后遍身疼痛，喜得温热，关节屈伸不利，舌质淡苔薄白，脉细为辨证要点。

2. 加减秘钥　腰痛甚者，加杜仲、菟丝子、桑寄生以补肾壮腰；湿邪偏盛，见有关节重着、酸楚麻木者，加苍术、川木瓜、薏苡仁以除湿通痹；兼有瘀血而见痛如针刺者，加五灵脂、蒲黄、鸡血藤以活血通络止痛。

3. 适用病症　中医产后身痛、经行身痛等；西医产褥期或月经期坐骨神经痛、腰肌劳损、风湿性或类风湿关节炎等，辨证属气血不足，寒邪偏盛者。

4. 临床禁忌　产后身痛属湿热者不宜使用。

【编者按语】本方源自《产育保庆集》，异名二妙趁痛散（《万氏家抄方·卷五》）。本方治证系由气血亏虚，寒邪偏盛而致。《医略六书》在分析本方治证时说："产后气弱血亏，寒邪袭入经络，不能统运营气于一身，故遍身疼痛不休。"因寒邪偏盛，而寒为阴邪，其性收引、凝滞，易伤阳气，故其痛多为冷痛，部位固定，得温减轻，伴手足不温。治宜养血益气，散寒通络。

"方中当归养血，营一身之经脉；黄芪补气，运一身之卫阳；白术健脾补气以生血；官桂温通经脉以散寒；独活通经络；牛膝壮筋脉；炙草益胃和中；生姜温胃散邪；薤白温通阳气，以活血脉，酒丸酒下，使脉气流通，寒邪外解，经脉融和，身痛蠲除"（《医略六书》）。综观全方，补益气血中寓以散寒祛风除湿，扶正兼以祛邪，意在气血得补，寒邪得散，则诸症自愈。

三、血瘀证

◆ 身痛逐瘀汤 ◆

【组成用法】参见"经行身痛·瘀血阻滞证"。

【功效主治】活血化瘀，祛风除湿，通络止痛。产后身痛证属瘀血夹风湿者。症见产后肩臂、腰腿、或周身疼痛，痛如针刺，经久不愈，尤以夜晚为甚，恶露量少，色紫黯夹血块，或小腹疼痛拒按，舌黯苔白，脉弦涩。

【运用技巧】

1. 辨证导航　本方主治血瘀痹证。用于产后身痛以产后肩臂、腰腿疼痛，恶露量少色暗，舌黯，脉弦涩为辨证要点。

2. 加减秘钥　原书加减：若微热，加苍术、黄柏；若虚弱，加黄芪1~2

两；恶露不行，小腹冷痛者，加益母草、炮姜；痛在上肢，加桑枝、桂枝；痛在下肢，加木瓜、五加皮；痛在腰背，加杜仲、桑寄生。

3. 适用病症　参见"经行身痛·瘀血阻滞证"。

4. 临床禁忌　产后身痛属虚者不宜使用。

【编者按语】本方治证系由瘀血风湿痹阻经络而致。产后多瘀，瘀阻经络；产后多虚，风湿乘虚入侵经络，经络痹阻不通，故产后身痛，痛如针刺，经久不愈；夜属阴，瘀为阴邪，故夜晚痛甚；瘀血内阻胞宫，败血不下，则恶露量少，色紫黯有块，小腹疼痛拒按。舌黯，脉弦涩为瘀血阻滞之象。治宜活血逐瘀，祛风除湿，通痹止痛。

方中当归补血和血，桃仁活血破瘀，二者配伍，既增活血化瘀之功，又使化瘀不伤血，为君。川芎"上行头目""旁通络脉"，既能祛风止痛，又助当归行气活血；红花功善行血，与桃仁相配，行血助化瘀，化瘀助血行，为活血化瘀常用药对；秦艽、羌活散风祛湿，通痹止痛。四药为臣。牛膝祛瘀血，通经脉，兼补肝肾，强筋骨；五灵脂、没药活血化瘀，长于止痛；血瘀则气滞，气行则血行，故配伍"气病之总司"香附，行气以助活血；地龙专于通经活络。以上诸药助行气化瘀、通络止痛之功，为佐药。使以甘草调和诸药。综观全方，活血逐瘀与祛风除湿药物结合应用，这是创方者王清任的又一贡献。如此，瘀血化，风湿除，则络通而痛止。

◆ 生化汤 ◆

【组成用法】参见"产后腹痛·瘀滞子宫证"。

【功效主治】化瘀生新，温经止痛。产后身痛证属瘀血夹寒者。症见遍身疼痛，或关节刺痛，遇寒痛甚，得温减轻，恶露不行，小腹冷痛，舌淡有瘀斑，脉迟细或弦涩。

【运用技巧】

1. 辨证导航　本方为治产后病之著名方剂。用于产后身痛临床以遍身疼痛或关节刺痛，恶露量少色黯，小腹疼痛拒按，舌淡，脉弦细而涩为辨证要点。

2. 加减秘钥　若寒凝血瘀而身痛较甚者，可加桂枝、鸡血藤、没药、秦艽、牛膝以祛瘀通络止痛；若痛处不温，喜热熨者，酌加姜黄、川乌、草乌以温经散寒止痛。

3. 适用病症　参见"产后腹痛·瘀滞子宫证"。

4. 临床禁忌　痛处红肿灼热者不宜用本方。

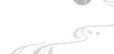

【编者按语】本方证系由瘀血寒邪凝滞经络而致。新产之后，营血必亏；生产之时，每多受寒；产后脉络胞宫中必有未排尽之瘀浊败血。瘀血寒邪凝滞于经络，故产后身痛，遇寒痛甚，得热则舒；寒瘀内阻胞宫，则恶露不行，小腹冷痛。舌淡有瘀斑，脉迟细或弦涩为瘀血寒凝夹虚之象。治宜化瘀生新，温经止痛。

方中全当归补血活血，祛瘀止痛，针对瘀虚而设，故重用为君；臣以川芎行气活血，桃仁活血祛瘀；君臣相伍，共建化瘀生新之功；寒凝经脉，故以辛热入血之炮姜，温经散寒以止痛，黄酒温通血脉而活血；童便益阴化瘀，引败血下行，三药为佐；炙甘草和中缓急，调和诸药，兼为佐使。诸药合用，温、通、补三法并用，以应寒、瘀、虚之病理，寒邪得散，瘀血得化，新血得生，诸症自消。

四、肾虚证

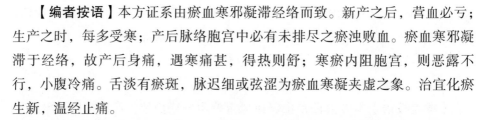

◆ 养荣壮肾汤 ◆

嵩崖养荣壮肾汤，产后身痛夜尿长；

杜仲强腰生姜桂，归芎独断寄生防。

【组成用法】当归9g，独活6g，桂心6g，川芎6g，杜仲6g，川续断6g，防风3g，桑寄生6g，生姜少许。水煎服。

【功效主治】补肾养血，强腰壮骨。产后身痛证属肾虚者。症见产后腰膝、足跟疼痛、痿软，劳则加重，活动不利，头晕耳鸣，夜尿多，舌淡黯，脉沉细。

【运用技巧】

1.辨证导航　本方原治产后腰痛属劳伤者，临床以产后腰膝、足跟疼痛，头晕耳鸣，舌淡，脉沉细为辨证要点。

2.加减秘钥　原方加减：肾虚甚者，加熟地黄；失血过多者，加黄芪、白芍；乍寒乍热者，加白芍、人参、炮姜、炙甘草；若兼肾阳虚而见腰酸冷痛、畏寒肢冷者，加制附子、补骨脂、巴戟天。

3.适用病症　中医产后身痛、经行身痛等；西医产褥期或月经期坐骨神经痛、腰肌劳损、风湿性或类风湿关节炎等，辨证属肾虚者。

4.临床禁忌　产后身痛属实证者不宜使用。

【编者按语】本方源自《嵩崖尊生·卷十四》，治证系由肾虚筋骨失养而致。肾主骨，腰为肾之府，足少阴肾经过足跟；肝主筋，膝为筋之汇。肾与肝精血互生，"乙癸同源"。若素体肾虚，又因"生产"损伤肾气，肝肾精血亏虚，失于濡养，故产后腰膝、足跟疼痛、痿软，遇劳益甚；肾主脑生髓，开窍于耳，与膀胱相表里，肾虚不养，膀胱不约，则头晕耳鸣，夜尿多。舌淡黯，脉沉细为肾虚精血不足之象。治宜补肾养血，强筋健骨。

方中重用当归补血养肝；桑寄生益肝肾，强筋骨，祛风湿。二药配伍，肾肝精血并补，为君。杜仲、川续断补益肝肾，强筋壮骨，伍桑寄生为治肝肾不足痹痛的常用药对；川芎行气活血，祛风止痛，配当归补血和血而不滞血。三药为臣。君臣配伍，共建补肾养血、强筋壮骨、除痹止痛之功。独活祛风湿，止痛痹，长于治身半以下疼痛；防风辛散，稍稍与之，祛风胜湿止痛而不伤正；肉桂辛散温通，能通行气血经脉，散寒止痛，尤善治疗腰痛，以上俱为佐药。生姜散寒温中和胃，为佐使。全方药少量轻力专，共奏补肝肾、壮筋骨、止痹痛之功。对产后肝肾不足之身痛最为适宜。

类方

养荣壮肾汤（《傅青主女科·产后篇卷下》）组成：当归9g，防风3g，独活6g，川续断6g，桂心6g，杜仲6g，续断6g，桑寄生6g，生姜3片。用法：水煎服。功效：补肾养血，强腰壮骨。主治：产后感风寒，腰痛不可转。服药后痛未止，属肾虚，加熟地黄10g。

第八节 产后自汗盗汗辨证用方

产后汗证包括产后自汗和产后盗汗两种。产妇于产后出现涔涔汗出，持续不止者，称为"产后自汗"；若寐中汗出湿衣，醒来即止者，称为"产后盗汗"。西医学产后自主神经功能紊乱、感冒等病见有汗出过多者可参考本病治疗。

本病发生主要因产后耗气伤血，气虚则卫阳不固，腠理不实；阴血虚则虚热内生，迫津外泄。气虚者，治宜益气固表，和营止汗；阴虚者，治宜养阴益气，生津敛汗，故本类方剂多用益气、滋阴药配伍生津、敛汗、清热等药物组成方剂，如黄芪、防风、白术、浮小麦、麦冬、五味子、山茱萸、黄连、黄芩等。代表方如黄芪汤、当归六黄汤等。

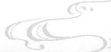

一、气虚证

◆ 黄芪汤 ◆

《圣济总录》黄芪汤，芪术防风干地黄；

茯苓麦冬煅牡蛎，产后虚汗等量尝。

【组成用法】黄芪、白术、防风、干地黄、煅牡蛎、白茯苓、麦冬各12g。水煎服。

【功效主治】益气固表，养阴止汗。产后汗证证属气虚阴亏者。症见产后汗出过多，不能自止，动则加剧，时有恶风身冷，气短懒言，面色㿠白，倦怠乏力，舌质淡苔薄白，脉细弱。

【运用技巧】

1. 辨证导航　本方主治产后汗出属气虚者，临床以产后汗出过多，体倦乏力，舌质淡，脉细弱为辨证要点。

2. 加减秘钥　兼心悸、惊惕者，加浮小麦、五味子、龙骨以养心敛汗；兼食少便溏者，加怀山药、党参以补气健脾；兼阳气不足、畏寒肢冷、腰酸耳鸣者，加制附子、干姜、补骨脂以温阳补肾。

3. 适用病症　中医产后汗证等；西医产后自主神经功能紊乱、感冒、神经衰弱等，辨证属气虚阴亏者。

4. 临床禁忌　阴虚内热者不宜使用。

【编者按语】本方源自《圣济总录·卷一六四》，治证系由气虚卫表不固而致。产后伤血，气随血耗，气虚卫阳不固，腠理疏松，津液不能内守而外泄，故产后汗出过多；劳则气耗，则动则汗出尤甚；卫表不固，不胜风袭，故恶风身冷。倦怠乏力，气短懒言，舌淡，脉细弱均为气虚之象。治宜益气固表，养阴止汗。

方中黄芪甘温，内可大补元气，外可固表止汗，为君。白术、茯苓健脾益气，实卫固表；煅牡蛎功专收敛止汗，伍黄芪、白术等以标本同治，此三味共为臣。君臣共建益气固表止汗之功。防风走表散风邪，《济阴纲目》谓"黄芪得防风，其功愈大，为易于固表也"；汗为阴液，汗出太多耗损阴血，故以干地黄、麦冬养血滋阴，共为佐药。综观全方，标本兼顾，散收同施，固表不留邪，祛邪而不伤正，对产后气虚自汗者较为适宜。

考《玉机微义》有甘草、大枣，则补脾益气之力更大；《医宗金鉴》有浮小麦、甘草，则固表止汗之力益甚；《女科指掌》有当归、甘草，意在补血充阴。

类方

玉屏风散（《医方类聚》）　组成：黄芪60g，白术60g，防风30g。用法：研末为散，6~9g/次；或减量水煎服。功效：益气固表止汗。主治：产后汗出属气虚卫表不固者。

◈ 生脉散 ◈

【组成用法】参见"异位妊娠·休克型"。

【功效主治】益气生津，养阴敛汗。产后汗证证属气阴两亏者。症见产后汗多神疲，体倦乏力，气短懒言，咽干口渴，舌干红少苔，脉虚细。

【运用技巧】

1. 辨证导航　本方是治疗气阴两虚证之常用方。临床以产后汗多，气短体倦，咽干口渴，舌红，脉数为辨证要点。

2. 加减秘钥　汗多者，可加煅牡蛎、浮小麦、糯稻根以收涩止汗；若阴虚有热者，人参易西洋参。

3. 适用病症　中医产后汗证等；西医产后自主神经功能紊乱、失血性或失水性休克等，辨证属气阴两虚者。

4. 临床禁忌　外感汗出不宜使用。

【编者按语】本方治证系由气阴两虚而致。产后阴血大亏，气随阴伤。气虚卫表不固，腠理不实，阳不敛阴，阴津外泄，故产后汗多伴神疲乏力，气短懒言；产后阴虚，汗出伤阴，阴津不能上承，故咽干口渴，舌干红、少苔。脉虚细为气阴两虚之征。治宜益气生津，敛阴止汗。

方中人参甘温，益元气，补肺气，生津液，为君。麦冬甘寒，养阴清热，生津止渴，为臣。君臣相伍，共建补气益阴之功。五味子酸温，敛汗生津止渴，为佐。三药配伍，一补养、一清润、一收敛，使气复津生，汗止阴存，诸症自平。

◈ 牡蛎散 ◈

牡蛎散内用黄芪，小麦麻黄根最宜；

自汗盗汗心液损，固表敛汗效可期。

【组成用法】黄芪10g，麻黄根10g，牡蛎10g，小麦30g。水煎服。

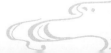

【功效主治】敛阴止汗，益气固表。产后汗证证属气虚卫外不固，阴伤心阳不潜者。症见产后常自汗出，夜卧更甚，心悸惊惕，短气烦倦，舌淡，脉细弱。

【运用技巧】

1. 辨证导航　本方为治体虚卫外不固，又复心阳不潜所致自汗、盗汗之常用方。临床以产后汗出，心悸，短气，舌淡，脉细弱为辨证要点。

2. 加减秘钥　若气虚明显者，可加人参、白术以益气健脾；偏于阴虚者，可加生地黄、白芍以滋阴养血；自汗应重用黄芪以固表，盗汗可再加糯稻根以止汗。

3. 适用病症　中医产后汗证；西医产后自主神经功能紊乱、感冒、神经衰弱等出现汗出，辨证属气虚卫外不固、阴伤心阳不潜者。

4. 临床禁忌　产后亡阳汗出，大汗淋漓，如珠如油者，非本方所宜。

【编者按语】本方源自《太平惠民和剂局方·卷八》，治证系由气虚卫外不固，阴伤心阳不潜，日久心气亦耗所致。因产伤血耗气，气虚卫外不固，肌表空疏，则为自汗；汗为心之液，汗出过多伤及心阴，阴伤不能敛阳，则心阳不潜，逼津外泄，故夜卧汗出尤甚；汗出久而不止，耗损心之气阴，故心悸惊惕，心烦体倦。治宜敛阴止汗，益气固表。

方中牡蛎性微寒而质重，能益阴潜阳，镇惊安神；其煅制而用，又长于收涩止汗，故为君药。汗之自出，源自气虚卫外不固，故以黄芪益气实卫，固表止汗，为臣药。君臣相伍，为益气固表，敛阴潜阳的常用药对。麻黄根专于收涩止汗，助牡蛎以增强敛汗固表之力，为佐药。小麦专入心经，养心阴，益心气，清心除烦，为佐使。诸药合用，共奏敛阴止汗、益气固表之功。

二、阴虚证

◆ 当归六黄汤 ◆

当归六黄二地黄，芩连芪柏共煎汤；

滋阴泻火兼固表，阴虚火旺盗汗尝。

【组成用法】当归6g，生地黄6g，熟地黄6g，黄芩6g，黄柏6g，黄连6g，黄芪12g。水煎服。

【功效主治】滋阴泻火，固表止汗。产后汗证证属阴虚火旺者。症见产后发热盗汗，面赤心烦，口干唇燥，大便干结，小便黄赤，舌红苔黄，脉数。

【运用技巧】

1. **辨证导航** 本方是治疗阴虚火旺盗汗之常用方。临床以产后卧则汗出，醒则汗止，面赤心烦，舌红，脉数为辨证要点。

2. **加减秘钥** 本方滋阴清热之力较强，且偏于苦燥，若阴虚而实火较轻者，可去黄连、黄芩，加质润之知母，以泻火不伤阴；汗出甚者，可加浮小麦、山茱萸以收涩止汗；若阴虚阳亢，潮热面赤突出者，加白芍、龟甲滋阴潜阳。

3. **适用病症** 中医产后汗证、产后或经期发热、绝经前后诸证等；西医产后自主神经功能紊乱、感冒、神经衰弱等出现汗出，以及围绝经期综合征等，辨证属阴虚火旺者。

4. **临床禁忌** 脾胃虚弱，食少便溏者不宜使用。

【编者按语】 本方源自《兰室秘藏·卷下》，治证系阴虚火旺而致。因产伤血，营阴耗损，阴虚内热。寐时阳乘阴分，热迫津外泄，故睡中汗出；醒后阳出于阴，卫表得固，故汗出可止；火旺上炎，则见发热面赤心烦；阴津内耗，则口干唇燥，大便干结，小便短赤。舌红、苔黄，脉数为阴虚火扰之象。本证病机要点为阴血不足，邪火亢旺，气耗液伤。治宜养血滋阴，清热泻火，益气固表。

方中当归养血补肝，血足阴充；生地黄、熟地黄滋阴补肾。三药相伍，肝肾阴血并补，使阴血足则水能制火，共为君药。盗汗源于阴不制火，火热迫津外泻，故臣以黄连清泻心火，黄芩、黄柏泻火除烦，清热坚阴。君臣配伍，滋阴清热，热清则火不内扰，阴足则汗不外泄。汗出过多，可致气津两伤，表气不固，故重用黄芪益气实卫，固表止汗。全方合用，共奏滋阴泻火、固表止汗之功。本方配伍特点有二：一是养血滋阴与清热泻火并用，标本同治，使阴固而水能制火，热清而耗阴无由；二是益气固表与育阴泻火相配，育阴泻火为本，益气固表为标，以使营阴内守，卫外固密，发热盗汗诸症相应而愈。

第九节 产后小便不通辨证用方

新产后产妇发生排尿困难，小便点滴而下，甚则闭塞不通，小腹胀急疼

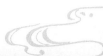

痛者，称"产后小便不通"，又称"产后癃闭"。多发生于产后 3 日内，亦可发生在产褥期中，以初产妇、滞产及手术产后多见。本病相当于西医学产后尿潴留。

产后小便不通的主要病机为膀胱气化失司，而引起膀胱气化不利的常见病因有气虚、肾虚和血瘀。其治疗虚者宜补气温阳、化气行水以助膀胱气化复常，或滋肾养阴，通利小便；实者应活血化瘀、理气行水以利膀胱气化。因此，本类方剂常由益气温阳、补肾滋阴、理气活血、渗利小便等药物组成。因产后多虚，故遣药组方时不可滥用通利之品，且宜酌情选用补气养阴药物，以防邪去正伤。代表方如补中益气汤、济生肾气丸、加味四物汤等。

一、气虚证

◆ 补中益气汤 ◆

【组成用法】参见"月经先期·气虚证"。

【功效主治】补气升阳，化气行水。产后小便不通证属气虚清阳下陷者。症见产后小便不通，或小便清白，点滴而下，小腹坠胀疼痛，倦怠乏力，少气懒言，语音低微，面色少华，舌质淡苔薄白，脉缓弱。

【运用技巧】

1. 辨证导航　本方为补气升阳之代表方。临床以产后小便不通，小腹胀坠疼痛，倦怠乏力，少气懒言，舌质淡苔薄白，脉缓弱为辨证要点。

2. 加减秘钥　小便不通甚者，可加桔梗、茯苓、通草宣肺利尿；多汗、咽干口渴者，可加生地黄、五味子养阴生津；气滞脘腹痞胀者，加枳壳、木香、砂仁等理气消胀。

3. 适用病症　参见"月经先期·气虚证"。

4. 临床禁忌　小便不通属实证者不宜使用。

【编者按语】本方所治证系由肺脾气虚，清阳下陷而致。素体气虚，复因产时伤血耗气，以致肺脾之气益虚。肺为水之上源，通调水道而下输膀胱；脾主运化，转输水液。肺脾气虚，中气下陷，则通调转输失职，膀胱气化不利，故产后小便不通，或小便清，下腹坠胀；气虚下陷，失其充养，故倦怠乏力，少气懒言，语言低微，面色无华，舌淡，脉缓弱。治宜补气升阳，化气行水。

方中重用黄芪，味甘、性微温，入脾肺经，补中益气，升阳举陷为君；

人参、白术、炙甘草益气健脾而资后天之本，共为臣药。君臣相伍，共建补肺益脾之功；血为气之母，气虚日久，营血亦亏，故以当归养血和营；清阳不升，则浊阴不降，故配伍陈皮调理气机，以助升降之复，使清浊之气各行其道，并可理气和胃，使甘温益气之品补而不滞，二药俱为佐；少量升麻、柴胡升阳举陷，协助君药以升提下陷之中气，共为佐使；炙甘草调和诸药，兼以为使。综观全方，甘温补气之中少佐升举清阳之品，气足阳升，则膀胱气化复常，小便自通，寓有"欲降先升"之妙。

类方

木通散（《陈素庵妇科补解·卷五》）组成：木通 10g，滑石 15g，甘草 6g，赤芍 10g，生地黄 12g，陈皮 10g，人参 6g，黄芪 15g，川芎 6g，山栀子 9g，归尾 10g，葱白 6g，冬葵子 10g，车前子 10g。用法：水煎服。功效：益气养血，清热利尿。主治：产后气阴亏虚之小便不通。

◆ 春泽汤 ◆

春泽汤治小便涩，参桂二苓白术泽；

气虚癃闭尿难出，升清降浊除疾厄。

【组成用法】桂枝 9g，白术 9g，茯苓 9g，猪苓 9g，泽泻 10g，人参 6g。

【功效主治】益气健脾，化气利水。产后小便不通证属脾气亏虚，水湿内停者。症见产后小便不通，小腹胀急疼痛，倦怠乏力，面色无华，舌淡，脉弱。

【运用技巧】

1. 辨证导航　本方为补气利水之剂。以产后小便不通，小腹胀急疼痛，倦怠乏力，面色无华，舌淡，脉弱无力为辨证要点。

2. 加减秘钥　气虚甚，下腹坠胀者，加黄芪、升麻以益气升阳；兼肾气虚而见腰膝酸软者，加杜仲、巴戟天以补肾壮腰。

3. 适用病症　中医妊娠或产后小便不通、子肿等；西医产后尿潴留、妊娠高血压综合征、泌尿系感染等，辨证属气虚湿阻者。

4. 临床禁忌　瘀热蕴结或湿热下注之产后小便不通不宜使用本方。

【编者按语】本方源自《证治要诀类方》，治证系由脾气亏虚，膀胱气化不利，水液停滞而致。素体气虚，或产时气随血耗，以致膀胱气化不足而津液无以出，故见产后小便不通，或点滴而下；水湿停于胕中，则小腹胀急疼痛。倦怠乏力，面色无华，舌淡，脉弱为产后气血亏虚之象。治宜补气利水。

　　本方系仲景五苓散加人参组成。方中人参甘温，大补元气，气旺则津行，为君；白术、茯苓健脾利水，助人参以补气行水，为臣药。泽泻、猪苓直达肾与膀胱，专于渗湿利尿；"膀胱者，州都之官，津液藏焉，气化则能出矣"，而膀胱之气化有赖于阳气的蒸腾，故以桂枝温阳化气以助利水，三药为佐。诸药合用，益气与淡渗并进，使渗利不伤正，益气不留邪，标本兼顾，小便自通。

　　《世医得效方》所载春泽汤少桂枝一味，功专补气利水。

◆ 补气通脬饮 ◆

补气通脬疗闭癃，黄芪通草配麦冬；
产妇津伤气内戕，沈氏女科有奇功。

　　【组成用法】黄芪 15g，麦冬 12g，通草 10g。

　　【功效主治】益气生津，健脾利水。产后小便不通证属气虚津亏者。症见产后小便不通，或通亦短少，小腹胀急疼痛，神疲乏力，汗出咽干，舌淡，苔薄少津，脉虚细。

　　【运用技巧】

　　1. 辨证导航　本方主治产后小便不通属气阴两虚者。临床以产后小便不通，通亦短少，倦怠乏力，汗出咽干，舌淡，脉虚细为辨证要点。

　　2. 加减秘钥　气虚甚者，可加党参、白术以健脾益气；津亏阴虚者，可加生地黄、五味子以养阴生津；小腹胀急疼痛者，加瞿麦、滑石、木香利水渗湿止痛。

　　3. 适用病症　中医产后或妊娠小便不通、缺乳等，西医产后尿潴留等，辨证属气虚阴亏者。

　　4. 临床禁忌　产后小便不通单由湿热下注引起者不宜使用。

　　【编者按语】本方源自《沈氏女科辑要》，治证系由气虚津亏，水液停滞膀胱而致。脾主运化水湿，肺主通调水道，肺脾气虚，加之津液亏损，以致无力通调水道，转输水液，膀胱气化不利，故产后小便不通，或通亦短少，小腹胀急；肺脾气虚，既不能固护卫表，亦不能充养肢体，故汗出，乏力；津血同源，血汗同源，产后耗血伤津，汗出伤津，故咽干，舌苔少津。舌淡，脉虚细为气虚津亏之象。治宜补气生津利水。

　　方中重用黄芪为君，大补脾肺之气，气旺水行，气旺表固。麦冬甘寒，质润多液，长于滋阴养液，其与黄芪同用，则气阴并补；通草为滑利通导之品，能利水渗湿，《本草正义》称其"虽然通利，不甚伤阴"，与气虚津亏之证相符。其与黄芪相伍，补气利水兼顾，与麦冬同施，利水不伤阴。此二味共为臣佐。诸药配伍，补气养阴利水并用，标本兼顾，诸症自解。

二、肾虚证

◆ 济生肾气丸 ◆

【组成用法】参见"子肿·肾虚证"。

【功效主治】温肾助阳，化气行水。产后小便不通证属阳虚水停者。症见产后小便不通，或小便色白而清，点滴而下，小腹胀急疼痛，腰膝酸软，畏寒肢冷，面色晦暗，舌质淡苔白，脉沉细无力。

【运用技巧】

1. 辨证导航　本方主治肾阳不足之小便不利，或腰重水肿之证。临床以产后小便不通，或小便色白而清，腰膝酸软，舌质淡苔白，脉沉细无力为辨证要点。

2. 加减秘钥　肾虚重者，加重熟地黄用量，并可加菟丝子、鹿角胶等；水肿者，加白术、猪苓等。

3. 适用病症　中医子肿、产后或妊娠小便不通、经行水肿、带下过多等；西医产后尿潴留、妊娠高血压综合征、经前期综合征等，辨证属阳虚水停者。

4. 临床禁忌　小便点滴而下属湿热下注者不宜使用本方治疗。

【编者按语】本方治证系由肾虚火衰，膀胱失其温煦，气化失司而致。先天禀赋不足，产时劳伤肾气，肾阳不足，不能温煦膀胱。"膀胱者，州都之官，津液藏焉，气化则能出矣"，膀胱失温则气化不及，则产后小便不通，或小便色白而清，点滴而下；水液内停则小腹胀痛；腰为肾之府，肾阳虚弱，不足以温养腰府，则腰膝酸软；肾阳不足，虚寒内生，故畏寒肢冷，面色晦暗。舌质淡、苔白，脉沉细无力为肾虚之象。治宜温肾助阳、化气行水。

方中附子、官桂大辛大热，温补命火，补肾阳之虚，助气化之复，共为君药。肾为水火之脏，内寄元阴元阳，阳气无阴则不化，故配熟地黄、山茱萸、山药养血滋阴补肾，补阴以生阳，使阳气生化有源，共为臣药。君臣相伍，阴阳并补，阴中求阳。膀胱气化失常，则小便不通，水液内停，故以泽泻、茯苓、车前子、牛膝利水渗湿，通调水道；牡丹皮之寒性与温补药相配，使补中寓泻，以利阴生阳长，上五药共为佐药。本方由金匮肾气丸加车前子、牛膝而成，但本方减滋阴药之量，重用附子，并以官桂易桂枝，意在温肾助阳，复膀胱之气化；加牛膝、车前子助渗利行水之用。全方专于温阳利水，而补肾作用则逊。

◆ 肾气丸 ◆

【组成用法】参见"经行浮肿·脾肾阳虚证"。

【功效主治】补肾助阳，化气行水。产后小便不通证属肾阳不足者。症见产后小便不利，甚或点滴全无，腰痛脚软，下半身有冷感，少腹拘急疼痛，舌淡胖，边有齿痕，脉虚弱尺部沉细。

【运用技巧】

1. 辨证导航　本方为补肾助阳之常用方剂。临床以产后小便不利，腰痛脚软，舌淡胖，边有齿痕，尺脉沉弱或沉细而迟作为辨证要点。

2. 加减秘钥　畏寒肢冷较甚者，可将桂枝改为肉桂，或加重桂、附用量；小腹胀急疼痛者，加猪苓、车前子等以渗湿利尿；水湿盛而肿者，加大腹皮、桑白皮以行气利水。

3. 适用病症　中医子肿、产后或妊娠小便不通、经行水肿等；西医产后尿潴留、妊娠高血压综合征等，辨证属肾阳亏虚者。

4. 临床禁忌　肾阴亏虚，虚火旺盛而见小便淋漓者不宜使用。

【编者按语】本方治证系由肾阳不足，气化无力而致。素体肾阳虚衰，又产时劳伤肾气。肾阳不足，膀胱失其温煦，气化不力则津液无以出，故见产后小便不利，甚或点滴全无；阳虚寒生，不能温养下元，则下半身有冷感，少腹拘急疼痛；腰为肾之府，肾虚则腰痛脚软。舌淡胖、舌边有齿痕，尺脉沉细为肾阳虚弱之象。治宜补肾助阳。

方中附子大辛大热，温补肾阳；桂枝辛温，温阳化气，二药为君。肾为水火之脏，内舍真阴真阳，若独补真阳而不顾真阴，则阳气无所化生，正如张景岳所言，"善补阳者，必于阴中求阳，则阳得阴助，而生化无穷"，故重用干地黄滋阴补肾；肾肝精血同源，故以山茱萸养肝涩精；肾脾先后天互充，故又以山药补脾固肾，三药配伍，肾肝脾并补，补肾为主，以收蒸精化气，阴生阳长之效，共为臣药。方中补阳药少而滋阴药重，可见其立方之旨，不在峻补元阳，而在微微生火，鼓舞肾气，取"少火生气"之意。茯苓、泽泻渗湿泄浊，通调水道；寒凉之牡丹皮与温补药相配，使补中有泻，以利阴生阳长。此三药寓泻于补，使邪祛而补药得力，并制诸滋阴药可能助湿碍邪之虞，共为佐药。诸药合用，助阳之弱以化水、滋阴之虚以生气，使肾阳振奋，气化复常，则小便自通。本方补阳药与补阴药相配，温而不燥、滋而不腻，共奏温补肾阳之效，体现了王冰所谓"益火之源，以消阴翳"之法。

三、血瘀证

◆ 加味四物汤 ◆

产后淋闭腹胀痛，热邪挟血渗胞中；

四物蒲瞿桃仁膝，滑石甘草木香通。

【组成用法】熟地黄 15g，川芎 10g，白芍 12g，当归 12g，蒲黄 10g，瞿麦 10g，桃仁 10g，牛膝 15g，滑石 15g，甘草梢 6g，木香 6g，木通 10g（原书无用量）。水煎服。

【功效主治】活血化瘀，清热利尿。产后小便不通证属瘀热互结者。症见产后小便不通或点滴而下，尿色略混浊带血丝，小腹胀满刺痛，恶露色暗有块，下之不畅，舌暗，脉涩。

【运用技巧】

1. 辨证导航　本方原治产后热邪夹血流渗胞中之小便淋闭。临床以产后小便不畅，尿中有血丝，小腹胀满刺痛，舌暗，脉涩为辨证要点。

2. 加减秘钥　热伤血络、尿血者，加小蓟、白茅根以凉血止血。

3. 适用病症　中医产后小便不通或淋痛、月经不调、痛经等；西医产后尿潴留、产后泌尿系感染等，辨证属瘀热互结者。

4. 临床禁忌　产后小便不通属虚者不宜使用。

【编者按语】本方源自《医宗金鉴·卷四十八》，证由血瘀夹热而致。产程过长，滞产逼胞，膀胱受压过久，气血运行受阻，瘀血阻滞，瘀久生热，瘀热互结膀胱，气化不利，故产后小便不通或点滴而下，小腹胀满刺痛；瘀血滞于胞宫，则恶露色暗有块，下之不畅；瘀热损伤膀胱血络，则尿色黄浊夹血丝。舌质暗，脉涩为血瘀之象。治宜活血化瘀，清热利尿。

本方由四物汤加味而成。方中四物汤补血活血，化瘀止痛。桃仁、牛膝、蒲黄助四物汤活血化瘀，其中牛膝性善走下，既可引败血下行，又能利下导热；蒲黄则于化瘀之中寓止血之用。瞿麦、木通、滑石清热利水，通淋止痛。

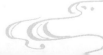

木香宣通气机，不仅助活血，而且助利尿甘草梢清热止淋痛，引药达病所，兼可调和药性。综观全方，活血祛瘀配以清热利水，活中寓养，利中寓清，使活血清利不伤正，养血敛阴不留瘀，瘀化热清，小便调畅，诸症自除。

◆ 小蓟饮子 ◆

小蓟饮子藕蒲黄，木通滑石生地藏；

归草栀子淡竹叶，热结血淋服之康。

【组成用法】生地黄 30g，小蓟 15g，滑石 15g，木通 15g，蒲黄 15g，藕节 15g，淡竹叶 9g，当归 10g，山栀子 9g，甘草 6g。水煎服。

【功效主治】凉血化瘀，利水通淋。产后小便不通证属瘀热互结者。症见产后小便不畅，尿中带血，赤涩热痛，舌质红暗，脉涩而数。

【运用技巧】

1. 辨证导航　本方主治瘀热互结膀胱而致之小便不畅、尿血、血淋。临床以产后小便不通，小便赤涩热痛，舌质红暗，脉涩而数为辨证要点。

2. 加减秘钥　瘀甚者，可加赤芍、牡丹皮、桃仁、牛膝等以活血化瘀；尿道刺痛者，可加吞琥珀末 1.5g，以化瘀止痛；尿血量多者，加大蓟、白茅根凉血止血。

3. 适用病症　中医产后或妊娠小便不通、血淋、尿血等；西医产后尿潴留、泌尿系感染、泌尿系结石等，辨证属瘀热互结，热伤血络者。

4. 临床禁忌　产后小便不通属气虚血亏者不宜使用。

【编者按语】本方源自《玉机微义·卷二十八》引《严氏济生方》，异名小蓟汤（《医学正传·卷六》）。本方治证系由产后瘀热互结，损伤膀胱血络而致。产后瘀血阻滞，郁而化热，或热邪入里，灼血成瘀。瘀热互结，膀胱气化不利，故产后小便不畅；热聚膀胱，灼伤血络，则尿中带血，赤涩热痛。舌质红暗，脉涩而数为瘀热兼夹之象。治宜凉血化瘀，清热利水。

方中小蓟甘凉入血，功擅清热凉血止血，善治血热尿血之症，为君。生地黄凉血止血，养阴清热；蒲黄、藕节活血化瘀，凉血止血，三药为臣。君臣相伍，共建凉血消瘀之功。热蕴下焦，宜因势利导，故以滑石、竹叶、木通清热利水；栀子清泻三焦之火，导热从下而出；当归养血和血，引血归经，且防诸药寒凉太过滞血，以上为佐药。使以甘草和中调药，缓急止痛。综观全方，凉血止血、活血化瘀、清热利尿并用，使止血不留瘀，化瘀不动血，因方中配有生地黄、当归养阴补血，故化瘀、清利又无伤正之忧，与产后病理特点相符。全方用药，以清热凉血止血为主，活血化瘀为辅，故对瘀热互结而以热为主者较为适宜。

◆ 沉香散 ◆

沉香散中滑石苇，王不留行赤芍归；

瞿麦白术冬葵草，理气通淋产妇绥。

【组成用法】沉香15g，石苇15g，滑石15g，当归15g，王不留行15g，瞿麦15g，赤芍9g，白术9g，冬葵子9g，炙甘草3g。上为细末，3~6g/次；亦可水煎服，用量酌减。

【功效主治】理气活血，利尿通淋。产后小便不通证属气滞血瘀者。症见产后小便不通，或小便淋痛，小腹胀满疼痛，两乳胀硬，乳汁少或全无，烦闷不安，舌暗红，脉弦涩。

【运用技巧】

1. 辨证导航　本方主治产后气滞血瘀之小便不通或淋痛。临床以产后小便不通，或点滴而下，或小便涩痛，两乳胀痛，乳汁少或全无，舌暗红，脉弦涩为辨证要点。

2. 加减秘钥　小腹胀满，胸胁胀痛明显者，加青皮、枳壳、乌药以理气行滞；恶露日久不尽，小腹疼痛者，加益母草、炒蒲黄、五灵脂以化瘀止痛；气郁化火而见口苦、尿黄者，加黄芩、山栀子、牡丹皮以清泻肝火。

3. 适用病症　中医产后小便不通或淋痛等；西医产后尿潴留、产后泌尿系感染或结石、缺乳等，辨证属气血瘀滞者。

4. 临床禁忌　肾虚或气血亏虚之小便不通不宜使用。

【编者按语】本方源自《太平圣惠方·卷五十八》，治证系由气滞血瘀，膀胱气化不利而致。产程过长，滞产逼胛，膀胱受压过久，气血运行受阻，或产后情志所伤，肝气郁结，气滞血瘀。由于瘀血阻滞，膀胱气化不利，水液停留膀胱，故小便不通，或淋痛，小腹胀满疼痛，烦闷不安；气滞血瘀，乳络不畅，故两乳胀硬，乳汁少。舌暗红，脉弦涩为气血瘀滞之象。治宜理气活血，利尿通淋。

方中沉香辛香利气行滞，温肾化气以通利小便；当归活血养血。二药配伍，行气活血，与主要病机相吻，且无伤正之忧，符合产后病理特点，为君。王不留行、瞿麦既可活血通经，又能利尿通淋；冬葵子于利尿通淋之中寓通经下乳之用，与王不留行配伍可治乳房胀硬，乳汁少。三药为臣。滑

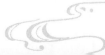

石、石苇专于渗利湿热，通淋止痛；赤芍活血散瘀；白术健脾益气，气旺而水行，四药为佐。甘草缓急止淋痛，兼能和诸药，为佐使。综观全方，理气活血与利尿通淋并用，气行瘀散，膀胱气化复常，水道通利，诸症自愈。

第十节　产后小便淋痛辨证用方

产后出现尿频、尿急、淋漓涩痛等症状称"产后小便淋痛"。又称"产后淋""产后溺淋"。本病包括西医学的产褥期泌尿系感染。

产后小便淋痛的主要病机是膀胱气化失司，水道不利。引起膀胱气化失司的原因主要有：外感湿热或饮食不节，酿湿生热，湿热下注膀胱；肾阴不足，阴虚火旺，热灼膀胱；肝郁化火，气火郁于下焦，膀胱气化失司。本病治疗根据虚实不同，实则清利，虚则补益。因临床以热证、实证居多，故治以清热通淋为主，常以车前子、滑石、木通、冬葵子等清热利尿药为主组方。遣方用药时，尚须注意产后多虚多瘀的特点，清热不可过于苦寒，除湿不宜过于通利，补虚不忘化瘀，免犯虚虚实实之戒。代表方如加味五淋散、化阴煎、沉香散等。

一、湿热蕴结证

◆ 加味五淋散 ◆

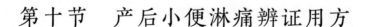

加味五淋滑赤苓，草梢归芍地栀芩；

木通泽泻车前子，妇人热淋此方行。

【组成用法】黑栀6g，赤茯苓10g，当归10g，白芍10g，黄芩6g，甘草6g，生地黄12g，泽泻10g，车前子12g，滑石15g，木通10g。水煎服。

【功效主治】清热利湿，通淋止痛。产后小便淋痛证属湿热内蕴者。症见产后突感小便短涩，淋漓灼痛，尿黄赤或混浊，口渴不欲饮，心烦，舌红苔黄腻，脉滑数。

【运用技巧】

1. 辨证导航　本方原治妊娠小便淋痛，现代临床亦常用于产后小便淋漓涩痛。以产后小便短涩，淋漓灼痛，尿黄赤或混浊，舌红苔黄腻，脉滑数为辨证要点。

2. 加减秘钥 若热伤胞络，尿色红赤者，加白茅根、小蓟、地榆、益母草以清热利尿止血；小便混浊者，加萆薢、石菖蒲以分清别浊；口渴引饮，舌红少津者，加知母、天花粉、石斛以养阴生津。

3. 适用病症 中医产后、经期、妊娠期小便淋痛等；西医泌尿系感染等，辨证属湿热者。

4. 临床禁忌 血虚阴亏之产后小便淋痛不宜本方治疗。

【编者按语】本方源自《医宗金鉴·卷四十六》，治证系由湿热蕴结，热伤阴血而致。产后血室正开，胞宫空虚，若导尿不洁，或摄生不慎，湿热之邪乘虚侵袭膀胱；或脾虚湿盛，湿蕴生热，湿热下注膀胱，使膀胱气化失司，水道不利，故产后小便淋痛，尿黄浊灼热；湿热熏蒸，热盛伤津，则心烦，口渴不欲饮。舌红、苔黄腻，脉滑数微涩为湿热内蕴，津血受灼之象。治宜清热利湿通淋。

方中滑石、木通、车前子清热利湿，利水通淋为君；栀子、黄芩苦寒，清热泻火，导热下行；赤茯苓、泽泻甘淡，渗利湿热，四药为臣。君臣相伍，共建清热利湿通淋之功；生地黄滋阴凉血；白芍、当归养血敛阴，三药相伍，既补热邪灼伤之阴津，又防渗利伤阴血，且与产后多虚之病理特点相符，在方中为佐。甘草调和诸药，缓急止淋痛，为佐使。综观全方，清利之中伍以滋补，祛邪与扶正兼顾，使驱邪不伤正，扶正不留邪，但重在清热利湿，通淋止痛。

◆ 八正散 ◆

八正木通与车前，萹蓄大黄滑石研；

草梢瞿麦兼栀子，煎加灯草痛淋蠲。

【组成用法】车前子、瞿麦、萹蓄、滑石、山栀子仁、炙甘草、木通、大黄（面裹煨，去面切，焙）各500g。上药为散，每服6~9g；亦可作汤剂，水煎服，用量参考原方比例酌情增减。

【功效主治】清热泻火，利水通淋。产后小便淋痛证属湿热下注者。症见产后尿频尿急，淋漓涩痛，尿色浑赤，甚则癃闭不通，小腹急满，口燥咽干，舌苔黄腻，脉滑数。

【运用技巧】

1. 辨证导航 本方为治湿热淋证的常用方。以产后尿频尿急，尿时涩痛，舌苔黄腻，脉滑数为辨证要点。

2. 加减秘钥　若尿中带血者，可加小蓟、墨旱莲、白茅根等以凉血止血；小便浑浊较甚者，加萆薢、石菖蒲等以分清别浊。

3. 适用病症　中医产后或妊娠小便淋痛、产后小便不通等；西医产后或妊娠期泌尿系感染、泌尿系结石、产后尿潴留等，辨证属湿热下注者。

4. 临床禁忌　阴虚火旺之小便淋痛、肾虚劳淋不宜使用。

【编者按语】本方源自《太平惠民和剂局方·卷六》，异名八珍散（《世医得效方·卷十六》）。本方治证系由湿热下注膀胱而致。产后血室正开，胞宫空虚，若摄生不慎，湿热之邪乘虚侵袭膀胱，或过食辛热肥甘厚味之品，酿成湿热，或脾虚湿盛，湿蕴生热。湿热之邪下注膀胱，使其气化失司，水道不利，故尿频尿急，溺时涩痛，淋漓不畅；湿热内蕴，损伤膀胱脉络，故尿色浑赤；邪热熏蒸，损伤津液，则口燥咽干。舌苔黄腻，脉滑数为湿热内蕴之象。治宜清热利湿，泻火通淋。

方中滑石甘淡质重性寒，善滑利窍道，清热渗湿，利水通淋；木通苦寒，上清心火，下利湿热，使湿热之邪从小便而去，共为君药。萹蓄、瞿麦、车前子清热利水通淋，俱为臣。君臣相伍，共建清热利水之功。栀子泻三焦之火，导热下行，通利水道；大黄苦寒，荡涤邪热，面裹煨用使其不直泻肠胃，而增降热泻火之力，两药为佐；甘草调和诸药兼能清热，缓急止痛；煎加灯芯草以增泻火通淋之功，共为佐使。综观全方，清热泻火与利尿通淋并进，以祛邪为务，意在使湿热去而膀胱气化复常，小便自利，诸症自愈。

◆ 分清饮 ◆

分清饮医产后淋，湿热蕴结气不行；

木通泽泻栀子壳，君以茵陈佐二苓。

【组成用法】茯苓12g，泽泻12g，木通6g，猪苓12g，栀子10g，枳壳9g，茵陈蒿20g。水煎服。

【功效主治】清热利湿，通利小便。产后小便淋痛证属湿热壅滞者。症见产后小便短黄而少，甚则闭塞不通，小腹胀痛，心烦不安，胸闷口苦，或口渴不欲饮，舌质微红、苔腻而黄，脉滑数。

【运用技巧】

1. 辨证导航　本方主治湿热内蕴，气机阻滞之小便淋痛。临床以产后小便短黄，甚则癃闭，小腹胀痛，舌质微红、苔腻而黄，脉滑数为辨证要点。

2. 加减秘钥　小便淋痛者，加瞿麦、萹蓄、滑石以通淋止痛；热邪偏盛者，加黄柏、金银花等以清热泻火；尿中有血者，加小蓟、生地黄、藕节以凉血止血；气滞而见尿少、腹胀甚者，加砂仁、乌药、柴胡以行气化滞。

3. 适用病症　中医产后或妊娠小便淋痛、产后小便不通等；西医产褥期或妊娠期急性膀胱炎、尿道炎、肾盂肾炎、泌尿系结石等，辨证属湿热下注，气机阻滞者。

4. 临床禁忌　肾虚淋证不宜使用本方。

【编者按语】本方源自《中医妇科治疗学》，治证系由湿热蕴蓄，气机瘀滞而致。湿热下注，气机不畅，膀胱气化不利，故产后小便短黄，甚或不通；湿阻气机，则小腹胀痛，胸脘痞闷；湿遏热伏，气不布津，则口苦，口渴不欲饮。舌红、苔黄腻，脉弦数为湿热郁遏之象。治宜清利湿热，通利小便。

方中重用茵陈蒿清利湿热为君。泽泻、猪苓、木通通利小便，利尿通淋，三药助君药渗利湿热，为臣。茯苓利水健脾，既可加强君臣利水之功，又能补虚扶正，使邪去不伤正；栀子苦寒，泻三焦之火，导热下行，通利水道；枳壳辛香，理气行滞，消胀除痞，三药为佐。全方于渗利湿热之中，辅以理气行滞之品，使湿去热清气畅，而诸症自平。

二、肾阴亏虚证

◆ 化阴煎 ◆

化阴煎内用二地，龙胆车前绿豆膝；

猪苓泽泻知母柏，产后虚热生淋痰。

【组成用法】生地黄、熟地黄、牛膝、猪苓、泽泻、生黄柏、生知母各6g，绿豆9g，龙胆草5g，车前子3g。水煎服。

【功效主治】滋阴补肾，清热利尿。产后小便淋痛证属阴虚火旺者。症见产后小便频数，淋漓不爽，尿道灼热疼痛，尿少色深黄，甚或小便癃闭，腰膝酸软，手足心热，舌红，脉细数。

【运用技巧】

1. 辨证导航　本方主治阴虚火旺而兼夹湿浊之证。以产后小便淋浊疼痛，甚或癃闭，手足心热，腰膝酸软，舌红，脉细数为辨证要点。

2. 加减秘钥　根据"阴虚"和"湿热"之轻重，权衡"养阴补肾"与"清利湿热"药的用量；虚火内盛，潮热明显者，加地骨皮、白薇、玄参滋阴退热；尿中带血者加白茅根、小蓟、女贞子、墨旱莲以凉血止血；头晕耳鸣，心烦少寐者，加枸杞子、白芍、酸枣仁滋肾养血，交通心肾。

3. 适用病症　中医产后或妊娠小便淋痛或不通等；西医产后泌尿系感染等，辨证属阴虚夹湿者。

4. 临床禁忌　脾胃虚弱，食少便溏以及小便淋痛纯因湿热下注而致者不宜使用。

【编者按语】本方源自《景岳全书·卷五十一》，治证系由阴虚内热，湿浊下注而致。素体肾阴不足，产后失血伤阴，肾阴愈亏。肾为水火之脏，内寄元阴元阳，火在水中，阳在阴中。阴虚则火旺，阴虚则阳无以附，肾中升腾气化升清降浊不力，则"真水"少而湿水多。虚火兼夹邪水，下移膀胱，气化失常，故产后小便淋漓频数，尿少色黄，甚或癃闭；肾主骨生髓，开窍于耳，腰为肾之府，肾阴亏虚，失其滋养，故腰膝酸软，头晕耳鸣；阴虚火旺则手足心热，舌红，脉细数。治宜滋肾养阴，清热利湿。

方中生地黄、熟地黄滋阴补肾，壮水制火，其中生地黄长于清，熟地黄则专于补，二者相辅相成，共为君药。黄柏、知母苦寒降火，泻火保阴，伍生地黄、熟地黄则滋阴降火之力倍增，为臣。猪苓、泽泻、车前子、龙胆草、绿豆清热利湿，通淋止痛；牛膝滋补肝肾，引热下行，以上共为佐。煎加食盐少许，以引药入肾，为使。综观全方，壮水以制火，泻火以保阴，滋阴降火中又寓以清利，邪正兼顾，如此，使水足而火灭，湿热去而膀胱气化复常，诸症自愈。

◆ 知柏地黄丸 ◆

【组成用法】参见"经行口糜·阴虚火旺证"。

【功效主治】滋阴降火。产后小便淋痛证属阴虚火旺者。症见产后小便频数淋漓，或尿中带血，头晕耳聋，腰膝酸软，骨蒸潮热，虚烦盗汗，咽干口燥，舌红苔少，脉细数。

【运用技巧】

1. 辨证导航　本方主治阴虚火旺之小便淋痛。以产后小便频数淋漓，或尿中带血，腰膝酸软，头晕目眩，口燥咽干，舌红少苔，脉细数为辨证要点。

2. 加减秘钥　根据"阴虚"和"火旺"之轻重，酌定滋阴药与降火药的用量；尿血者可加小蓟、白茅根等以凉血止血；小便淋痛者，可加车前子、滑石以通淋止痛。

3. 适用病症　参见"经行口糜·阴虚火旺证"。

4. 临床禁忌　湿热下注之小便淋痛不宜使用。

【编者按语】本方治证系阴虚火旺而致。素体肾阴亏虚，产后失血伤阴，肾阴愈亏。肾水一亏，相火独旺，虚火内生，下移膀胱，则气化失常，水道不利，故产后小便频数淋漓；虚热灼伤膀胱血络，则尿血；肾阴亏虚，失其滋养，则头晕耳聋，腰膝酸软；虚火内扰，则骨蒸潮热，虚烦盗汗；虚热灼津，则咽干口燥。舌红苔少，脉细数为阴虚火旺之象。对此水亏火炎，火灼阴伤之证，若滋阴不降火，则旋补旋耗；若降火不滋阴，则火暂平而又复萌。故滋阴与降火并行，水充则火自灭，水足则阴得救。

方中熟地黄、山茱萸、山药助肾、肝、脾三阴并补，而以补肾阴为主，三味壮水制火以培本，为君药。黄柏苦寒，泻相火以坚阴；知母苦寒质润，降火并滋阴，二味泻相火保真阴以清其源，共为臣药。"古人用补药，必兼泻邪，邪祛则补药得力"，故又以泽泻入肾泄浊，并制熟地黄滋腻，茯苓淡渗湿脾，助山药健健；牡丹皮清泄虚火，并制山茱萸之温涩。三药以泻助补，并使补而不滞，共为佐药。综观全方，滋阴与降火并施，扶正与祛邪兼顾，阴充火降，诸症自愈。

三、肝经郁热证

◆ 龙胆泻肝汤 ◆

【组成用法】参见"带下病·湿热内蕴证"。

【功效主治】清泻肝火，利尿通利。产后小便淋痛证属肝经郁火者。症见产后小便短赤，艰涩而痛，余沥不尽，大便干结，情志抑郁或烦躁易怒，小腹胀满，甚或两胁胀痛，口苦咽干，舌红苔黄，脉弦数。

【运用技巧】

1. 辨证导航　本方主治肝经实火之小便淋痛。以产后小便短赤，艰涩而痛，口苦咽干，大便干结，舌红苔黄，脉弦数为辨证要点。

2. 加减秘钥　尿血者，可加小蓟、白茅根等以凉血止血。

3. 适用病症　参见"带下病·湿热内蕴证"。

4. 临床禁忌　本方清泻肝火作用较强，非肝经实火者不宜；方中苦寒药较多，易伤脾胃，中病即止，不宜多服、久服，脾胃虚弱者慎用。

【编者按语】本方治证系由肝经实火致膀胱气化不利引起。产后情志所

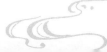

伤，肝气郁结，气郁化火，气火郁于下焦，热移膀胱，膀胱气化不利，则产后小便艰涩而痛，余沥不尽，小腹胀满；火热之邪灼津损络，则小便短赤，大便干结，口苦咽干；肝主调畅情志，肝经实火，经气不舒，故情志抑郁，或烦躁易怒；胁肋为肝经所布，肝经气郁则两胁胀痛。舌红、苔黄，脉弦数均为肝郁化火之象。治宜清泻肝火，利尿通淋。

方中龙胆草苦寒沉降，既能清肝泻火，又可渗利小便，针对主要病机、主症起主要治疗作用，为君。黄芩、栀子亦为苦寒泻火、燥湿之品，可助君药清肝火，除湿热，为臣药。君臣配伍，苦寒直折，切中病情。泽泻、木通、车前子利尿通淋止痛，引热从小便而出；肝主藏血，肝经实火易伤阴血，且产后亦阴血亏耗，故以生地黄、当归滋阴养血，不但能补养肝热灼伤之阴血，而且可防苦燥渗利之品伤养血；肝主疏泄，性喜条达，肝气郁结，则化火生热；肝热火旺，则肝气郁结，故以柴胡疏肝解郁，并引药入肝。以上六味为佐药。甘草和中缓急，为使。全方清肝泻火，利尿通淋，两擅其功，而且清利又不耗伤阴血，对产后小便淋痛较为适宜。

第十一节　缺乳辨证用方

产后哺乳期内，产妇乳汁甚少或无乳可下者，称"缺乳"，又称"产后乳汁不行"。本病的主要病机为乳汁生化不足，或乳络不畅。常见病因有气血虚弱和肝郁气滞，或痰浊阻滞。治疗以调理气血、通络下乳为主。常以健脾益气、补血滋阴、疏肝理气、活血化痰、通络下乳等药，如黄芪、人参、麦冬、王不留行、漏芦、木通、苍术、茯苓组成方剂。代表方如通乳丹、下乳涌泉散、苍附导痰丸等。

一、气血虚弱证

◆ 通乳丹 ◆

通乳丹中用参芪，归麦木通桔梗宜；

若要乳汁如泉涌，诸药煎水添猪蹄。

【组成用法】人参30g，生黄芪30g，当归（酒洗）60g，麦冬（去芯）

15g，木通 2g，桔梗 2g，七孔猪蹄 2 个（去爪壳）。水煎服。

【功效主治】益气血，通乳络。缺乳证属气血虚弱者。症见产后乳汁少或无，乳房柔软无胀感，面色无华，神疲乏力，舌质淡，脉细弱。

【运用技巧】

1. 辨证导航　本方主治缺乳证属气血虚弱者。临床以产后乳汁少或无，面色无华，神疲乏力，舌质淡，脉细弱为辨证要点。

2. 加减秘钥　血虚明显者，加白芍、熟地黄；气虚甚者，加白术、山药以健脾益气；如兼肝郁而见胁痛、乳胀者，加郁金、佛手、枳壳以疏肝解郁。

3. 适用病症　产后乳少辨证属气血两虚者。

4. 临床禁忌　乳汁不下属实证者不宜。

【编者按语】本方源自《傅青主女科·卷下》，异名生乳丹（《傅青主女科》）。本方治证系由气血两虚而致。素体气血亏虚，或脾胃素弱，化源不足，复因产后伤血耗气，以致气血益虚。"乳汁乃气血所化"，气血亏虚，则乳汁化生乏源，无乳可下，故产后乳汁少或无；乳汁不充，则乳房柔软无胀感；气虚血少，无以滋养，则面色无华，神疲乏力。舌质淡，脉细弱为气血虚之象。傅青主曰："无气则乳无以化，无血则乳无以生。"故治宜补气益血通乳。

方中人参甘温，大补元气；当归甘润，补血和血，二药气血并补，为君。黄芪助人参益气健脾，以裕气血生化之源；血属阴，血虚可致阴虚，阴虚每每兼有血虚，故以麦冬养阴生津，以助当归补血，为臣。君臣相伍，共建补气生血之功。猪蹄为血肉有情之品，大补气血，通络下乳；少佐木通通络而下乳；桔梗升提入肺，少量与之以载药上行，并可开宣肺气，以助乳汁之下，共为佐使。综观全方，其配伍特点主要是大量补气生血药，配伍少量宣通络下乳药，标本兼顾，但治本为主，意在气血充而化乳之源裕，乳汁自下。

类方

1. 当归补血加葱白汤（《济阴纲目·卷十四》）　组成：当归 6g，黄芪 30g，葱白 10 根。用法：水煎服。功效：补气养血，通络下乳。主治：产后无乳属气血虚者。

2. 加味四物汤（《万氏女科·卷三》）　组成：当归身、人参、川芎、赤芍、生地黄、桔梗、甘草、麦冬、白芷各 3g。用法：水煎食后服，另煮猪蹄汤食之。功效：补气养血，疏经通乳。主治：初产之妇，乳脉未行；或产多之妇，气血虚弱，乳汁短少。

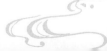

◆ 猪蹄汤 ◆

猪蹄汤内用八珍，黄芪漏芦陈皮增；

木通少许蹄二只，调补冲任乳汁生。

【组成用法】当归、川芎、白芍、党参、白术、茯苓、熟地黄各6g，炙甘草3g，黄芪12g，漏芦4.5g，陈皮3g，木通3g，猪蹄2只。先用猪蹄煮汁1000mL，再用猪蹄汤煎药服用。

【功效主治】调补冲任，通络下乳。缺乳证属冲任气血虚弱者。症见产后乳汁少或全无，乳汁清稀，乳房柔软，体倦乏力，头晕心悸，恶露量少色淡，面色无华，舌质淡，脉细弱。

【运用技巧】

1. 辨证导航　本方主治缺乳证属气血虚弱者。临床以产后乳汁少或全无，恶露色淡，面色无华，头晕心悸，舌质淡，脉细弱为辨证要点。

2. 加减秘钥　阴血虚甚者，可加阿胶、麦冬、五味子以滋补阴血；乳房胀者，可加柴胡、王不留行、穿山甲以疏肝通络。

3. 适用病症　产后乳少辨证属气血两虚者。

4. 临床禁忌　缺乳属肝郁气滞者不宜。

【编者按语】本方源自《景岳全书·卷六十一》，治证系由气血两虚，乳络不通而致。《景岳全书》曰："妇人乳汁，乃冲任气血所化，故下则为经，上则为乳。若产后乳迟乳少者，由气血之不足而犹或无乳者，其中为冲任之虚弱无疑也。"《妇人大全良方》亦认为"乳汁资于冲任"。产后失血耗气，以致气血不足，冲任虚衰，乳汁化生乏源，故乳汁少甚或全无，质清稀，恶露量少色淡；气虚血少，无以滋养，则面色无华，体倦乏力，头晕心悸。治宜补益气血冲任，通络下乳。

本方系由八珍汤加味组成。方中当归、川芎、白芍、熟地黄养血益冲任；黄芪、党参、白术、茯苓、炙甘草益气补脾胃。八药配伍，肝、肾、脾、胃同治，气血冲任并调。如此，气血足，冲任旺，则乳汁化生有源。猪蹄为血肉有情之品，大补气血，通络下乳；漏芦、陈皮、木通行气通乳络。诸药合用，共奏益气血、补冲任、通乳络之功。综观全方，补气血与通乳络并用，补而不滞，通而不伤，但以补为主。对气血冲任亏虚之缺乳较为适宜。

二、肝郁气滞证

◆ 下乳涌泉散 ◆

下乳涌泉王不留，归芎花粉地芍求；

青柴漏桔通木芷，穿山甲草令乳流。

【组成用法】当归、川芎、天花粉、白芍、生地黄、柴胡各30g，青皮、漏芦、桔梗、木通、白芷、通草各15g，穿山甲45g，王不留行90g，甘草8g。共研细末，6~9g/次，临卧黄酒调服。

【功效主治】疏肝养血，通经下乳。缺乳证属肝郁气滞者。症见产后乳汁涩少，甚或全无，乳房胀满而痛，乳汁浓稠，胸胁胀满，情志不舒，食欲缺乏，苔薄黄，脉弦或弦数。

【运用技巧】

1. 辨证导航　本方为"产后乳汁不行"者而设。临床以产后乳汁涩少，乳房胀满而痛，胸胁胀满，苔薄黄，脉弦为辨证要点。

2. 加减秘钥　乳房胀硬热痛、触之有块者，加路路通、夏枯草、丝瓜络；兼发热、口苦者，加蒲公英、金银花、黄芩。

3. 适用病症　中医产后缺乳、乳痈等；西医急性乳腺炎等，辨证属肝郁气滞者。

4. 临床禁忌　服用本方时，戒气恼，忌椒、姜、辛辣等物。

【编者按语】本方源自《清太医院配方》，治证系由肝气瘀滞，乳络不畅而致。产后阴血大亏，肝木失养，复因情志不遂，肝气郁结。气机瘀滞，乳络不通，乳汁运行不畅，故产后乳汁涩少，甚或全无；肝经布胸胁，肝气瘀滞，加之乳汁壅滞，则胸胁、乳房胀满而痛；肝气犯脾，脾失健运，则食欲缺乏。乳汁浓稠，苔薄黄，脉弦或弦数为肝郁化热之象。治宜疏肝理气，通经下乳。

方中"王不留行能走血分，乃阳明冲任之药"，长于行血脉，通乳汁；"穿山甲……，通经下乳用为要药"，二者配伍"妇人服了乳长流"，故重用为君。柴胡疏肝解郁；青皮辛散苦泄，疏肝破气，"治肝经积气"（《珍珠囊》）；川芎为"血中气药"，能行气血，开郁结。三药疏肝理气，为臣。漏芦苦寒，清解热郁而下乳，木通专于通经下乳，天花粉甘苦寒，入胃经，润燥散结，白芷为"阳明经本品"，辛散开结通络，此四药共助通郁结，下乳

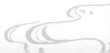

汁；当归补血和血，生地黄滋阴生津，白芍敛阴养血，三药滋补阴血，补肝体以和肝用，与产后多虚之病理特点相符，况且能防辛散走窜之品耗伤阴血。以上俱为佐。桔梗宣肺以助气机条达，并载药上行；甘草调和诸药，为使。综观全方，主以疏肝理气，通经下乳，辅以养血益阴柔肝，如此配伍，通而不伤、补而不滞，对肝郁气滞之乳汁不通甚为适宜。

◆ 漏芦汤 ◆

漏芦汤中皂角刺，木香芎归赤芍芷；

枳壳桔梗和甘草，行气活血通乳汁。

【组成用法】漏芦9g，当归9g，赤芍5g，炒枳壳5g，木香5g，白芷5g，川芎3g，桔梗3g，皂角刺6g，甘草2g。水煎服。

【功效主治】行气活血，通络下乳。缺乳证属血气壅结，乳窍不通者。症见产后乳汁涩少，甚或全无，乳房肿胀疼痛，胸胁胀满，舌淡紫，苔薄白，脉沉涩。

【运用技巧】

1. 辨证导航　本方主治血气壅结，乳窍不通之缺乳。临床以产后乳汁涩少，乳房胀满疼痛，舌淡紫，脉沉涩为辨证要点。

2. 加减秘钥　瘀滞较重者，可加穿山甲、王不留行；乳房胀硬热痛、触之有块者，加路路通、夏枯草、丝瓜络；瘀久化热者，加重漏芦、赤芍用量，并可加生地黄、牡丹皮。

3. 适用病症　中医产后乳少、经前期乳房胀痛等；西医产后缺乳、经前期综合征等，辨证属气血瘀滞者。

4. 临床禁忌　气血亏虚者不宜使用。

【编者按语】本方源自《医略六书·卷三十》，治证系由气血瘀滞，乳络不畅而致。产后情志所伤，气机瘀滞，血行不畅，血气壅结，乳窍不通，乳汁运行不畅，故产后乳汁涩少，甚或全无；气血瘀滞，不通则痛，故胸胁、乳房胀满疼痛。舌淡紫，脉沉涩示气血瘀滞。治宜行气活血，通经下乳。

方中漏芦味苦降泄，善于通经下乳；当归甘辛而温，长于补血活血，为君。枳壳行气消胀；木香行气止痛；赤芍活血散瘀。三药行气活血，为臣。君臣相伍，气血流通，乳窍通畅。川芎为"血中气药"，助当归、赤芍行血滞；白芷伍皂角刺散结通乳络。四药为佐。桔梗宣肺以助气行血畅，并载药上行；甘草调和诸药，为使。诸药配伍，共奏行气活血，通经下乳之功。综观全方，其配伍用药特点有二：一为行气活血与通络下乳同用，气畅瘀散则乳络通畅，乳络畅通则气畅血行；二为辛香走窜之品用量较小，既达行气通络之功，又无耗气伤血之忧，照顾产后血虚气耗之病理特点。

三、痰浊阻滞证

◆ 苍附导痰丸 ◆

【组成用法】参见"月经过少·痰湿证"。

【功效主治】燥湿健脾，化痰通乳。缺乳证属痰浊阻滞者。症见产后乳少或无乳，乳房硕大，但不胀痛，乳汁不稠，形体肥胖，纳少便溏，胸闷呕恶，舌淡红苔白腻，脉滑。

【运用技巧】

1. 辨证导航　本方为治痰湿阻滞证的常用方。临床以产后乳少或无乳，胸闷纳少，苔白腻，脉滑为辨证要点。

2. 加减秘钥　配伍漏芦、蛇蜕、瓜蒌可助通经下乳之力；脾气虚者，见有体倦乏力者，可加党参、黄芪、白术以健脾益气。

3. 适用病症　参见"月经过少·痰湿证"。

4. 临床禁忌　痰湿蕴而化热成乳痈者不宜使用本方。

【编者按语】本方治证系由痰浊阻滞而致。素体肥胖，痰湿内盛，或产后膏粱厚味，脾失健运，聚湿生痰。痰湿阻滞，乳络不通，故产后乳房硕大，乳汁少或全无；"肥人多气虚"，气虚痰阻，脾胃运化失常，则纳少便溏，形体肥胖；痰阻气滞，胃气不和，则胸闷呕恶。苔白腻，脉滑均为痰浊内阻之象。治宜燥湿健脾，化痰通乳。

本方由二陈汤加减而成，方中半夏辛温苦燥，燥湿化痰；茯苓甘淡，渗湿健脾以杜生痰之源；陈皮辛香苦燥，理气燥湿，使气行则痰化。三药配伍，燥湿化痰，理气和中。为君。苍术苦温，气味雄烈，燥湿运脾；香附、枳壳助陈皮理气宽胸。共为臣药。君臣相伍，燥湿化痰理气之功倍增。胆南星味苦助燥湿化痰；神曲消滞和胃，促脾之健运；生姜温中和胃，并制半夏之毒。共为佐。使以甘草，调和诸药。综观全方，其配伍特点，主要是燥湿理气祛已生之痰，健脾渗湿杜生痰之源，标本兼顾。如此，湿去痰化，乳络通畅，诸症自平。

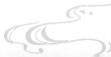

◆ 催乳散 ◆

催乳散中四味共，通芷贝漏为末从；

猪蹄水酒煎汤下，化痰散结乳络通。

【组成用法】漏芦 3g，通草 3g，浙贝母 6g，白芷 3g。上为末。用猪蹄 1 个，酒、水各半，煎汤送下。

【功效主治】化痰散结，通络下乳。缺乳证属痰阻乳络者。症见产后乳汁不通，乳房丰满，柔软无胀感，形体肥盛，舌淡红苔白腻，脉涩。

【运用技巧】

1.辨证导航　本方主治痰阻乳络之缺乳。临床以产后乳汁不通，乳房柔软无胀感，形体肥盛，苔白腻，脉涩为辨证要点。

2.加减秘钥　痰湿较重者，可加半夏、陈皮、茯苓；脾虚者，可加白术、党参；乳汁点滴全无者，可加橘络、丝瓜络、穿山甲、王不留行。

3.适用病症　产后缺乳辨证属痰阻乳络者。

4.临床禁忌　不宜用盐。

【编者按语】本方源自《惠直堂经验方·卷四》，治证系由痰浊阻滞，乳络不畅而致。《景岳全书·妇人规》曰："肥胖妇人痰气壅盛，乳汁不来。"产妇素体肥胖，或产后膏粱厚味，蕴结生痰。痰浊结于乳窍，乳络不畅，故见诸症。治宜化痰散结，通络下乳。

方中浙贝母长于化痰散结，针对痰浊蕴结乳窍而设，故重用为君。漏芦味苦降泄，善于通经下乳，为臣。白芷辛散而燥，善除阳明湿邪而祛痰，其芳香之气又可散结通窍，助君臣通络下乳；通草功专通气下乳，其利湿之功又助化痰。此二味为佐。猪蹄既可补益气血，更能通络下乳，适宜"产后多虚"之体；用酒者，取其温通走散之性，以助散结通络，亦为佐使。全方药少力专，共奏化痰散结、通络下乳之功。

第十二节　产后乳汁自出辨证用方

产妇哺乳期中，乳汁不经婴儿吸吮而自然溢出者称"乳汁自出"。亦称"漏乳"。若乳母身体健壮，气血旺盛，乳汁充沛，乳房饱满，由满而溢，或断乳之时乳汁难断而自出者，不属病态。

本病发生分虚实两端。虚者因胃气虚弱，摄纳无权；实者乃因肝郁化火，火盛迫乳外溢。治疗虚者宜补气摄乳；实者宜清热敛乳。常以黄芪、党参、芡实、柴胡、牡丹皮、夏枯草、五味子等品组方。代表方如补中益气汤、加味逍遥散。

一、气虚失摄证

◆ 补中益气汤 ◆

【组成用法】参见"月经先期·气虚证"。

【功效主治】补气固摄。产后乳汁自出证属中气下陷者。症见产后乳汁自出，乳量少，质清稀，乳房柔软无胀感，面色无华，神疲乏力，气短懒言，舌质淡苔薄白，脉细弱。

【运用技巧】

1. 辨证导航　本方为补气升阳之代表方，临床以产后乳汁自出，量少质清，乳房柔软无胀感，神疲乏力，舌质淡，脉细弱为辨证要点。

2. 加减秘钥　若加芡实、五味子等收涩敛乳药则效果更好；兼血虚而见心悸、眩晕者，加熟地黄、鹿角胶以补益精血；兼见白带增多者，加牡蛎、芡实、莲子肉以健脾止带；如兼肾亏而见腰酸、耳鸣者，加杜仲、山茱萸、巴戟天以补肾壮阳。

3. 适用病症　参见"月经先期·气虚证"。

4. 临床禁忌　热迫乳溢者不宜使用。

【编者按语】本方治证系由脾胃虚弱，中气下陷，气失摄纳而致。乳房属足阳明胃经。若产后气随血耗，或饮食劳倦伤脾，脾胃虚弱，中气不足，胃气不固，乳汁摄内无权，故产后乳汁自出；气虚血弱，乳汁化源不足，则乳量少、质清稀；乳汁外溢，乳房空虚，故乳房柔软无胀感；气虚血少，不能上荣于面，故面色无华；脾气不足，中气下陷，则神疲乏力，气短懒言。舌质淡，脉细弱为气血亏虚之象。治宜健脾益气，升阳举陷，以复脾气固摄之权。

方中黄芪入脾、肺经，健脾益气，升阳举陷，重用为君。人参、白术、炙甘草甘温，益气健脾，均为臣药。君臣相伍，共建补益中气之功，气旺阳升，固摄复常。产后阴血已亏，又血为气之母，气虚时久，营血亦亏，故

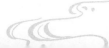

以当归养血和血；陈皮理气和胃，使甘温益气之品补而不滞；少用升麻、柴胡，伍益气药引清阳之气上行，共为佐药。炙甘草调和诸药，兼用为使。综观全方，其配伍特点主要是甘温补气之中少佐升阳举陷之品，补中有升，标本兼顾。如此，使脾气得补，中气得升，则摄纳有权，诸症自解。

◆ 益气收乳汤 ◆

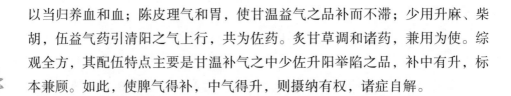

益气收乳汤黄芪，党参归芍麦枣皮；

补益气血可摄乳，产后乳漏此方医。

【组成用法】党参、黄芪、当归、白芍、麦冬、山茱萸各 6g。水煎服。

【功效主治】补气养血，固摄敛乳。产后乳汁自出证属气血虚弱者。症见产后乳汁自漏，乳房柔软，乳汁清稀，量少，心慌气短，面色萎黄，舌淡，脉细弱。

【运用技巧】

1. 辨证导航　本方补气益血，固摄敛乳，临床以产后乳汁自漏，量少清稀，面色萎黄，舌淡，脉细弱为辨证要点。

2. 加减秘钥　气虚重者，加重党参、黄芪用量，并可加白术、山药；血虚重着，加重当归、白芍用量，并可加熟地黄、阿胶；乳汁漏出较多者，加芡实、莲子肉、五味子以收涩敛乳。

3. 适用病症　中医产后乳汁自出、产后汗证等；西医产后自主神经功能紊乱等，辨证属气血虚弱者。

4. 临床禁忌　实证非本方所宜。

【编者按语】本方源自《中医症状鉴别诊断学》，治证系由气血亏虚，气不摄乳而致。产后气虚血耗，乳汁摄内无权，故产后乳汁自漏；气虚血弱，乳汁化源不足，则乳量少，质清稀，乳房柔软；气血亏虚，失其濡养之功，故心慌气短，面色萎黄，舌淡，脉细弱。治以益气补血为主，佐以固摄敛乳。

方中党参配黄芪健脾益气，气旺血生，气足固摄有权，为君。当归、白芍补血敛阴，血充则能化乳，为臣。君臣合用，气血并补。山茱萸酸涩微温，收敛固涩治其标；血属阴，补血与养阴常相须为用，故以麦冬滋阴养液，为佐。诸药配伍，气血并补，标本同治，共奏补益气血，固摄敛乳之功。综观全方，虽药少量轻，但配伍周全，功效全面，对产后乳汁自出属气血两亏者较为适宜。

二、肝经郁热证

◆ 加味逍遥散 ◆

【组成用法】参见"月经先期·肝郁血热证"。

【功效主治】疏肝清热。产后乳汁自出证属肝经郁热者。症见产后乳汁自出，量多质稠，乳房胀痛，胸胁胀满，烦躁易怒，口苦口干，小便短赤，大便秘结，舌质红苔黄，脉弦数。

【运用技巧】

1. 辨证导航　本方为疏肝清热之常用方。临床亦产后乳汁自出，量多质稠，乳房胀痛，胸胁胀满，舌红苔黄，脉弦数为辨证要点。

2. 加减秘钥　生姜辛温，临证可去之不用；热伤阴血者，可加生地黄滋阴清热。

3. 适用病症　参见"月经先期·肝郁血热证"。

4. 临床禁忌　虚证不宜用之。

【编者按语】本方治证系由肝郁化火而致。足厥阴肝经挟乳头。若产后情志不舒，郁久化火。肝火亢盛，迫乳外溢，则产后乳汁自出，量多；热灼乳汁，则质稠；肝布胸胁，肝经气郁，不通则痛，故乳房胀痛，胸胁胀满；肝经循咽喉，肝郁化火，灼伤阴液，则口苦口干，便结溲赤。烦躁易怒，舌红、苔黄，脉弦数亦为肝郁化火之象。治宜疏肝解郁，清热泻火。

方中柴胡疏肝解郁，使肝气条达为君。牡丹皮辛苦凉，凉肝泻火；栀子苦寒，清肝降火，为臣。君臣相伍，疏肝凉肝。当归、白芍养血敛阴柔肝，既可"补肝体和肝用"，又与产后多虚之病理吻合；肝疏泄脾土以助运化，肝经气郁易致脾虚不运，故以白术、茯苓健脾助运，寓"见肝之病，知肝传脾，当先实脾"之意，四药俱为佐。生姜和胃；甘草调药，亦为佐使。综观全方，疏肝、清肝、养肝并用，祛邪不伤正，扶正不留邪。肝气得舒，肝火得清，则诸症自解。

类方

1. 归芍甘麦汤（《中医妇科治疗学》）　组成：当归 6g，白芍 12g，白术 9g，柴胡 6g，茯神 9g，甘草 3g，小麦 30g（或麦芽 18g），大枣 3 枚。用法：水煎服。功效：疏肝解郁。主治：产后肝郁化热，乳汁自出，面色苍黄，间有潮红，心烦易怒，头晕，胁胀，苔黄，脉弦数。

2.通肝收乳汤(《中医症状鉴别诊断学》) 组成:柴胡6g,当归、白芍、熟地黄、白术各9g,甘草3g,麦冬、远志各6g,麦芽12g,通草3g。用法:水煎服。功效:疏肝养血。主治:肝郁乳汁自漏,症见乳汁不断自行漏出,量少质浓,两乳胀硬疼痛,精神抑郁,性情易怒,或脘胀纳少,舌质正常或偏暗红,脉弦涩。

第十三节　产后情志异常辨证用方

产妇在产褥期出现精神抑郁,沉默寡言,情绪低落,或心烦不安,失眠多梦,或神志错乱,狂言妄语等症者,称为"产后情志异常",通常在产后2周出现症状。本病包括西医学"产褥期抑郁症",是产褥期精神综合征中最常见的一种类型。

本病常见的病因病机有心脾两虚,瘀血阻滞,肝气郁结。其治疗以健脾养心、疏肝活血、安定神志为主。常用酸枣仁、党参、茯神、柏子仁、当归、川芎、赤芍、柴胡、合欢皮、首乌藤等药物组成方剂。代表方如归脾汤、调经散、芎归泻心汤、逍遥散等。

一、心脾两虚证

◆ 归脾汤 ◆

【组成用法】参见"月经先期·气虚证"。

【功效主治】健脾补心,养血安神。产后抑郁证属心脾气血两虚者。症见产后焦虑,忧郁,心神不宁,常悲伤欲哭,情绪低落,健忘失眠,精神萎靡,神疲乏力,纳少便溏,面色萎黄,舌淡苔白,脉细弱。

【运用技巧】

1.辨证导航　本方为治疗心脾气血两虚证的常用方剂。临床以产后抑郁,健忘失眠,神疲乏力,面色萎黄,舌淡苔白,脉细弱为辨证要点。

2.加减秘钥　以心悸、失眠为主症者,可加柏子仁、五味子、龙骨以宁心安神;恶露量多,久久不止者,可加煅龙骨、阿胶以收敛止血。

3.适用病症　参见"月经先期·气虚证"。

4.临床禁忌 阴虚内热者忌用。

【编者按语】本方治证系由心脾气血两虚，心神失养而致。"思出于心而脾应之"，若产后思虑过度，所思不遂，则心血暗耗，脾气受损，气虚血弱，血不养心，心神失养，故产后抑郁，心神不宁，常悲伤欲哭，健忘；脾虚失运，则纳少便溏；气血两虚，失其所养，故神疲乏力，精神萎靡，面色萎黄，舌淡，脉细弱。治宜健脾补心，养血安神。

方中人参、黄芪，大补脾气，补气生血，为君。当归养血补虚和血；龙眼肉、酸枣仁补血养心安神，与人参、黄芪相伍，心脾气血并补，为臣。白术甘温，益气健脾；茯神健脾宁心而安神；远志交通心肾而安神；木香辛香理气醒脾，既促中焦运化，又防益气补血药之腻滞；生姜、大枣辛甘相合，健脾胃而滋化源。以上共为佐药。使以甘草，调和诸药。诸药配伍，共奏益气补血，健脾养心之功。综观全方，其配伍特点有三：一是心脾同治，但重在健脾，使脾旺则气血生化有源；二是气血并补，但以补气为务，意在气旺而血自生，血足则心有所养；三是补中有行，补而不滞。

◆ 茯神散 ◆

茯神散内人参芪，赤芍龙齿琥归膝；

生地桂心共为末，健脾养心治惊悸。

【组成用法】茯神15g，人参5g，黄芪12g，赤芍5g，牛膝5g，琥珀5g，龙齿（研）5g，生地黄20g，桂心10g，当归20g。水煎服。

【功效主治】补血安神，健脾养心。产后抑郁证属心脾两虚，神志不安者。症见产后焦虑，忧郁，时而悲伤欲哭，情绪低落，时而烦躁不宁，心悸失眠，恶露色紫黯，或少腹疼痛，精神萎靡，神疲乏力，面色萎黄，舌淡苔白，脉细弱。

【运用技巧】

1.辨证导航 本方原治"产后血虚，心气弱，惊悸，恍惚不安宁"，临床用于产后抑郁以产后焦虑，忧郁，或心烦心悸，恶露色紫黯，神疲乏力，面色萎黄，舌淡苔白，脉细弱。为辨证要点。

2.加减秘钥 气虚甚者，可加重人参、黄芪用量；血虚而失眠甚者，可加龙眼肉、酸枣仁补血安神；瘀阻而致恶露淋漓不尽者，可加蒲黄、三七、茜草以化瘀止血。

3.适用病症 中医产后抑郁、绝经前后诸证等；西医产褥期抑郁症、围

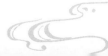

绝经期综合征等，辨证属心脾气血两虚者。

4. 临床禁忌　心火旺盛所致者不宜使用。

【编者按语】本方源自《医宗金鉴·卷四十八》，治证系由心脾两虚，心神不安而致。产后失血过多，心失所养，又思虑过度，劳伤心脾，心脾气血两虚，心神失养，故产后抑郁，心神不宁；脾气亏虚，化源不足，失其所养，故神疲乏力，精神萎靡，面色萎黄；因产留瘀，故恶露色黯，腹痛。舌淡，脉细弱为心脾气血两虚之象。治宜健脾益气，养心安神。

方中茯神健脾宁心安神；当归补血和血养心，二者一长于安神，一善于补血，标本兼顾，故重用为君。人参、黄芪健脾益气，伍当归补气生血；血属阴，故以生地黄滋阴养液，以助当归补血养心；气属阳，故以肉桂辛热助阳，伍人参、黄芪则"阳生阴长"，共为臣。琥珀、龙齿质重，助茯神安神定志；"产后多瘀"，故以赤芍活血散瘀；牛膝引瘀血下行，二者使"瘀去新生"，为佐。综观全方，气血兼顾，心脾同治，于补益之中又佐活血之品，与产后病理特点相吻，故对产后抑郁适宜。

二、瘀血内阻证

◆ 调经散 ◆

调经散中琥珀平，桂没归芍麝细辛；

姜汁温酒调匀服，活血化瘀主定惊。

【组成用法】当归、桂心、没药（别研）、琥珀（别研）、赤芍、细辛、麝香（别研）各1.5g。上为细末，1.5g/次，温酒入生姜汁少许调匀服。

【功效主治】活血化瘀，镇静安神。产后抑郁证属瘀血内停者。症见产后抑郁寡欢，默默不语，失眠多梦，神志恍惚，恶露淋漓，日久不止，色紫黯有块，面色晦暗，舌黯有瘀斑，苔白，脉弦或涩。

【运用技巧】

1. 辨证导航　本方主治产后抑郁属瘀血内阻者。临床以产后抑郁寡欢，默默不语，恶露淋漓，色紫黯有块，脉弦或涩为辨证要点。

2. 加减秘钥　血瘀较重者，可加蒲黄、茜草炭、益母草等以化瘀止血；血瘀气滞者，可加香附、郁金以疏肝理气；血虚者，加重当归用量，并易赤芍为白芍。

3. 适用病症　中医产后抑郁、经行情志异常等；西医产褥期抑郁症、月经期精神病等，辨证属瘀血阻滞者。

4.临床禁忌　气血亏虚者慎用。

【编者按语】本方源自《产育宝庆集·卷上》，异名小调经散（《妇人良方·卷二十二》）。本方治证系由瘀血内阻而致。产后胞宫败血停滞，瘀血上攻，闭于心窍，神明失常，故产后抑郁寡欢，默默不语，失眠多梦，神志恍惚；恶血不去，新血不得归经，故恶露淋漓，日久不止，色紫黯有块。面色晦暗，舌黯有瘀斑，脉弦或涩为瘀血阻滞之象。治宜活血化瘀，镇静安神。

方中当归补血活血；麝香辛香走窜，开窍醒神，二者配伍，活血开窍，为君。琥珀甘平，归心、肝经。《别录》谓："消瘀血……安五脏，定魂魄。"赤芍活血散瘀，伍当归则化瘀之力增强，为臣。血得温则行，故以辛热入血之肉桂，温通血脉，促进血行瘀化；细辛"芳香最烈，故善开结气，宣泄瘀滞，而能上达巅顶，通利耳目"（《本草正义》）；没药活血祛瘀，三药助君臣化瘀开窍，为佐。诸药配伍，共建活血散瘀，定惊安神之功。综观全方，活血散瘀伍以定惊安神，祛邪兼以扶正，使邪祛而不伤正，诸症自愈。

三、肝气郁结证

◆ 逍遥散 ◆

【组成用法】参见"月经先后无定期·肝郁证"。

【功效主治】疏肝解郁安神。产后抑郁证属肝郁气滞者。症见产后心情抑郁，心神不安，夜不入寐，或噩梦纷纭，惊恐易醒，恶露量或多或少，色紫黯有块，胸闷，善太息，纳呆乏力，脉弦。

【运用技巧】

1.辨证导航　本方为疏肝健脾养血之要方。临床以产后抑郁，胸闷，善太息，恶露色紫黯，纳呆，脉弦为辨证要点。

2.加减秘钥　临证可加首乌藤、合欢皮、磁石、柏子仁以安神定志；气郁重者，可加香附、郁金、川芎等以疏肝理气解郁；肝郁化火者，可加牡丹皮、栀子以清肝泻火。

3.适用病症　参见"月经先后无定期·肝郁证"。

4.临床禁忌　阴虚阳亢者不宜使用本方。

【编者按语】本方治证系由肝气郁结而致。素性忧郁，复因产后情志所伤，肝经气郁；肝胆互为表里，肝藏魂，胆主决断，肝郁胆虚则魂不归藏，

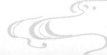

胆失决断，故产后抑郁，心神不安，夜不入寐，或噩梦纷纭，惊恐易醒；肝气郁结，疏泄失调，则恶露量或多或少；气为血帅，气滞则血瘀，故恶露色紫黯有块；肝经布胸胁，肝气瘀滞，则胸闷，善太息；肝木疏泄脾土，木郁则土无以达，则纳呆乏力。治宜疏肝解郁安神。

方中柴胡疏肝理气，气畅郁解，为君。肝为藏血之脏，又产后耗血伤阴，故以当归补血和血，白芍敛阴养血，"补肝体和肝用"，共为臣药。木郁不达则脾虚不运，故以白术、茯苓、甘草健脾益气，脾旺则木不易侮之；薄荷辛散轻扬，舒达肝气，透达肝经郁热；煨生姜功专温胃和中，以复脾运，五药共为佐。甘草调和诸药，兼以为使。综观全方，气血兼顾，肝脾同调，但以疏肝理气为务。肝郁得疏，肝体得养，脾弱得复，则诸症自解。

第十四节　产后血劳辨证用方

因产时或产后阴血暴亡，导致日后月经停闭，性欲丧失，生殖器官萎缩，伴表情淡漠、容颜憔悴、毛发枯黄脱落、形寒怕冷、乍起乍卧、虚乏劳倦等一系列虚羸证候者，称"产后血劳"。属产后虚羸或蓐劳范畴。西医学的席汉综合征可与本病互参。

本病发生主要因产后夺血伤精，脏腑虚损或产后失于调养，脾肾双亏而致。其治疗以峻补肾脾、调理气血冲任为要。常用滋阴养血、填精益髓、补益脾肾，调理气血等药物，如人参、当归、熟地黄、黄芪、茯苓、淫羊藿、仙茅等组成方剂。代表方如人参鳖甲汤、黄芪散。

一、精血亏损证

◆ 人参鳖甲散 ◆

人参鳖甲主填精，膝断归芪寄桂心；
麦冬地芍桃荆草，猪肾梅葱姜枣苓。

【组成用法】人参、桂心、当归、桑寄生、茯苓、白芍、桃仁、熟地黄、甘草、麦冬各15g，川续断3g，牛膝9g，炙鳖甲、黄芪各30g。上为细末。猪肾1对，去筋膜，以水500mL，生姜3g，枣3个，煎至250mL，去猪肾、姜、枣，然后入药末 6g，葱 2g，乌梅 1 个、荆芥穗 6g，煎至 200mL，去滓，空腹、晚食前温服。

【功效主治】填精养血，滋阴益髓。产后血劳证属精血亏损者。症见产后月经闭止，毛发脱落，枯槁无华，头晕目眩，腰膝酸软，阴道干涩，性欲丧失，甚或生殖器官萎缩，舌淡白苔少，脉沉细略数。

【运用技巧】

1. 辨证导航　本方原治产后蓐劳。临床应用以产后毛发脱落，枯槁无华，头晕目眩，腰膝酸软，阴道干涩，舌淡白苔少，脉沉细为辨证要点。

2. 加减秘钥　运用时可加紫河车以大补精血。

3. 适用病症　中医产后血劳、闭经、不孕等；西医席汉综合征、继发性闭经、不孕症、性欲减退、卵巢功能早衰等，辨证属精血亏损者。

4. 临床禁忌　脾虚有湿者不宜使用。

【编者按语】本方源自《妇人大全良方·卷二十一》引胡氏方，治证系由精血双亏而致。肝藏血、肾藏精，素体肝肾不足；或久病肾虚精亏，复因产后夺血，终致精血双亏，不能充养天癸，冲任血海空虚，故产后月经闭止；肾主生殖，精亏血少，天癸衰竭，故阴道干涩，性欲丧失，甚或生殖器官萎缩；腰为肾之府，肾藏精生髓以充脑，其华在发，肾精亏虚，则腰酸、头晕，毛发脱落，枯槁无华；肝主筋，膝为筋之会，肝开窍于目，肝血亏虚则膝软，目眩。舌淡白、苔少，脉沉细为精血亏损之象。治宜填精养血，滋阴益髓。

方中熟地黄甘温，入肝、肾经，"补血气，滋肾水，益真阴"（《珍珠囊》）；鳖甲为血肉有情之品，咸寒入肾，滋阴填精，共为君药。白芍、麦冬、当归滋阴养血；脾为后天之本，气血生化之源，故以人参、黄芪、茯苓益气健脾，以化生阴血，五药为臣。君臣相伍，共建填精补血之功。桑寄生、续断补肝益肾，强筋壮骨；肉桂温运阳气，鼓舞气血生长，取"阳中求阴"之意，稍稍与之无温燥伤津之患；"产后多瘀"，桃仁、牛膝活血化瘀，伍当归、白芍等不仅化瘀生新，而且无耗血之忧，以上俱为佐。使以甘草，调和诸药。煎时先后加入猪肾、生姜、大枣、葱、乌梅、荆芥穗。猪肾血肉之品，补肾益精血；姜、枣调和脾胃；乌梅生津开胃，伍葱以调味；荆芥穗辛香透散，既能避腥臭之气，又可使诸补益之品补而不滞。综观全方，填精养血中伍以滋阴益气，扶正中兼以祛邪，精血得补，则诸症自除。

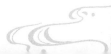

二、脾肾虚损证

◆ 黄芪散 ◆

黄芪散能疗虚羸，参术地附味断归；

桂芍苓草麦石陈，生干姜枣唤春回。

【组成用法】黄芪 30g，白术 15g，川续断 15g，人参 30g，熟干地黄 30g，茯神 15g，附子 1g，当归 15g，肉桂 1g，五味子 15g，白芍 15g，赤石脂 15g，陈橘皮 15g，麦冬 30g，炙甘草 2g，干姜 15g。上为粗末，每服 9g，加姜、枣，水煎，去滓温服。

【功效主治】温补脾肾，益气养血。产后血劳证属脾肾虚损者。症见产后月经停闭，形寒怕冷，肢体羸瘦乏力，四肢不温，易感风寒，食欲不振，腹泻便溏，容颜憔悴，毛发枯萎，肌肤不荣，或宫寒不孕，性欲丧失，子宫萎缩，舌淡苔白，脉沉细无力。

【运用技巧】

1. 辨证导航　本方原治产后体虚乏力，四肢羸瘦，不思饮食。临床应用以产后形寒怕冷，肢体羸瘦乏力，四肢不温，食少便溏，性欲丧失，舌淡苔白，脉沉细无力为辨证要点。

2. 加减秘钥　精血亏损甚者，可加紫河车补益精血；肾阳虚甚者，可加仙茅、淫羊藿以补肾温阳。

3. 适用病症　中医产后血劳、闭经、不孕、经行泄泻等；西医席汉综合征、原发性或继发性不孕症等，辨证属脾肾阳虚者。

4. 临床禁忌　肾阴亏虚，阴虚火旺者不宜使用。

【编者按语】本方源自《太平圣惠方·卷八十一》，治证系由脾肾虚损而致。素禀脾虚不足，或饮食不节，忧思伤脾，复因产时夺血伤精，耗损肾气，终致脾肾两虚。脾肾虚损，化源不足，生化失期，天癸将竭，故月经停闭，继发不孕，性欲丧失，子宫萎缩；脾肾阳虚，失于温煦，则形寒怕冷，四肢不温，易感风寒；脾阳不足，运化失常，则食欲不振，腹泻便溏；肾虚精亏，毛发不养，则毛发枯萎；化源不足，失其濡养，故肢体羸瘦，肌肤不荣，容颜憔悴。舌淡苔白，脉沉细无力为脾肾阳虚之象。治宜温补脾肾，益气养血。

方中重用人参、熟地黄为君，前者大补元气，补后天之本；后者滋养阴血，益先天之本。二药脾肾同补，气血兼顾。黄芪健脾益气；干姜温中助阳，二者一温一补，伍人参以复脾胃之阳；肝肾同源，故以当归养血补肝，白芍敛阴柔肝，川续断补肝肾，强筋骨，共助熟地黄补肾固精。为臣药。白术、茯神健脾助运；附子、肉桂温肾散寒；麦冬、五味子滋阴养肾；赤石脂固涩止泻；橘皮理气醒脾，使诸补益药补而不滞。共为佐药。炙甘草补脾调药，为佐使。诸药配伍，温而不燥，滋而不腻，共奏温补脾肾、益气养血之功。

类方

黄芪散（《太平圣惠方》） 组成：黄芪 15g，白术 10g，木香 10g，人参 10g，当归 10g，桂心 5g，川芎 6g，白芍 10g，白茯苓 10g，羚羊角屑 2g，甘草 2g。用法：水煎服。功效：补脾益肾，益气养血。主治：产后风虚劳损，羸瘦，不思饮食，四肢疼痛。

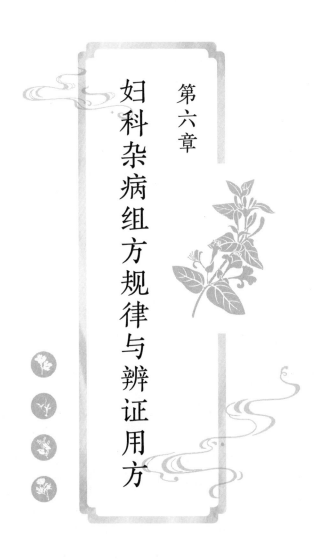

第六章

妇科杂病组方规律与辨证用方

凡不属经、带、胎、产和前阴疾病范畴，而又与女性解剖、生理特点有密切关系的疾病，称为"妇科杂病"。常见的妇科杂病有：不孕症、癥瘕、阴挺、阴痒、阴疮、盆腔炎性疾病、妇人脏躁等。

第一节　妇科杂病组方规律

妇科杂病范围较广，其病因病机亦较复杂。最常见的有气滞血瘀、湿热瘀结、痰湿壅阻、脾肾亏虚、肝气郁滞、冲任胞脉胞络损伤以及脏阴不足等。概括起来，无外两大方面，即脏腑功能失调和邪气停留为患。因此，治疗用药，亦无非从两点把握：调补脏腑，祛除邪气。本类方剂常由补肾调肝、健脾益气、行气活血、祛瘀消癥、燥湿化痰、清热解毒等药物组成。其中不孕症、阴挺、妇人脏躁等病，应重在调补；癥瘕、阴痒、阴疮、盆腔炎等病，则多宜着眼祛邪。

因妇科杂病大多病程日久，经年累月，治疗难图速愈，故临证必须保证疗程，而且配合心理治疗，假以时日，方显疗效。

一、扶正治虚

不孕症有虚实之分。虚者多责之于肾，肾亏气虚，命门火衰，有碍子宫发育或不能触发氤氲乐育之气，致令不能摄精成孕；若肾阴亏虚，一则阴虚血少，天癸乏源，另则阴虚内热，热扰冲任血海，影响成孕。因此，补肾是治疗不孕症最重要的方法。肾气虚者，常用人参、白术、茯苓、熟地黄、当归、川芎等补益气血之品配伍菟丝子、覆盆子、杜仲、鹿角霜、川椒等温养肝肾，调补冲任之品成方，代表方如毓麟珠；肾阳虚者，常酌情加用巴戟天、补骨脂、菟丝子、覆盆子、肉桂、附子、杜仲、人参、白术等。《临证指南》云："任脉为病，用龟甲以静摄，督脉为病，用鹿角以温煦。"故肾阳虚无排卵者，可适当加入龟甲、鹿角霜或熟地黄配熟附子；肾阳虚子宫发育不良者，则尤应积极早治，加入血肉有情之品如紫河车、鹿角片（或鹿茸）及紫石英、肉苁蓉、桃仁、丹参、茺蔚子；肾阳虚性欲淡漠者，可选加紫石英、淫羊藿、仙茅、石楠藤、肉苁蓉以温肾填精。若肾阴虚，治宜滋肾养血，调补冲任。常用当归、白芍、熟地黄、山茱萸、龟甲、紫河车、何首乌、菟丝子、肉苁蓉、知母等药物，代表方如养精种玉汤、左归丸、育阴汤等。傅山在谈到他的养精种玉汤时说道："此方之用，不特补血，而纯于填精，精满则子宫易于摄精，血足则子宫易于容物，皆有子之道也。"阴虚火旺者，可选加女贞子、墨旱莲、白芍、知母等以滋阴降火。肾虚肝郁者，则宜配以柴胡、淡竹叶、桑叶、菊花、合欢皮、郁金之类以疏肝解郁。

阴挺宜补气升提为主，脾、肾为其补益核心。因为脾肾一虚则冲任不固，带脉失约，系胞无力。故治疗常用人参、山药、黄芪、升麻、柴胡等益气升提之品，或熟地黄、当归、山茱萸、枸杞子、杜仲等滋阴补肾之品配伍组方。代表方如补中益气汤、举元煎、大补元煎。

脏躁发病与脾关系密切。脾为后天之本，气血生化之源。若脾虚化源不足，心失所养，心脾两虚，则脏阴亏损，发为脏躁。治宜健脾养心安神。常用甘草、小麦、大枣组方。若虚火上扰，加黄连、淡竹叶；夜卧多梦，加炒枣仁、首乌藤、珍珠母、丹参、茯神等药。

脏躁发病与心脾肝关系密切。心主血、主神志；脾为后天之本，气血生化之源；肝藏血主疏泄。若脾虚化源不足，肝不藏血，心失所养，则脏阴亏损，发为脏躁。治宜健脾柔肝，养心安神。常用甘草、小麦、大枣组方。若虚火上扰，加黄连、竹茹；夜卧多梦，加炒枣仁、丹参、茯神。

二、驱邪治实

癥瘕因病程日久，正气虚弱，气、血、痰、湿互相影响，多互相兼夹而有所偏重，治宜扶正祛邪兼顾。气滞血瘀者，宜行气活血，化瘀消癥；痰湿瘀结者，宜化痰除湿，祛瘀消癥；湿热瘀阻者，宜清热利湿，化瘀消癥；肾虚血瘀者，宜补肾活血，消癥散结。常用的行气药有木香、枳壳、青皮、川楝子、槟榔等；活血化瘀药有土鳖虫、水蛭、九香虫、桃仁、红花、川芎、牛膝、三棱、莪术、五灵脂、穿山甲、王不留行等；软坚消癥药有海藻、昆布、夏枯草、牡蛎等；化痰除湿药有苍术、天南星、半夏、土茯苓、土贝母、木通、薏苡仁、赤小豆等；清热解毒药有连翘、栀子、牡丹皮、贯众、半枝莲、鬼羽箭等。代表方如香棱丸、桂枝茯苓丸、大黄䗪虫丸、大黄牡丹汤、苍附导痰丸等。

阴痒多因肝经湿热，流注下焦，日久生虫，虫毒侵蚀外阴肌肤而致。治宜清热利湿、杀虫止痒。常用龙胆草、茵陈、青蒿、黄芩、栀子、泽泻、木通、车前子等药物组方。若属阴虫侵蚀者，可加鹤虱、川楝子、槟榔；外阴皮肤破溃者，可加蒲公英、野菊花、金银花、桑叶、薄荷、冰片（冲）；带下色黄呈泡沫状者，可加茵陈、椿根皮；呈凝乳状者，可加土茯苓、萆薢。若妇人肝肾阴血亏虚，治宜滋阴补肾，清肝止痒。常用熟地黄、山茱萸、山药，加黄柏、知母、栀子、莲子心、白鲜皮等组方。临床尚可根据白带的性质予以相应加减：赤白带下，可加白及、茜草、海螵蛸、鹿衔草、墨旱莲；白带量多可加马齿苋、土茯苓、马鞭草；外阴干枯，可加肉苁蓉、补骨脂、何首乌、黄精、木瓜、淡竹叶、桑叶、生甘草；瘙痒不止，可加荆芥穗、防风、白芷、白鲜皮、徐长卿、薄荷等。

阴疮有寒热之别。发病急骤，外阴部红肿热痛，甚至脓水淋漓，伴身热者，为实为热。外阴破溃处质硬，不痛不痒，日久不消，形体虚羸者，多属虚寒。属热毒者，治应清热利湿，解毒消疮。常用金银花、败酱草、青蒿、龙胆草、茵陈、大黄、黄芩、栀子等药物组方，如龙胆泻肝汤。若局部灼热疼痛，加金银花、青蒿、败酱草、大黄；肿痛不宁，加莲子心、钩藤、乳香、没药、川楝子等；肿胀酿脓未破，加连翘、夏枯草、穿山甲、白芷、皂刺、大血藤、白蔹等。属寒湿者，治宜温经散寒，除湿消疮。常用鹿角胶、肉桂、炮姜炭、麻黄、防己等配伍成方。代表方如阳和汤、托里消毒散等。

急性盆腔炎多为邪毒乘虚侵袭，稽留于冲任及胞宫脉络，与气血相搏结而发病。治疗重在清热解毒，清热利湿。常用金银花、野菊花、蒲公英、紫花地丁、牡丹皮、薏苡仁、冬瓜仁、茵陈蒿、椿根皮、马齿苋等组方，代表方如地黄牡丹汤、仙方活命饮等。

盆腔炎性疾病后遗症是急性盆腔炎的遗留病变，以往称为慢性盆腔炎，多是由于急性盆腔炎未能得到及时正确的治疗，迁延日久而来。临床缠绵难愈，以不孕、输卵管妊娠、慢性盆腔痛、炎症反复发作为主要临床表现。本病多为邪热余毒残留，与冲任之气血相搏结，凝聚不去而成。临床虽有湿热瘀结、气滞血瘀、寒湿凝滞、气虚血瘀等不同证型，但均不离"瘀"。因此，治疗盆腔炎性疾病后遗症组方时亦不离活血祛瘀。湿热瘀结者，常在金银花、连翘、大血藤、败酱草、虎杖、蒲公英、紫花地丁等清热解毒药中，配伍当归、蒲黄、琥珀等活血化瘀药，方如银甲丸、当归芍药散；寒湿凝滞者，常在荔核、小茴香、干姜、附子、肉桂等祛寒除湿药中，配伍当归、川芎、赤芍、没药、延胡索、五灵脂等活血化瘀药；气滞血瘀者，自当用行气药配伍活血化瘀药。若有炎症结块者，可加土鳖虫、九香虫、地龙、白芷、皂刺、三棱、莪术、夏枯草等；若有胸胁乳房胀痛，加青皮、桔梗、瓜蒌、郁金、川楝子。气虚血瘀者，则宜在党参、白术、山药等益气健脾的同时，配伍三棱、莪术、鸡内金等化瘀散结之品，方如理冲汤；若久病及肾，肾虚血瘀者，又应将补肾药与化瘀药配合组方，可用《辨证录》宽带汤加味。

在临床诊治中发现，许多妇科疾病尤其是疑难杂病，其中一个重要病理现象是湿瘀并存。若单纯治湿或单纯活血化瘀，疗效不甚理想，两者兼顾方能取得疗效。可在祛湿化痰药如白术、茯苓、泽泻、陈皮、半夏的基础上加用当归、川芎、莪术等活血化瘀之品。代表方如开郁二陈汤、当归芍药散、桂枝茯苓丸。

综上所述，妇科杂病的治疗，重在整体调补肾、肝、脾，调理气血，调治冲任、胞宫，同时注意祛邪，如清热解毒、活血化瘀、利湿化痰、散结消癥等。

第二节　不孕症辨证用方

女子未避孕，性生活正常，与配偶同居 1 年而未孕者，称为不孕症。从未妊娠者为原发性不孕；曾经有过妊娠者继而未避孕 1 年以上未孕者为继发性不孕。西医学不孕症女方因素多由排卵障碍、输卵管因素、子宫、阴道、外阴等所致，其他如免疫因素、男方因素、不明原因等也可参照本病辨证治疗。

不孕症临床常辨证分为四型论治，即肾虚证、肝气郁结证、瘀滞胞宫证、痰湿内阻证。治疗以温养肾气、填精益血、调理冲任气血为要。常以人参、熟地黄、白芍、山茱萸、菟丝子、杜仲、补骨脂、当归、香附、桃仁、赤芍、茯苓、半夏、苍术、陈皮等药组方。代表方如毓麟珠、温胞饮、养精种玉汤、开郁种玉汤、少腹逐瘀汤、苍附导痰丸等。

一、肾虚证

（一）肾气虚证

◆ 毓麟珠 ◆

毓麟珠中八珍汤，杜仲川椒菟鹿霜；
温肾养肝调冲任，经乱无胎此方商。

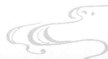

【组成用法】人参、白术、茯苓、芍药（酒炒）各60g，川芎、炙草各30g，当归、熟地黄、菟丝子各120g，杜仲（酒炒）、鹿角霜、川椒各60g。上为末，炼蜜为丸，6~9g/次，2~3次/天，酒或温水送服；亦可作汤剂，用量按比例酌减。

【功效主治】补肾益气，温养冲任。不孕症证属肾气虚者。症见婚久不孕，月经不调或停闭，经量或多或少，神疲，小便清长，腰酸膝软，舌淡、苔薄，脉沉细，两尺尤甚。

【运用技巧】

1. 辨证导航　婚久不孕，经量或多或少，腰酸膝软，神疲，小便清长，舌淡苔薄，脉沉细，两尺尤甚。

2. 加减秘钥　偏肾阳虚者，酌加狗脊、锁阳、蛇床子；偏肾阴虚者，酌加枸杞子、天冬、黄精；痰湿偏重者，可去熟地黄、炒白芍、杜仲，加石菖蒲、姜半夏、炒苍术；偏血瘀者，加桃仁、赤芍、地龙等；兼肝郁者，加广郁金、柴胡、绿萼梅；输卵管不通者，加皂角刺、三棱、炮山甲等；若黄体功能不足者，加党参、黄芪、山药；伴附件炎症者，加蒲公英、赤芍、炒山栀子。

3. 适用病症　中医不孕症、月经不调、闭经、带下等；西医子宫发育不良、闭经、性功能衰退、功能失调性子宫出血等，辨证属肝肾不足、气血两亏者。

4. 临床禁忌　阴虚火旺者禁用。

【编者按语】本方源自《景岳全书·卷五十一》，异名有毓麟丹（《医级·卷九》）、毓麟丸（《北京市中药成方选集》）。肾为先天之本，其内藏精，精化气而生血。肾中精气主宰着人体的生长、发育和生殖。若先天肾气不足，或房事不节、久病大病等损伤肾气，而致肾气亏虚。肾虚则冲任虚衰，不能摄精成孕，故婚久不孕；冲任失调，血海失司，故月经不调，经量或多或少；肾藏元阴元阳，"阳气者，精则养神"，肾虚故神疲；肾主水，肾虚则膀胱气化无力，故小便清长；腰为肾之府，肾虚故腰酸；膝为筋之会，属肝所主，肾虚肝亦不足，故膝软。舌淡苔薄，脉沉细，两尺尤甚，亦为肾气虚衰之象。

方中熟地黄入肝肾，大补精血；白芍酸甘，敛阴养血；当归补血和血，调经；川芎行气活血，四药合为四物汤。地芍得归芎补血而不滞血，归芎得地芍行血而不伤血，调理月经，正合"欲有子，先调经"。脾胃为后天之本，营卫气血生化之源，脾胃健方能化源充裕。党参益气；白术健脾；茯苓渗湿；炙甘草和中，四者组成四君子汤。益气健脾，旨在裕后天之气血以充养先天精气。"命门有火，则肾有生气"。鹿角霜、川椒温补肾阳以助化肾气；菟丝子、杜仲补肝益肾而强腰膝，四药直补下元，煦养冲任，既助氤氲乐育之气，又除腰酸膝软诸症。综观全方，气血兼养，肝肾同治，先后天并补，阴与阳皆顾。

◆ 尤氏助卵汤 ◆

助卵葛根参术芪，山药山萸草枸杞；

佛手覆盆三七花，菟丝百合莲肉齐。

【组成用法】党参 15g，黄芪 15g，白术 15g，山药 10g，莲子 10g，覆盆子 10g，枸杞子 10g，菟丝子 10g，山茱萸 10g，百合 10g，葛根 10g，三七花 5g，佛手 10g，甘草 5g。水煎服，多在月经第 7 天开始服用。

【功效主治】补肾健脾，养巢助卵。不孕症证属肾脾精气不足者。症见婚久不孕，月经不调，甚或停闭，经量或多或少，腰酸膝软，舌淡苔薄，脉沉细弱。

【运用技巧】

1. 辨证导航　婚久不孕，经量或多或少，腰酸膝软，舌淡苔薄，脉沉细弱。

2. 加减秘钥　偏肾阳虚者，加巴戟天、仙茅、淫羊藿；偏肾阴虚者，加石斛、黄精、玉竹；肝郁者，加月季花、玫瑰花、柴胡；输卵管不通者，加皂角刺、路路通、白芷；卵泡数量多，或卵泡长速快者，重用山茱萸，加金樱子；卵泡数量少，或长速慢者，加紫河车、阿胶；卵泡扁者，重用百合，加石斛、北沙参；闭经者，加当归、川芎、益母草、路路通。

3. 适用病症　中医不孕症、月经不调、闭经等；西医不孕、卵巢储备功能不良、卵巢早衰、子宫发育不良、闭经、性功能衰退等，辨证属脾肾两亏者。

4. 临床禁忌　湿热实证、气血瘀滞者禁用。

【编者按语】本方为尤昭玲教授经验方。肾藏精，主生殖，既为天癸、冲任之本，又为气血、五脏之根。脾为后天之本，气血生化之源，"冲脉隶于阳明"。月经的产生及正常与否，是肾气－天癸－冲任－胞宫相互调节，并在脏腑、气血、经络协同作用下，胞宫按期藏泻的结果。其中肾气的盛衰

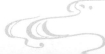

决定着天癸的至与竭，影响着气血的盈与虚，司掌着胞宫的藏与泻。只有肾之精气充盛，脾胃气血和调，天癸应时泌至，任通冲盛，才能"月事以时下，故有子"。若先天肾气不足或后天脾胃气血亏虚，均可导致冲任血海匮乏，而发生月经延后、月经过少、闭经、不孕等。治疗宜补肾健脾，益气。

方中菟丝子液浓似脂，既能补肾阳，又能滋肾阴，于肝肾亏虚者，实为滋润之良药；黄芪味甘性温，健脾补肺，补气之中兼能升阳，走而不守。二药相配，脾肾并补，先后天兼顾，为君。覆盆子甘酸微温，入肝肾。《本草备药》言其"益肾脏而固精，"《本草正义》称其"为滋养真阴之药，味带微酸，能收摄耗散之阴气而生津液……"。枸杞子甘平质润，长于滋肾补肝。二者配菟丝子为五子衍宗丸中主要药物，意在补益肾之精气。党参甘温，补气之中兼能养阴，守而不走。与黄芪相须配对，补气益脾之力倍增，且一走一守，阴阳兼顾，彻里达外，通补无泻。值得指出的是，尤教授刻意将党参、黄芪重用，旨在通过后天脾胃所化生的水谷精微，以充养肾之精气，从而实现启动肾阳命火恢复其主生殖之能的意图。白术苦温，健脾燥湿，助党参、黄芪补脾益气。四药合用，温而不燥，滋而不腻。寓先后天并补，气阴兼顾之妙，共助君药补益脾肾，为臣药。山药质润液浓，不热不燥，补而不腻，《本草纲目》谓其"益肾气，健脾胃……"，诚平补气阴，益肾健脾之要药。莲子禀芬芳之气，合禾谷之味，既能补脾气，又可"固精气"（《本草纲目》）。山药、莲子合用，为补脾益肾常用药对，正如《本草正》所言："山药能健脾补虚，滋精固肾，治诸虚百损，疗五劳七伤。"山茱萸质润，味酸微温，其性温而不燥、补而不峻，既能补肾益精，又能温肾助阳，为补益肝肾之佳品。葛根甘凉而润，气质轻扬，具升散之性，善鼓舞胃中清气上行以输津液。百合甘苦微寒，滋阴清热，润肺养胃。此三药性皆滋润平和，补肾益肝养胃，能使阴生阳长。三七花质轻，性味甘凉，能宣散气血；佛手善入肝、脾，具疏肝理脾之效。二药协同，可疏达肝脾，使气血调畅，并令诸补药补而不滞。以上共为佐药。甘草健脾益气，调和诸药，共为佐使。

综上所述，全方脾肾肝并补，气阴阳并调，但以补肾健脾为主。脾土旺方能化水谷精微以养肾，肾气足才可助命火元气以重振，从而促进天癸之泌至。唯天癸至，任脉通，月事以时下，方可有子！

类方

1. 暖巢煲（尤昭玲教授经验方） 组成：黄芪 10g，三七花 2g，制巴戟天 5g，制何首乌 5g，酒黄精 5g，冬虫夏草 0.2g，枸杞子 10g，紫皮石斛 3g，山药 10g。依个人口味，任选鹌鹑、乳鸽、乌鸡腿、精排骨、精羊肉其中一种 100g；生姜 2 片，胡椒 5 粒。用法：与药材一起煲汤，取汁一小碗，食前放入香葱、食盐调味。每 7 天服食 1 个，或遵医嘱服用。功效：补肾暖巢，护卵养泡。主治：内分泌及免疫功能失调所致的卵巢功能不良、卵巢早衰、子宫内膜薄、不孕等属肾虚精亏者。

2. 备孕煲（尤昭玲教授经验方）　组成：白术 10g，茯苓 10g，莲子 20g，芡实 10g，山药 20g，陈皮 10g，黑豆 10g，黄豆 10g，花生 10g，党参 20g。依个人口味，任选鹌鹑、乳鸽、乌鸡腿、精排骨、精羊肉其中一种 100g；生姜 2 片，胡椒 5 粒。用法：与药材一起煲汤，取汁一小碗，食前放入香葱、食盐调味，每 7 天服食 1 个，或遵医嘱服用。功效：健脾养血，填精助孕。主治：婚久不孕，证见脾虚气血不足者。

（二）肾阳虚证

◆ 温胞散 ◆

温胞巴戟芡杜仲，参术山药补任冲；

菟丝桂附补骨脂，改汤为丸亦见功。

白术 30g，巴戟天 30g，补骨脂 6g，杜仲 9g，菟丝子 9g，山药 9g，芡实 9g，肉桂 6g，附子 1g。水煎服。

【功效主治】温肾暖宫，调补冲任。不孕症证属肾阳虚者。症见婚久不孕，月经迟发或经闭，带下量多，清稀如水，性欲淡漠，小腹冷，头晕耳鸣，腰酸膝软，夜尿多，眼眶黯，面部黯斑，或环唇黯，舌淡黯苔白，脉沉细尺弱。

【运用技巧】

1. 辨证导航　婚久不孕，性欲淡漠，小腹冷，月经迟发或经闭，带下量多清稀，头晕耳鸣，腰酸膝软，舌淡黯苔白，脉沉细尺弱。

2. 加减秘钥　肾虚寒甚，倍用肉桂，加淡附子、紫石英；肝肾阴虚者加紫河车、枸杞子、女贞子、墨旱莲；经行小腹胀痛，经血块多，加血竭、红花、香附、川芎；肝郁气滞，去仙茅、淫羊藿、肉桂，加柴胡、香附、丹参、郁金、路路通、合欢皮；兼有痰湿之症，加半夏、苍术、陈皮、香附等。

3. 适用病症　中医不孕症、带下过多、闭经、月经过少等；西医原发性或继发性不孕、子宫内膜异位症、多囊卵巢综合征等，辨证属肾阳虚者。

4.临床禁忌　阴虚火旺者禁用。

【编者按语】本方源自《辨证录·卷十一》,异名温胞饮(《傅青主女科》)。素体肾阳虚或寒湿伤肾,命门火衰,阳虚气弱,无以触发氤氲孕育之气以摄精成孕,故小腹冷,性欲淡漠,婚久不孕;肾阳亏虚,天癸不充,故月经迟发或经闭;肾主水,阳虚水泛,水湿下注带脉,故带下量多,清稀如水;阳虚膀胱气化无力,故夜尿多;肾藏精生髓以充脑,开窍于耳,阳虚无以温养,则腰酸膝软,头晕耳鸣;足少阴肾经过目下,环唇,阳虚内寒则眼眶黯,面部黯斑,或环唇黯;舌淡黯、苔白,脉沉细尺弱,亦为肾阳虚乏之象。

方中巴戟天,其味甘辛,性温入肾,能补能散,长于补肾壮阳,强筋壮骨,且温而不燥,补而不滞,为治疗肾虚宫冷不孕及筋骨痿弱的常用药,重用为君。补骨脂、附子、肉桂,皆性味辛热之品。补骨脂补命火而益脾土,兼收敛固涩之性;附子、肉桂相须为用,走守结合,尤具温肾助阳之功。三者合力以辅君药散阴霾而暖胞宫,是为臣药。肾为元阴、元阳之府,阴阳互根,"善补阳者,必于阴中求阳,则阳得阴助而生化无穷",故佐以菟丝子、杜仲,温补肝肾。二药既补肾阳,又益肾阴,且能固精缩尿而强腰膝。脾为后天之本,化生气血以充先天,故取人参、白术、山药、芡实,益气健脾,并收固肾祛湿止带之功。六药同为佐使。综观全方,温阳为主,补肾为先,于下元虚冷,且兼中气不振之人,最为合适。

(三)肾阴虚

◆ 养精种玉汤 ◆

养精种玉贵子生,服药节欲三月整;

当归熟地白芍药,山萸四味滋肝肾。

【组成用法】大熟地黄30g,当归(酒洗)15g,白芍(酒炒)15g,山茱萸(蒸熟)15g。水煎服。

【功效主治】滋肾养血,调补冲任。不孕症证属肾阴虚者。症见身瘦不孕,月经提前或闭经,量少色红,或漏下不止,头晕耳鸣,腰酸膝软,形体消瘦,肌肤失润,阴中干涩,五心烦热,失眠多梦,心悸,舌质稍红略干、苔少,脉细数。

【运用技巧】

1.辨证导航　身瘦不孕,月经提前或闭经,量少色红,头晕耳鸣,腰酸膝软，形体消瘦，五心烦热，舌质稍红略干，苔少，脉细数。

2.加减秘钥　阴虚内热而见五心烦热、盗汗者，加女贞子、墨旱莲、麦冬、知母；兼脾气虚而见体倦食少、气短懒言者，加黄芪、白术、党参以补气健脾。

3.适用病症　中医闭经、不孕症、月经过少、崩漏、带下过少、月经后期等；西医功能失调性子宫出血、原发性或继发性不孕、卵巢功能衰退等，辨证属肝肾不足者。

4.临床禁忌　痰湿凝滞者慎用。

【编者按语】本方源自《傅青主女科·卷上》。素体肾阴不足，或房劳多产、久病失血，耗损真阴，天癸乏源，不能摄精成孕，故婚久不孕；肾阴亏虚，精血不足，冲任血海匮乏，故经量少或月经停闭；阴精不能荣养体肤，故形体消瘦，肌肤不润，阴中干涩；不能充填髓海，髓海不足，故头晕耳鸣，腰酸膝软；阴虚生内热，虚热内扰冲任，迫血妄行，故月经常提前，或漏下不止，经色较鲜红；虚热上扰心神，则故五心烦热，失眠多梦，心悸。舌质稍红略干、苔少，脉细数，亦为阴虚内热之象。

经云"精不足者，补之以味"。熟地黄借酒蒸熟，甘温柔润，气味浓厚，直达下焦，以滋心肾、养肝血、填精补髓见长，前人云："阴虚而神散者，非熟地黄之守不足以聚之；阴虚而火升者，非熟地黄之重不足以降之；阴虚而躁动者，非熟地黄之静不足以镇之……"（《本草正义》）故方中重用为君。山茱萸酸温，补益肝肾而涩精，为臣。君臣相伍，共建滋阴养肾之功。白芍酸甘，补血敛阴；当归辛甘而温，补血和血，二药开合有度，养血和血之功最良，与熟地黄相伍，不但取"乙癸同源"之意，能使本方填精补血之功更著，而且兼能养肝调经，故为佐使。综观全方，专于滋补肝肾精血，走守结合而以守为主。

二、肝气郁结证

◆ 开郁种玉汤 ◆

开郁种玉花粉丹，巧用香附来疏肝；

归苓术芍裕气血，瓜瓞绵延谢傅山。

【组成用法】白芍（酒炒）30g，香附（酒炒）9g，当归（酒洗）15g，白术（土炒）15g，牡丹皮（酒洗）9g，茯苓9g，天花粉6g。水煎服。

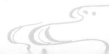

【功效主治】疏肝解郁，理血调经。不孕症证属肝气郁结者。症见婚久不孕，月经或先或后，量或多或少，经来腹痛，经前烦怒，胸乳胀痛，舌黯红，舌边有瘀斑。脉弦细。

【运用技巧】

1.辨证导航　婚久不孕，月经不调，经前烦怒，胸乳胀痛，舌黯红，边有瘀斑，脉弦细。

2.加减秘钥　胸胁胀满者去白术，加青皮、木香、合欢皮；失眠多梦者，加炒酸枣仁、首乌藤；乳房胀痛者，加王不留行、橘叶、橘核、路路通；气滞血瘀，经血块多，经行小腹胀痛者，加延胡索、川芎、蒲黄、五灵脂；腰酸痛，小腹冷，性欲低者，加川续断、杜仲、淫羊藿、巴戟天；脾虚食少、体倦者，加党参、山药以补气健脾；肝郁化热而见心烦口苦、咽干者，加山栀子、黄芩以清肝泄热。

3.适用病症　中医不孕症、痛经、月经不调等；西医功能失调性子宫出血、经前期综合征、不孕症等，辨证属肝郁者。

4.临床禁忌　脾肾阳虚及瘀血阻滞之不孕不宜使用。

【编者按语】本方源自《傅青主女科·卷上》，异名开郁种子汤（《医学集成·卷三》）。素性忧郁，或七情内伤，肝气瘀滞不畅。肝经挟乳，布胸胁。肝郁则经前烦怒，胸乳胀痛；气血失和，冲任不能相滋，故婚久不孕；疏泄失司，血海蓄溢失度，故月经或先或后，经量多少不一，经来腹痛。舌黯红、舌边有瘀斑，脉弦细均为肝气不舒，血行瘀滞之象。

本方证病变核心在肝，肝为多气多血之脏，体阴而用阳，性喜调达。方中白芍酸寒，敛阴养血，以柔肝见长；香附"乃气病之总司"，最擅理气疏肝。二药合用为君，不仅气血兼顾，恰与肝之特点相符，而且有相制防偏之妙：香附气禀辛香，使白芍养血柔肝而绝凝滞之弊；白芍味兼酸甘，令香附理气疏肝而无耗血伤阴之虞。气为血帅，气滞则血瘀，当归、牡丹皮、花粉活血散瘀，为臣。当归辛甘，尤长补血和血，与白芍相伍，更能加强其养血柔肝之效；牡丹皮苦寒，功擅清热凉血，又可兼治气郁日久之化热动血。君臣相伍，补肝体而和肝用，共建解郁柔肝之功。经云："见肝之病，知肝传脾，当先实脾。"白术、茯苓，健脾益气，一防木旺乘土，以期阻断疾病发展链；二欲脾土健运，肝血得到充养，以佐归、芍养肝，共为佐药。综观全方，气血两调，肝脾同治，使肝郁得舒，胎孕可成。

三、瘀滞胞宫证

◆ 少腹逐瘀汤 ◆

【组成用法】参见"痛经·寒凝血瘀证"。

【功效主治】温经逐瘀，调经助孕。不孕症证属瘀滞胞宫证。症见婚久不孕，月经推后，经来腹中冷痛，得热则缓，经量或多或少，经色黯黑，夹有血块，或经间期出血，舌紫黯，舌边有瘀点，脉沉涩。

【运用技巧】

1. 辨证导航　不孕，经来腹中冷痛，色黯夹有血块，舌紫黯，有瘀点，脉沉涩。

2. 加减秘钥　有盆腔包块者，加三棱、莪术；脾虚加白术、黄芪；闭经者加益母草、红花、牛膝。

3. 适用病症　参见"痛经·寒凝血瘀证"。

4. 临床禁忌　肾虚或血亏之不孕症不宜使用。

【编者按语】本方治证系由寒凝血瘀而致。经期血室正开，胞脉空虚，寒邪乘虚而入。血得寒则凝，瘀血内阻冲任胞宫，不能摄精成孕，则婚久不孕；寒凝血瘀，冲任胞脉不畅，则经期多推后，经量少，经色黯黑，夹有血块，经来腹中冷痛，得热则缓；瘀阻胞宫，血不归经，则经量或多，或经间期出血；舌紫黯、舌边有瘀点，脉沉涩为寒凝血瘀之象。治宜温经祛瘀，调经助孕。药物配伍意义见"盆腔炎·慢性盆腔炎·寒湿凝滞证·少腹逐瘀汤"。

◆ 膈下逐瘀汤 ◆

【组成用法】参见"闭经·气滞血瘀证"。

【功效主治】祛瘀活血，行气止痛。不孕症证属气滞血瘀者。症见婚后久不受孕，经前或经期小腹疼痛，拒按，月经量少，经行不畅，经色紫黯有块，胸乳胀痛，舌紫黯，舌边有瘀点，脉弦涩。

【运用技巧】

1. 辨证导航　以不孕，经行不畅，量少、色紫黯有块，胸乳胀痛，舌紫黯，脉弦涩。

2. 加减秘钥　偏气虚者，重用党参 30g，黄芪 30g，大枣 30g；偏血瘀

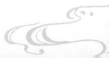

者，重用当归 20g，川芎 15g，桃仁 12g，红花 9g，丹参 18g；血虚者则重用地黄 18g，当归 18g，白芍 9g。

3.适用病症　参见"闭经·气滞血瘀证"。

4.临床禁忌　虚证不宜使用。

【编者按语】本方治证系由瘀阻气滞而致。经后调摄不慎或房事不节，瘀血留滞冲任胞宫。瘀血为有形之邪，阻滞气机而致瘀阻气滞，不能摄精成孕，故不孕，瘀血内阻于胞宫，气滞不通，则经前或经期小腹疼痛，拒按；瘀血不得下，则月经量少，经行不畅，经色紫黯有块；气滞则胸乳胀痛；舌紫黯、舌边有瘀点，脉弦涩为血瘀气滞之象。治宜祛瘀活血，行气止痛。药物配伍意义见"慢性盆腔炎·气滞血瘀证·膈下逐瘀汤"。

四、痰湿内阻证

◆ 苍附导痰丸 ◆

【组成用法】参见"月经量少·痰湿证"。

【功效主治】燥湿健脾，行气化痰。不孕症证属痰湿内阻者。症见婚久不孕，月经推后，稀发，甚则停闭，带下量多，色白质黏无臭，形体肥胖，头晕心悸，面目虚浮或㿠白，胸闷泛恶，舌淡胖，苔白腻，脉滑。

【运用技巧】

1.辨证导航　形肥不孕，月经推后，甚则停闭，带下量多，色白质稀无臭，舌淡胖，苔白腻，脉滑。

2.加减秘钥　神疲倦怠者，加党参、山药；少腹胀痛者，加乳香、没药。

3.适用病症　参见"月经量少·痰湿证"。

4.临床禁忌　阴虚火旺者禁用。

【编者按语】素体肥胖，或嗜食膏粱厚味，痰湿内生。痰凝为脂，脂膜壅阻冲任胞宫，不能摄精成孕，故婚久不孕；痰湿阻滞气机，冲任失调，故月经常推后，稀发，甚则停闭；痰湿上泛，故头晕心悸，面目虚浮或㿠白；停于胃脘，胃气不降，故胸闷泛恶；下趋于带脉，故带下量多，色白质稀无臭。舌淡胖、苔白腻，脉滑，亦为痰湿内盛之象。

本方证病机在于痰湿内阻。治痰之法，先哲有"治痰先治气，气顺痰自消"和"湿痰则燥之"之训，故方中以苍术、香附为君。苍术味辛主散，性温而燥，长于燥湿运脾；香附芳香性平，无寒热之偏，为理气良药。二味燥湿行气，相得益彰。生痰之源在脾，茯苓甘淡，渗湿健脾，与苍术相伍，有燥渗结合之妙，可祛水湿而健脾气，以杜生痰之源；痰阻气滞，陈皮、枳壳理气行滞，和胃化痰，又能加强香附行气化滞之功。上三药为臣。生姜和胃，神曲消滞，共促脾胃运化水湿；胆南星燥湿化痰，甘草调和诸药，四药俱为佐使。综观全方，融燥湿、行气、化痰、健脾四者于一炉，祛痰而不伤正，扶正而不碍邪。

第三节　癥瘕辨证用方

癥瘕是指妇女小腹内的结块，伴有或胀，或痛，或满，并常致月经或带下异常，甚至影响生育的疾病。西医学内生殖器官良性肿瘤、盆腔炎性疾病后遗症、子宫内膜异位症、陈旧性宫外孕等可参照本病辨证治疗。

癥瘕多由气滞血瘀、痰湿瘀结、湿热瘀阻和肾虚血瘀所致。临证新病宜攻宜破；久病不愈者，则当益肾补虚为主。常用行气活血、化痰除湿、清热利湿等药物组成方剂，如三棱、莪术、五灵脂、牛膝、川芎、桂枝、木通、茯苓、桑寄生、女贞子等。代表方如香棱丸、苍附导痰丸、大黄牡丹汤、补肾祛瘀方等。

一、气滞血瘀证

◆ 香棱丸 ◆

香棱丸中用青皮，丁茴木香莪术宜；

再入枳壳川楝子，行气导滞痞块移。

【组成用法】木香、丁香各15g，三棱（酒浸一宿）、枳壳（麸炒）、青皮、川楝子（炒）、茴香（炒）、莪术（用去壳巴豆30粒同炒黄色，去巴豆不用）各30g。上等分为细末，醋煮面糊为丸，如桐籽大，以朱砂为衣。6~9g/次，2~3次/天，炒生姜盐汤下，温酒亦可；亦可作汤剂，用量酌减。

【功效主治】行气活血，化瘀消癥。癥瘕证属气滞血瘀者。症见下腹部结块，触之有形，小腹胀痛，月经先后不定，经血量多有块，色黯，胸闷不

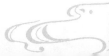

舒，面色晦暗，舌紫黯，脉弦涩。

【运用技巧】

1. 辨证导航　下腹部结块，小腹胀痛，经量多有块，色黯，面色晦暗，舌紫黯，脉弦涩。

2. 加减秘钥　瘀血阻滞较甚者，可加丹参、川芎等；气滞重者，加香附、陈皮等；疼痛剧烈者，宜加延胡索、没药、乳香等。

3. 适用病症　中医癥瘕、月经先后无定期、痛经、闭经等；西医盆腔瘀血综合征、子宫内膜异位症、原发性或继发性痛经等，辨证属气滞血瘀者。

4. 临床禁忌　血虚之经闭及孕妇不宜使用。

【编者按语】本方源自《严氏济生方·卷四》，异名有仙方香棱丸（《卫生宝鉴·卷十四》）、香壳丸（《玉机微义·卷二十》）、仙方香壳丸（《济阳纲目·卷四十一》）。气为血帅，妇女七情内伤，则气机失调，血行瘀滞。气血瘀阻于胞宫冲任日久，结为痞块，故见下腹部结块，触之有形；气机不畅，故胸闷不舒，小腹胀痛；气血失调，故月经先后不定，经血量多有块，色黯。面色晦暗，舌紫黯，脉弦涩，均为气滞血瘀之象。

肝主气机之疏泄，故以青皮、川楝子疏肝行气。青皮味辛而温，其气峻烈，沉降下行，善破肝经气结，疏达下焦之郁；川楝子苦寒性降，善入肝经，疏肝经之郁。二者寒温相制，以复肝气之条达。枳壳性浮而主上；丁香、茴香辛温而达下；木香"乃三焦气分之药"（《本草纲目》），四药均以行气止痛见长，不仅为青皮、川楝子疏解肝郁之助，更行三焦之气，意在气行则血行。三棱长于破血中之气，破血之力大于破气；莪术善于破气中之血，破气之力强于破血。二药相须，破血消癥，直取腹中癥瘕。诸药合用，气雄力峻，共建行气散瘀之功。

◆ 大黄䗪虫丸 ◆

> 大黄䗪虫芩芍桃，地黄杏草漆蛴螬；
>
> 水蛭虻虫和丸服，祛瘀生新干血疗。

【组成用法】大黄 300g，黄芩 60g，甘草 90g，桃仁 60g，杏仁 60g，芍药 120g，干地黄 300g，干漆 30g，虻虫 60g，水蛭 60g，蛴螬 60g，䗪虫 30g。共为细末，炼蜜为丸。3~6g/次，1~3次/天，温开水送服；亦可作汤剂，用量按原方比例酌减。

【功效主治】活血消癥，祛瘀生新。癥瘕证属瘀血内停者。症见腹中有块，推之不移，痛有定处，入夜痛甚，经闭不行，肌肤甲错，两目黯黑，形体羸瘦，舌质黯，舌边有瘀点，脉迟涩。

【运用技巧】

1. 辨证导航　腹中有块，痛有定处，入夜痛甚，肌肤甲错，两目黯黑，舌质黯，舌边有瘀点，脉涩。

2. 加减秘钥　本方用作汤剂时可作加减：包块坚硬，推之不移者，加三棱、莪术以软坚散结；热而见口苦、烦躁者，加牡丹皮、赤芍、山栀子以清热泻火；癥积伴小腹冷痛，或经行腹痛挟血块者，可配合温经汤、少腹逐瘀汤、生化汤等以温经活血；脾虚便溏，食少乏力者，可配合四君子汤、补中益气汤等以益气补脾；兼头晕心悸，面色萎黄等气血两虚征象者，可配合归脾汤、八珍汤等以补益气血。

3. 适用病症　中医癥瘕、痛经、闭经等，西医继发性闭经、原发性痛经、乳腺增生、子宫肌瘤、子宫内膜异位症、慢性盆腔炎、输卵管阻塞等，辨证属瘀血内停者。

4. 临床禁忌　孕妇禁用，有出血倾向者慎用，皮肤过敏者停用。初服时少数患者可能会出现轻度腹泻，一周左右即可消失。

【编者按语】本方源自《金匮要略·卷上》，所治皆因瘀血内停，阴血亏损而致。瘀血停阻于胞宫冲任日久，结为肿块，则腹中有块，推之不移；瘀血为有形之物，瘀阻不通，故经闭不行，腹中刺痛，且痛有定处；瘀血属阴类，夜为阴，故入夜痛甚；瘀血内阻，新血不生，不能濡养肌肤，故肌肤甲错，两目黯黑，形体羸瘦；舌质黯、舌边有瘀点，脉迟涩为瘀阻日久之象。治宜祛瘀消癥，佐以补虚扶正，使瘀去新生，诸证自除。

方中大黄苦寒，气味重浊，直降下行，走而不守，善破一切瘀血积滞；䗪虫咸寒，破散癥积瘀血，共为君药。水蛭、虻虫、蛴螬皆为虫类，味咸性平，偏于破血逐瘀，攻坚散积，善搜剔络脉中瘀血，破血通闭；干漆、桃仁，破血散结，共建破瘀消癥之功，此五药配合，以助君药活血通络，攻逐久积之瘀血，同为臣药。瘀久正气已虚，破泄之品易于伤正，故以干地黄、芍药养血益阴，既补亏损之阴血，又使活血而不伤血；瘀血阻滞，易郁而生热，故以黄芩苦寒，清泻郁热；肺主一身之气，气为血帅，杏仁色白入肺，开宣肺气以助祛瘀，以上共为佐药。甘草和中缓急，调和诸药，为使。本方特点，破血消癥之中兼以养血扶正，欲使邪祛而不伤正；峻药缓服，服药量极小，制以丸剂，适用于五劳虚极之体宜以渐消缓散者。

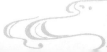

二、痰湿瘀结证

◆ 苍附导痰丸 ◆

【组成用法】参见"闭经·痰湿阻滞证"。

【功效主治】行气燥湿，化痰消癥。癥瘕证属痰湿瘀结者。症见下腹结块，结块不坚，固定难移，经行量多，淋漓难净，带下量多，胸脘痞闷，腰腹疼痛，舌体胖大，紫黯边有瘀斑、瘀点，苔白厚腻，脉弦滑或沉涩。

【运用技巧】

1. 辨证导航 下腹结块，固定难移，带下量多，舌体胖大，紫黯边有瘀斑瘀点，苔白厚腻，脉弦滑或沉涩。

2. 加减秘钥本方重在燥湿化痰，治疗癥瘕常与化瘀消癥之桂枝茯苓丸合用；脾胃虚弱，正气不足者，加党参、黄芪、白术以健脾益气；腰痛者，加川续断、桑寄生以补肾强腰；经闭者，加当归、川芎活血养血通经；经量多者，加蒲黄炭、三七、茜草炭以化瘀止血。

3. 适用病症 参见"闭经·痰湿阻滞证"。

4. 临床禁忌 血热及虚寒者不宜使用。

【编者按语】方源、组成见"闭经·痰湿阻滞证"。本方治证系因痰湿瘀结而致。素体肥胖多痰，或饮食不节，脾失健运，水湿不化，凝而为痰；痰湿内结，阻滞胞宫冲任，血行不畅而为瘀，痰湿瘀血结于下腹，日久成块，故下腹结块；痰湿内聚则结块不坚，瘀结于胞宫则固定难移；瘀血内阻，则新血不归经，故经行量多，淋漓难净；湿性下趋，则经间带下量多；痰湿瘀血易阻滞气机，经气瘀滞则胸脘痞闷，腰腹疼痛；舌体胖大，紫黯边有瘀斑、瘀点，苔白厚腻，脉弦滑或沉涩均为痰湿瘀滞之象。治宜除湿化痰消癥。

本方由《局方》二陈汤加减而成。方中半夏、胆南星味苦性燥，长于燥湿化痰。"脾为生痰之源，脾不留湿不成痰"，故以茯苓渗湿健脾；苍术燥湿运脾，二药杜生痰之源。痰阻则气滞，"治痰先治气"，故以陈皮、枳壳理气行滞，和胃化痰；香附疏肝理气，调经止痛。三者既使"气顺痰消"，又使"气行血行"。妙在神曲一味，一则消滞和胃，加强健脾祛湿化痰之功；二则其"消食下气"之功，能"化水谷宿食，癥结积滞"（《药性论》）。生姜和胃并解半夏之毒；甘草调和诸药。综观全方，以行气健脾、燥湿化痰为主，气畅湿去痰化脾健，则经脉通畅，癥瘕可消；血得归经，而月经正常；且又无成"带"之源。

三、湿热瘀阻证

◆ 大黄牡丹汤 ◆

《金匮》大黄牡丹汤，桃仁瓜子芒硝攘；

肠痈初起腹按痛，泻热逐瘀自然康。

【组成用法】大黄 18g，牡丹皮 10g，桃仁 12g，冬瓜子 30g，芒硝 10g。水煎服，芒硝溶服。

【功效主治】泻热利湿，破瘀消癥。癥瘕证属湿热瘀阻者。症见下腹部肿块，热痛起伏，触之痛剧，经行量多，经期延长，带下量多，色黄或赤白混杂，小便黄赤，口渴，大便秘结，心烦不宁，身热，舌黯红，舌边有瘀斑，苔黄，脉弦滑数。

【运用技巧】

1. 辨证导航　下腹部肿块，触之痛剧，身热，舌黯红，舌边有瘀斑，苔黄，脉弦滑数。

2. 加减秘钥　邪热壅盛者，加金银花、蒲公英、大血藤、败酱草等；湿热蕴结甚者，加茯苓、苦参、黄连、车前草、金钱草等。

3. 适用病症　中医癥瘕、痛经、带下过多等；西医盆腔炎、盆腔脓肿、附件炎、阴道炎、宫颈糜烂、输卵管结扎后感染等，辨证属湿热瘀结者。

4. 临床禁忌　老人、孕妇、体质虚弱者慎用；寒凝血瘀者不宜使用。

【编者按语】本方源自《金匮要略·卷上》，治证系由湿热内蕴，与气血相搏结而致。经行产后，胞脉空虚，正气不足，湿热内侵，与血相搏，滞留于冲任胞宫，日久渐成癥瘕，故下腹部肿块；邪正交争则热痛起伏；实邪结聚则触之痛剧；邪热内炽，迫血妄行则经行量多，经期延长；湿性下趋，湿热下注，损伤带脉则带下量多；湿热交蒸，损伤血络，则色黄或赤白混杂；湿热下注膀胱则小便黄赤；热伤津液则口渴，大便秘结；热扰心神则心烦不宁。身热，舌黯红、舌边有瘀斑、苔黄，脉弦滑数为湿热瘀结之象。治宜泻热利湿，化瘀消癥。

方中大黄苦寒攻下，泻热逐瘀，荡涤湿热瘀结；牡丹皮苦辛微寒，清热凉血，活血散瘀，共为君药。芒硝咸寒，泻热导滞，软坚散结；桃仁破血消瘀，合牡丹皮散结消癥，二药为臣。君臣相伍，共建泻热化瘀之功。冬瓜仁

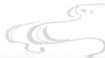

甘寒滑利，清热利湿，导湿热从小便而去，用以为佐。综观全方，泻下清利中伍以活血破瘀，以邪祛为务，湿热得清，瘀滞得散，则诸症自平。

四、肾虚血瘀证

◆ 益肾调经汤 ◆

【组成用法】参见"痛经·肾气亏损证"。

【功效主治】补肾活血消癥。癥瘕证属肾虚血瘀者。症见下腹部结块，触痛，经量或少或多，经行腹痛，婚久不孕或流产，腰酸耳鸣，舌黯苔白，脉弦细。

【运用技巧】

1. 辨证导航　下腹部结块，经量或少或多，腰酸耳鸣，舌黯，脉弦细。

2. 加减秘钥　偏阴虚见潮热，口干不欲饮者，加龟甲、鳖甲、黄柏；偏血虚者，加阿胶、黄芪；流血量多者，加杜仲炭、地榆炭、花蕊石；出血瘀块多者，加三七粉炒炭冲服。

3. 适用病症　中医癥瘕、痛经、不孕、胎动不安等；西医多囊卵巢综合征、子宫肌瘤、青春期功能失调性子宫出血、原发性痛经、不孕症、先兆流产等，辨证属肾虚血瘀者。

4. 临床禁忌　癥瘕因痰瘀互结而致者不宜使用。

【编者按语】本方治证系由肾虚血瘀而致。禀赋不足或房劳多产，肾气亏耗，阳气不足，虚寒内生，"血得寒则凝"而成瘀。瘀血阻滞胞脉日久，故见下腹部结块、触痛；"经水出诸肾"，肾虚精亏，经血不足，加之瘀血停阻，经血无以下，故月经量少；肾虚不藏，且瘀血内停，血不归经，故经血量多；瘀血内阻，不通则痛，肾虚不养，不荣则痛，故经行腹痛，腰酸；肾气虚，一则冲任虚衰不能摄精成孕，再则肾虚无力系胞，故婚久不孕或易流产。耳鸣，舌黯，脉弦细均为肾虚血瘀之象。治宜补肾活血消癥。

方中巴戟天补肾助阳，杜仲补肝肾而强腰膝，共为君药。续断补肝肾；当归、益母草活血祛瘀通经，三药为臣。君臣相伍，共建补肾活血之功；熟地黄、白芍入肝肾、大补精血；乌药、艾叶辛温，温经暖宫，行气止痛，俱为佐药。综观全方，补肾扶正与活血祛邪并进，补肾之中兼顾阴阳，活血之内寓以行气，则诸症自除。

五、气虚血瘀证

◆ 参楂消癥汤 ◆

肌瘤肉桂鳖芪参，橘核荔核山楂珍；

内金神曲牡蛎草，软坚散结效如神。

【组成用法】党参 15g，生黄芪 15g，肉桂心 5g，土鳖虫 10g，橘核（捣）20g，荔枝核（捣）10g，山楂 20g，珍珠母 20g，生牡蛎（先煎）20g，生鸡内金 15g，神曲 20g，甘草 5g。水煎服。每日 1 剂，分 2 次于饭后温服，每次 120mL。月经干净后 3 天服用，连服 15 天，3 个月经周期为 1 疗程，可观察 1~3 个疗程。

【功效主治】益气化积，消癥散结。子宫肌瘤无手术指征辨证属气虚血瘀者。妇人胞宫有肿块，下腹部或胀满，或疼痛，或月经不调，或带下异常，精神不振等。

【运用技巧】

1. 辨证导航　妇人胞宫有肿块，西医诊断子宫肌瘤无手术指征者。

2. 加减秘钥　若经行量多或经漏淋沥不止者，加炒蒲黄、三七；月经后期量少者，加丹参、香附；经行腹痛甚者，加乌药、延胡索。

3. 适用病症　中医癥瘕、月经不调、带下过多等；西医子宫肌瘤、卵巢囊肿、腺肌瘤等，辨证属气虚血瘀者。

4. 临床禁忌　子宫肌瘤属湿热瘀滞者忌用。

【编者按语】本方为尤昭玲教授治疗子宫肌瘤的经验方。子宫肌瘤一病中医称之为"石瘕"，属癥、积范畴，系本虚标实之证。该病的发生，主要与人体正气亏虚，或情志不和，寒温不适，或房事不节，饮食不调，使脏腑功能失常有关。因为脏腑功能失常，则气、血、痰、湿、食等有形之邪凝结不散，停聚胞宫肌肉、筋膜，日积月累，逐渐形成坚硬如石之"肉积"。为此，本病治疗历代多从行气活血，化瘀消癥着手，方选仲景下瘀血汤、抵当汤（丸）、大黄䗪虫丸、桂枝茯苓丸等。然"药性猛烈非长服之方……平和之品虽服百剂，亦不能奏效"（《医学衷中参西录》）。是故以攻补兼施为宜，因而组方集益气扶正与行气活血、消食化积、软坚散结等治法于一炉。

《杂病源流犀烛》曰："壮盛之人，必无积聚。必其人正气不足，邪气留着，而后患此。"《医宗必读》亦言"积之成也，正气不足而后邪气踞之……"

基于正气不足是形成癥、积之前提，而癥之既成又必定损伤正气，且治疗若单用化瘀消癥散结之品则更伤正气，故首选益气扶正之党参。"党参力能补脾养胃，润肺生津，健运中气，本与人参不甚相远，其尤可贵者，则健脾运而不燥，滋胃阴而不湿，润肺而不犯寒凉，养血而不偏滋腻，鼓舞清阳，振动中气，则无刚燥之弊"（《本草正义》）；山楂"化饮食，消肉积、癥瘕痰饮、痞满吞酸、滞血痛胀"（《本草纲目》）。该药破泄之力较强，长于消磨油腻肉积，且能入肝经血分以行血散瘀，其与党参配伍，一补一消，消不伤正，补不留邪，正与病证特点相合，故在方中为君。黄芪、肉桂、地鳖虫益气化瘀消癥，为臣。《王旭高临证医案》曰："有形之病皆属阴邪，大抵阳气不化而生，断非通瘀行血所能了事也。"故取黄芪健脾益气，为党参之助；肉桂温通血脉，一则助山楂活血化瘀以消癥，再则与党参、黄芪相配，以振奋阳气。用桂心者，意在取其温而不燥之性。地鳖虫居陆地而潜伏，软坚散结，逐瘀消癥。前人曰，"潜者走阴路，飞者走阳路""飞者遍行经络，潜者搜剔血积"，潜者"性迟可消积于久缓"，飞者"力速可逐瘀于倾刻"。具有"潜伏、性迟、走阴路"特性的地鳖虫，正针对本病病程长、病势缓，需要较长时间治疗的特点而设。气为血帅，"气行则血行"。荔核、橘核主入肝经，长于行气散结，既可使血行瘀化，又能除胞宫癥积所致之下腹胀满疼痛；牡蛎味咸，软坚散结，合珍珠母则消坚散积之用更著。此四药合鸡内金、神曲，共为佐药。其鸡内金者，"鸡之胃也。中有瓷石、铜、铁皆能消化，其善化瘀积可知"（《医学衷中参西录》）。神曲辛甘，温而不燥，能"化水谷宿食、癥结积滞，健脾暖胃"（《药性论》）。山楂得二药之助，化滞消癥除肉积之力倍增，不仅如此，三药消食和胃化石之用，还可使珍珠母、牡蛎等质重坚硬之品药力尽出，而碍胃弊端消除，有利长期服用。甘草益气和中，调和诸药，为使。李中梓云："盖积之为义，日积月累，非伊朝夕所以去之，亦当有渐，太亟伤正气，正气伤则不能运化，而邪反固矣。"本方之妙，正在诸药合用，共奏益气化积，消癥散结之功，能使日累月积之癥积得以渐消缓散。

本方配伍特点有三：一是攻补兼施，使除积消癥不伤正，益气扶正不留邪；二是于行气活血消癥药中配伍大队消食化积和胃之品，传统治法中蕴含创新思维，为妇科临床治疗癥瘕开拓出新的思路；三是辛热温通之肉桂与散寒理气之荔核，既契合了王旭高关于"有形之病皆属阴邪，大抵阳气不化而生"之病机分析的论断，也折射出《黄帝内经》"血得热则行，得寒则凝"理论的价值。

第四节　阴挺

妇女子宫下脱，甚则脱出阴户之外，或阴道壁膨出，统称阴挺，又称"阴脱"。根据突出形态的不同而有"阴菌""阴痔""葫芦颓"等名称；因多由分娩损伤所致，故又有"产肠不收"之称，现代一般称之为"子宫脱垂"。西医学盆腔脏器脱垂可参照本病辨证治疗。

本病的病因病机主要为气虚或肾虚，终致冲任带脉无力系胞而成。治疗以补中气、益肾气为主，佐以升提。常以黄芪、人参、白术、升麻、枳壳、柴胡、山药、芡实、益智仁等药物组成方剂。代表方如补中益气汤、大补元煎等。

一、气虚证

◆ 补中益气汤 ◆

【组成用法】参见"月经先期·脾气虚证"。

【功效主治】补中益气，升阳举陷。子宫下垂证属气虚下陷者。症见子宫下垂，甚或脱出阴道口外，卧或收入，劳则加重，小腹下坠，神倦乏力，少气懒言，小便频数，或带下量多，色白质稀，或发热，自汗出，头痛恶寒，渴喜热饮，舌淡苔薄，脉虚弱。

【运用技巧】

1. 辨证导航　子宫下垂，少气懒言，食少体倦，面色萎白，舌淡苔白，脉虚软无力。

2. 加减秘钥　用治子宫下垂如加枳壳则效更好；若兼见带下量多，色白质稀者，可加山药、芡实、桑螵蛸以止带固脱；兼血虚而见心悸、眩晕者，加熟地黄以补益营血。

3. 适用病症　参见"月经先期·脾气虚证"。

4. 临床禁忌　子宫脱出，表面溃烂属湿热下注者，不宜使用本方；阴虚火旺及实证发热者禁用。

【编者按语】脾主运化，司中气，为后天之本，气血生化之源。妇女若素体虚弱，中气不足；或分娩时用力太过，产育过多，产后操劳持重；或久嗽不愈，年老久病，便秘努争，均可损伤中气。脾胃气虚，清阳下陷，无力系胞，故子宫下脱，下腹下坠；气虚清阳下陷，阳气郁遏不达故见发热；气虚下陷，上不养脑，则头痛，外不固表，则汗出。神倦乏力，少气懒言，舌淡脉虚弱等均系脾虚气陷之象。综上所述，本方治证虽多，但总由脾胃气虚，清阳下陷，摄纳无权，升举无能所致，故治宜补中益气，升阳举陷，使脾气充盛而清阳复位，摄纳有权，升举有力。

方中黄芪甘温质轻，入脾、肺二经，补中气，升清阳；益肺气，实皮毛，用之既能补脾益气，托清阳上行而举陷，又能益气养肺，充皮毛而固表实卫，故重用为君。人参大补元气而健脾；白术健脾燥湿以促运；炙甘草甘温益气和脾胃，三药为臣助黄芪共建补中益气之功。气血同源，气虚日久则营血亦亏，故以当归养血和营，且当归又为调经要药；清阳不升，则浊阴不降，清浊相干，气乱于胸，更用陈皮理气和中，既调畅中焦气机，以助清升浊降之效，又可使诸甘缓补益之品补而不滞，俱为佐药。升麻、柴胡轻清升提，升举下陷之清阳，与黄芪、人参等相伍，标本兼顾，使益气升阳举陷之力益著。正如李杲所言："胃中清气在下，必加升麻、柴胡以引之，引黄芪、人参、甘草甘温之气味上升……二味苦平，味之薄者，阴中之阳，引清气上升也。"此二药兼具佐使之用，其用量宜小，否则不但不利于升提清阳，反而涣散正气。炙甘草调和诸药，亦作使药。

综观全方，其主要配伍特点是甘温补气之中佐以升举清阳之品，补中有升，标本兼顾，使气虚得补，气陷得升，摄纳有权，升举有力，诸证消失。因气旺阳升，阳气不郁，则身热自解，此所谓"温能除大热"。

类方

1. 举元煎（《景岳全书》） 组成：人参、炙黄芪各9～15g，炙甘草3～6g，炒升麻2～3g，炒白术3～6g。用法：水煎服。功效：益气升阳。主治：气虚下陷，子宫下垂轻证。

2. 补中升清汤（祝谌予方 录自《当代名医临证精华》） 组成：黄芪10g，党参10g，柴胡10g，黑升麻10g，黑荆穗10g，白术10g，当归6g，艾叶10g，生地黄、熟地黄各15g，阿胶10g，甘草6g。用法：水煎服。功效：补中益气，升清止血。主治：脾虚气陷，子宫下垂而见出血者。

二、肾虚证

◆ 大补元煎 ◆

【组成用法】参见"月经后期·血虚证"。

【功效主治】补肾健脾，益气升提。子宫脱垂证属脾肾虚弱者。症见子宫下脱，小腹下坠，带下清稀，腰膝酸软冷痛，小便频数，头晕眼花，心悸少寐，舌淡，脉沉弱。

【运用技巧】

1. 辨证导航　子宫下脱，腰膝酸软，头晕心悸，小便频数，舌淡，脉沉弱。

2. 加减秘钥　脾虚而见食少，便溏者，去熟地黄，加白术、砂仁、扁豆以健脾去湿；心血不足而见心悸、失眠者，加五味子。酸枣仁、龙眼肉等以养血安神；肾阴虚而见潮热、盗汗者，加女贞子、墨旱莲、何首乌、地骨皮以养阴退热。

3. 适用病症　参见"月经后期·血虚证"。

4. 临床禁忌　血瘀及脾虚湿浊内盛者不宜使用。

【编者按语】本方治证系由脾肾虚弱而致。脾为先天之本，肾为后天之本。先天不足，后天失养，则脾肾两亏，冲任不固，带脉不约，无力系胞，故子宫下脱，小腹下坠，带下清稀；腰为肾之府，肾虚温养失职，则腰膝酸软冷痛；肾合膀胱，肾气虚，膀胱气化无力，则小便频；脾虚不能化生营血，则头晕眼花，心悸少寐；舌淡，脉沉弱为脾肾亏虚之象。治宜补肾健脾，益气升提。

方中人参、山药、炙甘草健脾益气，补脾以升清，益气以生血；熟地黄、杜仲、山茱萸、枸杞子、当归补肝益肾，强壮腰膝。肾之精气充盛，则能系胞，则能温化膀胱之气。两组药物配伍，补后天以资先天，益先天而养后天。如此，脾肾同健，气血并补，固摄有力，诸症自平。

第五节　阴痒

妇女外阴及阴道瘙痒，甚则痒痛难忍，坐卧不宁，或伴带下增多等，称为"阴痒"，又称"阴门瘙痒"等。本病包括西医的"外阴瘙痒症"等。

阴痒有虚实之分。生育期实证居多，常为肝经湿热下注所致；绝经前后，多为虚证，常因肝肾阴虚，血燥生风使然。实者宜清热利湿，解毒杀虫；虚者宜补肝肾，养气血。在内治的同时，还应重视局部治疗护理，采用外阴熏洗、阴道纳药等法，以促进早日康复。内服常以白鲜皮、栀子、木通、车前子、生地黄、茵陈、知母、黄柏、山茱萸、何首乌、防风、当归、熟地黄等组成方剂。代表方如龙胆泻肝汤、蛇床子散、知柏地黄汤。

一、肝经湿热证

◆ 龙胆泻肝汤 ◆

龙胆泻肝栀芩柴，生地车前泽泻偕；

木通甘草当归合，肝经湿热力能排。

【组成用法】龙胆草（酒炒）6g，黄芩（炒）9g，栀子（酒炒）9g，泽泻12g，木通6g，车前子9g，当归（酒洗）3g，生地黄（酒炒）9g，柴胡6g，生甘草6g。水煎服；亦可制成丸剂，6~9g/次，2次/天，温开水送下。

【功效主治】清热利湿，杀虫止痒。阴痒证属肝经湿热者。症见阴部瘙痒难忍，坐卧不安，皮肤增粗如革，甚则破溃充血，带下量多，色黄如脓，质味异常，心烦易怒，胸胁满痛，口苦口腻，纳呆，小便短赤，舌红苔黄腻，脉弦数。

【运用技巧】

1. 辨证导航　阴部瘙痒难忍，带下色黄味臭，心烦易怒，胸胁满痛，小便短赤，舌红苔黄腻，脉弦数。

2. 加减秘钥　瘙痒重者，加白鲜皮、贯众、川楝子、鹤虱；湿盛热轻者，可去黄芩、生地黄，加滑石、薏苡仁。

3. 适用病症　中医阴痒、阴肿、阴痛、带下过多、经前头目胀痛、经行衄血、经行头痛、倒经等；西医外阴瘙痒症、滴虫性阴道炎、女阴溃疡、外阴湿疹、盆腔炎、先兆子痫、围绝经期综合征、经前期痤疮、带环后阴道流血等，辨证属肝经湿热者。

4. 临床禁忌　脾胃虚寒者禁用。

【编者按语】本方源自《医方集解》，异名泻肝汤（《类证治裁·卷四》）。七情伤肝，肝气郁结，一则积郁化热；二则木郁乘土，脾虚运化水湿失常，湿浊内生。湿热互结，循经流注，熏蒸下焦，日久生虫，虫毒侵蚀外阴肌肤，故阴部瘙痒难忍，坐卧不安，皮肤增粗如革，甚则破溃充血；湿性秽浊下趋，下注于带脉，故带下量多，色黄如脓，质味异常；下注于膀胱则小便短赤；肝经循咽布胸胁，肝经郁热则心烦易怒，胸胁满痛，口苦腻；脾虚运化水谷失健，则纳呆；舌质红、苔黄腻，脉弦数，皆为湿热内盛之象。

方中龙胆草大苦大寒，性沉而降，善清肝经实火，利肝经湿热，泻火除湿，两擅其功，为君。黄芩、栀子清热解毒燥湿，相须为用，共同加强龙胆草泻火除湿之力，为臣。湿热下趋，宜于因势利导，故以泽泻、木通、车前子渗湿泻热，导湿热从水道而去。肝藏血，肝经火郁则阴血亦耗；又且方中诸药苦燥渗利，易伤阴血，故以生地黄、当归滋阴养血，欲使邪去而阴血不伤。上五药为佐。肝喜条达而恶抑郁，不仅火邪内郁本身可引起肝气不舒，而且大剂苦寒降泄之品，亦易郁遏其生发之机，故以柴胡疏畅肝气，并引诸药归于肝经。甘草调和诸药，和中护胃。两药兼为佐使。综观全方，邪正兼顾，泻中有补，利中有滋，降中寓升，是故能使火降热清，湿浊得利，而诸症自平。

◆ 萆薢渗湿汤 ◆

【组成用法】参见"带下病·湿热下注证"。

【功效主治】清利湿热。阴痒证属湿热下注者。症见阴部瘙痒难安，带下量多色黄，脘闷腹胀，小便黄赤，舌红苔黄腻，脉滑数。

【运用技巧】

1. 辨证导航　以阴部瘙痒，小便短赤，舌红苔黄腻，脉滑数为辨证要点。

2. 加减秘钥　热盛者加栀子、龙胆草清肝泻火；热毒盛而见带下如脓，下腹灼痛者，加金银花、野菊花、土茯苓等清热解毒；湿盛者加猪苓、苍术、藿香利湿化浊；阴痒明显，带下如豆腐渣者，加百部、贯众、芜荑杀虫止痒。

3. 适用病症　参见"带下病·湿热下注证"。

4. 临床禁忌　脾胃阳虚或寒湿内盛者不宜使用。

【编者按语】方源、药物配伍意义参见"带下·湿热下注证"。

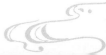

◆ 塌痒汤 ◆

塌痒苦参归灵仙，蛇床狼毒鹤虱全；

再益猪胆两三枚，先熏后洗有效验。

【组成用法】苦参、威灵仙、蛇床子、当归尾、狼毒各15g，鹤虱草30g。水煎熏洗外阴，临洗加入猪胆汁2~3枚则益佳。

【功效主治】清热燥湿，杀虫止痒。阴痒证属湿热下注者。症见阴中作痒，内外生疮，带下色黄，稠黏臭秽，口苦咽干，舌红苔黄腻，脉滑数。

【运用技巧】

1. 辨证导航　阴中作痒，带下色黄，黏稠臭秽，舌红苔黄或黄腻，脉滑数。

2. 适用范围　中医阴痒、带下过多等；西医滴虫性阴道炎、外阴瘙痒症、阴道炎、外阴湿疹、外阴白色病损、性病等，辨证属湿热下注者。

3. 临床禁忌　外阴并发溃疡者及阴虚血燥者忌用。

【编者按语】本方源自《外科正宗·卷四》，异名溻痒汤（《外科大成·卷二》）。

本方治证系由湿热下注所致。湿热虫毒侵蚀外阴肌肤，故阴中作痒，内外生疮；湿热秽液下趋，故带下色黄，黏稠臭秽。口苦咽干，舌质红、苔黄腻，脉滑数，皆为湿热内盛之象。

苦参苦寒，清热而祛湿，疗疮而杀虫，为方中主药。蛇床子、狼毒、鹤虱功专杀虫止痒，外用而直接作用于病所，共助苦参杀虫疗疮，为臣。主症为痒，痒者，不外湿热与风。治之之法，既要祛风，还需活血。威灵仙祛风燥湿，当归尾活血通络，二药相辅相成，可收"血行风自灭，风去痒自已"之效，故以之为佐。综观全方，药力精专，气雄势峻，加之有局部外用能直捣病所之优势，见效迅捷，应在握中。

◆ 蛇床子散 ◆

阴痒当用蛇床散，川椒百部苦参矾；

煎汤先熏后坐浴，难言之隐一洗安。

【组成用法】蛇床子、川椒、明矾、苦参、百部各10~15g。煎汤去滓，趁热先熏后坐浴，1次/天，10日为一疗程。

【功效主治】燥湿杀虫，散风止痒。阴痒证属湿浊下注者。症见阴部瘙痒，带下量多而黏，其气臭秽，舌红苔腻，脉滑数。

【运用技巧】

1. 辨证导航　阴部瘙痒，带下量多而黏，其气臭秽，舌红苔腻，脉滑数。

2. 临证加减　阴痒溃破者，去川椒；念珠菌性阴道炎，去川椒；滴虫性阴道炎，加乌梅、鹤虱；真菌性阴痒者，加白鲜皮、大黄等；细菌性阴痒者，加金银花、连翘；若阴部干涩，血虚生风，生痒者，去黄柏，加制何首乌、生地黄，重用当归；局部搔破溃疡者，去花椒，加黄柏；瘙痒甚者，加苍耳子；外阴湿疹者，加石榴皮、地肤子；外阴白斑者，加白鲜皮、地骨皮。

3. 适用范围　中医阴痒、带下过多等，西医外阴湿疹、阴道滴虫、念珠菌阴道炎、老年性阴道炎等，辨证属湿热下注者。

4. 临床禁忌　治疗期间忌食辛辣，忌房事。

【编者按语】本方源自《中医妇科学》（1979 年版），治证系由湿毒之邪浸淫下焦或病虫侵入下阴而致。湿毒病虫侵蚀外阴，故阴部瘙痒；湿浊秽液下注，故带下量多而黏，其气臭秽。舌红苔腻，脉滑数，亦为湿浊内蕴之象。

　　方中蛇床子性味辛苦，祛风燥湿，杀虫止痒，为君。苦参苦寒，善除下焦湿毒，祛风止痒，为臣。百部、川椒、明矾，皆以燥湿杀虫止痒见长，三药相须为用，俱为佐。综观全方，祛湿浊以治带下，杀虫毒以止阴痒，为外洗止痒良方。

◆ 尤氏外洗方 ◆

妇科外洗千里光，鱼腥败酱金荞桑；

白鲜叶下薄荷英，艾叶忍冬效力彰。

【组成用法】千里光、鱼腥草、败酱草、忍冬藤、叶下珠、蒲公英各30g，白鲜皮 20g，薄荷、金荞麦、艾叶、桑叶各 15g。浸泡后水煎，趁热熏外阴，温度适宜后可行坐浴，持续时间 15~30 min，早晚各一次。

【功效主治】泻肝清热，除湿止痒。阴痒证属湿热下注者。症见阴部瘙痒灼痛，带下量多，色黄如脓，稠黏臭秽，头晕目眩，口苦咽干，心烦不宁，便秘溲赤，舌黄苔黄腻，脉弦滑而数。

【运用技巧】

1. 辨证导航　阴部瘙痒灼痛，带下量多，色黄如脓，口苦咽干，便秘溲赤，舌黄苔黄腻，脉弦滑而数。

2. 加减密钥　若湿浊偏甚，症见阴部瘙痒，带下量多，脘闷纳差，可酌加苍术、藿香利湿化浊止带；若腰骶酸痛，阴部瘙痒、带下臭秽难闻者，酌加贯众、马齿苋等清热解毒除秽；若小便淋痛，兼有白浊者，酌加萆薢、萹蓄、虎杖等除湿通淋。

3. 适用病证　中医学阴痒、带下量多等；西医学外阴瘙痒症、外阴炎、阴道炎及外阴色素减退性疾病等出现阴痒症状，辨证属湿热下注者。

4. 临床禁忌　脾胃虚寒者慎用。

【编者按语】本方为尤昭玲教授经验方。阴痒病因病机与湿、热、虫、毒有关。湿邪伤及任带二脉，导致任脉不固，带脉失约，积久化热，湿热互结，湿热下注，从而兼有带下之病。《女科经纶·前阴诸证》云："厥阴属风木之脏，木朽则蠹生，肝经血少，津液枯竭，致气血不能荣运，则壅郁生湿，湿生热，热生虫，理所必然。故治法不外渗湿清热，外以杀虫为治。"全方用药功专清热解毒，杀虫止痒，况且现代药理研究证实，诸药具有抗炎、抗菌、抗病毒及抗变态反应，提高机体免疫力的作用，故该方在临床运用中屡获疗效。

二、肝肾阴虚证

◆ 知柏地黄丸 ◆

【组成用法】参见"经行口糜·阴虚火旺证"。

【功效主治】滋阴补肾，清肝止痒。阴痒证属阴虚火旺者。症见外阴瘙痒难忍，干涩灼热，会阴皮肤粗糙，肤色变浅，夜间加重，耳鸣眩晕，腰酸腿软，五心烦热，口干，舌红苔少，脉细数无力。

【运用技巧】

1. 辨证导航　外阴瘙痒干涩，夜间重，腰酸腿软，五心烦热，舌红苔少，脉细数。

2. 加减秘钥　带下量多，腰酸耳鸣者，加杜仲、金樱子、牡蛎、海螵蛸以补肾止带；心阴虚而见心悸、失眠、多梦者，加酸枣仁、柏子仁、墨旱莲、女贞子以养阴安神。

3. 适用病症　参见"经行口糜·阴虚火旺证"。

4. 临床禁忌　湿热内盛者不宜使用。

【编者按语】本方治证系由肝肾阴虚而致。素体肝肾不足，或产育频多，房事过度，或年老肾气渐乏，天癸竭，阴精耗损，肾肝精血亏虚，生风化燥，外阴肌肤失养则瘙痒难忍，干涩灼热，会阴皮肤粗糙，肤色变浅；夜为阴，故涩痒夜间加重；肾开窍于耳，生髓充于脑，肾精亏虚，不能上荣则耳鸣眩晕；腰为肾之府，肝藏血主筋，膝为筋之会，肾肝精血不足则腰酸腿软；阴精不足，阴不制阳，虚热上扰心神，则五心烦热；迫津外泄则烘热汗出；灼伤津液则口干；舌红苔少，脉细数无力为阴虚内热之象。治宜滋阴补肾，清肝止痒。

第六节　阴疮

妇人外阴部结块红肿，或溃烂成疮，黄水淋沥，局部肿痛，甚则溃疡如虫蚀者，称"阴疮"，又称"阴蚀""阴蚀疮"。包括西医外阴溃疡、前庭大腺脓肿等病。

本病主要由热毒或寒湿侵蚀，冲任外阴气血壅滞，肌肤破溃所致。治疗应内外兼顾，内服以清热毒、散寒湿为主，处方常以金银花、赤芍、乳香、龙胆草、大血藤、熟地黄、肉桂、白芥子、黄芪、肉桂等组成。代表方如龙胆泻肝汤、阳和汤。临床在内服用药的同时，还须重视局部治疗。

一、热毒实证

◆ 龙胆泻肝汤 ◆

【组成用法】参见"阴痒·肝经湿热证"。

【功效主治】清热利湿，疏肝利胆。湿热阴痒证，症见阴部红肿溃破，口干，小便黄赤，大便秘结，舌红苔黄腻，脉弦滑数。

【运用技巧】

1. 辨证导航　以阴部红肿溃破，小便黄赤，大便秘结，舌红苔黄腻，脉弦滑数为辨证要点。

2. 加减秘钥　带下量多色黄味秽臭者，可加鱼腥草、金银花、土茯苓、蒲公英、连翘、野菊花以清利湿热解毒；

3. 适用病症　参见"阴痒·肝经湿热证"。

4. 临床禁忌　参见"阴痒·肝经湿热证"。

【编者按语】本方证系由湿热蕴结而致。经行产后，调摄不当，湿热毒邪侵袭，与阴部气血相搏，经脉阻滞，肉腐酿脓，故外阴皮肤局限性焮红肿胀，破溃糜烂，脓汁黏稠，淋漓不尽，热毒与正气相争则身热；热扰心神则心烦；灼伤津液则口干便秘；湿热下注则尿黄；舌红苔黄腻，脉弦滑数为湿热毒邪内盛之象。治宜清热利湿，解毒消疮。

二、寒湿虚证

◆ 阳和汤 ◆

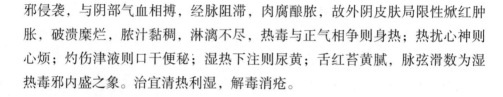

阳和汤方治寒凝，贴骨流注鹤膝风；

熟地鹿胶姜炭桂，麻黄白芥甘草从。

【组成用法】熟地黄30g，麻黄2g，鹿角胶9g，白芥子（炒研）6g，肉桂（去皮，研粉）3g，生甘草3g，炮姜炭2g。水煎服。

【功效主治】温阳补血，散寒通滞。阴疮证属阳虚寒凝者。症见患处肿溃，脓水淋沥，皮色晦暗，疼痛绵绵，面色㿠白，神疲乏力，畏寒肢冷，舌淡苔白，脉沉细或迟细。

【运用技巧】

1. 辨证导航　阴部肿溃，脓水淋沥，皮色晦暗，伴神疲乏力，畏寒肢冷，舌淡苔白，脉沉细或迟细。

2. 加减秘钥　正虚久治不愈者，多加黄芪、党参。

3. 适用病症　中医月经过多、经行泄泻、闭经、乳痈、癥瘕、痛经、经前期头痛、崩漏、带下过多、阴疮、妊娠小便不通等；西医盆腔炎、子宫内膜异位症、乳腺癌术后上肢水肿、乳腺炎、小型卵巢囊肿、乳腺增生、子宫腺肌病、希恩综合征、输卵管囊肿积水、多囊卵巢综合征、外阴溃疡、前庭大腺脓肿等，辨证属阳虚寒凝者。

4. 临床禁忌　湿热阴疮及阴虚有热者不宜。

【编者按语】本方源自《外科证治全生集·卷四》。久居阴寒湿冷之所，寒湿乘虚侵袭，凝滞经脉，瘀阻于前阴。肌肤失于温养，故阴部肌肤肿溃蚀烂，皮色晦暗不泽，疼痛绵绵，日久不愈。寒湿为阴邪，寒伤阳，湿困脾。阳气虚衰，故畏寒肢冷，面色㿠白；脾气不振，故精神萎靡，疲乏无力。舌淡苔白腻，脉沉细，亦为寒湿内盛之象。

综上所述，阴疮之生，关键在于寒湿凝阻经脉，营血虚滞。张秉成曰："病因于血分者，仍必从血而求之。"（《成方便读》）为此，药分两组：一以改善营血不足，一以宣通经脉凝滞。熟地黄甘温味厚，功专填精补血；鹿角胶善温补肝肾，填精益血而补阴中之阳。二药精血互补，阴阳兼顾，形成较强的滋养强壮之合力，以期使既虚之营血得到温补，且寓"阴中求阳，阳得阴助而生化无穷"之妙。肉桂、姜炭辛热入血，温阳散寒，温通血脉。其温散之性，与麻黄辛温达卫外泄寒湿，相须为用；其温通之功，又与白芥子温化寒痰凝滞于皮里膜外，互相羽翼，是以共奏解散寒湿凝滞之效。甘草调和诸药，用以为使。

综观全方，温阳与补血并用，散寒与通滞相伍，补而不腻，温而不燥。

◆ 托里消毒散 ◆

托里消毒四君子，归芎芪芍皂角刺；

阴疮日久气血虚，解毒溃脓银桔芷。

【组成用法】人参、川芎、白芍、黄芪、当归、白术、茯苓、金银花各6g，白芷、甘草、皂角刺、桔梗各4g。水煎服。

【功效主治】补益气血，托里消疮。阴疮证属邪盛而正虚不能托毒者。症见前阴痈疮平塌，化脓迟缓，或脓成难溃，腐肉不去，新肉不生，或溃后脓水稀少，身热神疲，面色少华，舌淡苔薄白，脉数无力。

【运用技巧】

1. 辨证导航　前阴痈疮平塌，难腐难溃，脓水稀少，溃后难消，脉数无力。

2. 加减秘钥　脾弱者，去白芷，倍人参；阳气虚弱而见溃后脓液清稀者，加肉桂；溃后营血虚滞而痛不可忍者，加熟地黄、乳香、没药；乳痈脓毒不透者，加王不留行、路路通；若脓较稠厚间有热象者，则加重金银花，再加连翘、蒲公英。

3. 适用病症　中医阴疮、乳痈等；西医外阴溃疡、前庭大腺脓肿、乳腺炎等，辨证属气血两虚不能托毒者。

4. 临床禁忌　热毒炽盛之实证者不宜使用。

【编者按语】本方源自《外科正宗·卷一》，异名有托里消毒饮（《喉科紫珍集·卷上》）、托里消毒汤（《疡科心得集·补遗》）。阴疮日久，气血耗损，正气无力托毒外透，故前阴痈疮平塌，脓成难溃，腐肉不去；气血两虚，不能酿脓，则难腐化脓，或脓水稀少；气血不荣，则新肉不生，并伴神疲乏力，面色少华，舌淡，脉无力。身热脉数乃邪热尚盛之象。治宜补益气血，托毒消疮。

方中人参、黄芪同为补气要药。人参味甘微苦而性温，善补五脏之气，兼能养阴；黄芪味甘性温，善走肌表，兼能托毒敛疮。二药相须为用，使补气扶正之力倍增。且人参与白术、茯苓、甘草相伍，为"四君子汤"，健脾益气，裕后天之本而滋气血生化之源；当归、白芍、川芎相配，补血和血，通经托毒。两组药合用，气血双补，冀使正气充足以托毒祛邪于外，肌肤得温养而创口速愈，为方中主要部分。皂角刺、桔梗、白芷透脓溃坚；金银花解毒疗疮，使脓出毒泄，痛肿消散，为方中辅助部分。综观全方，实由八珍汤去熟地黄加味组成。以扶正为主，祛邪为辅。扶正气血双补，祛邪着力消散，故适宜气血两虚，不能托毒外出之阴疮。

第七节　妇人脏躁

妇人无故悲伤欲哭，不能自控，精神恍惚，忧郁不宁，呵欠频作，甚则哭笑无常，称为脏躁。孕期发病者又称"孕悲"。

本病的病机，与患者的体质因素有关。性格素多抑郁之人，忧愁思虑，积久伤心，劳倦伤脾，心脾耗伤，化源不足，脏阴已亏。复因经孕产乳，精血内耗，五脏失于濡养，五志之火内动，上扰心神而发为脏躁。治疗以甘润滋养为要。常以小麦、大枣、甘草、酸枣仁、何首乌、百合等组成方剂。代表方如甘麦大枣汤。

◆ 甘麦大枣汤 ◆

金匮甘麦大枣汤，妇人脏燥喜悲伤；

精神恍惚常欲哭，养心安神效力彰。

【组成用法】甘草 9g，小麦 30g，大枣 10 枚。水煎服。

【功效主治】养心安神，柔肝缓急。妇人脏躁证属脏阴不足者。症见精神恍惚，常悲伤欲哭，不能自主，心中烦乱，睡眠不安，甚则言行失常，呵欠频作，舌淡红苔少，脉细略数。

【运用技巧】

1. 辨证导航　精神恍惚，常悲伤欲哭，不能自主，心烦失眠，舌淡红，苔少，脉细。

2. 加减秘钥　轰热阵作，五心烦热者，加银柴胡、青蒿、地骨皮；胸胁胀痛，时欲太息为快，加玫瑰花、青陈皮、广郁金、川楝子、柴胡；盗汗加糯稻根、龙骨、牡蛎；头晕头痛加双钩、白蒺藜、桑叶、僵蚕；耳鸣加枸杞子、杭菊、灵磁石；口苦咽干，加黄芩、竹茹、川石斛；夜来寐艰，加酸枣仁、川连、合欢皮；纳呆，加炒谷芽、炙鸡内金、焦六曲；头冒掉眩，腰脊酸楚加墨旱莲、女贞子等。

3. 适用病症　中医妇人脏躁、绝经前后诸证、孕辈、产后失眠、经行情志异常、引产后情志异常、产后脏燥等；西医癔症、围绝经期综合征、月经期精神病、产后抑郁症等，辨证属脏阴不足者。

4. 临床禁忌　痰火内盛者不宜使用。

【编者按语】本方源自《金匮要略·卷下》，异名有大枣汤、麦甘大枣汤（《普济本事方·卷十》）、小麦汤（《三因·卷十八》）、甘草汤（《妇人大全良方·卷十五》引《专治妇人方》）。本方治证系由心阴受损、肝气不和而致。性格素多抑郁之人，忧愁思虑，劳倦伤脾，积久伤心；心脾耗伤；脏阴已亏；复因经、孕、产、乳，精血内耗，心失所养，神不守舍，则神志恍惚，悲伤惨泣，心烦不眠；情志不畅，肝气不和，疏泄失常，则悲伤欲哭，不能自主，甚则言行失常；脾虚气弱，则呵欠频作；舌淡红、苔少，脉细略数为心阴不足之象。治宜养心安神，柔肝缓急。

本方原为妇人脏躁而设。方中小麦甘凉入心，养肝补心，除烦安神，为君。甘草甘平，补养心气，和中缓急，为臣。君臣相伍，共建养心健脾之功。大枣甘润，益气和中，润燥缓急，为佐。三药合用，甘润滋补，养心调肝，共奏养心安神，和中缓急之功。本方用药甘润平和，且以小麦为君，颇合《素问·脏气法时论篇》"肝苦急，急食甘以缓之"以及《灵枢经·五味篇》"心病者，宜食麦"之旨。

◆ 尤氏脏躁汤 ◆

尤氏脏躁草莲心，龙牡珍珠菟郁金；

太子佛手夜交藤，三七花术玉竹拼。

【组成用法】菟丝子、太子参、白术、郁金、佛手、玉竹各10g，生龙骨、生牡蛎、珍珠母、首乌藤各15g，莲子心3g，三七花、甘草各5g。水煎服，每日1剂，分2次温服，两餐间服。

【功效主治】健脾补肾，镇心安神。妇人脏躁证属肾虚肝郁，心肝火旺者。精神恍惚，常悲伤欲哭，心中烦乱，怔忡不宁，失眠多梦，甚则言行失常，疲倦乏力，舌尖红，脉细略数。

【运用技巧】

1. 辨证导航：精神恍惚，心中烦乱，怔忡不宁，失眠多梦，疲倦乏力，舌尖红，脉细略数。

2. 加减秘钥：阴虚盗汗者加女贞子、玉米须敛阴止汗；肝火旺盛，咽干口苦者，加黄芩、白芍泻火柔肝。

3. 适用病症：中医学妇人脏躁、郁证、不寐等；西医学经前期综合征、绝经综合征、抑郁症等，辨证属心肾不交者。

4. 临床禁忌：阳虚者不宜。

【编者按语】本方为尤教授经验方。脏躁之名，首见于《金匮要略》中"妇人脏躁，喜悲伤欲哭，象如神灵所作，数欠伸"，乃为精神情志异常为主的病证。本方所治乃肾虚肝郁，心肝火旺所致，治宜滋肾疏肝，清心安神。方中菟丝子、玉竹补肾滋阴；郁金、佛手疏肝解郁；莲子心、三七花、生龙骨、生牡蛎、珍珠母、首乌藤清心安神；太子参、白术、甘草益气健脾，补后天以资先天。全方补肾清心，疏肝镇惊。对脏躁属肾虚肝郁，心肝火旺者颇为适宜。

第八节　盆腔炎性疾病

盆腔炎性疾病指女性上生殖道及其周围组织的一组感染性疾病，主要包括子宫内膜炎、输卵管炎、输卵管卵巢脓肿、盆腔腹膜炎。中医古籍无此病名记载，根据其症状特点，归属于"热入血室""带下病""妇人腹痛""癥瘕""产后发热"等范畴。该病是生育期妇女的常见病，中西医结合诊治疗效显著，故早在1983年即将该病名收入《中国医学百科全书·中医妇科学》，作为中西医通用的病名之一。

盆腔炎性疾病可分为急性盆腔炎和盆腔炎性疾病后遗症。急性盆腔炎包括急性子宫内膜炎、急性输卵管炎、输卵管积脓、输卵管卵巢脓肿、急性盆腔结缔组织炎、急性盆腔腹膜炎等，继续发展可引起弥漫性腹膜炎、败血症、感染性休克，严重者可危及生命。病因以热毒为主，兼有湿、瘀。多系湿热邪毒乘虚内侵，客于冲任、胞宫，脉络瘀滞所致。本类方剂多以清热解毒药为主，辅以祛湿化瘀之品组成，如金银花、紫花地丁、大黄、牡丹皮、桃仁、大血藤、皂角刺、乳香、没药等。代表方如五味消毒饮、大黄牡丹皮汤、仙方活命饮等。盆腔炎性疾病后遗症以往称为慢性盆腔炎，多是由于急性盆腔炎未能得到及时正确的治疗，迁延日久而来。临床缠绵难愈，以不孕、输卵管妊娠、慢性盆腔痛、炎症反复发作为主要临床表现。根据发病部位及病理不同，可分为慢性输卵管炎与输卵管积水、输卵管卵巢炎及输卵管卵巢囊肿、慢性盆腔结缔组织炎。多为残留之邪热余毒，与气血相搏结于冲任胞宫所致。临床以湿热瘀结、气滞血瘀、寒湿凝滞、气虚血瘀证居多。本类方剂多以活血化瘀药为主，辅以理气、益气、清热、除湿、软坚散结等药物组成，如蒲黄、鸡内金、三棱、莪术、田七等。代表方如银甲丸、膈下逐瘀汤、少腹逐瘀汤等。除内服外，还可配合中药保留灌肠、理疗、热敷，以加强疗效。

一、急性盆腔炎

◆ 五味消毒饮 ◆

【组成用法】参见"带下病·热毒蕴结证"。

【功效主治】泻火解毒，消肿散结。急性盆腔炎证属热毒炽盛者。症见高热不退，下腹疼痛拒按，或按之有条索状，月经紊乱，下血量多，带下量多色黄、质黏稠、臭秽，舌红苔黄，脉滑数有力。

【运用技巧】

1. 辨证导航　高热，下腹疼痛，带下量多，色黄，质黏稠，臭秽，舌红苔黄，脉数。

2. 加减秘钥　临床配合大黄牡丹汤则疗效益佳。如湿热俱盛而见带下白浊如泔、倦怠乏力者，加土茯苓、椿根白皮、败酱草、猪苓、薏苡仁；腹胀满者，加厚朴、枳实；月经量多难止者，加地榆、马齿苋；盆腔形成脓肿者，加大血藤、皂角刺、白芷；腹痛甚者，加延胡索、川楝子；身热不退者，加柴胡、生甘草。

3. 适用病症　参见"带下病·热毒蕴结证"。

4. 临床禁忌　脾胃虚寒者忌用。

【编者按语】本方治证系由热毒炽盛而致。经期、产后、术后胞脉空虚，正气不足，若调摄不慎，邪毒内侵，客于胞宫，滞于冲任，化热酿毒。邪正交争，营卫不和，则高热不解；火邪热毒蕴结，气血凝滞于胞脉胞络，故下腹疼痛拒按，按之有条索物；邪热内炽，迫血妄行，冲任失调则月经紊乱，下血量多，热毒损伤带脉，化腐酿脓，则带下量多、色黄、质黏稠、臭秽；舌红、苔黄，脉滑数为热毒内盛之象。治宜清热解毒，消肿散结。

本方原为火邪热毒蕴结之疔毒痈疮而设。方中五药全为清热解毒之品，擅长泻火解毒，消散脓肿。其中金银花、紫花地丁尚可凉血解毒，对热毒迫血之月经量多适宜；蒲公英又能除湿止带，对热毒所致之黄带臭秽有治疗作用。总之，本方药少力专，热毒清，则气血行，气血通畅，肿结消散，则诸症自除。

◆ 仙方活命饮 ◆

仙方活命金银花，防芷归陈皂山甲；

贝母花粉及乳没，赤芍甘草酒煎佳。

【组成用法】穿山甲、甘草、防风、没药、赤芍、浙贝母、乳香、当归尾、天花粉、白芷、皂角刺各6g，金银花25g，陈皮9g。水煎服，或水酒各半煎服。

【功效主治】清热解毒，活血止痛。急性盆腔炎证属毒壅血瘀者。症见下腹疼痛拒按，胀满，热势起伏，寒热往来，带下量多如脓，质稠臭秽，大便干结，小便短赤，舌红有瘀点，苔黄厚，脉数有力。

【运用技巧】

1. 辨证导航　下腹疼痛拒按，带下量多，质稠臭秽，小便短赤，舌红有瘀点，苔黄厚，脉数。

2. 加减秘钥　应用时可加薏苡仁、冬瓜仁，以加强利湿清热之力。热毒甚者，可加蒲公英、连翘、紫花地丁、野菊花等以加强清热解毒之力；便秘者，加大黄以泻热通便；血热盛者加牡丹皮以凉血。

3. 适用病症　中医妇人腹痛、带下过多、乳痈、阴疮、阴部痈疮等；西医前庭大腺炎、乳腺炎、急性盆腔炎、外阴毛囊炎、乳腺增生病、输卵管阻塞性不孕症、产后乳腺炎、子宫重度糜烂、宫外孕等，辨证属热毒血壅者。

4. 临床禁忌　脾胃素虚，气血不足者，以及痈疮溃后不宜使用。

【编者按语】本方源自《校注妇人良方·卷二十四》，异名有秘方夺命散（《袖珍方·卷三》）、真人活命散（《痈疽神秘验方》）、真人活命饮（《摄生众妙方·卷八》）、神功活命汤（《疮疡经验全书·卷四》）、十三味败毒散（《医方考·卷六》）真人夺命饮（《惠直堂经验方·卷三》）、当归消毒饮（《医林纂要探源·卷十》）。

经行产后，正气不足，热毒之邪乘机外袭，与冲任胞络中气血相搏，遂致瘀热滞于少腹。瘀阻胞宫，故下腹胀满，疼痛拒按；邪正交争，故寒热往来，热势起伏；热毒化腐酿脓，损伤任带二脉，则带下量多如脓，色黄质稠而臭秽。余均为毒壅血瘀之象。

方中重用金银花为君，该药味甘性寒，最善清热解毒，既可清气分邪热，又可解血中热毒。热毒与气血相结，瘀阻胞络，故以陈皮辛香理气；归尾、赤芍、乳香、没药活血通络，二者相伍，不仅止痛功著，而且因气畅血行可使邪无躲藏之处，有利热毒的去除，共为臣。白芷、防风芳香辛散，祛风胜湿，与浙贝母、天花粉配伍，能化浊止带，散结排脓，既对带下质稠如脓适宜，又可防盆腔脓肿的形成，以上共为佐药。穿山甲善走能散，皂角刺辛散剽锐，二药可助臣药通行经络，活血消痈，并且能引领诸药直达病所。生甘草清热解毒，调和诸药。三味同为佐使。综观全方，清热解毒与活血散结同行，用之可使热清毒解，气行血畅，则诸证消失。

二、盆腔炎性疾病后遗症

（一）湿热瘀结证

◆ 银甲丸 ◆

银甲丸里重茵陈，银翘公英桔蒲升；
琥珀地丁生鳖甲，青叶椿根大血藤。

【组成用法】金银花 12g，连翘 12g，升麻 6g，大血藤 15g，蒲公英 15g，紫花地丁 12g，大青叶 15g，椿根皮 12g，绵茵陈 24g，生蒲黄 9g，琥珀 15g，生鳖甲 12g，桔梗 9g。上药共研细末，炼蜜为丸，每丸 10g，3 次 / 天，1 丸 / 次，开水送服；亦可作汤剂水煎服。

【功效主治】清热利湿，祛瘀止痛。盆腔炎性疾病后遗症证属湿热瘀结者。症见少腹部隐痛，或疼痛拒按，低热起伏，带下量多色黄，质黏稠，大便或溏或干，小便短赤，胸闷纳呆，口干而不欲饮，舌体胖大，舌红苔黄腻，脉弦数。

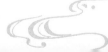

【运用技巧】

1. 辨证导航　少腹部隐痛，带下量多色黄，质黏稠，小便短赤，舌红苔黄腻，脉弦数。

2. 加减秘钥　病程长包块坚硬者，加蟅虫、水蛭；兼见食欲缺乏便溏者，与香砂健胃丸交替服用，或以六君子汤送服；带下兼有血丝者，加炒地榆、炒贯众以止血止带；痛经兼气滞者，加柴胡、佛手、郁金以行气止痛。

3. 适用病症　中医带下过多、痛经、不孕等；西医慢性盆腔炎、急性阴道炎、子宫颈糜烂、子宫内膜炎症性痛经等，辨证属湿热瘀滞者。

4. 临床禁忌　虚寒性带下、寒凝瘀滞性痛经，均不宜使用。

【编者按语】本方源自《王渭川妇科经验选》，所治系由湿热下注，瘀热郁结而致。湿热之余邪与冲任胞宫气血相结，缠绵成瘀，故少腹部隐痛，或疼痛拒按；邪正交争，彼此时有进退，故低热起伏；湿热下注，故带下量多色黄，其质黏稠，大便或溏或干，小便短赤；湿阻气机，困扰脾胃，故胸闷纳呆；气滞不能输津于口，故口干而不欲饮。舌体胖大，舌红，苔黄腻，脉弦数，均为湿热瘀结之象。

方中金银花、连翘均为轻清宣散之品，二者相伍，清热解毒之力倍增，且能流通气血，宣导经脉，为方中君药。紫花地丁、大青叶、蒲公英、大血藤，既能清解热毒，又可散血热壅滞，是为君药之助，为臣。蒲黄生用性滑，长于行血散瘀；琥珀散瘀止血之外，还可利水通淋；鳖甲咸寒，软坚散结。三药合之，共图化瘀软坚。茵陈其气清芳，味淡利水；椿根皮苦涩性寒，清热燥湿，二者利涩相制，共建清热除湿止带之功。升麻清热解毒，升阳止带；桔梗宽胸利膈，疏畅气机以利祛湿。以上同为佐使。综观全方，重在清热解毒，利湿止带，兼可活血化瘀，散结止痛，对湿热瘀结之妇科疾病较为适宜。

◆ 当归芍药散 ◆

【组成用法】参见"妊娠腹痛·血虚证"。

【功效主治】养血柔肝，渗利湿热。盆腔炎性疾病后遗症证属肝血不足，湿热内停者。症见少腹绵绵作痛，头晕目眩，小便不利，面色萎黄，舌质淡，苔腻微黄，脉滑略数。

【运用技巧】

1. 辨证导航　少腹绵绵作痛，面色萎黄，头晕目眩，舌质淡，苔腻微黄，脉滑数。

2. 加减秘钥　本方所治以血虚湿盛为主，其热较轻，若热重者，加银花、连翘以清热解毒；血虚甚者，加熟地黄、枸杞子以补血养阴；兼有瘀血者，当归、川芎应重用，再加大血藤、赤芍、牡丹皮；带下黄稠秽臭者，可合银甲丸。

3. 适用病症　参见"妊娠腹痛·血虚证"。

4. 临床禁忌　湿热毒盛者不宜单独使用。

【编者按语】本方治证系由湿热久羁，伤及肝血而致。湿热与冲任气血相结，日久难愈，热邪耗伤津血，筋脉失养，故少腹绵绵作痛；肝血不足，不能上荣，则头晕目眩；湿热下注，则小便不利。面色萎黄，舌淡、苔腻微黄，脉滑略数为血虚夹湿热之象。其治疗若单纯养血则湿热难除，若单纯清利湿热，则血虚益重，故治宜养血利湿并进。

方中芍药酸甘，养血柔肝，缓急止痛，重用为君；当归补血和血；泽泻甘淡寒，利水渗湿，且泄热，《本草纲目》中谓"渗热"，两药为臣。君臣相伍，共建养血利湿除热之功。白术甘苦温，健脾燥湿；茯苓甘淡，渗湿健脾，二药既导已成之湿，又杜生湿之源，还资营血生化之源；少量川芎行气活血调肝，伍白芍、当归以复肝藏血之能。三药为佐。综观全方，以养血利湿为务，兼以泄热，肝脾同治，邪正兼顾，湿邪得除，血虚得补，热祛而津存，诸症自平。

◆ 尤氏鸡冠益母汤 ◆

鸡冠益母两面针，佛手柴葛板蓝根；
公英地丁三七花，凤尾翘术草显神。

【组成用法】白术、蒲公英、紫花地丁、板蓝根、佛手、两面针、葛根、凤尾草、连翘各 10g，鸡冠花、益母草各 15g，三七花 8g，柴胡、甘草各5g。水煎服，每日 1 剂，分 2 次饭后服。

【功效主治】清热解毒，凉血祛瘀。子宫内膜炎证属瘀热内蕴者。症见月经量多，经血非时而下，或月经正常，子宫内膜活检提示子宫内膜炎、内膜增生，伴小腹疼痛，白带黄稠，口干口苦，舌红或绛，苔黄，脉数。

【运用技巧】

1. 辨证导航　月经量多、经血非时而下，或月经正常，子宫内膜活检提示子宫内膜炎、内膜增生者，舌红或绛，苔黄，脉数。

2. 加减秘钥　肾虚者加山茱萸、泽泻补虚泄浊；夹湿者加石菖蒲、薏苡仁利湿化浊；合并子宫内膜增厚或息肉、囊性增生者加石榴皮、金樱子固涩收敛；异常出血者加槐花、墨旱莲、白茅根凉血止血；带下黄稠异味者，加车前子、黄柏、草薢清热利湿止带；腹痛者加荔枝核、延胡索行气活血止痛。

3. 适用病症　中医学月经淋漓、月经过多、经间期出血等，西医诊断子宫内膜炎、内膜增生，辨证属瘀热内蕴者。

4. 临床禁忌　孕妇禁服，备孕期慎服；阳虚者不宜；病检提示恶性病变者不宜。

【编者按语】本方是尤昭玲教授治疗子宫内膜炎之经验方。子宫内膜炎常在超声下发现，通过病理检查确诊。临床常表现为月经不调、淋漓出血、腹痛带下等症，辨证以瘀热内蕴者多见。瘀热内蕴，一则热迫血行，再则瘀血阻络，血不归经。治宜清热凉血，化瘀止血。方中蒲公英、板蓝根、连翘、紫花地丁、凤尾草清热凉血，散瘀止血。两面针、益母草、三七花、柴胡、佛手活血化瘀，疏肝理气，其中三七花入络散瘀，引两面针、益母草等达细小胞络。鸡冠花收敛止血止带；葛根清热生津止渴；白术、甘草健脾益胃，防止寒凉之品败胃。全方重在清热凉血，化瘀止血，有凉而不遏，化瘀不伤之特点。

（二）气滞血瘀证

◆ 膈下逐瘀汤 ◆

【组成用法】参见"闭经·气滞血瘀证"。

【功效主治】活血化瘀，理气止痛。盆腔炎性疾病后遗症证属气滞血瘀者。症见少腹胀痛或刺痛，痛有定处，乳房胀痛，经期疼痛加重，经血量多有块，带下量多，婚久不孕，舌紫黯，有瘀点或瘀斑，脉弦涩。

【运用技巧】

1. 辨证导航　少腹胀痛或刺痛，痛有定处，经血量多有块，舌紫黯，有瘀点或瘀斑，脉弦涩。

2. 加减秘钥　兼肝热而见口苦、月经延长、色黯质稠、苔黄者，加山栀子、夏枯草、益母草以清肝泄热；肝郁伐脾而见胸闷、食少者，加炒白术、茯苓、陈皮以健脾和胃；带下量多者，加薏苡仁、白芷祛湿止带；有炎症结块者，加皂角刺、三棱、莪术以化瘀消癥。

3. 适用病症　参见"闭经·气滞血瘀证"。

4. 临床禁忌　孕妇及体虚者慎用。

【编者按语】本方治证系由气滞血瘀而致。气为血帅，素来情志抑郁，肝气内伤，气行不畅，气滞则血行瘀阻，结于冲任胞脉，故少腹疼痛。气为无形，血为有形，气滞为重，则胀痛为主，血瘀为甚，则刺痛，痛有定处；经期气血下注冲任，此时气滞血瘀益甚，故经期疼痛加重；瘀血内停，血不归经，故经血量多有块；气血瘀结，带脉失约则带下量多；胞络闭阻则婚久不孕。舌紫黯，有瘀点、瘀斑，脉弦涩为气滞血瘀之象。治宜活血化瘀，理气止痛。

本方用药12味，大致可以分为二组：一为桃仁、红花、当归、川芎、赤芍、延胡索、五灵脂、牡丹皮，功在活血化瘀、通经止痛；二为香附、乌药、枳壳，疏肝理气、调经止痛。甘草缓急止痛、调和诸药。诸药配合，行气助化瘀，瘀化则气畅，气畅血行，诸症自除。

（三）寒湿凝滞证

◆ 少腹逐瘀汤 ◆

【组成用法】参见"痛经·寒凝血瘀证"。

【功效主治】活血化瘀，温经祛寒。盆腔炎性疾病后遗症证属寒凝血瘀者。症见少腹冷痛，喜热恶寒，得热痛缓，或胀满，或有积块，或经行腰酸少腹胀，或经行一月三五次，血色黯黑，或有块，带下淋漓，神疲乏力，小腹凉，四肢不温，或久不受孕，舌黯红苔白腻，脉沉弦而涩。

【运用技巧】

1. 辨证导航　少腹冷痛，喜热恶寒，经行腰酸腹胀，舌黯红、苔白腻，脉沉弦。

2. 加减秘钥　腹中结块，加鸡内金、桃仁、莪术；四肢不温，加制附子；小便频数，加益智仁、乌药；带下量多，加苍术、茯苓；腰骶痛，加桑寄生、续断、牛膝；盆腔积液及输卵管积水加白茅根、益母草；盆腔结缔组织炎症，加穿山甲、水蛭（研末吞服）。

3. 适用病症　参见"痛经·寒凝血瘀证"。

4. 临床禁忌　瘀血发热以及气血亏虚者不宜使用。

【编者按语】本方治证系由寒湿凝滞，血瘀不畅而致。素体阳虚，寒水内盛，或寒湿之邪乘虚外袭，与冲任、胞脉中气血相结。血得寒则凝，寒湿凝滞气血，故少腹冷痛，或胀满，喜热恶寒，得热痛缓；寒凝血瘀，日久成块，故腹中有积块；瘀血阻滞，血不归经，则经行一月三五次，且色黯有块；寒伤阳气，失于温煦，故神疲乏力，小腹冷，四肢不温；寒凝瘀阻，生化失期则宫寒不孕，损伤任带，则带下淋漓；舌黯红、苔白腻，脉沉迟为寒湿血瘀之象。治宜活血化瘀，祛寒除湿。

方中肉桂"治沉寒痼冷之药"（《本草汇言》）助阳祛寒，温暖冲任；五灵脂苦温，活血化瘀止痛，共为君药。干姜温燥，温中散寒，使脾健而能化湿；小茴香善走下焦，祛寒理气止痛；蒲黄活血祛瘀，伍五灵脂即失笑散，为化瘀止痛之要方；延胡索活血理气止痛，以上诸药助君温经化瘀，俱为臣药。当归、川芎行气活血调经，当归补血可使化瘀不伤血；川芎辛香，尚能行散"燥湿"（《本草纲目》）；赤芍、没药活血祛瘀止痛，以上共为佐。综观全方，以温阳散寒，活血化瘀为主，辅以辛散除湿，邪祛则诸症自平。

（四）气虚血瘀证

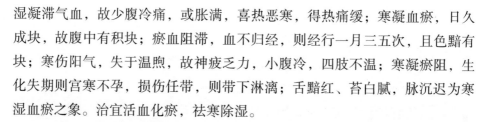

理冲汤主理胞宫，益气芪术山药参；

棱莪内金散瘀结，更佐知母天花粉。

【组成用法】生黄芪 9g，党参 6g，白术 6g，生山药 15g，天花粉 12g，知母 12g，三棱 9g，莪术 9g，生鸡内金 9g。水醋同煎服。

【功效主治】益气健脾，化瘀散结。盆腔炎性疾病后遗症证属气虚血瘀者。症见下腹疼痛结块，痛连腰骶，经期尤甚，经量多有块，带下量多，神疲乏力，食少纳呆，舌黯红，有瘀点瘀斑，苔白，脉沉涩无力。

【运用技巧】

1. 辨证导航　下腹疼痛结块，经量多有块，带下量多，神疲乏力，舌黯红苔白，脉沉涩无力。

2. 加减秘钥　有寒加用小茴香、干姜、官桂等；有热加生地黄、天门冬；湿重加薏苡仁、泽泻；腹胀痛甚加青皮、枳壳；腰酸甚加续断、桑寄生；月经量多或淋漓难净加茜草、海螵蛸；有包块加夏枯草、桃仁。

3. 适用病症　中医妇人腹痛、痛经、带下过多、癥瘕等；西医慢性盆腔炎、宫外孕、盆腔炎症性包块、子宫内膜异位症、子宫肌瘤等，辨证属气虚血瘀者。

4. 临床禁忌　孕妇慎用。

【编者按语】本方源自《医学衷中参西录·上册》。素体虚弱，正气不足，无力推动血行，血行因此失畅，停而为瘀；或瘀血内结日久，瘀久耗伤正气，终致气虚血瘀证。瘀血留结于冲任胞宫，故下腹疼痛结块，痛连腰骶；经行血海必虚，气血虚耗则滞阻愈甚，故疼痛加剧；气为血帅，气虚冲任失于固摄，且瘀血随下，故经量多有块；中气不足，故神疲乏力，食少纳呆；气虚津液不化，水湿下注，故带下量多。舌黯红、有瘀点瘀斑，脉沉涩无力，均为气虚血瘀之象。

方中黄芪甘温，补肺健脾益气，生用则性走，用之为君，既可直入中土而行三焦，补不足，又能中行营气以逐恶血。正如《本经逢原》所言："性虽温补，而能通调血脉，流行经络，可无碍于壅滞也。"三棱、莪术，行气消积，功在散瘀。张锡纯曾云："三棱气味俱淡，微有辛意；莪术味微苦，气微香，亦微有辛意。性皆微温，为化瘀血之要药……"白术、党参、山药，健脾益气除湿，重在补气。上五味同为君药益气化瘀之助，是为臣药。鸡内金运脾消积。张氏认为："凡虚劳之证，其经络多瘀滞，加鸡内金于滋补药中，以化其经络之瘀滞，而病始可愈"（《医学衷中参西录》）。补气化瘀之药甘温辛散，久用有化燥伤津之虞，而"血主濡之"，故以知母、天花粉濡润枯燥，以增行舟之水、终获通行经络之功。三药为佐。综观全方，益气健脾与活血散瘀相伍，有补虚而不留邪，逐瘀而不伐正之妙。

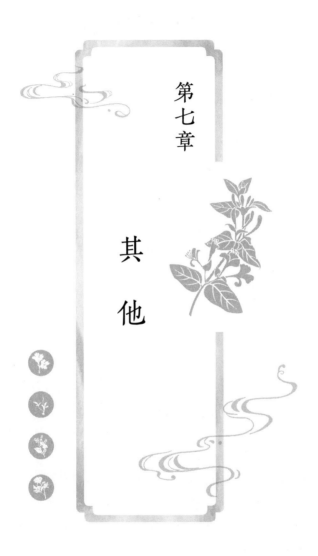

第七章

其他

一、多囊卵巢综合征、高泌乳素血症

◆ 尤氏瘦型双藤汤 ◆

瘦型双藤大血鸡，栀知附斛柏丹皮；

泽兰泽泻当柴草，木槿三七用花宜。

【组成用法】当归、牡丹皮、泽兰、泽泻、知母、黄柏各 10g，大血藤、鸡血藤各 12g，石斛、香附、木槿花、柴胡、三七花、栀子、甘草各 5g。水煎服，每日 1 剂，分 2 次饭前服。

【功效主治】养阴清热，活血通经。多囊卵巢综合征瘦型辨证属阴虚肝热者。症见月经紊乱，推迟甚至闭经，经量时多时少，或淋漓不尽，形体偏瘦，毛发浓密，面部、后背痤疮红赤，口干或苦，饮不解渴，心烦不宁，情志多郁、怒，舌红，舌体瘦小，少苔，脉弦细涩。

【运用技巧】

1. 辨证导航　月经紊乱，推迟甚至闭经，经量时多时少，或淋漓不尽，形体偏瘦，毛发浓密，毛面部、后背痤疮红赤，口干或苦，舌红，舌体瘦小，少苔，脉弦细。

2. 加减秘钥　崩漏、经期延长等出血期，去当归、大血藤、泽兰，加桑叶、墨旱莲、侧柏炭、地榆炭凉血止血；月经量少、内膜薄者加山茱萸、菟丝子、黄精补肾填精；痤疮者加绿萼梅、金银花、淡竹叶疏肝清心，消肿祛痘；热甚阴伤者，加玉竹、葛根、女贞子养阴生津；闭经者加川芎、牛膝、益母草活血通经。

3. 适用病症　中医学月经不调、闭经、崩漏等，西医学多囊卵巢综合征体形消瘦，辨证属阴虚血瘀者。

4. 临床禁忌　妊娠者、未避孕者禁服，脾虚便溏者不宜。

【编者按语】本方为尤昭玲教授治疗多囊卵巢综合征（PCOS）瘦型者的经验方。PCOS 依据临床表现可归属于中医月经后期、闭经、崩漏、经期延长、不孕症、癥瘕等疾病范畴。肾肝脾失调为发病之本，痰湿瘀阻滞为发病之标，病位涉及冲任、胞宫，病性属虚实夹杂。尤教授治疗该病依据其临床特征主要分为两型，即瘦型、胖型。瘦型病机特点为肝肾阴虚为本，郁瘀热为标，临床发病多见于南方。治宜养阴清热，活血解郁。方中知母、黄柏滋肝肾之阴，清下焦之热，为君。当归、石斛补血滋阴助知母；牡丹皮清肝凉血，泽泻利水泻热助黄柏，此四药为臣。柴胡、香附疏肝解郁；泽兰、三七花、大血藤、鸡血藤活血通经，以上为佐。甘草益胃和中，调和诸药，为使。全方用药寓"知柏地黄丸""丹栀逍遥散"配伍之意，共奏滋阴清热、活血疏肝之效，于形体消瘦、阴虚肝热之 PCOS 甚为合拍。

◆ 尤氏胖型双土汤 ◆

胖型双土贝苓颂，参芪车泽附泽兰；

瓜皮腹皮草吴萸，三代用花二术参。

【组成用法】党参、黄芪各12g，白术、泽泻、泽兰、车前子、大腹皮、冬瓜皮、苍术、土贝母、土茯苓各10g，香附、吴茱萸、代代花、三七花、甘草各5g。水煎服，每日1剂，分2次饭前服。

【功效主治】祛湿化痰，活血通经。多囊卵巢综合征胖型辨证属痰湿阻滞者。症见月经紊乱，推迟，甚至闭经，经量偏，或淋漓不尽，白带量多，形体肥胖，尤其腰、臀、大腿处脂肪堆积，面色暗沉，胸闷脘痞，倦怠纳少，大便溏，舌质暗，舌体胖，边有齿痕，苔厚腻，脉弦滑。

【运用技巧】

1. 辨证导航　月经推迟，甚至闭经，或淋漓不尽，形体肥胖，胸闷脘痞，大便溏，舌质暗，边有齿痕，苔厚腻，脉弦滑。

2. 加减秘钥　月经推迟、闭经者加当归、川芎、益母草、虎杖活血通经；月经量多、崩漏者加仙鹤草、鹿衔草、叶下珠补虚化瘀，止血调经；肥胖严重者加荷叶、山楂、薏苡仁化浊降脂；腹胀、大便溏者加陈皮、山药、莱菔子健脾止泻，消食除胀；脘痞呃逆者加佩兰、沉香化湿行气，醒脾和胃；带下量多者加海螵蛸、芡实、荆芥穗、白芷祛风除湿，收涩止带；夹寒者加艾叶、桂枝、乌药温经通脉；郁热者加桑叶、菊花清肝散热。

3. 适用病症　中医学月经不调、闭经、崩漏等，西医学多囊卵巢综合征体型肥胖，辨证属痰湿阻滞者。

4. 临床禁忌　妊娠、未避孕者禁服，阴虚火旺者不宜。

【编者按语】本方为尤昭玲教授治疗 PCOS 胖型者的经验方。尤教授认为胖型 PCOS 患者多因肾阳不足，脾土不温，或思虑伤脾，脾失健运，聚湿积痰而成，发病多见于北方。《金匮要略·水气病脉证并治十四》言"先病水，后经水断，名曰水分"，知水不利则血病，经水不通，仲景曰："此病易治，去水，其经自下。"方中黄芪、党参、白术、甘草健脾燥湿，治痰湿之

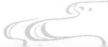

源。苍术、泽泻、车前子、大腹皮、冬瓜皮、土贝母、土茯苓、吴茱萸燥湿利水，祛已停之痰湿。其中吴茱萸温肝肾、暖胞宫，配利水燥湿药，可使下焦水气得温而能行，伍补气健脾药，则可恢复脾胃阳气；土贝母、土茯苓消肿散结，针对卵巢多囊样改变。香附、代代花、三七花、泽兰疏肝理气，活血调经。全方以祛湿化痰为主，活血通经为辅，水行则血自利，经水得调。

◆ 尤氏麦芽三金汤 ◆

麦芽三金鸡郁樱，参叶荷叶草桑椹；

泽兰泽泻代代花，萸术涩乳兼补肾。

【组成用法】 人参叶、白术、山茱萸、金樱子、郁金、泽兰、泽泻、荷叶各 10g，生鸡内金、炒麦芽各 20g，桑椹 12g，代代花、甘草各 5g。水煎服，每日 1 剂，分 2 次饭前服。

【功效主治】 理气疏肝，补肾涩乳。高泌乳素血症证属肝郁肾虚者。症见溢乳，乳房胀痛，经前、发怒后尤甚，月经后期，月经过少，或闭经，或不孕，情志多怒或抑郁，舌淡暗苔白，脉沉细。

【运用技巧】

1. *辨证导航* 乳房胀痛，情志多怒或抑郁，或月经推迟，量少等，或伴溢乳，舌淡暗苔白，脉沉细。

2. *加减秘钥* 月经量少、推迟、或闭经者加当归、川芎、益母草活血通经；肝郁重者加合欢皮、玫瑰花疏肝解郁；肝郁化火，情绪急躁易怒者，加柴胡、黄芩、栀子清热疏肝；兼有痰湿蕴结者加半夏、苍术；溢乳者重用炒麦芽，加瓜蒌皮、枳实宽胸消痞，消积回乳；形体浮肿肥胖者加茯苓、冬瓜皮利水消肿；腹胀者加陈皮、木香、大腹皮理气消胀；畏寒怕冷者加覆盆子、巴戟天温补肾阳；肾阴虚者加女贞子、桑椹补肾填精；乳房结会者加荔枝核、橘核理气消结；乳房胀痛明显者加枳壳、柴胡、玫瑰花、佛手理气宽胸。

3. *适用病症* 中医学溢乳、月经后期、闭经、月经过少等；西医高泌乳素血症、月经不调等，或多囊卵巢综合征、垂体微腺瘤等导致血清泌乳素升高，辨证属肝郁肾虚者。

4. *临床禁忌* 孕妇、哺乳期禁用。

【编者按语】 本方为尤昭玲教授治疗高泌乳素血症之经验方。肾藏精，主生殖；肝藏血，主疏泄。精血同源，化生乳汁。正常情况下，非哺乳期女性，肝气条达，肾精充沛，气血调和。当肾气亏损，肾精不固，肝失调达，气血逆乱，以致血不能下注胞宫主行经而上逆为乳汁外溢。因此，肝郁肾虚，气血逆乱为高泌乳素血症的主要发病机制。方中以人参叶为君，补中有行，统领气血各归其道。代代花、郁金、金樱子、山茱萸为臣，其中代代花、郁金疏肝理气，解郁除烦；金樱子、山茱萸补肾固精，收敛涩乳。桑椹滋肾养阴助金樱子、山茱萸；泽兰、泽泻活血利水，引血下行，则精血不上逆；白术健脾和胃，化精生血；重用炒麦芽、鸡内金、荷叶化湿和胃，消积化乳，以上共为佐药。甘草健脾和中，调和诸药为使。

🌿 二、子宫内膜异位症、子宫腺肌病

◆ 尤氏巧囊汤 ◆

巧囊箭羽翘草参，泽忍络石大血藤；

芪术三棱三七花，土贝土鳖杖消癥。

【组成用法】党参、黄芪各12g，白术、大血藤、忍冬藤、络石藤、土贝母、三棱、虎杖、连翘、鬼箭羽、泽泻各10g，土鳖虫3g，三七花、甘草各5g。水煎服，每日1剂，分2次饭后服。

【功效主治】益气通络，消炎除癥。子宫内膜异位症证属气虚血瘀者。症见继发性痛经、进行性加重，疼痛多位于下腹，腰骶及盆腔中部，有时可放射至会阴、肛门及大腿，经量增多、经期延长，或月经淋漓不尽，或经前期点滴出血，不孕，妇科检查扪及与子宫相连的囊性包块或盆腔内有触痛性结节，伴体倦乏力，舌淡黯苔白，脉缓弱。

【运用技巧】

1. 辨证导航　继发性痛经、进行性加重，或月经淋漓不尽，或经前期点滴出血，不孕，妇科检查扪及与子宫相连的囊性包块或盆腔内有触痛性结节，伴体倦乏力，舌淡黯，苔白，脉缓弱。

2. 加减秘钥　痛经甚者加五灵脂、蒲黄、延胡索；月经淋漓不尽者加三七、墨旱莲、蒲黄；腰膝酸软者加续断、烫狗脊、杜仲；血虚者加当归、白芍、丹参；化热者加赤芍、牡丹皮；不孕者，加枸杞子、熟地黄、桑椹；腹泻者加炒白术、山药、莲子；便秘者加当归、桃仁、大黄。

3. 适用病症　中医学血瘕，西医学子宫内膜异位性疾病（包括卵巢巧克力囊肿、子宫腺肌症、盆腔内膜异位症等），辨证属气虚血瘀者。

4. 临床禁忌　实热者不宜，孕妇禁服。

【编者按语】 本方是尤昭玲教授治疗子宫内膜异位症辨证属气虚血瘀的经验方。中医没有子宫内膜异位症、巧克力囊肿这样的病名，依据临床表现将其归属于痛经、不孕、月经不调、癥瘕等范畴。尤教授将其归属为"血瘕"，并总结其具有"五性"，即遗传性、免疫性、激素依赖性、出血性、类炎性。认为其病机关键为"瘀血阻滞"，临床可为"因虚致瘀"，或"瘀久致虚"。所以，治疗以益气活血，消炎除癥为主。方中党参、黄芪、白术、甘草益气健脾，提高免疫力；大血藤、忍冬藤、络石藤、土贝母、三棱、虎杖、连翘、鬼箭羽、泽泻、土鳖虫、三七花活血通络，软坚散结，清热消炎。诸药配合，气旺血行，络通癥消，且消癥散结不伤正，可较长期服用。

◆ 尤氏二土益母汤 ◆

二土益母皂角刺，归术草杖路路芷；

三七花合马鞭草，泽兰泽泻除湿滞。

【组成用法】 当归、白术各15g，益母草、路路通、虎杖、土贝母、土茯苓、泽兰、泽泻、白芷、皂角刺、马鞭草各10g，三七花5g，甘草3g。水煎服，每日1剂，分2次饭后服。

【功效主治】 化痰祛湿，散结消癥。子宫内膜异位症证属痰瘀互结者。症见下腹或少腹部包块，或胀痛或刺痛，经前、经期加重，伴下腹坠胀，腰骶酸胀，肛门下坠欲便感，纳差，大便黏腻不爽，舌暗偏紫蓝，或有瘀斑瘀点，苔白腻，脉弦滑或弦涩。

【运用技巧】

1. 辨证导航　下腹或少腹部包块，或胀痛或刺痛，经前、经期加重，伴下腹坠胀，腰骶酸胀，舌暗偏紫蓝，苔白腻，脉弦滑或弦涩。

2. 加减秘钥　腹痛或痛经严重者加延胡索、川楝子、荔枝核理气止痛；偏寒者加桂枝、艾叶、吴茱萸、雪莲花温经散寒；偏热者加连翘、板蓝根、蒲公英清热散结；下腹、肛门下坠者，加木香、青皮行气散结；包块巨大者加土鳖虫、三棱、莪术逐瘀破积；腰骶酸胀者加续断、杜仲、烫狗脊补肾强腰；痰湿偏重，带下量多者，加椿皮、鸡冠花、凤尾草等收涩止带；痰瘀扰心，心神不宁，不寐者，加远志、茯神、石菖蒲等化痰安神。

3. 适用病症　中医学血瘕；西医学子宫内膜异位性疾病（包括卵巢巧克力囊肿、子宫腺肌症、盆腔内膜异位症等），辨证属痰瘀互结者。

4. 临床禁忌 孕妇禁服，备孕期慎服。

【编者按语】本方是尤昭玲教授治疗子宫内膜异位症辨证属痰瘀互结的经验方。卵巢巧克力囊肿、子宫腺肌症、盆腔内膜异位症，均由具有生长功能的异位子宫内膜所致，都属子宫内膜异位性疾病。因为内膜异位，导致局灶随月经周期而周期性出血，故尤教授称本病为血瘕。"离经之血便是瘀"，瘀久酿痰，瘀痰互结，积聚迁延难消。治当祛瘀化痰，散结消癥。方中当归、益母草、马鞭草、三七花、路路通、泽兰活血化瘀通经；白术、泽泻健脾利湿化痰；土贝母、土茯苓、皂角刺、虎杖、白芷利湿化痰，消癥散结；甘草调和诸药。全方专于祛瘀化痰消癥，且祛瘀消癥而不峻，适宜子宫内膜异位性疾病属痰瘀互结者。

◆ 尤氏土鳖益母汤 ◆

土鳖益母茜牡蛎，龙骨黄樱菟草齐；

泽术黄精三七花，内膜异位其方医。

【组成用法】山茱萸、金樱子、菟丝子、白术、三七花、土鳖虫、茜草、泽泻、黄精各 10g，益母草、生龙骨、生牡蛎各 15g，甘草 5g。水煎服，每日 1 剂，分 2 次饭后服。

【功效主治】补肾填精，活血消积。子宫内膜异位症证属肾虚血瘀者。症见下腹部包块，时而隐痛，时而刺痛，拒按，热敷不解，经期前尤甚，伴腰膝酸软，耳鸣，头痛，舌暗淡，有瘀斑瘀点，苔白，脉沉细涩。

【运用技巧】

1. 辨证导航 下腹部包块，时而隐痛时而刺痛，不喜按，热敷不得解，经期前尤甚。伴腰膝酸软，耳鸣，头痛，舌暗淡，有瘀斑瘀点，苔白，脉沉细涩。

2. 加减秘钥 腰膝酸软者加续断、烫狗脊、杜仲补肝肾，强腰膝；血虚者加当归、鸡血藤、丹参填补精血；肾阳虚为主者加覆盆子、艾叶、吴茱萸温肾散寒；肾阴虚者加女贞子、墨旱莲滋补肾阴；兼热者加黄柏、牡丹皮清热凉血；头痛者加川芎、牛膝活血止痛；月经量少、不孕者，加枸杞子、熟地黄、桑椹补肾益精；月经量多、有血块或淋漓不尽者加三七、茜草、蒲黄化瘀止血。

3. 适用病症 中医学血瘕；西医学子宫内膜异位性疾病（包括卵巢巧克力囊肿、子宫腺肌症、盆腔内膜异位症等），辨证属肾虚血瘀者。

4. 临床禁忌　实热者不宜，孕妇禁服，备孕期排卵后不宜。

【编者按语】本方是尤昭玲教授治疗子宫内膜异位症辨证属肾虚血瘀的经验方。内异症的基本病机为"瘀血阻滞胞宫、冲任"。其病因病机可以是"因虚致瘀"，或"瘀久致虚"。若肾虚血瘀，则治法不离补肾填精，活血消积。方中山茱萸既补肝肾，又能固精收涩，缩小血瘕，用以为君。泽泻归肾经，利尿泄浊，引血下行，给血瘕之邪以出路；土鳖虫破血逐瘀而消积通经，二者共为臣药。金樱子助山茱萸补肾收敛，菟丝子、黄精补益肝肾之精血；益母草活血化瘀，配伍茜草化瘀止血，可治经血量多；三七花宣通冲任脉络；生龙骨、生牡蛎咸以入肾、入血、软坚消癥；白术健脾益气，扶正祛邪，以上共为佐药。甘草调和诸药为使。全方寓补于攻，攻补兼施，补虚不留邪，祛邪不伤正，共奏补肾填精、活血消积之功。

三、子宫肌瘤、畸胎瘤

◆ 尤氏参楂消癥汤 ◆

肌瘤肉桂鳖芪参，橘核荔核山楂珍；

内金神曲牡蛎草，软坚散结效如神。

【组成用法】党参、生黄芪、生鸡内金各15g，荔枝核（捣）、橘核（捣）、土鳖虫各10g，山楂、珍珠母、生牡蛎（先煎）、神曲各20g，肉桂心、甘草5g。水煎服。每日1剂，分2次于饭后温服，每次120mL。月经干净后3天服用，连服15天，3个月经周期为1疗程，可观察1~3个疗程。

【功效主治】益气化积，消癥散结。子宫肌瘤无手术指征证属气虚血瘀者。症见妇人胞宫有肿块，下腹部或胀满，或疼痛，或月经不调，或带下异常，精神不振等。

【运用技巧】

1. 辨证导航　妇人胞宫有肿块，西医诊断子宫肌瘤无手术指征者。

2. 加减秘钥　若经行量多或经漏淋沥不止者，加炒蒲黄、三七；月经后期量少者，加丹参、香附；经行腹痛甚者，加乌药、延胡索。

3. 适用病症　中医学癥瘕、月经不调、带下过多等；西医学子宫肌瘤、卵巢囊肿、腺肌瘤等，辨证属气虚血瘀者。

4. 临床禁忌　子宫肌瘤属湿热瘀滞者忌用。

【编者按语】本方为尤昭玲教授治疗子宫肌瘤的经验方。子宫肌瘤一病中医称之为"石瘕"，属癥、积范畴，系本虚标实之证。该病的发生，主要与人体正气亏虚，或情志不和，寒温不适，或房事不节，饮食不调，使脏腑功能失常有关。因为脏腑功能失常，则气、血、痰、湿、食等有形之邪凝结不散，停聚胞宫肌肉、筋膜，日积月累，逐渐形成坚硬如石之"肉积"。为此，本病治疗历代多从行气活血，化瘀消癥着手，方选仲景下瘀血汤、抵当汤（丸）、大黄䗪虫丸、桂枝茯苓丸等。然"药性猛烈非长服之方……平和之品虽服百剂，亦不能奏效"（《医学衷中参西录》）。是故以攻补兼施为宜，因而组方集益气扶正与行气活血、消食化积、软坚散结等治法于一炉。

《杂病源流犀烛》曰："壮盛之人，必无积聚。必其人正气不足，邪气留着，而后患此。"《医宗必读》亦言"积之成也，正气不足而后邪气踞之……"基于正气不足是形成癥、积之前提，而癥之既成又必定损伤正气，且治疗若单用化瘀消癥散结之品则更伤正气，故首选益气扶正之党参。"党参力能补脾养胃，润肺生津，健运中气，本与人参不甚相远，其尤可贵者，则健脾运而不燥，滋胃阴而不湿，润肺而不犯寒凉，养血而不偏滋腻，鼓舞清阳，振动中气，则无刚燥之弊"（《本草正义》）；山楂"化饮食，消肉积、癥瘕痰饮、痞满吞酸、滞血痛胀"（《本草纲目》）。该药破泄之力较强，长于消磨油腻肉积，且能入肝经血分以行血散瘀，其与党参配伍，一补一消，消不伤正，补不留邪，正与病症特点相合，故在方中为君。黄芪、肉桂、土鳖虫益气化瘀消癥，为臣。《王旭高临证医案》曰："有形之病皆属阴邪，大抵阳气不化而生，断非通瘀行血所能了事也。"故取黄芪健脾益气，为党参之助；肉桂温通血脉，一则助山楂活血化瘀以消癥，再则与党参、黄芪相配，以振奋阳气。用桂心者，意在取其温而不燥之性。土鳖虫居陆地而潜伏，软坚散结，逐瘀消癥。前人曰，"潜者走阴路，飞者走阳路""飞者遍行经络，潜者搜剔血积"，潜者"性迟可消积于久缓"，飞者"力速可逐瘀于倾刻"。具有"潜伏、性迟、走阴路"特性的土鳖虫，正针对本病病程长、病势缓，需要较长时间治疗的特点而设。气为血帅，"气行则血行"。荔核、橘核主入肝经，长于行气散结，既可使血行瘀化，又能除胞宫癥积所致之下腹胀满疼痛；牡蛎味咸，软坚散结，合珍珠母则消坚散积之用更著。此四药合鸡内金、神曲，共为佐药。其鸡内金者，"鸡之胃也。中有瓷石、铜、铁皆能消化，其善化瘀积可知"（《医学衷中参西录》）。神曲辛甘，温而不燥，能"化水谷宿食、癥结积滞，健脾暖胃"（《药性论》）。山楂得二药之助，化滞消癥除肉积之力倍增，不仅如此，三药消食和胃化石之用，还可使珍珠母、牡蛎等质重坚硬之品药力尽出，而碍胃弊端消除，有利长期服用。甘草益气和中，调和诸药，为使。李中梓云："盖积之为义，日积月累，非伊朝夕所以去之，亦当有渐，太亟伤正气，正气伤则不能运化，而邪反固矣。"本方之妙，正在诸药合用，共奏益气化积，消癥散结之功，能使日累月积之癥积得以渐消缓散。

本方配伍特点有三：一是攻补兼施，使除积消癥不伤正，益气扶正不留邪；二是于行气活血消癥药中配伍大队消食化积和胃之品，传统治法中蕴含创新思维，为妇科临床治疗癥瘕开拓出新的思路；三是辛热温通之肉桂与散寒理气之荔核，既契合了王旭高关于"有形之病皆属阴邪，大抵阳气不化而生"之病机分析的论断，也折射出《黄帝内经》"血得热则行，得寒则凝"理论的价值。

◆ 尤氏肌瘤湿热方 ◆

湿热肌瘤土贝茯，石榴内金牡夏枯；

佛手虎杖生麦芽，连翘板蓝草柴胡。

【组成用法】生麦芽 30g，生鸡内金、土贝母、土茯苓、生牡蛎、夏枯草各 15g，连翘、虎杖、石榴皮、佛手各 10g，板蓝根 12g，柴胡 5g，甘草 3g。水煎服，每日 1 剂，分 2 次饭后服。

【功效主治】清热祛湿，软坚散结。子宫肌瘤证属湿热蕴结者。症见少腹包块，坠胀不舒，经前尤甚，不喜温、按，口干口苦，或伴月经不调、痛经，带下黄稠，常伴乳腺结节，胸腹胀闷，心烦，纳差，小便短赤，大便黏腻不爽，舌红苔黄腻，脉滑数。

【运用技巧】

1. 辨证导航　少腹包块，坠胀不舒，口干口苦，心烦纳差，小便短赤，大便黏腻不爽，舌红苔黄腻，脉滑数。

2. 加减秘钥　湿重于热者加枳实、胆南星、浙贝母；下腹部闷胀不适者加桔梗、荔枝核理气行滞止痛；月经不调者加牡丹皮、佩兰、泽泻泄热，凉血调经；带下黄稠腥臭、外因瘙痒者加椿皮、鸡冠花、白鲜皮、苦参清热除湿；痰热扰心者加远志、竹茹、黄连、胆南星清心豁痰；胸闷脘痞者加枳实、瓜蒌宽胸理气；湿热郁久伤阴者加玄参、百合、葛根、生地黄固阴生津；小便不利者，加扁蓄、瞿麦、车前子、茵陈利湿通淋；大便臭秽者加藿香、马齿苋、白头翁。

3. 适用病症　中医学石瘕；西医学子宫肌瘤，辨证属湿热内蕴者。

4. 临床禁忌　寒湿者不宜，孕妇忌服。

【编者按语】本方为尤昭玲教授治疗子宫肌瘤的经验方。尤教授认为子宫肌瘤属于"石瘕"范畴，其发病初起不离湿热。湿热蕴结，气、血、痰、湿、食等有形之邪凝结不去，停聚于胞宫肌肉、经膜，逐渐形成坚硬如石之"肉积"。治宜清热祛湿，软坚散结。方中土贝母、土茯苓、生牡蛎、夏枯草祛湿化痰消癥；板蓝根、连翘、虎杖、夏枯草清热解毒散结；生麦芽、生鸡内金消食化积，以消肉积，同时其健运脾胃之功，尚可使攻积之品不碍胃气。石榴皮味酸涩，取之收敛之功，以助初积消散；佛手、柴胡疏肝理气，气行瘀化痰消；甘草调和诸药。全方重在散结消癥，治疗子宫肌瘤初起湿热内蕴者较为适宜。

◆ 尤氏肌瘤痰湿方 ◆

痰湿肌瘤土茯苓，龙牡柴术翘内金；

草芍佛手三七花，土贝虎杖瓦楞灵。

【组成用法】生鸡内金、生龙骨、生牡蛎、白术各15g，瓦楞子、虎杖、土贝母、土茯苓、连翘、佛手各10g，白芍12g，三七花、柴胡各5g，甘草3g。水煎服，每日1剂，分2次饭后服。

【功效主治】化痰散结，祛瘀消积。子宫肌瘤证属痰湿瘀结者。症状见少腹包块，或胀或刺痛，或伴月经量多，经期延长，常伴有乳腺结节，舌淡红苔白，脉弦滑。

【运用技巧】

1. 辨证要点　少腹包块，或胀或痛，或月经不调，舌淡红苔白，脉弦滑。

2. 加减化裁　少腹胀痛者加乌药、木香、川楝子行气止痛；刺痛明显者加延胡索、当归、苏木活血止痛；伴腹胀脘痞者加陈皮、大腹皮；包块日久者，加珍珠母、生麦芽化坚消积；月经过多、经期延长者加槐花、地榆、仙鹤草；漏下不止者加荆芥炭、棕榈炭、侧柏炭、地榆炭；带下量多者加鸡冠花、凤尾草、椿树根皮；心烦、不寐者加莲子心、生栀子；乳腺增生、乳腺结节者加荔枝核、桔梗、瓜蒌皮；腰骶酸痛者加续断、烫狗脊。

3. 适用病症　中医学石瘕；西医学子宫肌瘤，辨证属痰湿瘀结者。

4. 临床禁忌　孕妇、哺乳期禁服。

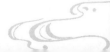

【编者按语】本方为尤昭玲教授经验方。方中土贝母、土茯苓、瓦楞子、生龙骨、生牡蛎、生鸡内金、连翘、虎杖化痰散结，软坚消癥；佛手、柴胡、白芍、三七花疏肝柔肝，行气活血；白术、甘草健脾养胃，防介壳类药物久服碍胃。全方功专散结消癥，适宜痰湿瘀互结之子宫肌瘤。

◆ 尤氏畸胎龙牡汤 ◆

畸胎龙牡用贝苓，参芪二术莪白棱；

雪莲三七二花入，佛手虎杖翘草宁。

【组成用法】生龙骨、生牡蛎、土贝母、土茯苓、党参、黄芪各15g，白术、三棱、莪术、佛手、连翘、虎杖各10g，三七花、雪莲花、甘草各5g。水煎服，每日1剂，分2次饭后服。

【功效主治】化瘀祛痰，破结消癥。畸胎瘤证属痰瘀蕴结者。症见腹中包块，少腹或胀或刺痛，触之有块，按之加重，经期尤甚，腰痛，肛门下坠感，或伴神疲乏力，带下量多，舌暗有瘀斑瘀点，苔腻，脉弦涩。

【运用技巧】

1. 辨证导航　腹中包块，少腹或胀或刺痛，腰痛，肛门下坠，舌暗，有瘀斑瘀点，苔腻，脉弦涩，B超提示畸胎瘤。

2. 加减秘钥　偏寒者加乌药、吴茱萸温通下焦；郁久化热者加郁金、蒲公英清热散结；瘀重者加大三七花用量；痛甚者加川楝子、延胡索、荔枝核、桔梗行气活血止痛；月经不调者加月季花、丹参理血调经；属术后复发或多发者，加红景天、灵芝强壮体质；胃虚易腹痛腹胀腹泻者，加陈皮、木香、山药。

3. 适用病症　中医学鬼胎；西医学畸胎瘤，辨证属痰瘀蕴结者。

4. 临床禁忌　妊娠禁用，子宫异常出血者慎用。

【编者按语】本方为尤昭玲教授治疗畸胎瘤的经验方。畸胎瘤属于中医鬼胎、癥瘕范畴，属本虚标实之证。患者素体脾胃不足，运化失司，聚湿成痰。痰湿郁结，则气滞血瘀。痰瘀互结于下焦，日积月累则成腹中包块，或胀或刺痛。"邪之所凑，其气必虚"，正虚邪恋，迁延不愈。故治宜攻补兼施，一方面化瘀祛痰，破结消癥，另一方面益气扶正，扶正祛邪。

方中龙骨《神农本草经》谓其"主……癥瘕坚聚"，牡蛎咸寒，软坚散结，二者尚可收敛固涩，能防止畸胎瘤的增长变大。三棱、莪术活血破瘀消癥；土贝母、土茯苓除湿化痰散结；虎杖、连翘散结消瘀止痛。此八味药物配合，功专消癥散结。气滞血瘀导致癥瘕，癥瘕加重气滞血瘀，且患者因畸胎瘤而致心理负担易于肝气郁结，故配伍三七花、雪莲花、佛手等药性轻灵之品，以理气解郁，活血止痛。癥瘕为本虚标实之证，况且破血消癥药物有伤正之虞，故配伍党参、黄芪、白术、甘草健脾益气，扶正祛邪，甘草并可缓急止痛，调和诸药。全方集擅长消癥散结之药物于一方，且攻补兼施，可使祛邪不伤正，补虚不留邪，适宜畸胎瘤患者较长服用。

🍃 四、子宫憩室（假腔）

◆ 尤氏仙鹤四炭汤 ◆

仙鹤四炭紫地丁，柴茜翘芍术公英；

侧柏贯桐榆皆炭，三七花草宫血宁。

【组成用法】白芍、白术、连翘、蒲公英、紫花地丁、茜草、棕榈炭、侧柏炭、贯众炭、地榆炭各10g，仙鹤草30g，三七花、柴胡、甘草各5g。水煎服，每日1剂，分2次饭后服。月经周期第4天开始服用，连服6天。

【功效主治】清热凉血，化瘀止血。剖宫产后子宫瘢痕憩室所致经期延长、崩漏出血期证属瘀热内结者。症见经期延长甚至淋漓不止，或月经量多，或经间期出血，经色鲜红转晦暗，有血块，伴下腹刺痛，腰骶酸痛，舌红或偏暗，脉弦涩。

【运用技巧】

1. 辨证导航　经期延长甚至淋漓不止，或月经量多，或经间期出血，经色红转暗，有血块，或伴痛经。舌红或偏暗，苔白，脉弦涩。

2. 加减秘钥　痛经者加延胡索、川楝子、乌药；寒热错杂者去紫花地丁，加艾叶、鹿衔草；热甚加金银花、牡丹皮、玄参；腰痛者加续断、烫狗脊、枸骨叶；月经量多者，加地榆、槐花；血块较多者加蒲黄、白茅根；合并子宫内膜炎、囊性增生、息肉者加两面针、石榴皮、鸡冠花、凤尾草；免疫力低下易感冒者加绞股蓝、灵芝、防风；神疲、气短懒言者加黄芪、党参、升麻。

3. 适用病症　中医学经期延长、崩漏、月经量多、经间期出血等；西医学剖宫产后子宫瘢痕憩室所致经期延长之出血期，辨证属瘀热内结者。

4. 临床禁忌　孕妇禁服。

【编者按语】本方是尤昭玲教授针对剖宫产后子宫疤痕憩室导致经期延

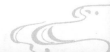

长、崩漏出血期创制的经验方。尤教授将剖宫产后子宫疤痕憩室简称为"假腔",认为其发病以瘀热为标,肾虚为本。故治疗方案以"祛瘀、止血、修复"三步实施。即月经第1~3天用自创妇科外敷包,促进腔内瘀血随经血排出;月经第4天开始用"假腔止血方"调经止血;出血彻底干净后服用"假腔修复方"固冲调经,修复假腔。

假腔经期延长、崩漏是由于憩室中内膜出血面积增大且极易储存经血导致。中医认为"离经之血即是瘀",故治疗大法不离治瘀。因子宫内膜出血性疾病极易合并炎症,无论体质寒热,临床上假腔少见纯属寒凝血瘀之证,而大多为瘀热互结,或寒热错杂。方中棕榈炭、侧柏炭、贯众炭、地榆炭,四炭共用,清热凉血,收涩止血;茜草化瘀止血;仙鹤草收敛止血并补虚,以上六味功专止血,止血不留瘀。柴胡、白芍疏肝柔肝,使肝之藏血与疏泄协调而月经复常;紫花地丁、蒲公英、连翘清热解毒,消炎散结,可谓"打扫"宫腔内环境;三七花轻宣胞宫脉络之瘀滞,配茜草可使血止不留瘀;白术健脾统摄气血之运行;甘草调和诸药。全方集凉血止血、收敛止血、化瘀止血于一身,效专力宏,配以清热解毒散结之品,目的为缩短出血时间。

◆ 尤氏仙鹤三花汤 ◆

仙鹤三花假腔宜,金樱旱莲萸断芪;

参花槐花三七花,龙牡草芍石榴皮。

【组成用法】黄芪、人参花、白芍、槐花、墨旱莲、金樱子、山茱萸、石榴皮、续断、三七花各10g,仙鹤草20g,煅龙骨、煅牡蛎各15g,甘草5g。水煎服,每日1剂,分2次饭后服。出血彻底干净后连服10天。

【功效主治】补肾益气,祛瘀敛腔。剖宫产后子宫瘢痕憩室所致经期延长非出血期证属肾虚血瘀者。症见经后仍下腹刺痛,腰骶酸痛,舌红或偏暗,脉弦涩。

【运用技巧】

1. **辨证导航** 经期延长甚至淋漓不止,或月经量多,或经间期出血。经后仍下腹刺痛,腰骶酸痛,舌红或偏暗,脉弦涩。

2. **加减秘钥** 肾精虚甚者加枸杞、黄精补肾填精;月经量少者加鸡血藤、丹参、香附理气养血调经;血瘀者重者加茜草、蒲黄、降香化瘀止血;经间期出血者加叶下珠、墨旱莲清热凉血,预防出血。

3. **适用病症** 中医学经期延长、崩漏、经间期出血、月经量多等;西医学剖宫产后子宫瘢痕憩室非出血期，辨证属肾虚血瘀者。

4. 临床禁忌　孕妇禁服。

【编者按语】本方是尤昭玲教授为"假腔"导致经期延长、崩漏非出血期创制的经验方。此期腔内经血已经排净，当为修复的最佳时间。其病机多为肾虚血瘀，故以补肾益气，祛瘀敛腔为治法。本方配伍意义有三：一是黄芪、人参花、金樱子、山茱萸、白芍、续断、甘草补益肾精，益气摄血。二是煅龙骨、煅牡蛎、石榴皮、金樱子、山茱萸、白芍等收敛酸涩，生肌敛腔。三是仙鹤草、槐花、墨旱莲、三七花凉血化瘀，收涩止血。本方妙在重用三七花配伍人参花，意在宣畅胞宫脉络，既消"离经之血"所致之瘀，更防收涩太过留瘀。全方亦敛亦通，以收补为主，收涩不留瘀，祛瘀不伤血，最大程度促进假腔修复愈合。

五、宫腔粘连

◆ 尤氏调膜六花饮 ◆

尤氏调膜六花饮，人参代代共金银；

百合三七雪莲花，益气活血口中嚼。

【组成用法】人参花、金银花、代代花、百合花、三七花、雪莲花各 10g。加水适量，水沸后文火煎 15 分钟即可。每日 1 剂，分 2 次煎服，连服 7 付。

【功效主治】益气活血，促膜长养。宫腔粘连分离术术前或术后证属气虚血瘀者，症见月经量少，内膜薄，不孕，乏力，舌淡暗，苔薄白，脉弦细涩。

【运用技巧】

1. 辨证导航　宫腔粘连分离术前或术后，月经量少，内膜薄，乏力，舌淡暗，脉细涩。

2. 适用病症　宫腔粘连分离术术前或术后，辨证属气虚血瘀者。

3. 临床禁忌　手术当日勿服，来月经不停药，确定妊娠忌服。

【编者按语】本方为尤昭玲教授经验方。宫腔粘连是指由各种原因引起的子宫内膜基底层受到损伤，子宫内膜发生粘连或者子宫内膜纤维化而导致的女性宫腔部分或全部闭塞。依据临床表现，中医将其归属于月经过少、闭经、不孕症、滑胎论治。宫腔粘连患者多有人流、清宫等宫腔手术操作史。若医者术中把控不当，或患者素体"虚弱"，一则邪毒乘虚而入，与血搏结；

二则金刃之物难免损伤胞宫脉络，血溢脉外，离经成瘀。瘀血不去，不仅新血不生，而且瘀阻气滞，瘀久化热成毒，毒壅肉腐膜败。"虚""瘀""热（毒）"互为因果，久之子宫内膜不长、纤维化、瘢痕形成，内膜粘连而致宫腔闭塞，临床表现月经量过少，甚至闭经、不孕、反复流产。宫腔粘连形成后，其治疗不得不宫腔镜下施行粘连分离术，反复金刃损伤，使瘀更重，虚益甚，毒易侵，以致病情迁延，内膜难以修复。

此病证系虚实夹杂之证，其治疗当立攻补兼施之原则，具体治法宜益气活血，清热解毒，以促使内膜长养修复。然补不可太峻，以防留瘀碍气；攻不能太过，方免伤阴耗气。唯取花类轻灵宣散之品，益气补养之中兼以宣散脉络之瘀滞。犹如春风化雨，润泽草木。

人参花系五加科人参属植物人参的花序，味甘，入肺脾经。本品既有人参益气健脾，养阴生津之功，又因花序轻散香透，可益气通络。益气不碍瘀滞，通络不伤气阴。在方中用以为君。现代药理研究表明，人参花营养价值高于人参 3.2 倍，人参花蕾皂苷具有明显的抗休克作用，可减少失血性休克太乳酸脱氢酶（LDH）的活性，改善微循环因缺血所致的缺氧环境。金银花甘寒，归肺、心、胃经。《本经逢原》谓其"解毒去脓，泻中有补……"本品清热解毒，散痈消肿，为治一切内痈外痈之要药；且因其芳香疏散，善能透热外出而无凉遏之弊。本方用之既可清解热毒，又能防治手术造成的炎症瘢痕。药理研究揭示，金银花具有广谱抗菌作用，对细菌、病毒等多种微生物有较强的抑制作用，其煎剂有明显的抗炎和解热作用。三七花味甘微苦，入肝胃经。三七活血化瘀，消肿定痛，且化瘀生新，有补虚强壮之功。"花药"虽不如根茎枝蔓气味厚重，功效强大，但多禀性未改，唯药力和缓也。三七花与金银花配合，一散瘀滞，一解热毒。毒去瘀散，内膜得以长养，且二者皆可消肿软瘢。故共用为臣。《本草纲目拾遗》曰："人参补气第一，三七补血第一，味同而功亦等。"人参花培补元气的同时兼可宣通脉络；三七花活血通脉之中尚能补虚养血。二者一气一血，能补能散，气旺血行，血行络通，脉络通畅，则内膜得以修复。代代花又名枳壳花，味辛甘微苦，性平质轻。功善疏肝和胃，理气宽胸。其与三七花配伍，一行气一活血，助三七花宣通脉络；与人参花配合，一补气一行气，气旺血行，气行血行，且行而不伤。百合花"性微寒平，味甘微苦"（《滇南本草》），本品能养阴润肺、清心安神。其与人参花相配，气阴双补；与三七花合用，益阴养血；与代代花组方，使其行气而不伤阴。《内经》谓："血气者，喜温而恶寒，寒则泣不能流，温则消而去之……"雪莲花生于高山雪线岩缝石壁，其顶形似莲花，故名雪莲。《本草纲目拾遗》记载"大寒之地积雪，春夏不散，雪间有草，类荷花独茎，婷婷雪间可爱"。雪莲花外生于严寒之地，而内藏温热之性。温者能通，使血脉通、经络畅，畅则不痛。历代本草对雪莲花在妇产科的运用记载颇多，如《新疆中草药手册》谓："通经活血，强筋骨，促进子宫收缩。治……妇女小腹冷痛，闭经，胎衣不下……"《云南中草药》："调经，止血。治月经不调……"雪莲花与金银花相伍，一温一寒，寒而不滞，温而不燥。以上三花，共助君臣宣通经络气血，助膜长养，为佐药。肝和肾无论是从经脉的循行，还是其生理功能、病理特点，都与胞宫关系至为密切。雪莲花归肝肾二经，故在本方兼可引经，为使药。

全方由六花组成，"花药"质轻飘，味芳香，性平和，宣散脉络瘀滞而不伤，且汤色清美，口感良好，适宜宫腔粘连分离术前后，以及其他原因所致子宫内膜薄，月经量少等患者长期服用。

◆ 尤氏瓦楞断莲汤 ◆

瓦楞断莲疗效神，芪山雪莲两面针；

百合白芍三七花，参花萆草板蓝根。

【组成用法】黄芪、山药、莲子、续断、瓦楞子各15g，人参花、白芍、萆薢、两面针、板蓝根、百合、三七花各10g，雪莲花、甘草各5g。水煎服，每日1剂，分2次饭后服（手术当天不服）。

【功效主治】益气行血，散结分粘。宫腔粘连证属气虚络阻者。症见月经量进行性减少，甚至闭经，伴周期性腹痛，经色暗，或小腹刺痛时作，腰骶酸痛，神疲，气短，舌暗苔白，舌底脉络迂曲，脉弦细。

【运用技巧】

1. 辨证导航　月经量进行性减少，甚至闭经经色暗，周期性腹痛，腰骶酸痛，神疲气短，舌暗，脉弦细。

2. 加减秘钥　月经非围术期加当归、川芎、益母草、苏木活血通经；小腹隐痛、带下量多有异味，或阴道异常分泌物者加鸡冠花、凤尾草、泽泻清热利湿去浊；外阴瘙痒者加白芷、白鲜皮、千里光；合并子宫内膜炎、囊性增生、内膜息肉者加蒲公英、浙贝母清热解毒，散结消肿；合并子宫腺肌症、子宫肌瘤等子宫实质性病变者加土贝母、土茯苓、生牡蛎、生龙骨化痰散结；血热者加赤芍、玄参、紫花地丁凉血散瘀。

3.适用病症　中医学月经量少、闭经、痛经、妇人腹痛、不孕症等；西医诊断为宫腔粘连，辨证属气虚瘀阻证者。

4.临床禁忌　孕妇禁服，备孕期慎服。

【编者按语】本方是尤昭玲教授治疗宫腔粘连的经验方。尤教授认为宫腔粘连的发病机理不离"瘀""虚""热（毒）"，其中"瘀"瘀在胞宫之细小孙脉缠络，治疗非活血破瘀之品所能到达，且药力峻猛易伤阴血正气。人参花、三七花、雪莲花轻灵飘逸，可宣散细小脉络之瘀滞而不伤正，故重用之。病机中"虚"为气血肝肾的损伤，黄芪、山药、莲子、甘草健脾益气，且益气可以推动血行；白芍、百合、续断补益肝肾，滋阴养血，续断尚可续筋疗伤，能修复子宫内膜"连续性中断、缺损"。发病机理中"毒"是发病过程中所出现的热毒湿浊，板蓝根、两面针清热解毒，缓解内膜炎症；萆薢利湿泄浊；瓦楞子消痰化瘀，软坚散结，可防治粘连形成之瘢痕。全方补虚不滞邪，通络不伤脉，是针对宫腔粘连属气虚兼胞络瘀滞之良方。

类方

养膜膏（尤昭玲教授经验方）　组成：黑豆50g，黑芝麻50g，核桃仁50g，莲子50g，山药50g，大枣10g，石斛50g，阿胶100g。用法：诸药一起熬膏装袋，每次1袋，一天2次。功效：健脾补肾，助膜长养。主治：清宫术、宫腔粘连分离术后子宫内膜薄、环境不良，或内分泌、免疫功能失调所致的子宫内膜薄等。

六、卵巢功能不良

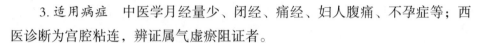

◆ 尤氏养巢方 ◆

养巢西洋蓉白术，山药佛手草玉竹；

三七百合二花配，二黄四子山萸促。

【组成用法】西洋参6g，炙黄芪15g，白术15g，山药12g，莲肉12g，百合花5g，山茱萸12g，三七花6g，肉苁蓉12g，覆盆子12g，菟丝子12g，桑椹子12g，玉竹12g，酒黄精12g，佛手10g，甘草5g。来月经当日始服，每日1剂，分2次煎服，连服14天为1疗程，可连续3~4疗程。

【功效主治】健脾补肾，暖巢增泡。卵巢功能下降或衰退证属脾肾亏虚者。症见月经延后，甚或闭经，月经量少，腰酸膝软，B超提示卵泡数量少，扁卵泡，舌淡苔薄，脉沉细弱。

【运用技巧】

1. 辨证导航　周期延后或闭经，月经量少，腰膝酸软，舌淡苔薄，脉沉细弱。

2. 加减秘钥　阴虚火旺者，加石斛、知母、黄柏；阳虚虚阳浮越者，加巴戟天、仙茅、肉桂；肝郁血瘀者，加月季花、玫瑰花、柴胡；轰热盗汗者，加浮小麦、玉米须、地骨皮。

3. 适用病症　中医月经延后、闭经、月经量少、不孕症、绝经前后诸证等；西医卵巢储备功能不良、早发性卵巢功能不良、卵巢早衰、子宫发育不良、闭经、不孕、性功能衰退等，辨证属脾肾两亏者。

4. 临床禁忌　确定妊娠后忌服。

【编者按语】本方为尤昭玲教授经验方，是体现尤氏"冰山论"治疗思路之主方。所谓"冰山"是指休眠于卵巢皮质内的始基卵泡，它们犹如冰山岿然不动，不担当卵巢调经孕育的职责。"冰山论"是尤教授基于"融冰醒泡"构想，运用"引脾补肾，暖巢养泡"之治法，使沉眠如冰山的始基卵泡发育并可担当调经孕育的职责，从而令卵巢储备功能减退、早发性卵巢功能不良、卵巢早衰等患者得以恢复月经，甚至孕育胎儿的学说。

肾藏精，主生殖。肾气的盛衰影响着天癸的至与竭，司掌着胞宫的藏与泻，决定着"月事以时下，故有子"。卵巢功能不良、卵巢早衰患者常表现月经延后、月经量少，甚或闭经、不孕，B超提示卵泡数量少或无、扁卵泡等。此时肾气亏，"任脉虚，太冲脉衰少，天癸竭"，即先天禀赋封藏已尽，肾主生殖已乏回天之力。为此，尤教授依据"脾胃为后天之本"的中医理论，主张"引脾补肾"，即利用脾胃化生的水谷精微气血来养巢助卵。同时，在临证调治中，宜坚持"脾肾之暖养"，对于如"冰山"之始基卵泡，应"取脾肾之少火，融冰醒泡"，并鉴于卵巢、卵泡娇嫩喜润，且藏泻有度之特性，故用药宜温润宣散，忌用刚烈燥热之品。其自拟养巢方着重于通过健脾补肾，益气填精，使气血渐旺，以暖巢养泡，助卵育泡，以期经血自调，排卵受孕。

方中西洋参、炙黄芪、白术、山药、莲子肉、酒黄精、玉竹、甘草补脾养胃，益气滋阴；菟丝子、覆盆子、肉苁蓉、桑椹子、山茱萸、百合花等补肾暖巢，滋养阴血。二组药物配伍，脾肾气阴津精并补，"引脾补肾"，暖肾醒泡，莲肉配伍百合花尚可养心安神。佛手、三七花疏肝理气，宣畅气血，既使卵巢气血畅通，又使诸补益药补而不滞，滋而不腻。全方用药暖而不燥，凉而不遏，补不峻，行不伤，适宜较长时间服用。

类方

1. 养巢膏（尤昭玲教授经验方）　组成：黑枸杞 20g，莲子 50g，大枣 100g，山药 100g，石斛 50g，玫瑰花 20g，阿胶 100g。用法：诸药一起熬膏装袋，每次 1 袋，一天 2 次。功效：养巢填精，护卵养泡。主治：卵巢功能不良、卵巢早衰等所致的卵泡数量少、月经量少、闭经、性欲下降、阴道干涩等。

2. 养泡煲（尤昭玲教授经验方）　组成：党参 10g，黄芪 10g，三七花 2g，黄精 10g，莲子肉 5g，龙眼肉 5g，石斛 3g，山药 5g。依个人口味，任选鹌鹑、乳鸽、乌鸡腿、精排骨、精羊肉其中一种 100g；生姜 2 片，胡椒 5 粒。用法：与药材一起煲汤，取汁一小碗，食前放入香葱、食盐调味，7 天服食 1 个。功效：健脾补肾，养巢益泡。主治：卵巢功能下降或衰退，卵泡少、质量差证属脾肾亏虚者。

◆ 尤氏养巢丸 ◆

尤氏养巢益卵泡，河车阿胶共山药；

黄精百合人参花，连服一周自显效。

【组成用法】紫河车、阿胶粉各 30g，人参花、黄精、山药各 50g，百合 70g。水丸，温开水送服，每日 2 次，每次 6g，连服 7 天。

【功效主治】补肾益精，养巢调泡。卵巢储备功能不良、卵巢早衰、卵泡数量少等证属脾肾两虚者。症见月经量逐渐减少，甚至闭经，性欲低下，阴道干涩，伴有头晕目眩，腰膝酸软，肢体倦怠乏力，舌淡暗苔白，脉沉细。

【运用技巧】

1. 辨证导航　月经量逐渐减少，甚至闭经，性欲低下，阴道干涩，腰膝酸软，舌淡暗，苔白，脉沉细。

2. 适用病症　中医学月经量少、月经后期、闭经、不孕症等，西医学卵巢储备功能差、早发性卵巢功能不良、卵巢早衰等，辨证属脾肾虚弱者。

3. 临床禁忌　勿空腹服药，服药期间勿喝酸奶；多囊卵巢综合征禁服；子宫内膜异位症降调治疗期、试管降调期禁服；孕妇忌服。

【编者按语】本方为尤昭玲教授经验方。中医认为肾主生殖，肾气盛，天癸至，月事以时下，故有子。卵巢储备功能不良、卵巢早衰、卵泡数量少、质量差所致月经量少，闭经，不孕等，显系肾之精气不足而致，故尤师以补肾益精为主要治法。方中紫河车为血肉有情之品，能补肾益精，养血益气，用之可促天癸，养卵泡。《本草纲目》谓其"以经血所化之物，而补精血所亏"。《本草图经》言其"主男女虚损劳极，不能生育，下元衰惫"，故在方中为君。阿胶味甘性平，亦系血肉有情之品，功善补血滋阴润燥，助紫河车补益精血，以养巢助卵；百合养阴润肺，清心安神，与紫河车配伍，金水相生，润肺益肾，对于卵泡数量少、质量差，长速慢属肾精不足，兼见睡眠不佳者甚为合拍，此二药为臣。黄精滋肾润肺，补脾益气，《滇南本草》谓其"补虚填精"，《本草正义》更是言其"味甘厚腻，颇类熟地黄……补血补阴而养脾胃是其专长"。山药健脾补肺，固肾益精。现代药理研究证明其有类雌激素作用，不仅能延缓衰老，还具有抗肿瘤及促肾脏再生修复的作用。人参花味甘性温，功善补气强身，延缓衰老，补而不滞。此三药补脾益肾，共助君臣补肾益精，为佐药。诸药合用，温而不燥，补而不峻，通过补益肾之精气，从而达到养巢调泡的作用。

七、输卵管功能不良

◆ 尤氏卵管温通汤 ◆

通管土贝芪皂刺，四君猪腹吴萸芷；
箭羽三藤络忍大，三代两花合桂枝。

【组成用法】黄芪、党参、鬼箭羽各12g，白术、络石藤、忍冬藤、大血藤、茯苓、猪苓、土贝母、大腹皮、白芷、皂角刺各10g，桂枝、吴茱萸、三七花、代代花、甘草各5g。水煎服，每日1剂，分2次饭后服。

【功效主治】温阳利水，活血通管。输卵管积水证属寒湿血瘀者。症见少腹胀通不舒，带下量多色白，婚久不孕，畏寒喜暖，易疲倦，B超、造影或腹腔镜下见有输卵管积水，舌淡苔白腻，脉沉滑。

【运用技巧】

1. 辨证导航　少腹胀通不舒，婚久不孕，畏寒喜暖，易疲倦，B超、造影或腹腔镜下见有输卵管积水，舌淡苔白腻，脉沉滑。

2. 加减秘钥　腹胀痛甚者加荔枝核、乌药；胸闷脘痞者加陈皮、厚朴；附件包块者加牡蛎、瓦楞子；带下量多者重用炒白术，加海螵蛸、煅龙骨、煅牡蛎；输卵管积脓、脓样白带者加薏苡仁、冬瓜子。

3. 适用病症　中医学不孕、带下过多、妇人腹痛等；西医学输卵管炎、输卵管积水、输卵管阻塞，辨证属寒湿阻滞者。

4. 临床禁忌　妊娠期禁服，备孕期排卵后不宜。

【编者按语】本方是尤昭玲教授治疗输卵管积水、梗阻的经验方。尤教授认为输卵管积水非一朝一夕所成，多系本虚标实之证。阳气不足，寒凝水停，气血不畅，故输卵管积水不通。治宜温阳利水，活血通管。方中黄芪、党参、白术、甘草配伍桂枝、吴茱萸温补阳气，散寒通脉。茯苓、猪苓、白术、大腹皮专于利水行气，配伍黄芪、党参、白术则益气利水，利水不伤正；配伍桂枝、吴茱萸则温阳利水，寓五苓散、苓桂术甘汤组方之意。络石藤、忍冬藤、大血藤、土贝母、白芷、皂角刺、鬼箭羽、三七花、代代花行气活血，疏通卵管。全方集温补、利水、疏通于一方，临床治疗输卵管积水疗效确切。

◆ 尤氏皂角败酱汤 ◆

皂角败酱路路通，雪莲杖芷板蓝同；

银翘术草三七花，荔核消瘀子管中。

【组成用法】金银花、板蓝根、连翘、白术、荔枝核、三七花、白芷、虎杖、路路通、皂角刺各 10g，败酱草 15g，雪莲花、甘草各 5g。水煎服，每日 1 剂，分 2 次饭后服。

【功效主治】清热解毒，化瘀通络。输卵管炎、积脓证属瘀热者。症见下腹部胀痛或刺痛，经间期尤甚，长期不孕，或有宫外孕病史，B超、造影或腹腔镜下见有输卵管增粗、迂曲或积脓等，发热、口干苦，但欲漱水，大便不爽，舌暗，或有瘀斑瘀点，苔黄，脉涩。

【运用技巧】

1. 辨证导航　下腹部胀痛或刺痛，不孕，或有宫外孕病史，b超、造影或腹腔镜下见有输卵管增粗、迂曲或积脓，舌暗苔黄，脉涩。

2. 加减秘钥　下腹胀痛者加延胡索、川楝子、乌药理气止痛；下腹刺痛者加苏木、丹参、大血藤化瘀止痛；久病耗伤气阴者加太子参、玄参；热重者加蒲公英、垂盆草、紫花地丁、天葵子清热解毒消痈；风湿重者加藁本、荆芥穗；伴有输卵管积液者加薏苡仁、赤小豆、虎杖利水通经；伴带下量多，黄稠臭者加黄柏、萆薢、椿根皮清热利湿除带；腰痛者加续断、杜仲、狗脊祛风湿，强腰膝。

3. 适用病症　中医学妇人腹痛、不孕、带下过多等；西医输卵管炎、输卵管积脓、输卵管阻塞，辨证属瘀热者。

4.临床禁忌　妊娠期禁服，备孕期慎服。

【编者按语】本方是尤昭玲教授治疗输卵管炎、输卵管积水积脓、梗阻的经验方。瘀热互结，化毒成脓，以致输卵管通而不畅或梗阻，或积水积脓。方中金银花、板蓝根、连翘、败酱草、虎杖清热解毒，消肿排脓；雪莲花、三七花、荔枝核活血散瘀，理气通络；路路通、白芷、皂角刺活血化痰，疏通卵管；白术、甘草健脾益胃，防寒凉败胃。全方以攻邪为主，兼以固护脾胃之气，共奏清热解毒，化瘀通络之功。

类方

妇科外敷包（尤昭玲教授经验方）组成：荜茇 5g，红花 10g，醋乳香 10g，茵陈 10g，醋没药 10g，姜黄 10g，艾叶 10g，大血藤 12g，败酱草 12g，金荞麦 12g，虎杖 12g，麸炒枳实 10g，当归 10g，川芎 10g。用法：将所有药材研为粗末装入布袋备用。外敷药包用清水浸泡 1~2 分钟，让药包能吸取部分水分后以不滴水为度取出药包，将药包置蒸锅中蒸 20 分钟后取出，稍凉备用，以不烫为宜。大小便后取平卧位，两膝弯曲并拢，用外敷包热敷小腹正中或两侧 20 分钟。从月经第一天始用，每日外敷 2 次，1 个外敷包可重复使用 6 次。用后冷却置于冰箱冷藏。功效：清热散结，活血通经。主治：盆腔炎性疾病、输卵管炎、输卵管积水、宫腔粘连、剖宫产后子宫瘢痕憩室（假腔）等证属湿热瘀结者。备用者排卵后忌用；孕妇禁用。

◈ 尤氏雪莲利湿汤 ◈

雪莲利湿冬瓜皮，苡仁赤豆术泽芪；

土茯苓草土贝母，芷参皂角管堵已。

【组成用法】土茯苓、赤小豆、薏苡仁、冬瓜皮各 15g，土贝母、黄芪、党参、白术、泽泻、雪莲花各 10g，白芷 12g，皂角刺、甘草各 5g。水煎服，每日 1 剂，分 2 次饭后服。

【功效主治】健脾利湿，化痰通络。输卵管炎、积水证属痰湿者。症见下腹部闷胀不舒，带下量多，或可触及少腹包块，长期不孕或有不良妊娠史，伴腹胀胸闷，头晕，大便溏，B 超、造影或腹腔镜下见有输卵管增粗、迂曲或积水，舌淡红苔腻，脉弦滑。

【运用技巧】

1.辨证导航　下腹部闷胀不舒，带下量多，不孕，腹胀胸闷，便溏，B

超、造影或腹腔镜下见有输卵管增粗、迂曲或积水，舌淡红苔腻，脉弦滑。

2. 加减秘钥　郁久化热者加金银花、板蓝根清热散结；附件炎性包块较大者加蒲公英、虎杖清热解毒，散结消肿；血分热者加大青叶、紫花地丁、牡丹皮清热凉血；带下量多者重用白术，加海螵蛸、煅龙骨、煅牡蛎收涩止带；输卵管积脓、脓样白带者，倍用薏苡仁，加败酱草解毒排脓消痈；腹胀痛者加荔枝核、桔梗、大腹皮行气除痞，消积止痛；胸闷脘痞者加陈皮、厚朴、枳壳豁痰宽胸。

3. 适用病症　中医学妇人腹痛、不孕、带下过多等，西医学输卵管炎、输卵管积水、输卵管阻塞，辨证属痰湿者。

4. 临床禁忌　妊娠期禁服，备孕期慎服。

【编者按语】本方是尤昭玲教授治疗输卵管炎、积液、梗阻的经验方。脾虚不运，痰湿内生，痰湿阻滞则输卵管不通。方中土贝母、土茯苓化痰散结；赤小豆、薏苡仁、泽泻、冬瓜皮渗湿祛痰；白芷、皂角刺化痰开结；雪莲花温经，阴水得温始可行散；黄芪、党参、白术、甘草健脾燥湿，治痰之源。全方攻专燥湿化痰，温散水饮，可用于寒湿或痰湿导致输卵管不通者。

八、子宫内膜容受性低下

◆ 尤氏芪归益母汤 ◆

芪归益母保容受，玳玳参花草佛手；

泽兰芎术三七花，白芍吴萸解忧愁。

【组成用法】黄芪、当归、益母草各15g，白术、白芍、川芎、佛手、泽兰各10g，代代花、三七花、人参花、吴茱萸、甘草各5g。水煎服，每日1剂，分2次饭后服。

【功效主治】益气活血，理气通络。子宫内膜容受性低下证属气虚络瘀者。症见月经量少，久不受孕或胎萎不长，堕胎，小产，唇色紫黯，唇周乌线，大鱼际紫暗，舌质暗淡，或呈淡紫色，舌底脉络迂曲，苔白，脉细涩。

【运用技巧】

1. 辨证导航　月经量少，久不受孕或胎萎不长，唇色紫黯，舌质暗淡，或呈淡紫色，苔白，脉细涩。

2. 加减秘钥　偏热者加紫花地丁、丹参、牡丹皮凉血活血；偏寒者加艾叶、姜黄、雪莲花温经通脉；肾虚者加黑豆、黄精、黑枸杞补益肾气；内膜薄者加肉苁蓉、紫河车、白莲填补精血；子宫内膜血流分布差或子宫动脉阻力大、缺失者，重用人参花，加胎菊花；内膜蠕动太过者加百合花清热缓急；内膜僵硬无蠕动者重用人参花调气助运；结合带宽、模糊者加虎杖、路路通，重用三七花宣络通经，促进胞络通行；合并内膜炎、内膜增生者，加石榴皮、两面针、板蓝根、蒲公英清热解毒，凉血消积；合并子宫肌瘤者加土贝母、土茯苓、珍珠母、瓦楞子化痰散结；合并子宫腺肌症者加山茱萸、金樱子、皂角刺。

3. 适用病症　中医学月经过少，不孕，滑胎；西医学子宫内膜容受性受损，辨证属气虚瘀阻者。

4. 临床禁忌　异常出血、妊娠期禁服，备孕期慎服。

【编者按语】本方是尤昭玲教授治疗子宫内膜容受性低下的经验方。尤昭玲教授认为胞络是影响子宫内膜容受性的主要因素，胞络乃子宫动脉最末端分支，系极细之孙脉缠络。子宫内膜容受性低下多因胞络气虚瘀滞，使气血精津无法上承滋养内膜，内膜无以摄纳胞胎。方中人参花、三七花、代代花三花同用，一补气，一散瘀，一疏肝，且花类入药轻清开扬，最擅宣通细小孙脉缠络。黄芪、白术健脾益气以补虚；当归、川芎、白芍养血调经，二者气血双补，益气活血，健脾生血。"血不利则为水"，血水相结，使脉络瘀滞，故益母草、泽兰活血化瘀，利水通经，血水同治；血得温则行，吴茱萸暖肝肾，通脉络；佛手疏肝理气助血行；甘草调和诸药。全方无大破峻补之品，但在轻补柔散，功擅补养宣畅胞宫细小脉络，以提高内膜容受性。

九、辅助生殖技术

◆ 尤氏 IVF- 降调方 ◆

降调太子灵芝术，天蓝槿绿百合菊；
芍草葛根夜珍珠，代代花开参叶入。

【组成用法】人参叶、炒白术、葛根、绞股蓝、红景天、太子参、炒白芍各10g，首乌藤、珍珠母各15g，胎菊、绿梅花、百合花、木槿花、代代花、甘草各5g，无柄赤芝3g。降调第一天开始，每日1剂，水煎服，分2次饭后服，连服9天。

【功效主治】重镇收敛，安巢抚泡。体外受精 - 胚胎移植（IVF-ET）进入降调期。症见心烦口渴，烦躁少寐，头晕目胀，疲乏倦息，潮热汗出等。

【运用技巧】

1. 辨证导航　降调期或出现心烦少寐，疲乏倦怠，潮热汗出等。

2. 加减秘钥　子宫腺肌病、卵巢巧克力囊肿等加蒲公英、夏枯草、石榴皮；子宫肌瘤者加瓦楞子、生麦芽、生鸡内金；子宫内膜增厚，或伴囊性增生、息肉者加石榴皮、槐花、山茱萸；卵泡数目多、大小不一者加金樱子、五味子；心烦不寐者加莲子心、生栀子、淡竹叶；阳虚寒凝者加雪莲花、玫瑰花。

3. 适用病症　辅助生殖技术进入降调期。

4. 临床禁忌　阳虚者不宜；非降调期不宜。

【编者按语】本方是尤昭玲教授用于 IVF-ET 降调期的经验方。IVF-ET 降调期因激素药物使肾 - 天癸 - 冲任 - 胞宫轴处于休眠状态，临床上可出现阴虚阳亢，肝郁气滞，气阴两虚之证。此时处方尤教授认为应顺应降调，切忌温补肾阳、滋补肝肾、活血化瘀之品扰动泡膜。方中珍珠母、夜交藤、无柄赤芝平肝潜阳，养血安神；太子参、人参叶、炒白术、绞股蓝、红景天、葛根、甘草益气养阴，生津止渴；绿梅花、木槿花、代代花、炒白芍、胎菊、百合花疏肝养肝，清热平肝。全方在平肝、疏肝、养肝、清肝的同时益气生津，既协助激素达到最佳降调效果，又在一定程度上缓解降调带来的不适症状。

类方

降调煲（尤昭玲教授经验方）　组成：太子参 10g，山茱萸 10g，大枣 10g，代代花 5g，百合花 5g，龙眼肉 10g。依个人口味，任选鹌鹑、乳鸽、乌鸡腿、精排骨、精羊肉其中一种 100g；生姜 2 片，胡椒 5 粒。用法：与药材一起煲汤，取汁一小碗，食前放入香葱、食盐调味，于降调第 2、9 天各服食 1 个。功效：益气养血，行气安神。主治：IVF-ET 降调期气血亏虚者。

◆ 尤氏 IVF-ET 促排方 ◆

尤氏促排新，首乌山芝精；

草地玉菟枸，椹盆莲胎参。

【组成用法】熟地黄、桑椹、制首乌、覆盆子、玉竹、人参叶、菟丝子、黄精各 10g，山药、莲子各 15g，石莲子 12g，黑枸杞、三七花各 3g，胎菊 5g，甘草 3g。打促排针当天开始服用，每日 1 剂，水煎服，早晚温服，连服 8 天。

【功效主治】滋肾填精，暖巢养泡。IVF-ET 进入促排期。症见卵泡数量少、或质量差，配成胚胎数少，或质量不佳。

【运用技巧】

1. 辨证导航　卵泡数量少、或质量差，配成胚胎数少，或质量不佳。

2. 加减秘钥　气虚者加党参、黄芪、白术；阳虚者加淫羊藿、肉苁蓉仙茅；阴血虚者加石斛、百合、枸杞子；气郁者加佛手、月季花；卵泡长速快、过早出现大空泡者加紫河车、山茱萸、金樱子；卵泡位置差者重用胎菊花，加百合花；卵泡长速慢者重用黄精、黑枸杞，加黑豆；瘪卵泡者重用石斛、玉竹，加葛根。

3. 适用病症　辅助生殖技术进入促排期。

4. 临床禁忌　非促排期慎用，取卵后停服。

【编者按语】本方是尤昭玲教授运用于 IVF 促排期的经验方。为了患者取到数量适中质量优质的卵泡，尤教授认为促排期用药以补益肝肾为主，适当配伍补脾宣畅气血之品。方中熟地黄、桑椹、制首乌、玉竹、黑枸、覆盆子、菟丝子静而不动，温而不燥，补肝益肾。肾气盛，天癸至，卵泡得到濡润滋养。黄精、山药、莲子、石莲子、甘草补脾养阴，以后天资先天。人参叶、三七花、胎菊轻宣冲任，保证巢宫血供畅行。全方肾肝脾并补，补肾为主；纯补不泻，填精长泡，力专效宏。

类方

促排煲（尤昭玲教授经验方）　组成：黄精 10g，巴戟天 5g，三七花 3g，百合 6g，莲肉 6g，龙眼肉 5g，石斛 3g，制何首乌 5g。依个人口味，任选鹌鹑、乳鸽、乌鸡腿、精排骨、精羊肉其中一种 100g；生姜 2 片，胡椒 5 粒。用法：与药材一起煲汤，取汁一小碗，食前放入香葱、食盐调味，于促排第 3、6 天各服食 1 个。功效：补益肝肾。主治：IVF-ET 促排期肝肾亏虚者。

◆ 尤氏 IVF-ET 着床方 ◆

着床健脾参花保，芪术山药陈皮草；
寄生山茱乌梅芍，石莲苏梗纳胎好。

【组成用法】黄芪、白术、桑寄生、石莲子、紫苏梗、陈皮、人参花、山茱萸各 10g，山药、白芍各 15g，乌梅 6g，甘草 5g。移植当天开始服用，每日 1 剂，水煎服，早晚温服，鲜胚、冻胚连服 12 剂；囊胚连服 10 剂。

【功效主治】健脾益肾，养膜纳胎。IVF-ET 进入移植期。

【运用技巧】

1. 辨证导航　IVF-ET 进入胚胎移植期。

2. 加减秘钥　宫腔粘连病史或他病导致子宫内膜容受性低下者加胎菊花、百合花、莲须；大便结者重用生白术，加肉苁蓉；失眠不寐者加煅牡蛎、莲子心、炒酸枣仁；畏寒肢冷者加续断、杜仲、蛇床子。

3. 适用病症　辅助生殖技术胚胎移植期。

4. 临床禁忌　非促排期慎用。

【编者按语】本方是尤昭玲教授运用于 IVF 移植期的经验方。此时排卵后着床前，乃"安胎第一步"，脾主受纳，兼化生气血以摄、纳、托、养胎元，故治疗以健脾为主，辅以补肾。方中黄芪、人参花、白术、山药、石莲子、甘草旨在健旺脾气，一则开窗摄胚、纳胚，二则助气血生化以托养胎元；陈皮、紫苏梗理气和胃，气顺脾旺。桑寄生、山茱萸、白芍补肝肾之精血以固、养胎元；乌梅、白芍可生津敛阴柔肝，即可舒缓患者紧张情绪，又能预防梦交导致子宫痉挛，影响胚胎着床。全方健脾纳胎，补肾固胎，气血精足，则着床稳，胎元健。

类方

着床煲（尤昭玲教授经验方）　组成：党参 10g，黄芪 10g，三七花 3g，百合 6g，莲子肉 10g，龙眼肉 5g，石斛 3g，山药 5g。依个人口味，任选鹌鹑、乳鸽、乌鸡腿、精排骨、精羊肉其中一种 100g；生姜 2 片，胡椒 5 粒。用法：与药材一起煲汤，取汁一小碗，食前放入香葱、食盐调味，于移植后第 2、7 天各服食 1 个。功效：健脾补肾，益气纳胎。主治：IVF-ET 移植期脾肾亏虚者。

◆ 尤氏安胎饮 ◆

尤氏安胎山药陈，萸肉石莲莲寄生；

菟丝参草苏梗术，黄芪续断苎麻根。

【组成用法】山药、山茱萸、党参、续断、莲子、桑寄生、石莲子、苏梗、陈皮、苎麻根各 10g，炙黄芪、白术各 12g，菟丝子 15g，甘草 3g。水煎服。

【功效主治】补肾健脾，益气安胎。胎漏、胎动不安证属肾脾两虚，气血不足者。症见妊娠阴道下血，腰酸腹坠，或屡孕屡堕，头晕耳鸣，神疲肢倦，气短懒言，纳少便溏，夜尿频多，舌质淡嫩，苔薄，脉沉弱。

【运用技巧】

1. *辨证导航*　妊娠阴道下血，腰酸腹坠，头晕眼花，体倦乏力，气短懒言，舌质淡苔薄，脉沉弱。

2. *加减秘钥*　助孕、复发性流产史者，排卵后着床前，重用黄芪、党参、白术、山药、莲子；着床后，重用菟丝子、桑寄生、续断、山茱萸；流血多难止者，加荆芥炭、棕榈炭、地榆；腹痛者，加炒白芍，重用炙甘草；腰酸痛者，加狗脊、补骨脂；情绪紧张者，加炒酸枣仁、佛手；恶心呕吐者，加砂仁、枇杷叶；有热者，加桑叶、胎菊、金银花；有寒者，加艾叶、肉苁蓉；内膜容受性差、接受 IVF-ET 或宫腔粘连者，加人参花、莲须、胎菊、桑叶。

3. *适用病症*　中医学胎漏、胎动不安、滑胎等，西医学先兆流产、先兆早产、复发性流产、IVF-ET 移植后等，辨证属脾肾气血亏虚者。

4. *临床禁忌*　实证禁用。

【编者按语】本方为尤昭玲教授经验方，是尤氏"纳胎论"之主方。"纳胎论"是基于提高胚胎着床率与临床妊娠成功率之主旨而提出的利于胞宫、胞膜纳精成胚，助胚着床，摄纳胚胎、胎元的新思路、新方法。其核心思想为着眼于子宫内膜与胚胎之间的"协调、包容、兼容"，借由"安胎二步"实现"容受"宗旨。"安胎二步"：即排卵后着床前，重在"筑巢引凤"，故健脾为主，辅以补肾，以期通过脾所化生之气血精津改善内膜质量，摄、纳、托、养胚胎、胎元；着床后，重在务保"国泰民安"，因而补肾为主，辅以健脾，旨在通过培补肾之精气以系、固、滋、养胚胎、胎元。也就是尤教授所言："脾主安营在前，肾主扎寨在后"。

本方组方兵分三路：一是菟丝子、桑寄生、续断、山茱萸等寓寿胎丸之意，补肾益精，系胎固胎。二是黄芪、党参、白术、山药、莲子、石莲子、甘草等师补中益气汤之法，益气健脾，养胎托胎；三是紫苏梗、陈皮、苎麻根、甘草，苏梗、陈皮理气和胃，气顺则脾健，脾健可令子气得旺，且可防治妊娠胸闷腹胀恶心，还能使诸补益药补而不滞；苎麻根清热安胎，凉血止血。全方健脾补肾，益气养血，脾肾得补，气血充足，胚胎稳固。

类方

安胎煲（尤昭玲教授经验方）　组成：党参 12g，黄芪 12g，莲子肉 5g，枸杞 5g，陈皮 3g，龙眼肉 6g，灵芝 3g，山药 10g。去爪乌鸡腿 1 个、生姜 3

片。用法：与药材一起煲汤，取汁一小碗，食前放入香葱、食盐调味，5~7天服食1个。功效：健脾补肾，益气养血。主治：孕后脾肾气血亏虚者。

◆ 尤氏养胎饮 ◆

尤氏养胎陈寄生，三花三斑与人参；

山断胎菊桑叶草，益气理络兼固肾。

【组成用法】人参花、寄生、川断、桑叶各10g，山药15g，三七花、代代花、胎菊、陈皮、甘草各5g。水煎服。

【功效主治】益气理络，固肾安胎。适用于妊娠后D-二聚体高，微血管循环不良等引起的胎动不安。

【运用技巧】

1. 辨证导航　妊娠后化验D-二聚体高，腰酸腹胀，唇黯，舌淡紫，苔薄，脉细涩。

2. 加减秘钥　阴道或宫腔内出血者，加旱莲草、黄芩炭；呕吐者，加姜竹茹、枇杷叶。

3. 适用病症　中医学胎漏、胎动不安、滑胎等，西医学先兆流产、先兆早产、复发性流产、IVF-EI移植后等，辨证属脾肾两虚，络脉瘀滞者。

4. 临床禁忌　无血凝异常者忌服，定期复查相关指标。

【编者按语】本方为尤教授经验方。胎动不安主要发病机理是冲任胎元不固。冲任胎元不固的原因有虚实两端，虚者多因肾虚、气虚、血虚；实者有因血热、血瘀、湿热等。妊娠后D-二聚体水平升高，说明体内存在高凝状态和继发性的纤维蛋白溶解亢进，因其微血管循环不良，存在胎动不安风险或出现阴道出血，腰酸腹痛等先兆流产表现。依据此类患者的临床表现，中医认为主要是脾肾两虚，气血不调，络脉瘀滞所致。络脉是经脉的小分支，有别络、浮络、孙络之分。孙络是络脉再行分支之最细脉络，《灵枢·脉度》所谓"络之别者为孙"。气为血帅，气旺血行，气行血行。若气虚无力推动血行，首当其冲的是络脉之孙络瘀滞，即微小血管循环障碍，以致胎失所养，胎动不安。治宜益气补肾，活血通络，然非峻猛之活血化瘀药物适宜，一则有损胎元，再则难达孙络之病位。"花药"为百草之精灵，其质轻飘，味芳香，善能宣散孙络之瘀滞。因其性和平，不如根茎枝蔓气味厚重，功效强大，"有百益而无一弊"之誉。故选取花类轻灵宣散之品为主组方。人参花、三七花系五加科植物人参、三七的花序，二者虽然形色气质接近，但因为各自秉承原植物的性能，故效用有别。人参花味甘，入肺脾经。本品既有人参益气健脾，养阴生津之功，又因花序轻散香透，可益气通络。三七花味甘微苦，入肝胃经。本品承继三七根化瘀止血之功效，但因其为花序，故其作用既非三七根之直捣瘀血，又无三七根破血伤正之忧。而是借其轻灵香飘，直入胞宫细小之孙脉，以畅通气血之运行。二者配合，一长于补气，一善能宣散，气旺血行，血行络通，络脉畅通又无损于阴血及胎元，共为君药。胞胎之稳固，不仅需要脾胃化生的气血以载胎养胎，更依赖肾之精气的封藏固摄以荫胎系胎。《内经》曰："胞脉者，系于肾"。山药甘平，质润而液浓，既能补脾胃，又能益肺肾，先后天并治，且有阴阳兼顾，补而不滞之特点。《本草正》言："山药能健脾补虚，滋精固肾，治诸虚百损，疗五劳七伤。"桑寄生、续断均具补肝肾、强腰膝、固冲任、安胎元之功。其中续断偏于补阳，尤妙在安胎的同时尚有活血通血脉之力，切中妊娠后 D- 二聚体水平升高，体内存在高凝状态、微血管循环不良之病理；寄生以滋补阴血为先，能养血安胎。《药性论》："桑寄生能令胎牢固，主怀妊漏血不止。"两药合用，肝肾并补，阴阳兼顾，为安胎名方寿胎丸的主要配伍，《本草汇言》云"所损之胎孕非此不安"。此三药补脾益肾，摄纳胎元，为臣药。"治血必调气，行气非轻不举"。代代花又名枳壳花，味辛甘微苦，性平质轻。功善疏肝理气，和胃止呕。其与三七花配伍，一行气一活血，助三七花宣通孙络；与人参花配合，一补气一行气，气旺血行，气行血行，且行而不伤。虽然个别本草著作有代代花"孕妇慎用"之记载，但自其入药以来，不乏各类名家将其运用于妊娠期的经验之传。如施今墨先生的"固胎汤"，即配伍代代花，且每周服一、二剂，至临产时停服；朱小南、朱南孙、李祥云等等临床大家均运用代代花治疗妊娠呕吐等疾病。胎菊为杭菊之上品，其与桑叶均为甘苦寒凉质轻之品，入肺肝二经。二者皆能清热平肝，疏散宣透。既助络脉瘀滞之宣通，又防瘀久化热，符合前人"胎前宜凉"的安胎思想，况桑叶的凉血止血，尚可防治胎动不安之阴道出血。陈皮辛苦温香，能理气健脾，燥湿化痰。其与人参花、山药配伍，可助脾气之健运，使之补而不滞；与代代花配伍，不仅行气宣通络脉之功倍增，且可防治妊娠呕吐。以上四味，共为佐药。

炙甘草甘平，补脾益气，调和诸药，为使药。

全方用药以轻清芬芳之品为主，肝脾肾同治，气血并调。共凑益气理络，固肾安胎之效。

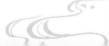

类方

养胎煲（尤昭玲教授经验方）　组成：人参花 6g，胎菊 5g，黄芪 10g，石斛 6g，莲子 10g，梅花 6g，百合花 6g，山药 10g，玉米须 5g。去爪乌鸡腿 1 个、生姜 3 片。用法：与药材一起煲汤，取汁一小碗，食前放入香葱、食盐调味，5~7 天服食 1 个。功效：益气安胎，宣散理络。主治：孕后胞宫脉络气血不畅所致的胎育欠安，如孕后 D- 二聚体或血凝检测异常等属气虚脉络瘀滞者。

十、人乳头瘤病毒（HPV）、支原体、衣原体感染

◆ 尤氏板蓝功劳汤 ◆

板蓝功劳蒲公英，佛手车前草茯苓；

柴翘术芍调任带，肝经湿热邪毒清。

【组成用法】柴胡 5g，白芍、茯苓、车前草、白术、板蓝根、连翘、功劳木、佛手、蒲公英各 10g，甘草 3g。水煎服，每日 1 剂，分 2 次温服，两餐间服。

【功效主治】清热疏肝，利湿止带。带下过多证属肝经湿热下注者。症见带下量多，色黄或呈脓性，质稠味臭，或伴外阴瘙痒，口苦、易怒，小便黄赤，大便黏腻难解，舌红苔黄腻，脉弦滑。

【运用技巧】

1. 辨证导航　带下色黄，质稠味臭，口苦，小便黄赤，舌红苔黄腻，脉弦滑。

2. 加减秘钥　外阴瘙痒者加白芷、白鲜皮；口苦心烦者加黄连、莲子心；伴有赤白带下者加叶下珠、三七花；带下量多者加薏苡仁、鸡冠花。

3. 适用病症　中医带下过多、阴痒等；西医阴道炎、宫颈炎、HPV 感染等见带下过多，辨证属肝经湿热下注者。

4. 临床禁忌　寒湿、阴虚者不宜；孕妇禁用。

【编者按语】本方为尤教授经验方。其所治为肝经湿热下注，湿热毒邪损及任带二脉而致。治宜清热疏肝，利湿止带。方中板蓝根、连翘、蒲公英、车前草、功劳木等清热解毒，利湿止带；白术、茯苓、甘草健脾益气，利湿泄浊；柴胡、白芍、佛手疏肝养肝，理气解郁。诸药合用，热清湿除，肝气条达，则带下自止。

◆ 尤氏鸡冠凤尾汤 ◆

鸡冠凤尾柴泽翘，白芷白术大功劳；

板蓝臭牡草夏枯，邪热病毒无处逃。

【组成用法】柴胡 6g，泽泻、白术、白芷、板蓝根、连翘、功劳木、夏枯草、鸡冠花、凤尾草、臭牡丹各 10g，甘草 3g。水煎服，每日 1 剂，分 2 次温服，两餐间服。

【功效主治】清热解毒，利湿止带。HPV 感染、宫颈癌等证属湿热毒结者。症见带下黄稠，或色黄绿如脓，或五色杂下，臭秽难闻，伴小腹或腰骶酸痛，烦热口渴，口苦面赤，小便黄赤，大便干结，舌红或黯，苔黄腻，脉弦滑或沉涩。

【运用技巧】

1. 辨证导航　带下黄稠，味腥臭，口苦面赤，心烦，小便黄赤，舌红苔黄腻，脉弦滑或沉涩。

2. 加减秘钥　热毒盛者加寒水石、天葵子；外阴瘙痒者加苦参、白鲜皮；带下色赤者加叶下珠、三七花；正虚者加黄芪、太子参；小便频急赤痛者加车前草、瞿麦、扁蓄。

3. 适用病症　中医带下过多、阴疮等；西医 HPV 感染、宫颈上皮瘤样病变、宫颈癌等，辨证属湿热毒结者。

4. 临床禁忌　寒湿、阴虚者不宜；孕妇禁用。

【编者按语】本方为尤教授经验方。湿热毒邪蕴结，损伤任带二脉，故带下黄稠，味腥臭；湿毒蕴结，瘀阻胞脉，故小腹或腰骶酸痛，舌黯脉涩。小便短赤，大便干结，舌红、苔黄腻，脉弦滑，均为湿热毒结之征。方中功劳木、板蓝根、连翘、夏枯草、凤尾草、臭牡丹清热凉血，解毒散结。现代药理实验表明，其有消炎、抗病毒、抗肿瘤的作用。白术、泽泻、白芷、鸡冠花配合，健脾祛湿，收涩止带，为治带下要药。柴胡疏肝解郁，甘草调和诸药。诸药配合，重在清热利湿，解毒散结，对湿热毒邪蕴结之 HPV 感染、妇科癌症等较为适宜。

◆ 尤氏芪蒿汤 ◆

尤氏芪蒿青茵陈，地锦大青板蓝根；

椿草土猪知凤尾，香附透骨柏草神。

【组成用法】黄芪、萆薢各 15g，茵陈蒿、青蒿、猪苓、土茯苓、板蓝根、黄柏、知母、香附、凤尾草、大青叶、透骨草、椿树根皮、地锦草各 10g，甘草 5g。水煎服，每日 1 剂，分 2 次温服，两餐间服。

【功效主治】益气解毒，清热利湿。支原体、衣原体感染证属湿热毒结者。症见带下量多，或黄或黄白相兼，质稠有异味，伴小腹或腰骶酸痛，口苦尿黄，舌红苔黄腻，脉弦滑数。

【运用技巧】

1. 辨证导航　带下黄稠臭，口苦尿黄赤，舌红苔黄腻，脉滑数。

2. 加减秘钥　小便频急疼痛者加车前草、白茅根；外阴瘙痒者加苦参、白鲜皮；不规则阴道出血者加旱莲草、马鞭草；气血不足者加党参、白术、当归。

3. 适用病症　中医带下过多、妇人腹痛等；西医支原体、衣原体、HPV 感染等，辨证属气虚湿热内蕴者。

4. 临床禁忌　阴虚者不宜；孕妇禁用。

【编者按语】本方为尤昭玲教授治疗支原体、衣原体感染的经验方。尤教授认为支原体、衣原体的感染多为本虚标实之证，系由正气不足，外邪虫毒乘虚而至，蕴生湿热引起。治宜标本同治，益气解毒，清热利湿。方中茵陈蒿、青蒿、猪苓、土茯苓、板蓝根、萆薢、黄柏、知母、凤尾草、大青叶、透骨草、椿树根皮、地锦草等大队寒凉之品清热解毒，利湿泄浊；重用黄芪配伍甘草益气健脾，扶正祛邪，并可使驱邪不伤正；香附疏肝理气，调经止痛。全方药专力宏，抗邪不伤正，可相对较长时间服用。